ロンダ・シービンガー
小川眞里子＋弓削尚子◉訳

植物と帝国

抹殺された中絶薬とジェンダー

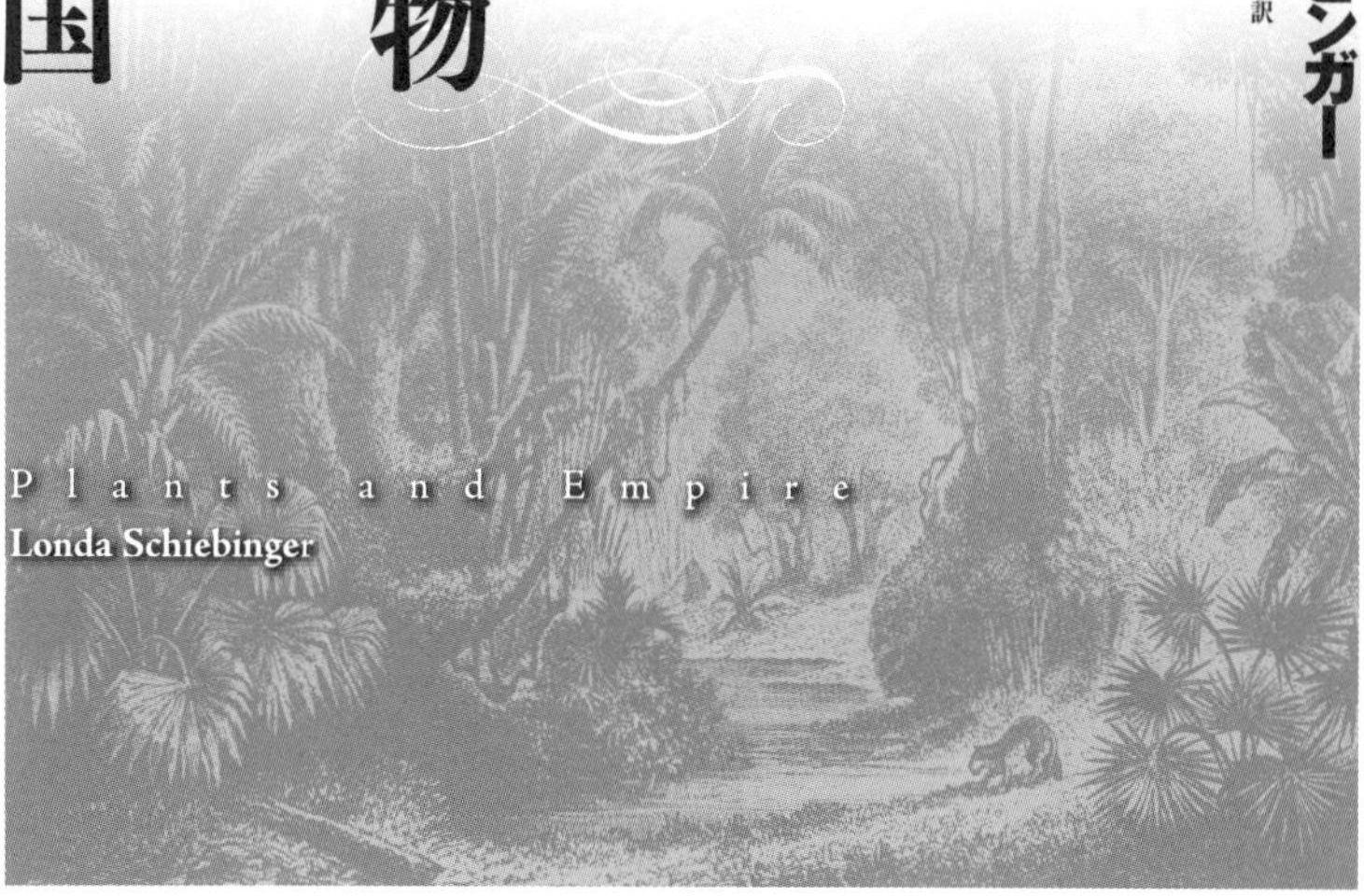

Plants and Empire

Londa Schiebinger

工作舎

時の忘却と歴史の暴虐の前に失われた
出産コントロールの知識を紡いだ人びとの記憶に寄せて――

植物と帝国◉目次

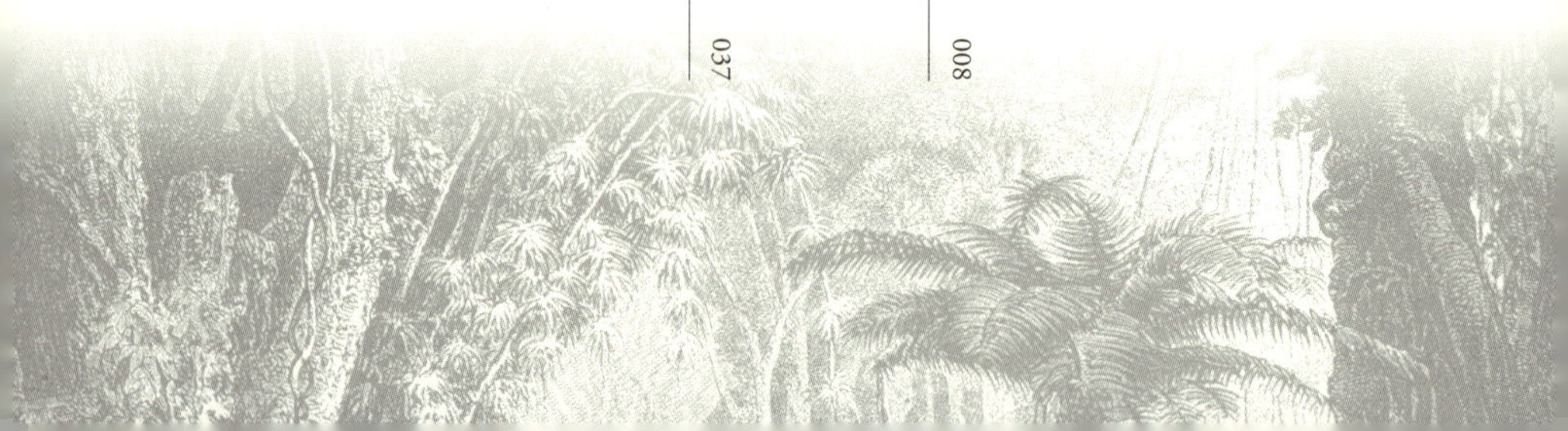

[カリブ諸島]
ハバナ
大アンティル諸島
キューバ
カプ・フランソワ
プエルト・リコ
サン・ドマング
ネービス島
ジャマイカ
イスパニョーラ島
アンティグア
グアドループ
マルティニク
セント・ビンセント島
バルバドス
小アンティル諸島
グレナダ
ウプサラ
エディンバラ
ロンドン
アムステルダム
ライデン
ハレ
ベルリン
パリ
アゾレス諸島
リヨン
マドリッド
コンスタンティノープル
マデイラ諸島
ジェイムズタウン
ニュー・スペイン
ベラクルス
オアハカ
セネガル
カーボヴェルデ諸島
マラバル
ギニア
スリナム
カイエンヌ
セイロン
キト
クエンカ
ギアナ
ロハ
バイア
モーリシャス島
ブルボン島
喜望峰
『植物と帝国』関連地図

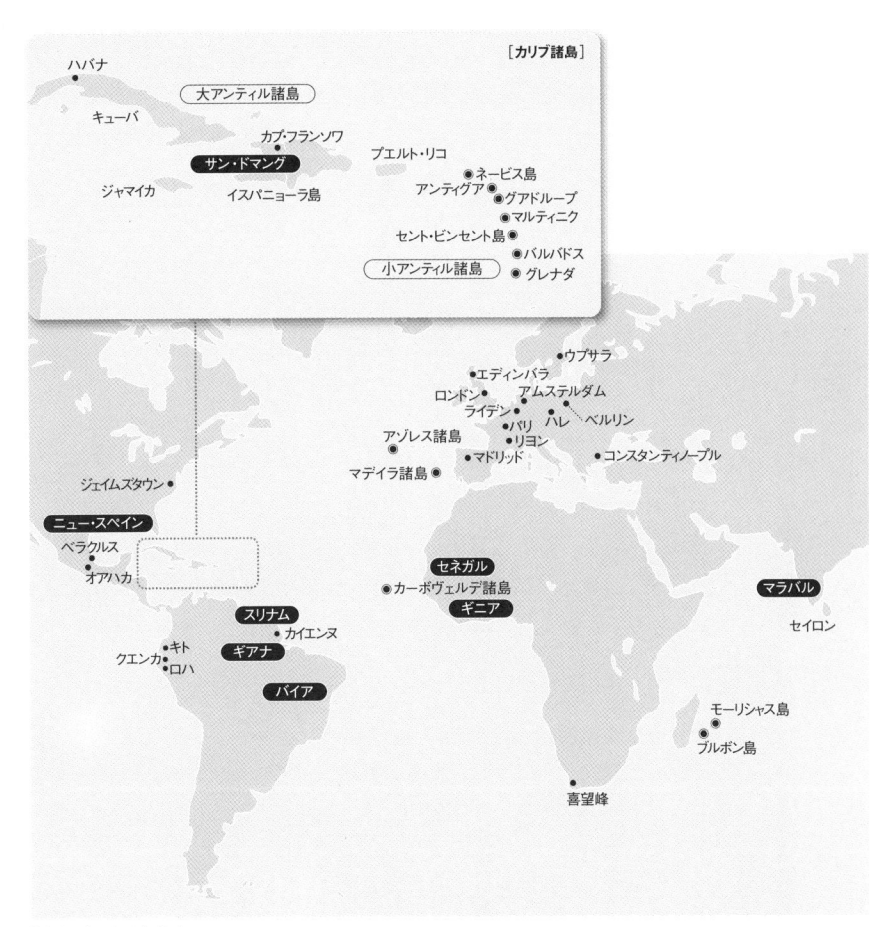

序

オランダ人の主人からひどい扱いを受けていたインディアンは、子供が奴隷になるくらいならばと嘆き（この植物の）種子を用いて中絶を行っています。ギニアやアンゴラから連れてこられた黒人奴隷は、子供をもつことを拒む素振りを見せて、少しでも境遇が良くなるよう願ってきました。実際あまりにもひどい扱いのため、彼女たちの中には耐えかねて自ら命を絶つ者もいました。生まれ変われば、自由に祖国で暮らせるものと彼女たちは信じているからなのです。私はこの話を彼女たちから直に聞きました。

読む者の心を揺さぶるこの一節は、マリア・シビラ・メリアンの一七〇五年の秀作『スリナムの昆虫の変態』からのものである。この書物の中で彼女は、オランダの植民地スリナムのアフリカ人奴隷やインディアンが、ある植物の種子を中絶薬としてどのように用いているかを記録している。彼女が確認したところ、その植物は、フロース・パウォーニス、文字どおりに訳せば「ピーコック・フラワー［和名：黄胡蝶《オウコチョウ》］」★001という。色鮮やかなこの植物オウコチョウは、今もカリブ海諸島のいたるところに自生し、生垣や庭などにも見られ、堕胎効果をもつ植物として薬草を扱う女性や田舎の医者に広く知られている。

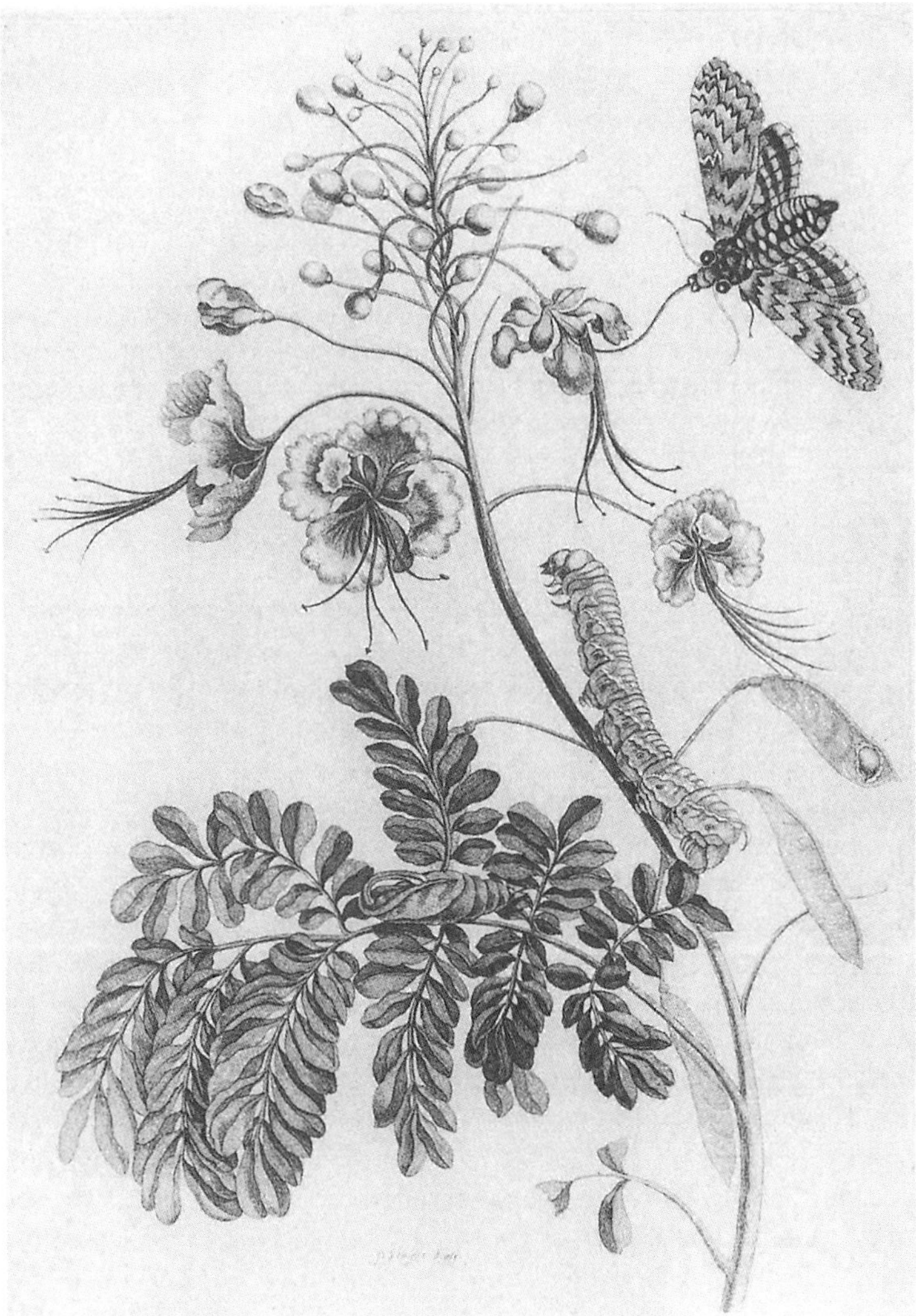

0-1 ❖ メリアンのフロース・パウォーニスつまり「ピーコック・フラワー」(オウコチョウ[黄胡蝶])。メリアンの記述では、樹高9フィート[約274センチ]で、鮮やかな赤と黄色からなる花を咲かせるという。(右側の莢の開口部に見えている)丸々とした種子に注目。アラワク族とアフリカ奴隷の女性たちは、この種子を用いて中絶を行っていたという。今日もなお、この植物のさまざまな部位が、カリブ海地域の多くの場所で中絶薬として利用されている。By permission of the Wellcome Library, London.

いたるところに自生するオウコチョウと違って、メリアンの著作は類まれな注目すべきものである。ドイツ生まれの名高い画家であったメリアンは、この時代に科学研究を目的として航海に出た数少ないヨーロッパ人女性の一人だった。女性の博物学者が異郷の地へと進んで赴くことはめったになかった。メリアンの長女ヨハンナ・ヘレナ・ヘロルトは、一七一一年、商用でスリナムに旅した夫に同行し、母親メリアンがしたように現地で昆虫と植物を収集し描いた。ジャンヌ・バレは、一子をなした間柄の植物学者フィリベール・コメルソンの助手として、男になりすまして船に乗り込み、一七七六年に世界周航を果たした最初の女性となった。一九世紀には、シャルロッテ・カニング夫人のような女性が植物の標本を集めるなどしたが、彼女たちは、夫が植民地にたまたま同行させたにすぎず、自分の科学研究を目的とはしていなかった[★002]。

先のメリアンの言葉は、いわゆる「近世世界」における植物学の政治的地勢を示していることからも注目に値する。いみじくも歴史家たちは、科学革命や地理上の拡大と関連して知識の爆発的増大が起こり、ヨーロッパと植民地の間でさまざまな商品や植物が大変な勢いで往来するようになったことを明らかにしてきた[★003]。植民地の科学に関する多くの文献は、いかにして知識が大陸と異端の伝統との間でつくられ移動してきたかを明らかにしてきたが、私は本書で新世界からヨーロッパへと伝えられることなく終わった一連の重要な知識について考えてみたい。そうすることで、ロバート・N・プロクターが「アグノトロジー」と名づけた方法論的なツールを発展させようと思う。「アグノトロジー」とは、ある文化的文脈の中で抹殺されることになった知識を研究するもので、認識論の伝統的関心の欠を補うものとして役立つ[★004]。アグノトロジーは、私たちが何を知らないのか、なぜ知らないのかを問うことも含めて「私たちはいかにして知識を得るのか」という問いを再考しようというものである。無知とは、単に知識の欠如を意味するだけでなく、文化的政治的闘争の結果でもある。自然は、限りなく豊かで多様性に富んでおり、いかなる時代や場所であっても、私たちが知ること、あるいは知らないことは、きわめて多くの要因によって決まってくるものである。たとえば私たちは歴史的な制約を受けているし、地域的レベルと世界規模では優先事項が異なるし、財源にも左右され、制度的・学問的ヒエラルヒーの存在や、個人的・専門的な視野の狭さなど、要因はさまざまである。私たちの知識の総体がいかにして構築されたのかを理解したいと思うが、それ以上に私は、豊かな自然に関する知識の文化的抹殺を分析することに興味を抱いている。[★005]

本書は、偉大な男性あるいは女性の物語ではなく、偉大な植物の物語である。歴史家やポスト・コロニアル研究者、科学史家でさえも、地球規模で人間社会と政治を形成し、再形成する過程にとって植物がもつ意義を認めることはほとんどない。たしかに植物は、人類にとって重要であるわりには、戦争や平和はもちろんのこと日常生活においてさえスケールの大きな話に登場することはめったにない。しかし植物は重要な自然産品であり、重要な文化的産物でもある。そして、ときには重大な陰謀の中心ともなった。一九世紀にボリビア政府は、アイマラ族インディオのマニュエル・インクラという男を拷問にかけ処刑したが、それは、マラリアなどの悪性の熱病を治す薬用キナノキ（アルカロイド化合物キニーネの原料で、キナ皮として知られている）の種子を密輸出するイギリス人に、彼が手を貸したためであった。一九三〇年代までにオランダ人は、密輸入した種子を地球の裏側に位置するジャワで栽培し、キニーネの南米専売を侵蝕した。ナチスが第二次世界大戦中にオランダを占領したとき、最優先事項に掲げたのは、連合国側に渡らぬよう世界中のキニーネの倉庫を押さえることであった。結果として多くのアメリカ兵が太平洋戦争中マラリアで死亡し、その数は、日本軍による銃弾や銃剣で命を落とした兵士の数を凌ぐものであった。[★006]

ヨーロッパ人は長い間世界中で膨大な量の植物を移送し、多大な経済効果を生み出してきた。クリストファー・コロンブスがアメリカ大陸に足を踏み入れるずっと以前から、香辛料、医薬種、香水、染料という形であらゆる植物が極東地域から地中海をつなぐ交易ルートにそって広がっていた。コロンブスによるアメリカ大陸発見によって、植物の移送に熱狂する時代がにわかに始まった。コロンブスは、一四九四年の二回目の航海ですでに、柑橘系の果実やぶどうのつる木、オリーブ、メロン、タマネギ、ラディッシュと一緒に、サトウキビの切り株をイスパニョーラ島へ移植した。ヨーロッパで甘味としても薬としても貴重であった砂糖は、一五一二年頃アメリカ大陸の風土に馴化し、一五二五年までにイスパニョーラ島でフル生産された。スペイン人も中国生姜を〔一五三〇年に〕メキシコに導入し、一五八七年までに二五万ダカット〔金貨〕ほどの価値になる二〇〇万ポンドの量をセビリアへ毎年船積みしていた。時代が経つにつれて、植物は奴隷制をめぐる政治的闘争においても重要な役割を果たした。たとえば、プランテーション経営者は、安上がりで効率よく多くの奴隷を養うという特別な目的で、タヒチからパンノキを運んだのだった。★007

もちろん植物の扱いは時代によって違っている。本書の中心テーマは、メリアンのオウコチョウ（学名 *Poinciana*《ポインキアーナ》 *pulcherrima*《プルケリッマ》）という植物にまつわる歴史だが、オウコチョウは、チョコレートやジャガイモ、キニーネ、コーヒー、茶、一八世紀に下剤として用いられたルバーブなどのような植物の英雄ではない。★008 それにもかかわらず、この植物は、一八世紀を通じて女奴隷が奴隷制に抵抗する闘争の中で用いた、きわめて政治的な植物であった。彼女たちは、出産すれば子供も奴隷の境遇に生まれ落ちてしまうため、この植物を中絶薬として用いていた。私がオウコチョウに注目するのは、それがこの上なく美しく、人目を引く場所に育つからではなく、多くの博物学者がそれぞれ個別に、この植物を西インド諸島で広く用いられる中絶薬だと認めていたためである。彼らはそれぞれ、アメリカ・インディアンや女奴隷がこの植物を効果的に用いるのを観察し、その知識を記録していた。おもしろいことに、この植物自体はこともなくヨーロッパへ移送され、一七〇〇年までにヨーロッパ中の植物園でみごとに育っていたのである。ロンドン郊外のチェルシー薬草園のフィリップ・ミラーは、「この植物の種子が毎年、大量に西インド諸島から運ばれている」と述べている。彼は、自分の園芸の腕前を誇りながら、適切な管理を行えば、ポインキアーナ（オウコチョウ）はバルバドスで生育するよりもイギリスで草丈が高く伸びるだろうと記している。★009 優雅なこの花は、「バルバドスの誇り」とか「赤い極楽鳥」と呼ばれていたが、その燃えるような赤や黄色のゆえにヨーロッパ人に好まれた。

オウコチョウ自体がこともなくヨーロッパに移送されたにもかかわらず、これを中絶薬として用いるという知識は伝わらなかった。なぜ伝わらなかったのか。チューリップの球根、コーヒー、茶、チョコレート、香辛料、あらゆる種類の薬など、ヨーロッパ人がエキゾチックな植物を褒め称えていた時期に、有用な薬となる可能性を秘めたこの植物がヨーロッパに広まるのを阻んだのは何だったのだろうか。以下に見るように、ヨーロッパの社会通念という貿易風は、新世界における中絶薬に関する知識という積み荷をヨーロッパに到着させることはなかった。ここで私たちは、知識が阻まれたこの歴史の一齣に、「文化的に創り出された無知」という格好の実例を見出すのである。ある形の知識は、生命の木〔聖書の創世記。エデンの園の中心にあり、その実は限りなき命を与えるという〕から摘み取られず、人びとに知られないままである。無知を生み出すこうした出来事について、言葉にして伝えられることはなくても、私たちは事態の明瞭な輪郭を見出すことができるのである。

「あらゆる経済の基礎なり」

科学史において根強い定説の一つは、近代植物学の隆盛を、分類や学名命名法、および「純粋」な分類体系の台頭としてとらえるというものだ。たしかに一八世紀には、植物学を含む多くの分野で、系統学〔学名命名法や分類学〕の重要な発展が見られた。この発展というのは、「経済や医学の考察から離れて、植物を植物として知ることが固有の価値をもつようになり」、科学的な植物学の時代の到来として描かれてきた。★010 しかし、フランスの偉大な比較解剖学者であるルイ゠ジャン゠マリー・ドーバントンが一八世紀に力説し、ウィリアム・スターンがごく最近にも強調したように、植物学という「科学」が、今日ならさしずめ「応用」植物学と呼ぶものにどのように知識を提供し、またそれらからどのように知識を得てきたかについて考えることが重要である。この時期の植物学は、ビッグ・サイエンスでありビッグ・ビジネスでもあり、資源豊かな東西インド諸島に軍事力を投入する本質的な役割を担っていた。ドーバントンが記しているように、「君主が博物学の教授職を創設した」のは、貴重な植物を見つけ確認することが、国家にとってきわめて重要であったからにほかならない。植物園の園長たちは、ヨーロッパでも植民地でも、研究および世界規模の交換のために珍しい植物や美しい植物を収集したが、もっぱら研究したのは[★011]、熱帯地方でのヨーロッパ人の植民活動に不可欠なキナノキなどの植物栽培であった。

　これまで、マリー＝ノエル・ブールゲ、リチャード・ドレイトン、ジョン・ガスコーニュ、スティーヴン・ハリス、ロイ・マックロード、デイヴィッド・フィリップ・ミラー、フランソワ・ルグール、エマ・スプレーなど名だたる科学史家たちは口を揃えて、西欧諸国の政治的経済的拡張における植物の意義を強調してきた。イギリスやフランスの重商主義者たちからドイツやスウェーデンの官房学者《カメラリスト》まで、一八世紀ヨーロッパの政治経済学者は、自然に関する正確な知識が国富と国力を蓄積する鍵であると説いた。ブールゲやクリストフ・ボニュイル呼ぶところの「植物重商主義者」は、貿易を厳しく取り締まり、「可能な限り自国の資源を増やし、外国人への貢物を減ら」そうとした。資源は、国内で得られない場合には、征服と植民地化によって獲得されるべきであった。植民地は、ヨーロッパの厳しい気候では生育しない熱帯植物を確保し、生産するための肥沃な土地として有用であった。植民地はまた、輸出の専属市場としても役立った。独占貿易や輸入課税、輸出許可書の発行によって国庫は潤った。博物学者は、コーヒー、カカオ、トコン（吐剤、赤痢の特効薬）、ヤラッパ（便通薬あるいは下剤）、キニーネが君主や国家、ときには彼ら自身のための「ドル箱」であるととらえていた。カール・リンネの弟子の一人であるペール・カルムは、一七四八年にロンドンから次のように綴っている。「博物学は、あらゆる経済、商業、製造業の基礎なり[★012]」。

　平凡な日日草や同種の植物の研究が、どのように国家の富に貢献したのかを理解するためには、一八世紀の視点から植物学への理解を深めなければならない。この時期には植物学のさまざまな伝統が共存しており、（経済植物学や医用植物学を含む）応用植物学や園芸、農業、そして今日呼ぶところの理論植物学、とくに学名命名法や分類学などにはっきりと区別されるようになるのは後になってからである。一八世紀のヨーロッパ人は、植物学を「植物の効能や特徴、分類、種類、部類、種を区別するための博物学の一部門」と定義し、植物学者を「植物〔野菜〕の有益な性質を明らかにすることをめざしてその特質を調べる研究者」としていた。ディドロとダランベール編集の『百科全書』で「植物学」の項目を執筆したドーバントンによると、植物の有用性に関する研究が優先されるべきで、系統は二の次でよしとされた。彼は、植物学者が学名命名法や分類学に無駄な時間を費やすさまを、「植物学の研究におけるこのような逸脱は、植物学の主目標である〈有用性〉からわれわれの眼を逸らしてしまうため、科学の前進を阻害している」と嘆いた。この時期の植物学者の中には、植物を医学に応用する場合、有用性が「自然の分類の基礎」をなすと論じる者すらいた。経済植物学の評価も同様なものであった。たとえば、植物収集家で分類学者としても著名なミシェル・アダンソンは、自分の植物学者としての成功は、独自に開発したインディゴ植物染料の抽出法にあると考えていた。[★013]

過去を振り返る現代の植物学者は、往々にして経済的、医学的、理論的な伝統を区別しようとするが、肝心なのは、これらの伝統が一人の植物学者のうちに体現された才能であったことを認めることである。たとえば偉大なリンネは、この時期の他の植物学者と同じく、植物の医学的効用を重視する開業医でもあった。今では「近代分類学の父」として名を残しているが、このスウェーデンの学者にとって分類学上の革新は、彼の多くの経済的な計画に比べれば、副次的なものにすぎなかった。著名な植物学者であるウィリアム・スターンが指摘するには、そもそもリンネの二名法は、植物の経済開発事業を推進するために考案した一種の略式表現が発端で、リンネがまず着手したのは、家畜の生産向上をめざすスウェーデンの飼料の目録作りであった。[★014]

当時の学者らしくリンネは、博物学の目的は国家に奉仕することだと説いていた。官房学者の基本方針に忠実に、彼は自然に関する正確な研究を通じて国富が増大されうると教えた。リンネがめざしたのは、コーヒー、養蚕の桑の木、綿花、ルバーブ、アヘン、朝鮮人参など貴重な植物をスウェーデンの国内で栽培することで、アジアへの金の流出をくい止めることだった。リンネは、熱帯植物であっても地球上どこでも順応可能であると想定し、熱帯植物が北極地方でも生育するよう「いじくり」「そそのかし」「鍛え」、それによって「ラップランドのシナモン畑やバルト諸国の茶のプランテーション、フィンランドの稲田」を作ることを期待した。[★015] 彼はまた、飢えに苦しむ農民が食糧を得られるよう、たとえば、モミの木の樹皮や海藻、ゴボウ、湿原のギンバイカ、あるいはアイスランドのコケ（地衣）など新たな土着の植物を見出すことで、スウェーデンの深刻な食糧不足が克服されることを望んだ。

こうしたことは、スウェーデン特有の現象ではなかった。一八世紀初頭に活躍したハンス・スローン卿と、一八世紀末に活躍したジョゼフ・バンクス卿は、ともに植物探検を支援する投機事業に参加した。ロンドンの王立協会会長で王立医師会の会長も務め、ジョージ一世の侍医でもあり持ち前の進取の気性で知られていたスローンは、ホット・ミルクチョコレートを「健胃剤」としてイギリスに紹介した。これはまったく新しい飲み方の開発であった。マヤ族やアズテック族やスペイン人は、伝統的にカカオ豆を蜂蜜や唐辛子と混ぜて用いてきたが、スローンは、カカオをミルクや砂糖と一緒に調合することで、この苦い飲料をイギリス人の口に合うようにしたのである。もっとも、このレシピの詳細は長い間秘密にされていた。[★016]

一八世紀を研究する歴史家は、植物に関する探査、同定、輸送、新しい環境への馴化といった専門的な知識の総体である植物学が、ヨーロッパの植民地拡大に伴ってどのような働きをなしたのか語りはじめている。初期の征服者《コンキスタドール》は金銀を求めてアメリカ大陸に入ったが、一八世紀の博物学者は「緑の黄金」を探し求めた。金や銀が掘りつくされてしまった後でも、豊かな植物世界は永続的に利益を生み出すように思われた。マドリッド植物園の園長は、植民地事業における植物学者の意義を認めて、次のように記している。「スペイン領土に散在する多くの博物学者と若干の化学者は、……スペイン帝国拡大のために戦う一〇万人の兵士とは比較にならないほど膨大な利益をもたらすだろう」。

ディドロとダランベール編集の『百科全書』における「アメリカ」の項目には、「バルバドスの水」と並んで、砂糖、タバコ、インディゴ、ショウガ、カシア、ゴム、アロエ、サフラン、ブラジル蘇芳《すおう》材(染料)、ユソウボク(和名:癒瘡木、梅毒の治療薬)、シナモン、トルーバルサムとペルーバルサム(咳止め)、コチニール(鮮やかな深紅の染料)、トコン、ナツメグ、パイナップル、ヤラッパを扱う貿易が強調されている。アメリカ大陸からヨーロッパに輸入された換金作物の中で、一八世紀には砂糖が最重要商品となっていたが、重量あたりにするとキナ皮が最も高価な商品であった。★017

重商主義は、怖いもの知らずの海軍と博物学が結びついて豊かな実りをもたらし、全盛を誇っていた。さまざまなタイプの博物学者が、ヨーロッパの海外領土に向かう貿易船や商船、軍艦に乗って航海したため、一八世紀の植物探検は、貿易ルートをたどって行われた。この時期のたいていの医者は、内科医外科医を問わず植物学について訓練を受けていたため、東西インド会社の外科医同様、海軍や王家に仕える内科医も、ヨーロッパからはるか離れた植民地に駐在し、世界中に広がる植物収集のネットワークづくり

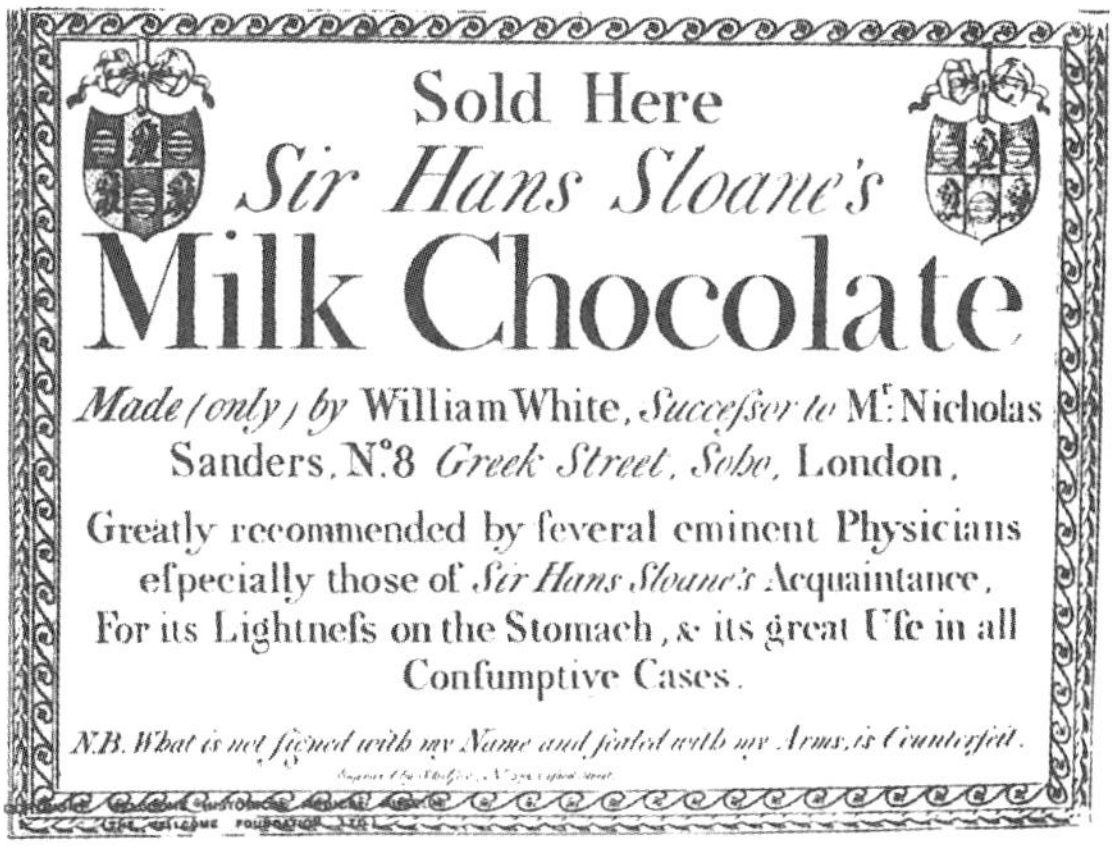

0-2 ❖ 肺病や胃痛に効く医薬品としてハンス・スローン卿のミルクチョコレートを宣伝する看板。By permission of Cadbury Limited.

に貢献した。リンネの弟子でオランダ東インド会社の商社員でもあったカール・ツュンベリーは、植物を三つのカテゴリーに分類した。食用に適するもの、医薬品として有用なもの、「国内経済や地方経済」(農業といってもよいだろう)に適するものの三つである。フランスの植物学者でアフリカ・インド会社の商社員であったアダンソンは、セネガルに到着するや、「王立植物園のためにできるだけ多くの植物を集める」ことを、彼の「第一任務」とし、一七四九年の航海開始から数か月のうちに、「さまざまな樹木三〇〇本」の苗木を箱詰めにしてパリの名高い王立植物園で働く植物学者の元に送った。オランダの東西インド会社の植物学者は、種子や植物の入った貨物をライデンとアムステルダムの植物園や実験室に定期的に送っていた。イギリスの収集家は、西インド諸島のセント・ビンセント島をはじめカルカッタ、シドニー、ペナン(マレーシア)へと広がる広大な植物園組織網から、乾燥標本や生きた標本、異郷の珍しい種子を集め、チェルシー薬草園や後にはキュー植物園へ納品していた。ポルトガル、スペイン、オランダ、フランス、イギリス各国は、コーヒー、茶、サトウキビ、コショウ、ナツメグ、綿花をはじめとする収益植物の新しい市場のために、広大な植民地の占有権を確保していた。アリス・ストループが力説するには、一七世紀後半から一八世紀のフランスで、植物学は、地図作成学に次いで最も多くの資金が投入された学問分野であった。一七七〇年から一八二〇年までのイギリスには、この分野に一二六名の公認の収集家がおり、その下に非公式な形で関与する無数の収集家がいた(彼らは委託されてもいない貨物、たとえば民芸品、植物、痛風その他の家庭薬などを送ってきた)。★018

大半が医者でもあった一八世紀の博物学者たちは、商業の振興に努めたため、科学は貿易ルートをたどって進められた。一例として、コーヒーが換金作物としてマルティニク島に導入された経緯を取り上げてみたい。一七一四年に一本のコーヒーの木がアムステルダム市長からルイ一四世に贈られ、パリの王立植物園に植えられた。このオランダの木から育てた若木が、フランス領アンティル諸島に赴任するM・イサンベルとかいう医者によって、一七一六年にパリの王立植物園からマルティニク島へ運ばれた。しかしこの医者が到着間もなく亡くなったために、移植は失敗に

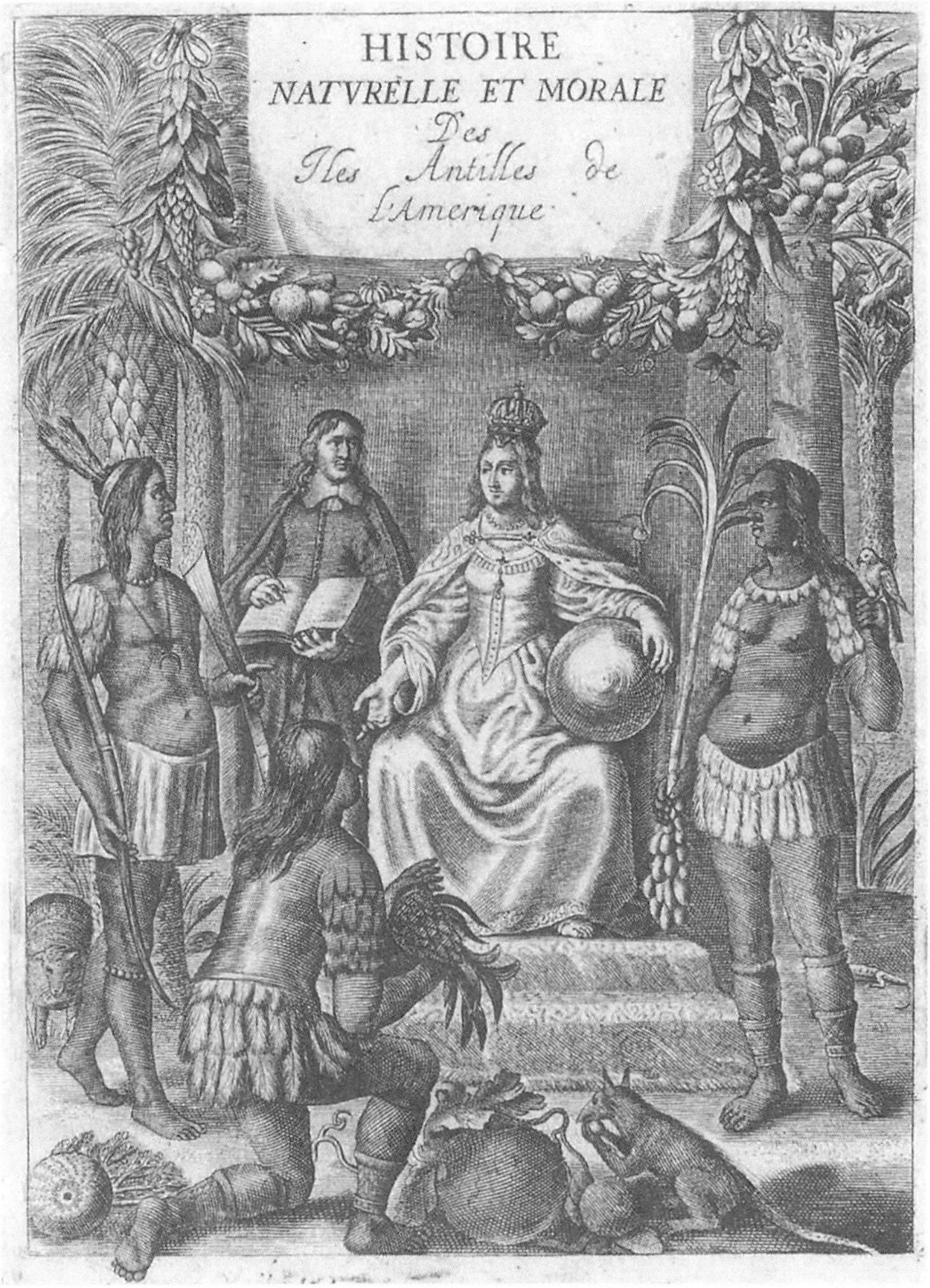

0–3 ❖ シャルル・ド・ロシュフォール『アメリカ・アンティル諸島の博物学と精神誌』の扉絵。タイノ族とカリブ族がパイナップルやオウムなどエキゾチックな果物、鳥、動物を、性別不詳のヨーロッパ君主（おそらく［ギリシア神話上の女性］エウローペー：裸足に注目）に差し出している。ロシュフォールの本のためにカリブ語の辞書を用意した筆記者、おそらくレーモン神父と思われる人物が、このヨーロッパ君主の背後に立ち、アメリカ人の言葉を通訳しているようだ。By permission of the Houghton Library, Harvard University.

終わった。それからちょうど四年後に、イサンベルの後任と思われるM・シラクという別の医者が、同じオランダからのコーヒーの木から育った一本の苗木をアンティル諸島へ運んだ。当時の報告によると、彼は小さな苗木を商船で運び、航海中水不足になったときには、自分に配給されたなけなしの水を、その貴重な植物に与えねばならなかったという。やっとの思いでマルティニク島に着き、自分の庭にこの預かり品を細心の注意を払って移植した。果たして、移植は成功した。最初の年に彼は二ポンド相当の種子を収穫し、栽培のために他の植民地経営者たちに分配した。マルティニク島からサン・ドマング(現在のハイチ。イスパニョーラ島の西半分)、グアドループなど、カリブ諸島の隣接する島々に種子が運ばれた。一八世紀のフランス領アンティル諸島において、収穫第二位の作物にのし上がっていくコーヒー栽培は、こうして植民地の医者によって始められたのであった。[★019]

デイヴィッド・マッカイの言葉を用いれば、この時代の植物学者は「帝国の代理人」であった。彼らの目録作成や分類、移植は帝国の先兵隊のごときものであり、場合によってはヨーロッパ秩序の「装置」であった。ブルーノ・ラトゥールはさらに、物であれ知識であれ、収集のさまざまな技術が、ヨーロッパ諸国の帝国勢力を拡張したと論じている。収集は少なくとも三通りの方法において帝国に役立った。第一に、植物学者は新しい領土で貴重な植物を同定し目録を作ることで、薬や食糧、奢侈《しゃし》品を国内市場に安く供給できるようにした。第二に、博物学者はルバーブや茶、コーヒー、キニーネなどの国家財政を危うくする贅沢な輸入品に代わるものを、国内や植民地に見出した。第三に、植物学者は専門技術を駆使して世界中のヨーロッパ領土に貴重な植物を移送し、新しい風土に順応させようとした。コーヒーやインディゴ、コチニール、カシア、サトウキビをすべて帝国内で生産することが目標だった。ジャマイカの植民地経営者エドワード・ロングは、次のように簡潔に表現している。「商業は、輸出入の材料ばかりでなく、材料を収集する方法論においても、医学およびそれと姉妹をなす植物学から多大な恩恵をこうむっている」。ヨーロッパの博物学者は、自然の素材を収集しただけでなく、自然を理解するために独自の理性の枠組を当てはめ

た。後に見るように、こうした学名命名法や分類学は、ときに「帝国の道具」として役立つのであった。★020

植物に関する諸科学は植民地事業に役立ち、逆に言えば、これらの科学は植民地事業によって構築された。植民地植物学の実験室である植物園の地球規模のネットワークは、帝国の外郭をなすもので、植物園は帝国の必要を満たしていた。一八世紀末までにヨーロッパ人が世界中に創設した植物園は六〇〇を数えたが、これは単に都会生活者の娯楽を意図した田園的な緑地だけでなく、国内外の貿易ならびに珍しい医薬品、そして換金作物のために設けられた農業実験場であり、気候馴化の中継地であった。パリの王立植物園の園長である有名なジョルジュ゠ルイ・ルクレール・ビュフォン伯は、国内では森林再生のための植林、海外では商業輸送船と海戦用船舶の建造のために、実験的な山林管理をこの植物園の課題とした。リンネ、ビュフォン、ジョゼフ・バンクスは、それぞれ一八世紀の大都市の植物園を支配し、神に選ばれし君主のごとく巨大な植物学帝国の中心に座していた。★021

本書について

本書は、一八世紀のヨーロッパ人とカリブの諸民族とが出会うなかで、さまざまな知識の移動、混交、勝利、消滅に焦点を定める。ここでいう「カリブ」というのは、今日理解されているようなカリブ海やカリブ諸島を意味するのではなく、地理的にもっと広い地域を指している。ヴァージニア州のジェームズタウンからブラジルのバイアまでの沿岸地域と島々を包括するもので、ピーター・ヒュームはこれを「拡大されたカリブ」と呼んでいる。その範囲は、一八世紀の大西洋航海ルートによって決められ、同じ生態系を共有し、植民地化と(場合によっては)奴隷化が共通に行われていた。とはいえ、若干、対象を限定するために、ここでは基本的に、フランス人、イギリス人、オランダ人／ドイツ人の博物学者たちと、ジャマイカやスリナム、サン・ドマングの先住民や奴隷たちとの出会いに絞るつもりである。

サン・ドマングは、この時期、フランス植民地の宝石と言われ、カリブの植民地の中で最も利益をもたらす島であった。今回の研究で、カリブのスペイン領の島々を扱わなかったことが悔やまれるが、それはただ私が考察に必要な知識をもっていないからである。ヨーロッパから輸入された学問や博物学的実践に挑んだ、南米の自信あふれるスペイン系クレオールに関する最近の文献は、非常に興味深い。スペイン人の兵士や定住者は、他のヨーロッパの人間と比べるとアメリカ・インディアンの妻を娶ることがよくあったので、私が調査した地域では消滅していた伝統が、スペイン領では絶えることなく残ってきたのかもしれない。スペイン語が話されている島でなら、今日もまだ中絶薬の物語が発見されるかもしれないと考えると、好奇心が掻き立てられる。★022

本書は、奴隷労働と砂糖栽培を基礎とするプランテーション・システムが、カリブを支配しはじめた一六七〇年代を起点とする「長い一八世紀」を念頭に置いている。同時期には、黒人の地位と行動を規定し、奴隷に対する主人の権力をある程度定めた『黒人法典《コード・ノワール》』(1685)が、フランス人に限らず広くヨーロッパ人によって実施された。また、フランスのジャン＝バティスト・コルベールが植民地行政を掌握し、フランスがパリの王立科学アカデミーと王立植物園を中心に、国策として植民地の科学事業に乗り出したのもこの時代であった。時期を同じくして、「植物学者」とか「植物学」という用語も広く用いられるようになった。★023 本書が対象とする「長い一八世紀」の終点は、一八世紀末、北アメリカ、ヨーロッパ、そしてサン・ドマングで革命が盛り上がる頃までである。この時期には、一七九四年のフランス植民地における奴隷制廃止(ただし一八〇二年には復活)と、一八〇七年のイギリス植民地における奴隷貿易の廃止が見られた。一八世紀の前半と後半では、航海と植民地化において多くの違いがあった。たとえば一七六〇年代までは、ヨーロッパ人は領有地に関して不安などなく、植民地活動に自信をもっていた。船の速度は増し、以前よりも確実に食糧が調達され、厳しい熱帯地方を生き抜く兵士や植民者の数は多くなっていた。★024

文筆をふるう博物学者は、優雅な構成の恋愛小説や歴史を書くのではなく、大自然の出来事と「同じ時空間で起

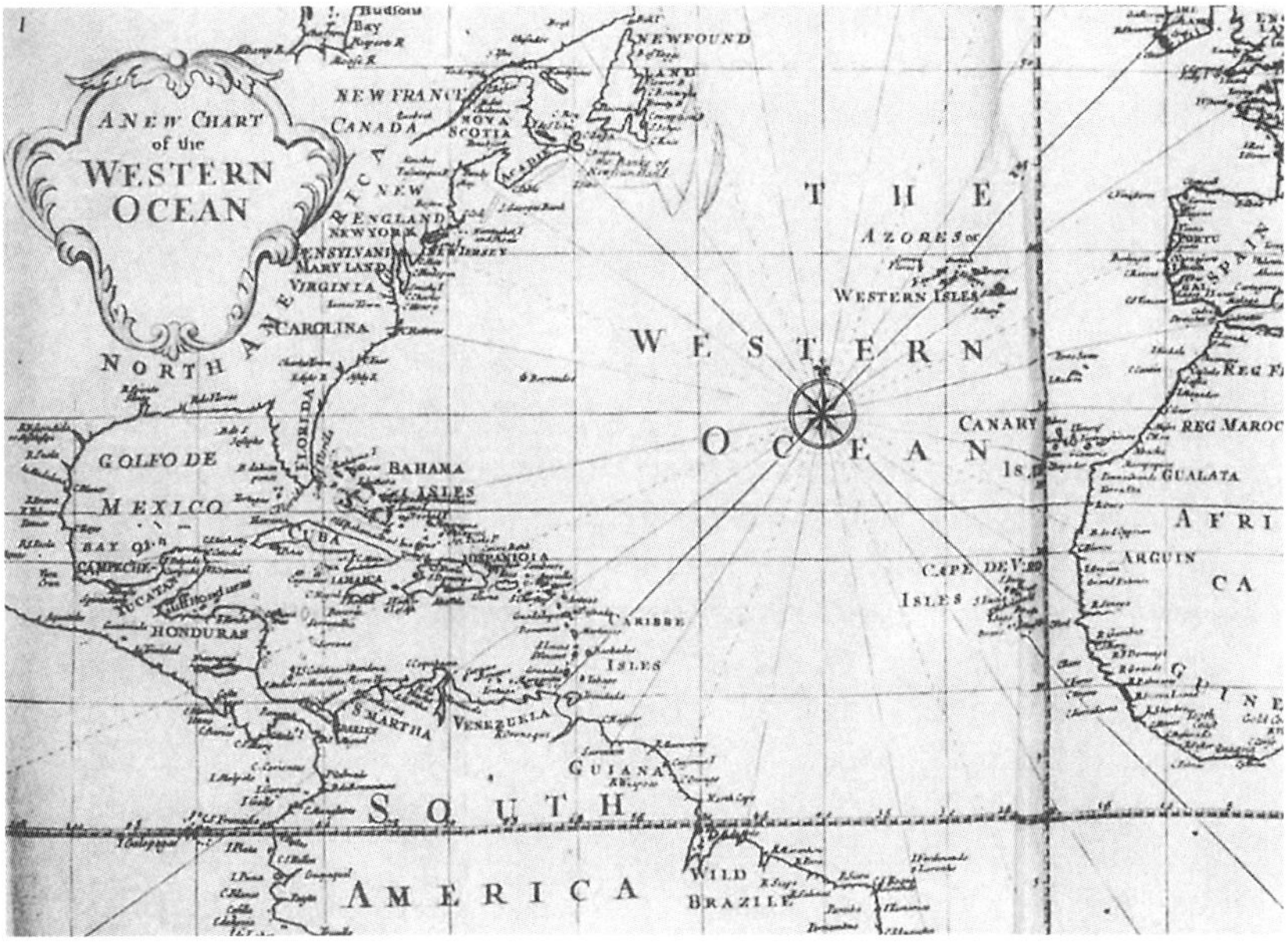

0–4 ❖ ハンス・スローン卿著『……諸島への旅』に掲載されている「西の大洋」。18世紀の交易路や港町に沿って描かれた大西洋世界。船でしか近づくことのできない地域があり、今日、カリブ海地域と呼ぶところは、南にスリナムとギアナ、北はフロリダ、東はヨーロッパとアフリカに及ぶ広範囲の航海／貿易ネットワークの一部をなしていた。ヨーロッパ人が「カリブ諸島」としたのは、現在、小アンティル諸島、ないしはリーワード島、ウィンドワード島として知られている、西インド諸島の東端の島々を含んでいた。イスパニョーラ島が目立って描かれていることに注目。今日、ハイチとドミニカ共和国を擁するこの島は、18世紀には西側はサン・ドマング、東側はサント・ドミンゴと呼ばれ、スローンの時代には主としてスペインがまだ権勢を誇っていた。アフリカの西海岸は、勃興しつつある砂糖産業の労働力を満たすために奴隷を送り出しており、詳細な地名も記されている。
By permission of the Wellcome Library, London.

こったありのままの真実」を描くものだと自認していた。本書の第1章では、一八世紀において誰が植物を研究したのかについて考察する。ヨーロッパの「書斎の植物学者」や、旅する植物学助手、「旅する博物学者」(これはドーバントンの造語で、ジャン＝パティスト＝クリストフ・フセ＝オブレは「旅する植物学者」という語を用いている)など、博物学者のタイプはさまざまで、現地での実践活動や経験、物の見方に違いがあることを押さえておきたい。ヨーロッパの航海は主として男性の関心事であったが、女性も多くのこの分野で異彩を放っていた。[★025] 加えて、本書は当時の原典を土台にしているため、ヨーロッパ人の経験と実践に直に触れることができるという点も重要である。ただしこの時代には、アフリカ人とアメリカ・インディアンもまた博物学者であり航海者であって、本書では、ヨーロッパ人の眼を通して報告されたものではあるが、そこからアフリカ人奴隷、アラワク族、タイノ族、カリブ族の知識や経験も可能な限り引き出そうと努めた。

初期の学術航海では、ヨーロッパ人は博物に通暁したアメリカ・インディアンの「薬草製剤」(すなわち医用植物)や治療法を探し出し、評価する傾向があった。その治療法によって、湿気の多い熱帯特有の病気に悩まされている現地のヨーロッパ人が救われたからである。ヨーロッパ人はまた、新世界の多くの不思議な現象に驚いている。トマス・トラパムという医者は、「星の輝き」どころか読書もできるという「光る樹木」についてジャマイカから報告している。他にも、「内側のバネ仕掛けで」「上にも下にも」「何日も」「跳ね回る種子」について報告している。一八世紀には、西インド諸島で収集された植物や人間あるいは知識のうち、純粋に現地で生まれたものはほとんどなかった。民族も植物も言語も知識も、二〇〇年以上の時を経て激しく移動し、交じり合い、混合していた。ヨーロッパ人は、どこに行っても、植物、動物、さまざまな民族を積み込む小さな方舟《はこぶね》を携えていた。たとえば奴隷商人のリチャード・リゴンは、バルバドスで「黒人《ニグロ》と牛馬」を売るため、アフリカ海岸沖のサンティアゴ島［カーボヴェルデ諸島の一つ］から船出した。彼はまた、「ローズマリー、タイム、ヴィンター・セイヴォリー、スイートマジョラム、ポットマジョラム、パセリ、ペニローヤルミント、カモミール、セイジ、エゾヨモギキク、ラヴェンダー、ラヴェンダー綿、ニンニク、タマネギ、キャベツ、カブ、ハツカダイコン、マリーゴールド、レタス、タラゴン、サザンウッド」の種子を運び、それらは新天地でよく育った。すでに一八世紀にニコラ・ルイ・ブルジョワが認めているところでは、アメリカ・インディアンと西アフリカ人の医療の伝統は、違いを識別しようにも難しく、ともに融合していた。この時期までには、一定数の民族がすでに消滅しており、彼らの知識も失われていた。アレクサンダー・フォン・フンボルトは、アメリカ・インディアン、カリブ諸民族、グアイプナビ族、マレピザノ族、マニティヴィタノ族から取りえた情報を忠実に記録しているが、こうした「征服された諸民族」は時とともに消えてしまい、彼らの存在を示すものは、征服者の言語に混入した二、三の単語を除いて何も残されなかった。[★026]

今日では、「現地の（土着の）《インディジナス》」という形容詞は、多くの場合、オリジナルで何物にも汚されていないという響きがあり、西洋的でないものに言及するために用いられている。「土着の知識」は、「科学的な知識」とたびたび対置され、ときには西洋人の病気に効く万能薬として理想化されることすらある。しかし、一八世紀のイギリスの医者であるパトリック・ブレアは、「土着の」という形容は単に「その地で生まれた」という形容にすぎないことを想起させてくれる。[★027] 従ってこの語は、遠隔地や異郷の地から集めてきたさまざまな知識と同様に、ヨーロッパにある知識も表現できるのである。

「土着の」という用語をめぐって混乱があっても、この用語は「クレオール」という語を内包している。今日、合衆国の住人は、香辛料がよくきいた食べ物や、アフリカ人とヨーロッパ人の血が混じっている人間や、二つ以上の異なる伝統を「混合して」組み合わせた言語について語るときに、「クレオール」という語を思い浮かべる傾向がある。ジャマイカを訪れたとき、私の現地ガイドにとっては、この言葉は混血の人を意味していた。（彼女は「ムラート」とぼそりと言った）。メーリングリスト「H・カリビアン」の読者にとっては、この語が「スペイン風の文化」から、単に「黒人」（アフリカ出身の黒人）まで幅広い意味をもち、さまざまな文化の「混成物《ハイブリッド》」といった今風の表現にもなった。なかには、「黒人のフランス人クレオール」とか「白人のフランス人クレオール」といった具合に、クレオールのさまざまなタイプを具体的に挙げようとする人もいて、アフリカ出身の褐色の肌をした人間から白い肌をした人間を区別するために用いることもある。

本書では、「クレオール」という言葉を一八世紀の意味において用いたい。それは、新世界で生まれたヨーロッパ人、ないしは新世界で生まれたアフリカ人を指している。従ってこの用語によって、新世界で生まれたヨーロッパ人／アフリカ人が現地の民族と区別されるとともに、他方で、別の場所で生まれてから新世界へ移送された人間とも区別される。「クレオール」という語は、新世界生まれのヨーロッパ人とかアフリカ人など人間に用いるだけでなく、動物や野菜にも使うことが可能であった。「クレオールの豚」とか「クレオールのとうもろこし」という表現も珍しくなかった。[★028]人間であれ動植物であれクレオール（異郷の血統でありながら西インド諸島に生まれた生き物）は、生来の土地を追われ苛酷な風土へ移送されてきたものよりも、生存率が著しく高かったために、一八世紀には、「クレオール」という語を厳密に用いる傾向があった。

第2章の「植物探査」は、私が「植物探査の接触地帯《バイオコンタクト》」と名づけているカリブ諸島一帯におけるさまざまな出会いを考察し、そしてまた、新世界の植物相についてヨーロッパ人が習得した方法を明らかにする。この時期の多くの植物探査は、食品や奢侈品、医薬品の原料が中心であった。熱帯地域は地球表面の六パーセントを占めるにすぎないが、世界中で最も豊かな植物相を誇っている。今日、地球上に存在する二五万種の高等植物のうち、二〇パーセント（三万五〇〇〇種から五万種）が、アマゾンの熱帯雨林の中に見出される。何世紀にもわたって調査されているにもかかわらず、花をつける植物種のうち、薬理学的な利用のために研究されてきたのは、〇・五パーセントにも満たない。[★029]カリブや南米の森から競ってバイオ資源の略奪が行われた一八世紀、危険にさらされたのは探査者の命だったが、今日では、バイオ資源そのものが大規模破壊の脅威にさらされている。E・O・ウィルソンによる概算では、人類は一九九〇年代初頭までに熱帯の湿地帯を覆っている原生林の半分以上を破壊しており、現時点で熱帯林は、年間八万平方マイルの割合で破壊されているという。[★030]

「緑の黄金」に加えて、今日の探査者の多くは「遺伝子の黄金」を求めている。概して今日の医薬探査は、二つの方向の一方を取り上げている。科学技術にものを言わせて、多くの薬品会社は、一週間に何千という標本をひたすら分析評価している。有効成分の化学的解明が、最終的には新しい薬品の開発につながると踏んでいるのである。他方、ある特定の病気に効く薬品の手がかりを、現地の植物愛好家や伝統的な治療家から聞き出し、民族植物学的な技法を展開しようとする会社もある。民族植物学とは、一八九六年にアメリカの植物学者ジョン・ハーシュバーガーによる造語で、彼はこれを「土着の人びとによって利用されている植物の研究」と定義した。[★031] 当時、この用語自体は新しくても、民族植物学的な研究はすでにかなり古くからあった。

熱帯地域（遺伝子資源は豊かであるが、経済的には貧しい傾向の地域）において、民族や国家が所有してきた遺伝子資源は、一九九二年になって初めて国際協定で保護されるようになった。この年にリオで開催された生物多様性に関する国際会議で、バイオ資源は、国民国家の財産権に関わる問題であることが決議され、多くの称賛を受けた（他からは批判の声もあがった）。一九九二年以前には、植物資源は地球の「共有の生物学的財産」に含まれると一般的には考えられていた。植物資源を抽出して利益をもたらす商品を開発する創意と工夫、そして資本をもっているならば誰でも、その植物資源を利用することができた（一九九二年以前は、ほとんどの植物がこうした「共有財産」の対象で、一九三〇年の合衆国植物特許法によって西側の植物育種者の利益が守られていた）。今日では、生物多様性に関する国際会議は、植物ばかりでなく、その植物が成長する国家も保護の対象にすることを考えている。そうなれば、多様なバイオ資源に富んだ国は、領域内で「探査」の許可を得た多国籍企業と交渉し、利益の見返りを取り決めることができる。植物探査者が将来、採取を望んでいる地域に関しては、現地の植物、民族、知識を保護することを目的とした管理プログラムがつくられ、薬剤開発から得られる収益をこのプログラムに回す計画もいくつか展開されている。有名な例は、メルク社とインビオ研究所がコスタリカで立ち上げた共同ベンチャー事業である。合衆国の巨大な製薬会社であるメルク社は、協定によってコスタリカの豊富なバイオ資源に対する権利を受け取り、コスタリカのインビオ研究所（コスタリカ生物多様性研究所。非政府組織で非営利の科学研究所）は、合衆国の進んだスクリーニング技術とそれらの研究者の養成を受けることができる。コスタリカはまた、資源の保護管理に充てられる特許権使用料を享受する。この使用料は、植物に関する人間の知識の程度に応じて異なっている。植物の標本だけでは、メルク社は純粋な販売量の一～六パーセントの使用料をコスタリカに支払うが、将来の医学的な利用の可能性を示す何らかの情報があるバイオ資源には、五～一〇パーセントを支払い、医学的な利用がすでに知られている植物には、一〇～一五パーセント支払う。★032 似たような取り引きは、一九九三年にスリナムでも行われた。

一八世紀には、誰が自然を所有するのかと苦悩する者はほとんどいなかった。不遜にも、一四九三年にボルジア家出身の教皇アレクサンデル六世は、西半球をスペインに、東半球をポルトガルに割譲した。その境界線は、アゾレス諸島［ポルトガルの西方約1200 kmの北大西洋上の島］とカーボヴェルデを通る子午線から西方一〇〇リーグ［480 km］の地点にひかれた。一七世紀には、海軍を後ろ盾にしたイギリス東インド会社（設立1599）とオランダ東インド会社（設立1602）が、ポルトガルとスペインの貿易地や軍事基地を征服していた。これらの会社は効率のよい合資会社で、（とくにフランスでは）国家の有能な大臣らの協力を得て商業利益のために国富を利用するという、これまでにない重商主義の方法を開発した。ヨーロッパ人たちは、お互いの独占権や要求を（裏では征しつつも）認め合うことがたびたびあったが、土地や資源、あるいは知識に対する非ヨーロッパ人の所有権はないものとみなす傾向にあった。近世世界においては、植物資源の独占に伴う見返りは、それらを管理することのできる者の手に渡ったのである。★033

独占権と大々的な植物探査によって、地球規模の秘密の文化が生み出された。第2章で私は、ヨーロッパ人が異郷の地に入り、歓迎されざる領域に足を踏み入れた時に出くわした苦難について考察しようと思う。そしてまた、ヨーロッパ人たちが、協力が期待できないどころか、一癖も二癖もある人間を相手に、いかにして秘密を聞き出そうとしたのかについても考察する。この章では、さまざまな知識の伝統を分け隔てる物理的、概念的、知覚的障壁および偏見という壁を取り上げ、一八世紀の多様な文脈において「誰が自然を所有するのか」という問いを掲げながら、私たちが今日、知的所有権と呼ぶ諸問題を考えたい。

次の第3章は、私が最も関心をもっている二つのテーマが合流する本書の核心部分である。一つ目のテーマとは、博物学者たちがヨーロッパに持ち帰るために、ある特定の植物や技術を選ぶとき、ヨーロッパおよび西インド諸島の植民地におけるジェンダー関係が、彼らにどのような影響を及ぼしたのかという点である。ジェンダーは一八世紀の異郷の人間に関する研究において幾分注目されてきたが、これと比べると、植民地科学の歴史の中ではほとんど等閑視されてきた。[★034]一八世紀を通じてヨーロッパの大国は、自国の経済的な利益を得るために国内外で植物学のネットワークを築き上げ、地球規模で植物資源を巧みに操った。ジェンダー関係は、こうしたネットワークを通じて広まった植物と知識にどのような影響を与えたのだろうか。

私は、西インド諸島とヨーロッパを自由に往来することのなかった植物薬として、中絶薬と多産抑止薬を論じ、とりわけオウコチョウに注目した。ここで私の二つ目のテーマであるアグノトロジー［一〇頁参照］の詳細な事例研究を展開したい。この章で、私たちは西インド諸島における中絶の実践という暗い世界へと足を踏み入れる。中絶は何世紀にもわたって強い感情を掻き立て、論争を起こしてきた。中絶をしようとする女性は、「せっかく子供を宿したのに、その希望を押し潰してしまう」と頻繁に罵られてきた。中絶や中絶薬に関して過去にどのようなことが知られていたのか、正確に述べることは難しい。そのような知識は多くの場合、隠されてきたからである。たとえば一九二五年にドイツで出版された中絶に関する手引書のミシガン大学所蔵版には、「目録作成のさいには鍵のかかる箱に収めること」という手書きのメモが付けられている。このような姿勢が中絶薬に関する研究を困難なものにしている。イギリスの内科医アンドルー・ボードが、一五九八年に次のように書いたのはその典型である。「[中絶をひきおこすという]多くの薬の処方、あるいは……極度に便通をおこさせるものや薬液、他にも飲み薬の下剤などがあるが、これらについて私はここではあえて話そうとは思わない。女性のたくさんの花[子供]が意図的に中絶されるような知識に光を当てぬように」[★035]。

私は当初、(かくも政治的な問題をおそれて)このテーマを扱うことに気後れしていたのだが、まもなく中絶薬が学術探検の航海におけるジェンダー・ポリティックスの重要な局面を表していることが明らかになった。第3章では、西インド諸島において中絶がいかに広く行われていたのかを論じ、奴隷たちの間で中絶がいかにして政治的な抵抗の手段として用いられたのかを考える[★036]。以下に見るように、驚くべき事実があることがわかるだろう。

文化的に創り出される無知について研究するアグノトロジーは、歴史家たちを不安定な立場へと追い込んでしまう。歴史というのは、主として出来事が展開したとおりに叙述するものである。想定しうる展開が起こらなかったと記録されている出来事を扱うには、新しい戦略と方法論を必要とする。ここで私が論じるのは、中絶薬について知識がよく発達していたにもかかわらず、その知識は、西インド諸島からヨーロッパに伝わらなかったという事実である。第4章「ヨーロッパにおけるオウコチョウの運命」は、異郷の医薬品がヨーロッパに導入された通常のメカニズムに焦点を合わせる。アンドレアス＝ホルガー・メールの著書『裁判にかけられた薬草』のおかげで、私たちはキニーネのような植民地の薬草が、ロンドン、パリ、アムステルダムの公的な『薬局方《ほう》』[一〇六頁参照]に認められていく過程を知ることができる[★037]。キニーネや種痘など、目新しく異論も多い医療をヨーロッパに導入するには、証拠を提示し人びとを説得することが必要とされたので、一八世紀の医薬品開発の通常の道をたどることができる。中絶薬がこうした道に沿っていかにして移動したのか、あるいは移動しなかったのかを検討できるであろう。

　中絶薬はこの時期にますます無視されていったが、女性の健康に必要なものが完全に無視されたわけではなかった。たとえば一八世紀の博物学者と医者は、女性にとって重要な医薬品となるような（月経誘発に使用される）薬剤［通経剤］を集め、大規模に実験を行った。通経剤を用いた長期間にわたるテストが、一七二〇年のロンドンでジョン・フレンドによって行われ、彼の著書『エメノロギア』で報告された。通経剤のテストとは対照的に、中絶薬を用いたテストは、化学的にも医療的にも私はほとんど見つけることができなかった。このことは奇妙である。なぜなら、私たちが今日、母体保護上の中絶と呼ぶようなことを、この時代の医者たちは、母親の命を救うために行っていたからである（スローンはたとえば彼が堕胎の目的のために「手」を用いたと報告している。第3章参照★038）。医者たちは、投薬量と患者の反応を入念に記録し、他の薬の利用を頻繁に報告しているにもかかわらず、中絶薬の使用についてはめったに記すことはなかった。一八世紀末頃に医者は、ヨーロッパ人女性が中絶薬として選択したサビナのテストを始めたが、中絶薬としてではなく、単に通経剤としてテストした。

　第5章「命名に発揮された帝国主義」は、メリアンのオウコチョウの文化史をなぞる作業を続けつつ、植民地植物学の異なる局面を取り上げる。この章では、植物命名法のポリティックスを考察する。地球をめぐりめぐって新しい領地を探検したヨーロッパ人は、空の島と海の魚を見た最初の人間アダムのように、土地や河川、植物などに名前をつけた。一四九二年にクリストファー・コロンブスは、タイノ族がキスケヤと呼ぶ島に到着し、この島をスペイン島（イスパニョーラ島）と名づけた。彼は、カリブ族にカルケラ（美しい水域の島という意味）という名前で知られていた島を、スペインのエストレマドゥーラのサンタ・マリア・デ・グアダルーペ修道院にちなんで、グアデルーペと命名した。アリオゥアガーナ（アラワク族の言葉で棘だらけの茂みの土地を意味する）という島を、コロンブスは、バルセロナ近くのモンチェラーテの聖女にちなんでサンタ・マリア・デ・モンチェラーテと命名した。ドミニカも、コロンブスが日曜日にその地に到着したという理由でそう名づけられた。バルバドスという名称は、ポルトガル人が当地に自生する、ひげが生えたようなイチジクにちなんで「バルバータ」、すなわちバルバドスとつけられた。そこから北上すると、かつてヴィンガンダコアという名で知られた場所があるが、これは処女と考えられたイギリスのエリザベス一世にちなんでヴァージニアという地名に変えられた。現地で本来呼ばれていた名称の中には、稀に生き残るものもあった。スリナムという名は、この国の最初の住民であるスリネン族に由来し、ジャマイカすなわちクサイマカ（アラワク族の言葉では森と水の土地を意味する）という名については、コロンブスが一四九四年にこの島を最初に見つけたときに、サンティアゴという洗礼名を付けようとしたが、ジャマイカという名称が現在用いられている。[★039]

一八世紀における植物命名法のポリティックスを探究するにつれて、「疑わしき名前」、「二義的な名前」、「曖昧な名前」、「〈むきだしの〉名前」といった泥沼に入り込むことになる。[★040] 伝統的な名前は豊かで多様な言葉からなっていたが、この時代には、基準に則った命名を生み出すためにリンネの理論的な命名法によって絞り込まれ、名前の多様性は失われてしまった。一八世紀には、植物学のラテン語が、博物学者の目的に適うよう再三作り変えられた。ヨーロッパの学術言語であるラテン語を植物学の標準語とするなら、さまざまな文化の植物をヨーロッパに移入するさい、現地で慣習的に用いられている名前を組み入れ、加えて、原産地名を記して、植物の生物地理学を示唆できたはずだった。しかし多くの場合に植物は、ヨーロッパ人の植物学者と彼らのパトロンの名にちなんで命名され、ある特定の歴史編纂《ヒストリオグラフィー》、すなわち偉大なヨーロッパ人男性の行為を顕彰する歴史を慶賀することとなった。そもそもリンネの分類自体が、他のいくつもの歴史を排除して、ヨーロッパのエリート集団の植物学を物語るものである点は留意すべきであろう。

尊大な命名法の物語には、一八世紀にヨーロッパ人の精査の対象となった何千種もの植物の運命がみごとに表現されている。たとえば、スペインの博物学者であるゴメス・オルテガの著書『プロドゥロムス』に提示された一四九種の新しい属名のうち、一一六種がヨーロッパの偉人の行為を称えるものである。カルドウィカ・パルマテ(*Carludovica palmate* ヤシの木の一種で、後にこのヤシからパナマ帽が作られた)を例にとると、これはカルロス三世とその妻ルドビカ(オルテガの著書の中では栄えある唯一の女性)の名前を表しているのである。[★041] 第5章では、このようなことの例外についても考察したい。たとえばオルテガの『プロドゥロムス』の残りの三〇種の植物は、どのように命名されたのだろうか。

　第5章の最後には、現地のやり方に則って植物の命名法を整理しようとした一八世紀の取り組みを調べたい。リンネの体系とは別の選択肢が存在しながら、それが展開されることはなかった。一八世紀のこうした問題を調べることは、植物の命名体系(依然としてラテン語を必要とする唯一の命名体系)としてラテン語を義務的に用いるのをやめ、英語に変更することについて植物学者たちの議論が白熱している昨今、とくに時宜に適っている。タルシスコ・フィルゲイラスというブラジルの植物学者は、ラテン語は世間では普通の感覚の言語とはいえないが、むしろ植物学者たちの国際的なコミュニケーションのためにつくられた、人工的で簡略化された記号であると論じ、ラテン語使用の継続を擁護している。英語使用に変更することは、英語を話さない人間にとって新しい言語習得を必要とするため、そのような提案は「横柄である」と彼は断じている。続けて、「もし何らかの現代の言語が国際的なコミュニケーションのための公式言語に選ばれるとしたら、特定の文化、特定の政治・経済システム、さらには特定の人種だけが特権を受けることになるだろう」と述べている。[★042] これに対し、英語への変更を主張するJ・マックネルは、英語はすでに共通の学術言語となっており、ラテン語だけの命名法を維持すると、英語を話さない人間にとって、英語の他にもう一つ別の言語学習を要求することになると反論している。さらに彼は、ヨーロッパの言語はラテン語を起源としているのだから、どちらにせよヨーロッパ人は、日本やインドネシア、ペルー、中国といった国々の出身者よりも得をしていると論じている。マックネルは、特権化された英語が新しい形の帝国主義の表れであることを躊躇なく認めている。しかし、それは科学者共同体内部の現況を反映していると付言している。[★043]

本書読者は、揺れのひどい船に乗り込み、暗く湿気の多い雨林に思い切って足を踏み入れることが求められている。一八世紀の航海の数々の苦難をみくびってはならない。当時の「教養女性」の一人、ジャネット・ショウは、「降り続ける雨」と「混気」が、昼夜を問わず彼女の狭苦しい船室に侵入してくると嘆いている。一七七〇年代、スコットランドから西インド諸島へと彼女を運んだ船は、商品と（船賃がとれる密航する移民の一団も含む）不法貨物を満載していた。その重さのあまり、あるひどい嵐の折、船は完全に一方に傾き、「横倒しのような状態になって」、デッキにあったすべての貯蔵品を失ってしまった。「温かみのあるものは何一つなかった」とショウは報告している。アメリカとヨーロッパの間に広がる広大な大洋が、幾多の学術用貨物を台無しにすることもあった。苦労して収集した多くの標本が一つ残らず消失してしまうのだ。スローンはイギリスに戻る船の中で、貴重な黄色の大蛇とイグアナを失った。大蛇は怖がった水兵に射殺され、船べりを走っていたイグアナは船員に驚き、船外へと飛び跳ねて溺れてしまった。ニコラ＝ジョゼフ・ティエリー・ド・ムノンヴィルというフランスの植物学者は、命がけでスペイン人から貴重なコチニール虫を盗んだが、不幸にも、ニュー・スペイン（メキシコ）とサン・ドマングの短い航海の間に（この昆虫の主食となる）うちわサボテン［コチニールサボテン］が腐り、枯れてしまうのを見届けなければならなかった（第1章参照）。災難は天災だけとは限らなかった。リシャー・ド・トゥサックは、サン・ドマングで一六年間、植物学の研究を行ったが、カプ・フランソワ［現在のカパイシャン。コロンブスがイスパニョーラ島を発見してこの付近に入植地を設けた］で狼煙《のろし》をあげたハイチ革命で、二〇〇〇枚の彼の図版が炎に包まれるのを目にしなければならなかった。★044

フランス王認可の植物学者、オブレは、一七七〇年代に荒涼たる海岸が果てしなく広がる南米の地、ギアナから便りを寄せている。この地の地理的条件はすさまじく、およそ一世紀の間（一八五二年から一九四六年まで）フランスの流刑地であった。彼が次のように綴っているのを読むと、自暴自棄とならざるをえない博物学者の宿命が伝わってくる。

ジャングルに足を踏み入れることがいかに危険なことかは、経験者でないとわからない。棘だらけの木、かみそりのかたまりのような植物、毒ヘビ、深い水溜りはもちろん、獰猛な動物や白人に敵意を抱く逃亡奴隷から攻撃を受ける危険ともつねに隣り合わせで、孤独な旅人は生きた心地もしない。……ガイドや荷物持ちとして道連れにしなければならない黒人やインディアンは、つねに心配の種である。彼らから尊敬と畏敬、そして愛情を獲得しなければならず、また彼らのもくろみや企みを推測しなければならない。それがうまくいけば、彼らにジャングルの中で見捨てられるとか、殺されることはないだろう。ガイドと人夫は武装させなければならない。ときには自分自身が、ヨーロッパ人のことを嫌う一〇人、二〇人といった武装した奴隷の中でたった一人の白人となるかもしれない。さらに追い打ちをかけるように、ダニや蚊などの刺傷がひりひりと腫れ上り、こうなると旅は悲惨なものとなる。苦難の頂点は息苦しい暑さとどしゃぶりの雨で、これは不断に続く。こうした条件のもと、移送が無理な植物や、移送中に変化する植物の各部位を描けるよう準備することが必要である。また、植物が発見されたさまざまな状況や、海抜高度や土壌、植物の大きさ、特徴、微妙な色合いを記録することが必要である。

「こうしたことはすべて、ただただ、新種の植物の花と種を若干集めるためなのだ」、と慨嘆している。[★045]

第1章 出航

◉サン・ドマングでは、砂糖、綿花、インディゴ、コーヒー、カカオが豊富に産出するので、黄金と幸運を手に入れたいという野望を充分満たしてくれる。――シャルル・アルトー（1787）

一八世紀の植民地植物学者とは誰だったのか。王のため、国家のためとはいえ、どのような人間が、わずかな植物を収集するためだけに、荒れ狂う海に乗り出し、炎熱の土地に足を踏み入れ、熱病やヘビ、「野蛮人」に出くわす危険に身をさらしたのだろうか。フラン・スタフルは、一八世紀ヨーロッパの植物学者が二つの異なるタイプに分かれていたと論じている。リンネのような「書斎の植物学者」と、ジャン＝バティスト＝クリストフ・フセ＝オブレのような「旅する植物学者」である。前者は、ヨーロッパの大学にポストをもっていることが多く、立派な植物園や博物陳列室を管理したタイプ。後者は、敢然と熱帯雨林に分け入り、棘だらけの樹林や、毒ヘビ、土砂降りの雨、ダニや蚊、逃亡奴隷、うだるような暑さに怯むことなく、有用有益な植物を求めたタイプである。ヨーロッパの博物学者の境遇は多様であった。聖職者もいたが、大半は医者であった。自分で旅費を賄う者もいたが、たいていは貿易会社や国王、あるいは科学アカデミーによって派遣された。なかには年輩の既婚者もいたが、大半は若く独身で、ほとんどが男性であった。多くの弟子を現地調査に送り出したリンネは、彼らが「無一文の独身者」で、「硬いベンチでも柔らかいベッドのごとく」よく寝る若者でなければならないと断言している。ほんの一、二年の航海に出て、名声と富を掻き集め、そそくさと帰りたがる者がいる。そうかと思えば植民地に定住し、生涯とどまる者もいた。★001

　歴史家は、ヨーロッパの航海者たちの中でも英雄的な人物に焦点を当てる傾向にある。かく言う私も、自然の恵みを探し求めて学術事業の監督の責務を担い、はるか彼方の見知らぬ土地へ航海したヨーロッパの植物学者について多く論ずるつもりである。ここで私は、ハンス・スローン卿とマリア・シビラ・メリアンに焦点を合わせ、さらに後の章で重要人物として登場することになる博物学者たちを取り上げたい。それらにも増して、中絶薬に関するヨーロッパ人の知識と、中絶薬の使用について問うことが本書の焦点となっているので、航海者たちの社会的、教育的背景を把握することが重要である。たとえば、この時代の植物学者の大多数が、医者として身を立てる学業も修めていたという点は意義深い。また、航海者の出身国によって、博物学の組織も資金調達も異なっていたことが明らかにされるであろう。フランスのように政府によって博物学の組織が中央集権化され、資金も援助される国もあれば、オランダのように貿易会社によって博物学研究が可能となっている国もある。あるいは、イギリスのように個人の企業家に多くを負っている場合もある。このような違いによって、植物収集の方法や集められる商品の種類が左右された。ヨーロッパの「旅する博物学者」は、彼らの観察や冒険を小説のように報告して出版することが多いため、歴史家は彼らの経験や現地調査をかなり再現することができる。植民地植物学に関係した数多くの博物学者を的確に示すために、私は博物学者のそれぞれのカテゴリーにあてはまる「典型的な人物」を選んだ。

スタフルは、物事の見方と実践において当時の植物学者を二分する深い亀裂を強調した。片やヨーロッパにおける閑職（大学のポストとか植物園の園長など）に就いて収集物を整理し、それを総合する博物学者で、私はこれを「書斎の博物学者」と呼びたい。対するは、異郷の地を訪れる「旅する博物学者」である。しかし、この他にもヨーロッパの植民地植物学者の間には重要な区分がいくつもあることがわかる。たとえば、植物学者の生まれ育った場所は、研究姿勢に影響し、ヨーロッパ生まれかアメリカ生まれかによって、カリブ海地域で植物採集をするさい、知識の伝統や民族、植物に対する忠実度が違ってくるのである。近年、歴史家は、植民地で生まれ教育を受けた「ヨーロッパ系のクレオール」、とくにスペイン系のクレオールの役割に注意を向けてきた。彼らは、スペイン領でエリートとしての自信を培い、本国スペインからアメリカ大陸へ輸出されたリンネの分類法をはじめとする植物学を実践するようになった。★002 カリブのスペイン領以外に生まれたイギリス系やフランス系のクレオールは、ヨーロッパで学校教育を受けることが多いため、旧世界の人間（学者）と知識や価値観を共有する傾向があった。さらに言えることは、植民地に「長期滞在」した多くのヨーロッパ人博物学者は、数週間か数か月ほど停泊しただけの航海者よりも、現地や植物に関する知識を深め、また愛着を抱くようになった。本章で紹介されるヨーロッパ博物学者の最後のタイプは、「旅する植物学助手」である。彼らのほとんどは世に知られることのない挿絵画家やガイド、偵察係、支援スタッフであり、ヨーロッパの博物学者は、彼らの補佐のおかげで自然の目録作成という偉業を進めることができた。これらの博物学の助手たちはめったに出版することはなかったので、彼らについてはほとんど知られていない。しかし、彼らの話の数々をつなぎ合わせて考えることは可能で、フランスの植物学者フィリベール・コメルソンの助手を務めたジャンヌ・バレという人物を選び、その冒険を詳しく述べてみたい。

ヨーロッパの博物学者のこのような多様性に焦点を合わせるあまり、ヨーロッパ人以外の航海者が西インド諸島の植物相の知識に寄与した事実を見失ってはならない。故郷を捨てるよう強いられた「アフリカ人奴隷」は、熱帯地方の植物相に精通している者も多く、植物とその利用方法の知識をカリブに持ち込んでいた。自分の生まれ育った土地の動物相・植物相をよく理解していた「アメリカ・インディアン」と同じように、西インド諸島の奴隷も、「海水《ソルト・ウォーター》」「アフリカ生まれの奴隷」であれ、クレオールであれ、その地域に固有の植物相を探し出し、試していた。アメリカ・インディアンもカリブ海地域を航海し、ヨーロッパ人が接触する何百年以上も前に植物を各方面に移送していたことがわかっている。彼らはまた、植物を食糧や医薬品ばかりでなく、たとえばハンモックやカヌー、かごなどの生活必需品の材料として利用することに熟達していた。アフリカ人奴隷とアメリカ・インディアンという二つの集団については、植民地の植物学事業において、ヨーロッパ人が彼らの専門知識に援助を求めたかどうかを考察する第2章で扱うことにしたい。

旅する植物学者――ハンス・スローン

一八世紀の「航海者」といえば、未知なる土地へ出発し、比較的短い滞在を経て、冒険の成果をもって帰国する英雄的人物であった。私はこのような航海者の「典型」を、男女一人ずつ選び出した。イギリスの内科医で後にロンドンの王立協会会長となるハンス・スローン卿と、ドイツ生まれの博物学者で画家として名高いマリア・シビラ・メリアンである。スローンとメリアンは同じ時代に生きていたので、比較するには格好のペアである。スローンは一六八七年にジャマイカへ一五か月の航海をし、メリアンは一六九九年にスリナムへ二一か月の旅をした。二人とも帰国後、豪華な挿絵付きの報告書を作成した。スローンのものは一七〇七年に、メリアンのは一七〇五年に出版されている。

スローンは、一六六〇年アイルランドの北部で、スコットランド人の裕福な地主層の家庭に生まれた。地元にとどまっても、世の多くの末子同様あまり将来の見通しはないと感じたスローンは、一九歳のとき、医学、化学、植物学を学ぶために思い切ってロンドンへ出た。すると、裕福な身分のおかげで、ジョン・レイ［1627–1705 博物学者・神学者。王立協会会員］やロバート・ボイルなど、当時の最も優れた博物学者に紹介された。旅する植物学者の御多分にもれず、スローンも医者となった。一七世紀の後半、フランス人は（オランダ人やイギリス人とちがって）、博物学者かつ聖職者である人間を数多く現地に送り出していた（たとえばジャン＝バティスト・デュ・テルトルやシャルル・プリュミエ、ジャン＝バティスト・ラバ、ルイ・フイエなど）が、一八世紀には、これに代わって博物学者かつ内科医、あるいは博物学者かつ外科医というケースがほとんどとなっていた[★003]。医学は植物学と強く結びついていたのである。たとえば、パリの王立植物園の園長であるアントワーヌ・ド・ジュシューは内科医であり、その弟で同じ植物園で働いていたベルナールも、もう一人の弟で一七三五年から一七七一年まで南米で植物を収集したジョゼフも、同じく内科医であった。

中世において医者は各地を転々とする職業であり、近世においても若い内科医は、依然としてヨーロッパ各地をめぐる大旅行《グランド・ツアー》が自分の教養に重要であると考えていた。こうした伝統に従って、スローンは一六八三年にフランスへ旅立ち、当時ジョゼフ・ピトン・ド・トゥルヌフォールが運営していた大規模な博物学研究所である王立植物園へ向かった。当時、外国で学位をすぐに取得することは珍しくなく、スローンも、プロテスタントの学生を受け入れているフランスの数少ない大学の一つであるオラニエ大学で学位をとった。リンネも同様に、オランダのハルデルウェイクの大学に一三頁の博士論文を提出し、八日間その地に滞在して医学の学位を取得した。この時代の大学のポストは、父親から息子へと「限嗣相続」されることが頻繁であり、当の息子がふさわしいかどうかはお構いなしであった。★004

スローンは開業するためにロンドンに戻り、一六八五年には（二五歳で）王立協会の会員に選ばれた。その直後にイギリス内科医師会の会員にもなったが、こうしたポストは、彼の社会的地位と学問的功績のおかげで得たものだった。さらに二年後スローンは、新たにジャマイカ総督に任命されたアルベマール公爵から、ジャマイカで公爵の侍医として仕えるよう要請を受けた。旅費が支給されるこのチャンスにスローンは飛びついた。自然についての基本的な謎が数々あったからだ。たとえばレイは、「アメリカとヨーロッパに共通する植物種はあるのか」知りたがっていたし、博物学者のマルティン・リスターは、「ジャマイカに裸のカタツムリがいるのか、つまりわれわれのところと同じように、殻のない自然のカタツムリが陸地にいるのか」という疑問を抱いていた。スローン自身は、キナ皮（*Cinchoma*）のように、センセーションを巻き起こすほどの有用で特殊な治療薬の発見を期待していた。キナ皮がロンドンの『薬局方』に紹介されたのは、一六七七年になってからのことだった。若者らしい情熱に満ち溢れて、スローンは後に次のように記している。「この航海は、内科医である私にもきっと役立つだろうと思われた。古代の最も優れた医者の多くが、自分が用いている薬草をよく知るために、その原産地を旅していたのだ」。★005

スローンはビジネスマンとしても抜け目なく、英国西インド艦隊に所属し、すべての外科医を束ねる内科医に任命してもらい、年俸六〇〇ポンド（これはかなりの額である。通常の船員なら平和時に月俸一・五ポンド、戦時には二・二五ポンドだろう）が懐に入るよう手配した。これに加えて、必需品をそろえるためとして前払金三〇〇ポンドも受け取った。非学術的な雇用契約を結んでこのような手はずを整えるのは、一七世紀から一八世紀初頭に異郷の植物相へ旅したイギリスとオランダの植物学者の典型的なやり方であった。とりわけオランダ人にとって、科学は交易ルートに沿ってあった。ほとんどの博物学者は、西インド会社や東インド会社の船に、内科医あるいは外科医として乗船して出航した。ヤコブス・ボンティウスは、一六二六年、医者、薬剤師、さらにオランダ東インド会社の領域内の軍医検査官としてバタヴィア(現在のジャカルタ)に旅した。ドイツ生まれの医者エンゲルベルト・ケンペルは、一六九〇年代にオランダ東インド会社の職務のかたわら、日本の植物相を研究した。もともと［ドイツの］ハレ出身のパウル・ヘルマンも同じく、一六七二年にオランダ東インド会社の医学士官(航海士)として喜望峰とセイロン(スリランカ)へと旅した。リンネの弟子カール・ツュンベリーは、一七七〇年、喜望峰に向かうオランダ東インド会社の船に外科医として乗船し、最終的に日本へと航海した。重厚な書物『インド・マラバル植物事典』(1678-93)を著したヘンドリク・アドリアーン・ファン・レーデ・トート・ドラーケンステインは、珍しいケースで軍人であったが、同じくオランダ東インド会社のために働いた。ファン・レーデは、マラバル(一四九八年にヴァスコ・ダ・ガマが到着した南西インドの地域)の七四〇種の植物を描いて一二巻に及ぶ事典を出版したが、さらに彼は、「珍奇収集と医学」のために、ベンガル、スラト［インド西部沿岸都市］、ペルシア、喜望峰といったオランダの西域拠点のすべての総督に対して、「各自、年間を通じて自分の管区で収集することができるあらゆる種類の種子、球根、樹木の根、植物、薬草、花などを、毎年セイロンから本国に向かう船で」送るよう要請している。イギリスの植物学者は、貿易会社のために働く上に、他のさまざまな手段によって航海の資金を調達していた。ヒュー・ジョーンズ師は、英国国教会の聖職者と、ロンドンのテンプル・コーヒーハウスの植物クラブに属する植物学者という二つの任務を担ってメリーランドへ派遣された。ウィリアム・ウッドヴィルは、ジャマイカで行う植物調査の資金を個人的に融通した。ベンジャミン・モーズリーは、ジャマイカで軍医総監として働くかたわら、砂糖、コーヒーをはじめとする植物の医学的利用に関する論文をいくつか著した。イギリス政府が航海や植物調査の支援を始めたのは、一八世紀後半になってからのことだった。この点は、フランスの成功モデルに意識的に倣っていた(下記参照)。★006

スローンは、一六八七年九月に四四門の大砲を積んだフリゲート艦でポーツマスから出発し、カリブ海へ向かう二艘の商業船と公爵の船に随行した。航海は、船酔いを除けばいたって平穏で、一行は一二月にジャマイカのロイヤル港に到着した。スローンは自分の目的を記し、現地調査と発見の数々を記録し、イギリスに帰還して一八年後に大型の二巻本『マデイラ、バルバドス、ネービス、セント・クリストファー、ジャマイカの島々への航海』を出版した。スローンは、「自然に関する知識の増進」のために勤勉に努力したことをとりあえず述べた後、彼の事業の目的について力説した。それは、「自生する植物や庭の植物」を医用や食用に利用することを教授して、イギリス人植民者が自給できるようにすることであった。「万病に効くとされるヨーロッパの薬草をあちら側に運ぶことは、とても困難である」と彼は記している。とくに、大半の薬草は輸送の折、効能を失ってしまうからである。現地での自給と並んで、スローンにとって第二の重要な目的は、祖国に戻ってイギリスの薬局方を充実させることであった。スローンは、西インド諸島の有用な薬草はイギリスで自然に育つことはなかったにしても、「多くの植物といくつかの部位」を運んできて、毎日薬の中に入れて試していたと述べている。人びとが知りたがるのであれば、「医者と患者に非常に役立つ」もっと多くの植物を運び込むことができたと記している。ボーフォート公爵夫人は、比較的深刻な国務から解放される余暇の時間に、「温室《ストーブ》や施薬室」を用いて、庭で多くの熱帯植物を育てることに成功したと彼は報告している★007（下記参照）。

こうした公共善の促進に加えて、スローンには自身にも見返りをもたらす新しい薬草の探査をもくろんでいた。彼はジャマイカから戻る前に、当地で獲得した財産の大部分を（ジャマイカのキニーネである）「キナ皮」に投資した。「ペルーのキナ皮」すなわちキニーネは、特殊な病気、この場合マラリア熱や他の悪性の反復熱などの「特効薬」であった。スローンはこの注目すべき頼もしいキナ皮を船荷に詰めてイギリスに運び、上流階級が出入りするロンドンの彼の診療所で処方箋を書き宣伝した。彼は薬草がもたらす新しい利益を求めて、生涯にわたって探査を続けた。一七〇九年には、ヴァージニアにいるウィリアム・バードに手紙を書き、商売できるだけの量のトコン（ポンドあたり三〇シリングで売れる催吐剤）を植民地から産出できるかどうか尋ねている。二人共同で投機事業を始め、評判の良いこの薬剤で、ポルトガル人やスペイン人が得ている相当な利益を奪い取れないものかというのである。一七三二年にスローンは、ジョージアの植民地建設事業の支援者として年間二〇ポンドを寄付した。ミラーという船医がこの事業グループに雇われ、新しい薬草を調査し、有益な植物栽培を見込める植民地で調整にあたることとなった。スローンもまた、バルバドスをはじめとしたカリブ諸島の植物を収集する遠征隊に関心をもっていた。[★008]

スローンは、ジャマイカでアルベマール公爵らイギリス人植民者に仕える「余暇時間」に、「自然の産物が得られそうな場所を五、六か所」調査し、植物採取を行った。彼の一番の関心は、世界中の植物研究仲間に役立つ仕方で、情報を規格化することであった。スローンは、植物のさまざまな部位を「約一インチ余りの親指で」いかにして測量するか書き留めている。彼は、これ以上正確にするのは無用であると考えていた。植物の葉や鳥の翼、蛙の足先は、同じ種類であっても個体によって各々大きなちがいがあるからである。同様に、自分が目にした眩いばかりに輝く新しい色を正確に描写することは困難であると考えていた。みごとなあまり、「その色を表現するには新しい名前」が必要であったからである。彼はまた、植物がヨーロッパで成長するかジャマイカで成長するかによって、土壌や気温など環境の差異のため、異なった色で開花する点にも注意していた。[★009]

当時のやり方に倣って、スローンもまた一人で植物採集をすることはなかった。彼は植物、動物、魚、鳥、昆虫をその場のありのままの姿で描けるよう、「当地で出会えた最も優れた画家の一人」である聖職者のムール師を雇った。彼ら二人は馬の背にまたがって、島の中央高地を横切り、北部沿岸まで骨の折れる旅をした。他の炎熱地帯に入植することになったイギリス人と同様に、彼らもまた極度の暑さとヘビに不平を言い、雨露をしのぐ安全な場所もなく、いつ何時、潅木の茂みから襲われるかもしれない危険を訴えた。万事がこのような調子で、観察の精密さどころではなかった。

スローンが重視したのは、自分がそれまで知らなかった情報を、「ヨーロッパ人であれ、インディアンであれ、黒人であれ、住人」から集めることだった。こうして彼は、一六八七年までにジャマイカで発見された民族と植物の多くが、どれをとっても土着のものではないことに気づいた。すべてがこの地に漂着した航海者や事物であった。（たとえばスローン自身のように）自ら好んでたどり着いた者もいれば、（彼の言う「黒人《ブラック》たち」のように）無理やり連れてこられた者もいる。また（高収益貨物とたまたま一緒に運ばれた植物やネズミなどのように）、偶然この島にやって来たものもいた。スローンによると、この島の人間や植物、景観といった自然そのものが、スペインの支配という厳しい試練にさらされて造られていた。島の先住民は、銃か天然痘によって「すべてスペイン人に破滅させられた」と彼は語っている。スローンがジャマイカで知り合ったアメリカ・インディアンは、「モスキート海岸やフロリダで不意に」スペイン人に捕われ、奴隷としてこの地へ連れてこられていた。スペイン人はまた、奴隷としてアフリカ人を「ギニアの数か所から」この島に運び、多くの果樹や食材と薬草を、南米からこの島へ輸送していた。これらの植物は「よく育ち、今や［ジャマイカで］自生植物のように成長している」。イギリス人が一六五五年にジャマイカを征服したとき、スペイン人は熱帯の貴重な植物が繁茂するプランテーションと、こうした植物の「利用術」を習得していた「黒人やインディアン」を手放すよう強いられた。★010

オランダ人とイギリス人は、熱帯植物の利用術をスリナムからジャマイカへもたらし、さまざまな人間と植物と知識が混じり合っていく一因をなしたとスローンは記している。スローンは、西インド諸島の自然および自然の利用が斉一であることの理由を、ヨーロッパ人が根気強く植物と人間を移動させている事実に見出した。「［彼が発見した］植物の多くの利点は、西インド諸島の他の地域で観察し記録をとっている者の意見と一致している」。★011

スローンは熱帯地方における一五か月間の滞在中に、できる限りのものを入手し、生きた植物と乾燥標本をイギリスへ輸送する準備をした。スローンは、しめて八〇〇種類の新しい植物の収集に成功し、その中にはテオブロマ・カカオ（テオブロマとは「神々の食べ物」の意）種の基準標本になったものもあった。ジャマイカにいる間、スローンはまた未来の妻も手に入れた。イギリスに戻って六年後、彼はロンドンのシティ長老参事会員を務めたジョン・ラングリーの娘で、すでに父親の財産を相続していたエリザベスと結婚した。おそらく長老参事会員の娘ということよりも魅力的であったのは、エリザベスがジャマイカで景気のいい砂糖プランテーションを所有していた郷士フルク・ローズの未亡人でもあったということだ（スローンとエリザベス・ラングリー・ローズが最初に出会ったのは、おそらくジャマイカのプランテーションであったろう）。未亡人となったエリザベスは、ローズの地所から上がる収益の三分の一を相続した。莫大なこの遺産は、スローンの増えつつある収入と合わせて彼の学究を支え、おかげで彼はロンドンの学術組織の中枢を担い、半世紀以上もその地位にとどまることとなった。

マリア・シビラ・メリアン

スローンと同じくメリアンも、中絶薬の物語の中心的人物である。二人ともカリブにいる間に、後にポインキアーナという名前で知られるオウコチョウの正体をそれぞれ突き止めた。私が知る限り、一七世紀ないし一八世紀において、もっぱら科学研究のために航海に出た女性はメリアンただ一人である。しかし彼女以外にも、植物研究のために旅した女性たちをまるまる一頁分リストアップできるのは驚くべきことである。メリアンは、補佐として娘のドロテーア・マリアを同伴させていた。メリアンのもう一人の娘であるヨハンナ・ヘレナも、一七一一年にスリナムへ夫とともに航海し、その地で夫は孤児院を運営し、彼女は自然《ナチュラリア》を収集した。ジャンヌ・バレは、植物学者フィリベール・コメルソンの補佐としてルイ＝アントワーヌ・ド・ブーガンヴィル（彼の名前にちなんで、色鮮やかな花を咲かせるつる科の植物が「ブーゲンビリアと」名づけられている）の航海に同行した（下記参照）。一七七〇年代には、モンソン大佐夫人のアンが（第5章参照）夫に同行し、イギリスから東インドへ向かい、その地で博物学に情熱を注いだが、自分で旅の計画をすることはなかった。また一七九〇年代には、熱心な博物学者であるマリア・リドルが、セントキッツ島およびリーワード諸島の総督である父親ウィリアム・ウッドレイに同行した。リドルは、貴重な時間を工面して著書『マデイラ諸島とカリブのリーワード諸島への旅。博物学の素描付き』を出版した。そこには、「西インド諸島の御婦人たち」がリボンや薄布、頬を染めるために用いたサボテンや、首飾りや腕輪のビーズのように実を数珠つなぎにすることができた野生のカンゾウ［甘草］、赤痢の治療薬や毒矢の毒液として用いられたインディアンのクズウコンなど、多様な植物の利用について記録されている。それでも妻として娘として優先すべきことがあり、植物研究する時間はほとんど残らなかったと彼女は記している[★012]。

一九世紀に入ると、女性の旅はありふれたものとなった。たとえばサラ・バウディッチは、夫のエドワードに付き添って一八二三年にアフリカへ旅し、夫に協力して「創造的な夫婦」となった。バウディッチ夫人と呼ばれた彼女は、学者の夫に画家として仕えるつもりでいたが、夫エドワードはガンビアでマラリアに罹《かか》り亡くなった。手のかかる幼い三人の子供を抱え、イギリスにすぐ帰国するお金もなく、彼女はその地にとどまって植物を収集し、夫の論文を発表する手はずを整えた。旅する博物学者の宿命として、バウディッチもまたヨーロッパへの帰途、荒れ狂う海にもまれ、たくさんの彫版、書籍、乾燥させた植物を失ったが、それにもかかわらず彼女は、手元に残った標本を研究のためにパリの王立植物園へと運び、作業を続けた。最終的にカーボヴェルデ諸島、バンジュール地域とその周辺の植物相に関する報告書を出版した彼女は、今日、熱帯アフリカの植物を体系的に収集した最初の女性と評価されている[★013]。

一六四七年に生まれたメリアンは、果敢にも娘一人だけを伴い、異郷の昆虫を求めてスリナムへ旅した。二一歳の娘は、子供の頃から画家として、また助手としてメリアンが訓練していた。身体的・道徳的規範によって、当時のヨーロッパ人女性の大半は、生まれた土地から遠く離れることはなかった。医者は、熱帯の気候が女性の生理機能に及ぼす身体的影響についてさまざまな見解をもっていた。ジャマイカの医者であるトマス・トラパムなどは、西インド諸島の空気、太陽による暑さと月による湿気が、女性には非常に心地よく「妊娠など彼女たちの生活に恩恵をもたらし、出産を容易なものにする」と力説した。「きわめて多湿の性」である女性は虫にかなり悩まされるが、「生気をもたらす暑さ」と「生き物を繁殖させる湿気」によって、「インド諸島における他のすべての産物」のように女性を多産にするという。サン・ドマングのニコラ＝ルイ・ブルジョワは、女性にとって熱帯は楽園だと褒め称えた。暑さは出産を楽なものにし、女性を長寿にするという。ツュンベリーは、東インド諸島の熱帯地方に旅したが、ヨーロッパ人を短命にする赤痢や腐敗熱に対して、女性は男性よりも抵抗力があることを確認した。しかし、「バラ色の頬をしたヨーロッパ人は、まもなく美しい外見が失われ、後に死人のように青白くなる」と付言している。[★014]

しかしながら、医者がより頻繁に主張したのは、炎熱地帯への旅の危険の重大さであった。一七世紀には多くの医者が、赤道を越えると不妊になると教えていた。オランダ女性は、この理由からブラジルへ移住したがらなかった。ドイツの生理学者ヨハン・ブルーメンバッハが、一八世紀末の医学的な見解をまとめて強調するには、暑すぎる気候に連れていかれた女性は、「月経量が多くなり、挙句の果てに、ほぼまちがいなく短期間で子宮に致命的な大出血を起こす」という。多くの女性は、熱帯地方で出産をした場合、産まれる子供はその地域の原住民に似るのではないかと恐れていた。アフリカの強い陽光が、両親の肌の色と関係なく黒い赤ん坊をつくると考えられていたのである。フランスの医者であるジャン＝バティスト＝ルネ・プペ＝デポルテは、強い太陽の下では女性は早く年をとり、閉経も若くして起こり、多くの危険な病気に罹りやすくなると警告した。熱帯の産物ですら、ときには恐怖を引き起こすものとなった。たとえばフランスでは、女性がチョコレートを食べ過ぎると黒い赤ん坊が生まれるかもしれないと恐れられていた。[★015]

現実であれ想像であれ、危険に巻き込まれることを別にして、女性が旅をしなかった重要な理由の一つは、貿易会社や科学アカデミー、あるいは政府に、旅する博物学者として雇用されなかったことである。アレクサンダー・フォン・フンボルトなどのケースと同様に、メリアンは旅費を自分で工面した。だが、フンボルトとは異なり、メリアンはあてにできる相続財産などなく、代わりにスリナムの本の出版をもくろみ、その予約金を集め、また絵や標本の膨大なコレクションの売却によって旅費を調達した。メリアンには公的な後援はなかったが、ラバディ派［一七世紀アムステルダムに設立されたキリスト教の一派。神秘主義的傾向と急進性により改革派教会には受け入れられなかった］との長年の関係によって、人を寄せ付けない見知らぬ土地への旅は、幾分助けられた。ラバディ派とはメリアンが密接に関わった宗教団体で、スリナムにもその信者が暮らしていた。★016

メリアンは自由帝国都市フランクフルトに生まれたが、当時暮らしていたアムステルダムから船出した。ドイツの君主国や自由帝国都市は、リューベックやハンブルクのようなハンザ同盟都市の確固とした航海の伝統があったが、ヨーロッパの多くの隣国のように植民地は保有していなかった。それにもかかわらず、ドイツ語圏出身の博物学者たちは学術航海者の代表格となっていた。パウル・ヘルマンは、なかでも最も抜きん出た人物で、ライデンで植物学の教授となり生涯を終えたが、メリアンをはじめ多くの者は、港町に活路を見出し、世界の動植物相の全般的な調査に参加した。ドイツの数学者は、天文学者や占星術師として精密な仕事をすることから、かつてスペイン君主が彼らを船に乗せ、星の動きや海洋の位置、潮流を海図に記すよう要請していた。★017

メリアンは、男性博物学者で若くて独身というこの時代の標準にあてはまらなかった。彼女は自分の関心の追求のため、画家のヨハン・アンドレアス・グラフと比較的若くして離婚していたので、メリアンも独身にはちがいなかったが、五二歳での船出は、航海者たちの中でもかなりの年輩であった。彼女はまた、当時旅した多くの植物学者のような医学の研鑽も積んでいなかった。代わりに、マリア・シビラは、学術探検旅行に参加した数少ない画家の一人であった。このような画家には、彼女の他にも、フンボルトと旅し、熱帯地方の燻《いぶ》し小屋で植物の乾燥標本を作ったエメ・ボンプランや、コメルソンと旅したピエール・ジョシニー、ジョゼフ・バンクスと旅して航海中におそらくマラリアか赤痢で亡くなったアレクサンダー・ブキャン、それにシドニー・パーキンソンがいた。

メリアンは、画家であり版画家であり出版業者であった名家に生まれた。彼女は、実父である著名な大マトイス・メリアンが亡くなった後、幼い時から、継父で画家ギルドの一員であるヤコブ・マレルの非公式の徒弟として仕えていた。同時代人のヨアヒム・フォン・ザンドラートは、「メリアンが、花、果実、鳥、とくに……虫、ハエ、蚊、クモのさまざまなようすをスケッチし、彩色（油彩・水彩の両方）する訓練を家庭で受けていた」ことを明らかにしている。彼女はまた銅版画を彫り、絵の具の調合も学んだ。女性が植物画家として働くのは珍しいことではなかった（一五九六年のニュルンベルクの画家規約のように、女性の油絵を禁じる制約はあったが）。バーバラ・ディーツュとマリア・モニンクスは、メリアンと同じようにアムステルダムで画家として働いていた。広大な個人庭園を有するアグネス・ブロックやアムステルダム植物園の園長カスパル・コメリンのために、モニンクスは父親のヤンと絵筆をとった。フランスでは、マドレーヌ・バスポルトが、一七三五年から亡くなる一七八〇年まで、王立植物園の珍しい植物を上質皮紙に記録した。[★018]

医学ではなく芸術によって、メリアンは博物学探検の参加資格を手に入れた。多くの画家や挿絵画家は、植物学者に仕える形で旅したが、彼女の場合はそうではなく、独自の学術的な指針を設定した。フランクフルトとニュルンベルクで一三歳の時から昆虫を研究してきた彼女は、一六九一年にオランダの世界的商業拠点であるアムステルダムに移り、その地で東西インド諸島からの広範囲にわたる希少種のコレクションに触れ、とくに東インド会社の重役も務める市長の博物学コレクションや、市長の甥のコレクションを研究した。しかしメリアンは、これらのコレクションが死骸の標本にすぎないことに落胆していた。関心をもったのは、幼虫の変態と生活環であった。かくして、彼女は自分の研究をするために船出したのであった。「紳士たちがこれらの昆虫を手に入れ観察しているスリナム（暑く湿った土地）へ、費用のかかる大旅行をしようと決意したのは、すべてこの目的のためでした。その結果、私は観察を続けることができたのです」[★019]。

メリアンの学術的な経歴が当時の博物学者たちの中では異質であったにもかかわらず、研究対象を解明するやり方は多分に似ていた。スローンと同様に、メリアンは生涯を通じて科学と芸術を商売と組み合わせた。ニュルンベルク、フランクフルト、アムステルダムでは、独自にデザインした花柄をプリントした良質の絹やサテン、リネンを売り、その収入で快適な生活を送っていた。（色落ちしないように新技術で開発した）彼女の色彩はとても有名になり、ある陸軍大将に依頼されて、彼の野営テントに鳥と花をさまざまに描き入れたこともあった。その大将は戦場においても、庭園のある家の静けさを味わいたかったのである[★020]。

男性博物学者の多くがそうであるように、メリアンもまた自分の学術探検旅行に商業的利益を結び付けていた。スローンがジャマイカで貴重なキナ皮の代用品を探したように、メリアンはカイコのように良質の糸を作りそうな多種多様なイモムシを探し求めた。この時代、絹はビッグ・ビジネスだった。一七〇〇年にベルリンの科学アカデミーは、絹の専売権をめざす研究に資金援助を試みた（しかし失敗に終わった）。メリアンの義理の叔父は、フランクフルトで絹貿易をしていた。絹は重要な植民地産業となっていったのである。一八世紀後半には、たとえばインドのイギリス東インド会社の「総督夫人」が、桑の木をマドラスの女子孤児院に移植することを命じ、少なくとも一〇〇人の女子が絹の製造に従事し、利益を上げた[★021]。

スリナムでメリアンは、彼女が「中国の木」と呼んだ植物を常食にし、絹を作りそうな虫を見つけた（今日ではロトシルディア・アウロタ［ロスチャイルドヤママユの一種］だということがわかっている）。その幼虫は「黄土色の糸」を作り、彼女は「良質の絹を作って高収益を生み出す」と信じた。彼女は「転がりそうに丸々と太った」この幼虫の標本をいくつかオランダへ送ったが、私の知る限り、この虫に糸を作らせるという彼女の期待は一度も満たされなかった。スリナムにおける彼女の商売は、標本をアムステルダムに供給することに絞られた。スリナムを去る前に、彼女は現地の一人の男性と交渉し、あらゆる種類の蝶、昆虫、蛍、イグアナ、ヘビ、亀など、多くはブランデー漬けの標本を、アムステルダムで売るために彼女に供給し続けるよう話をまとめた。しかし、その男性は一七〇五年までに死んでしまった。★022

スローンや他の男性博物学者と同様に、メリアンは最良の標本を見出す手助けや旅行中の安全確保のために、アメリカ・インディアンやアフリカ人奴隷を頼りにしていた。彼女は彼らのことを「私の奴隷たち《マイネ・スクラーヴェン》」と呼んでいた。彼女の奴隷は密生した雨林の奥深く、彼女のために道を切り開き、根っこを掘り出し、彼女の植物園の管理の手助けをし、舟を漕いで彼女とその助手を上流へ運び、最良の蛆虫、蛍、貝を捕獲してくれた。二年間、メリアンと娘は、その地域の昆虫と植物を集め、研究し、スケッチし、早朝の涼しい時間に収集し、夕方に標本を作った。収集品の特徴を標本版に書くとき、当時よくあることだったが「インディアンからの情報」と彼女は書き加えた。この中には、薬草（綿やセンナの葉は傷を冷やして治す）や食物（キャッサバのパンのレシピ）、建物、衣服、宝石などの利用が含まれていた。歴史家ナタリー・ゼーモン・デーヴィスによると、メリアンは「インディアンの女性」をアムステルダムに連れて帰ったという。しかし、この女性についてはそれ以上のことは知られていない。★023

メリアンはマラリアに罹り、当初予定していたよりも早く、一七〇一年に炎熱地帯を離れざるをえなくなった。アムステルダムに戻ると彼女は、他の英雄的航海者と同じように、旅行記の編纂に着手した。それこそが『スリナムの昆虫の変態』で、これまで描かれも記されもしなかった数多くの昆虫の繁殖と発生、ならびにそれらの昆虫が常食とする植物を描き出した。旅行文学という謳い文句で、彼女は自分の本を「アメリカで描かれた最初にして最も珍しい著作」と宣伝した。「こうした著作は珍しく、今後もそうであり続けるでしょう。……なぜなら［スリナムへの］旅は費用がかかり、そこに暮らすことは暑くてきわめて困難ですから★024」。

イギリスやオランダの旅する博物学者は、交易ルートに乗り、植物学が研究できるとなればどのような地位や任務にも就いた。対照的にフランスの博物学者は、政府によって派遣された。ルイ一四世の財務総監ジャン＝バティスト・コルベールは、オランダの成功例に倣い、一六六四年に西インド会社を創立した（一六四八年のアメリカ諸島会社の失敗を踏まえていた）。フランスの西インド会社は、オランダの会社一般と異なり、政府が創設し支援したもので、スチュワート・ミムスが示しているように、この会社の財源の五〇〇万リーブルのうち、三〇〇万リーブルが国王から支給されていた。[★025]

一〇年も経たないうちに、この会社も失敗に終わった。しかし、フランス国家を商業によって発展させ、そうした取り組みに博物学者の学術調査を結びつけるというコルベールの決意は揺るがなかった。一七世紀にフランスの中央集権化が着々と進むなか、コルベールは王立科学アカデミーを設立し、パリの王立医学植物園を拡張した。この二つの組織が、博物学者を派遣したのである。王立植物園は、トゥルヌフォール、アントワーヌ・ド・ジュシュー、さらにジョルジュ＝ルイ・ルクレール・ド・ビュフォン伯によって歴代管理され、最も重要な植物学者養成の場であり、世界に広がるフランスの植物生産や農業生産を合理化する本拠地であった。コルベールの目標は格別目新しいものではなく、要するに、フランスの輸入依存を減らし、輸出のために奢侈品の製造を増やすというものであった。ジェイムズ・マクレランとフランソワ・ルグールは、フランス植民地の物質的資源と知的資源を中央に集中させる機能をもった高度に官僚化されたこのシステムを、「学術的な植民地装置」と呼んでいる。リチャード・ドレイトンによると、王の後ろ盾による博物学探査がイギリスに登場するのは、ようやく一八世紀末のことであるという。[★026]

フランスの王立薬草園は、一六二六年にルイ一三世の侍医であったギ・ド・ラ・ブロスによって設立された。この

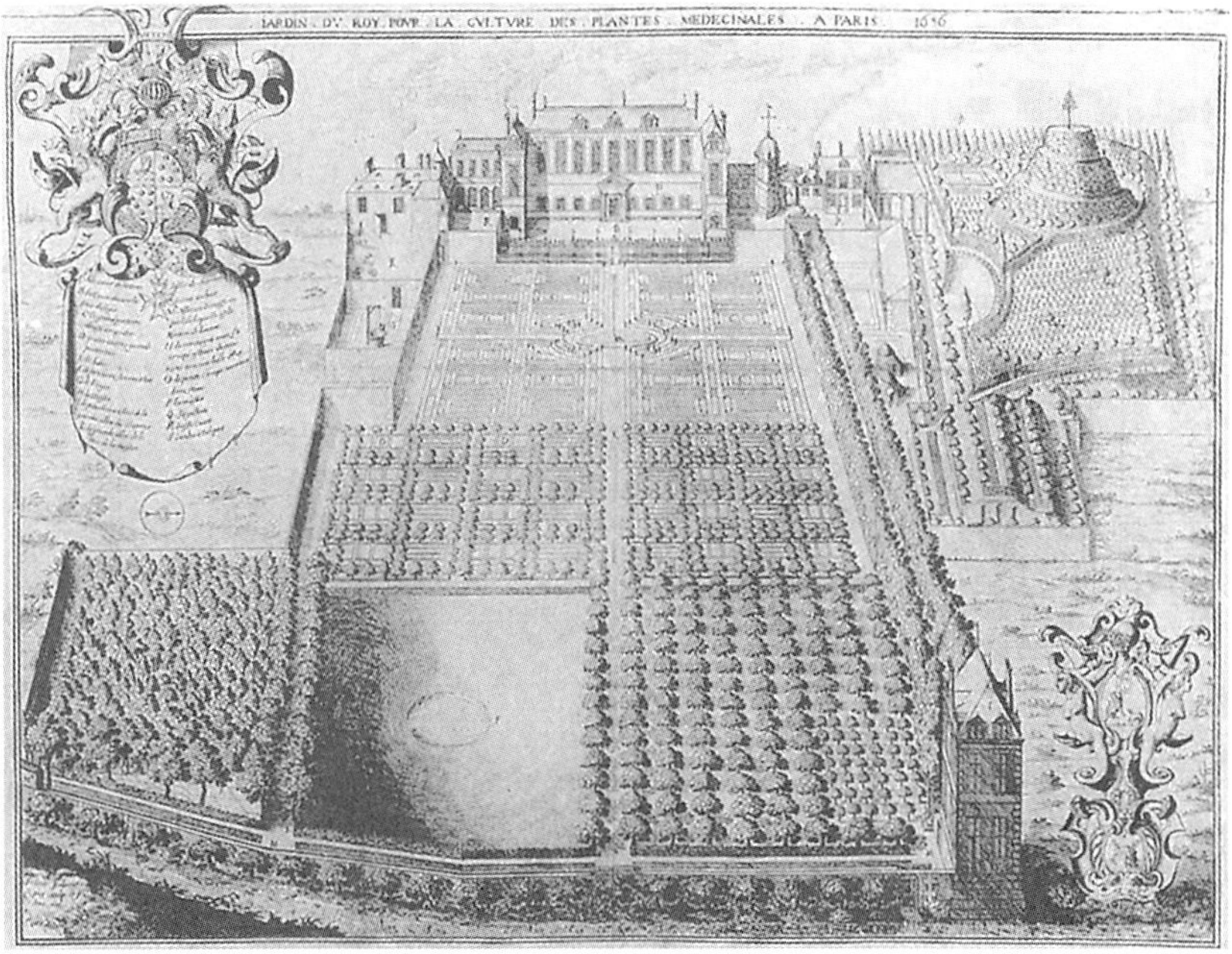

1–1❖1626年、パリに造られた王の庭園。ルイ13世は、お抱えの薬剤師ギ・ド・ラ・ブロスに急きたてられて、薬草栽培のためのこの庭園を造らせた。後に王立植物園として有名になる。ルイ14世の治世には、植物学、博物学におけるヨーロッパの指導的な研究中枢として栄えた。© Bibliothèque Centrale, Muséum National d' Histoire Naturelle (MNHN), Paris, 2003. Reprinted with permission.

植物園の目的は、医学生の教育のためにあらゆる種類の有用な薬草を保存すると同時に、奢侈品貿易のために鑑賞用の外来植物を栽培するものであった。一七一八年に名前を簡略化して王立庭園とした（後に王立植物園となる［本書では「王立植物園」で統一］）この王立の施設は、植物学、化学、やがて解剖学、動物学、林学、作物学、冶金学など博物学の全分野の講座を主催した。フランスの旅する植物学者はほぼ全員、最後の一人まで、この施設の門をたたいた。これと競合するモンペリエ植物園（一五九三年創立）は、薬草の研究部門と順応実験の研究部門をもち、そこで学んだ者もいた。パリの王立植物園は、王の陳列室《キャビネ・ド・ロワ》、すなわちヨーロッパ中で標本を交換するための倉庫を擁していた。フランスでは、王の臣民が王のために収集したのである。★027

トゥルヌフォールは、王立植物園が後援した初期の航海者の一人で、植物学の教授であったが、一六九九年にルイ一四世によってレバント地方［地中海東岸地方］へ派遣された。目的は、植物（フランスは中東の医薬品に商業上の直接ルートをもっていなかった）、金属、新しい鉱物を発見し、フランス海軍のためにその地域の沿岸地図を確認し、またフランスの外交官に情報を持ち帰るためであった。ギリシアとアラビアの医薬品貿易は一七世紀においても依然として重要であり、トゥルヌフォールは東トルコのアララト山へ巡礼の旅をした。そこは洪水の後ノアの方舟がたどり着き、地球上の動植物相の発祥地として広く信じられてきた場所であった。現地を訪れた彼は大いに落胆して、次のように記している。「この山について旅行者たちが発表していることはすべてまちがいである。そこには修道士も隠修士もおらず、世捨て人も隠遁者もいない。一年中、中腹まで雪で覆われた……恐ろしい山である。雪のないところは草木も生えず、砂だらけである」★028。それでも、トゥルヌフォールはこの地域から一三五六の植物を持ち帰った。

聖職者でありながら航海に出る者もいた。彼らは、霊魂と有益な植物を求めて、王に送り出された。シャルル・プリュミエは、ミニム会と呼ばれる托鉢修道会の命令によって、一六八九年に王の植物学者《ボタニスト・ド・ロワ》という称号を得てアンティル諸島へ航海した。彼はアメリカ大陸への四度目の航海中、ペルーのキナノキ属の木（キナ皮の木）を探しに行って落

命した。★029

王立植物園に次いで、植物偵察を進めた組織は、一六六六年に国力と国益を高めるためにコルベールによって設立されたパリの王立科学アカデミーであった。一七三五年、このアカデミーは、ピエール・ブーゲ、シャルル＝マリー・ド・ラ・コンダミーヌ、ルイ・ゴダン率いる有名な遠征隊を南米の赤道地域へと派遣した。目的は赤道付近の経線の一度分の長さを測り、(北極で似たような測定をし、それと比較することによって)地球の大きさと形を決定するものであった。それらのフランス人は、スペイン領ペルーの奥地へと初めて踏み込んだ外国人科学者であった。何世紀にもわたってスペインは、アメリカ大陸の領土内における天然資源の秘密を頑なに守っていた。スペイン総督の特使が同行したにもかかわらず、ラ・コンダミーヌは貴重なペルーのキナノキとゴムノキ(*caoutchouc*)の苗木をひそかに運び去り、さらにアマゾン族のクラーレ[植物から採取される毒物。原住民が毒矢に用いた]を(カイエンヌで鶏に)試したり(第4章参照)、アマゾン族の謎(アマゾン河の名前の由来となった戦闘的な女性が、流域の未開地に住んでいると言われていた)に決着をつけた。ラ・コンダミーヌは「植物学者の眼」として彼に仕えるようジョゼフ・ド・ジュシューを連れて行った。ラ・コンダミーヌの願いは平凡そのもので、フランス帝国内で生産するために、キナノキとゴムノキを(合法的であろうとなかろうと)手に入れることであった。ラ・コンダミーヌは、貴重なキナ皮を求める植物調査について以下のように書いている。

六月三日、この山々の一つ[現在のエクアドルのロハ近く]で一日を過ごした。ガイドとして雇った地元の二人のインディアンに助けられ、キナノキ[*Cinchona*]の若木を、輸送するのに適した状態でわずか八、九本ほど集めることができた。これらの植物を、その場所から適量の土を採集して植えさせ、つねに見守りながら、一人の男の肩に乗せて用心深く運ばせ、その後にカヌーで輸送した。私は、栽培のためにこの植物の一部をカ

イエンヌに残し、残りをフランスの王立植物園へ送ることを願っていた。★030

彼が慎重に扱ったにもかかわらず、その植物は成長しなかった（ラ・コンダミーヌはキナノキが高地でしか成長しないことを知らなかった）。彼は旅程の「いかなるときにも」、地理的な情報を集めるかたわら、高い価値を秘めた多くの植物の種子を集めていた。トコン、シマルバ、サルサパリラ［香料・強壮薬］、ユソウボク、カカオ、バニラはもとより、ヨーロッパ人にとって未知なる他の植物に対しても、彼はしっかりと眼を開いていた。

スペイン、ポルトガル、オランダ、イギリス、フランスなどのヨーロッパ勢力は、天然資源、すなわち「緑の黄金」の確保に汲々としていた。このような資源の独占や秘密は、植物スパイや海賊行為なども生み出した。スペインは広大な南米の領地の境界を閉ざし、侵入者を厳しく取り締まった。もしラ・コンダミーヌが、キナノキをスペイン領土内からフランス領へ運んだのが見つかったならば、たとえフランス遠征隊がスペイン王フィリップ五世から受けた通行証を携えて南米のスペイン領土内に（立派とは言えないにせよ）合法的に入っていたとしても、彼は投獄され、処刑されたであろう。

もっと露骨な人間もいた。フランス王認可の植物学者、ニコラ＝ジョゼフ・ティエリー・ド・ムノンヴィルは、ラ・コンダミーヌの約四〇年後に旅したが、緋色の豊かな染料を産出するがゆえに珍重されたエンジムシ［臙脂虫］というカイガラムシの一種を盗むために、ニュー・スペイン（メキシコ）に入った。彼は植物探査者というよりも、植物探査の海賊と言えるだろう。ティエリー・ド・ムノンヴィルの隠密航海はフランス海軍省から支援されたものであったが、メキシコに合法的に入るための通行証や書類などを持たず、手段を選ばずエンジムシを手に入れるつもりだった。彼が捕まったとしても、フランスは彼を助けることは一切なかったであろう。フランス政府はこの任務に対して彼に（法外な大金）六〇〇〇リーブルを約束したが、彼の非合法的な活動を公的に認めることはできなかった。ティエ

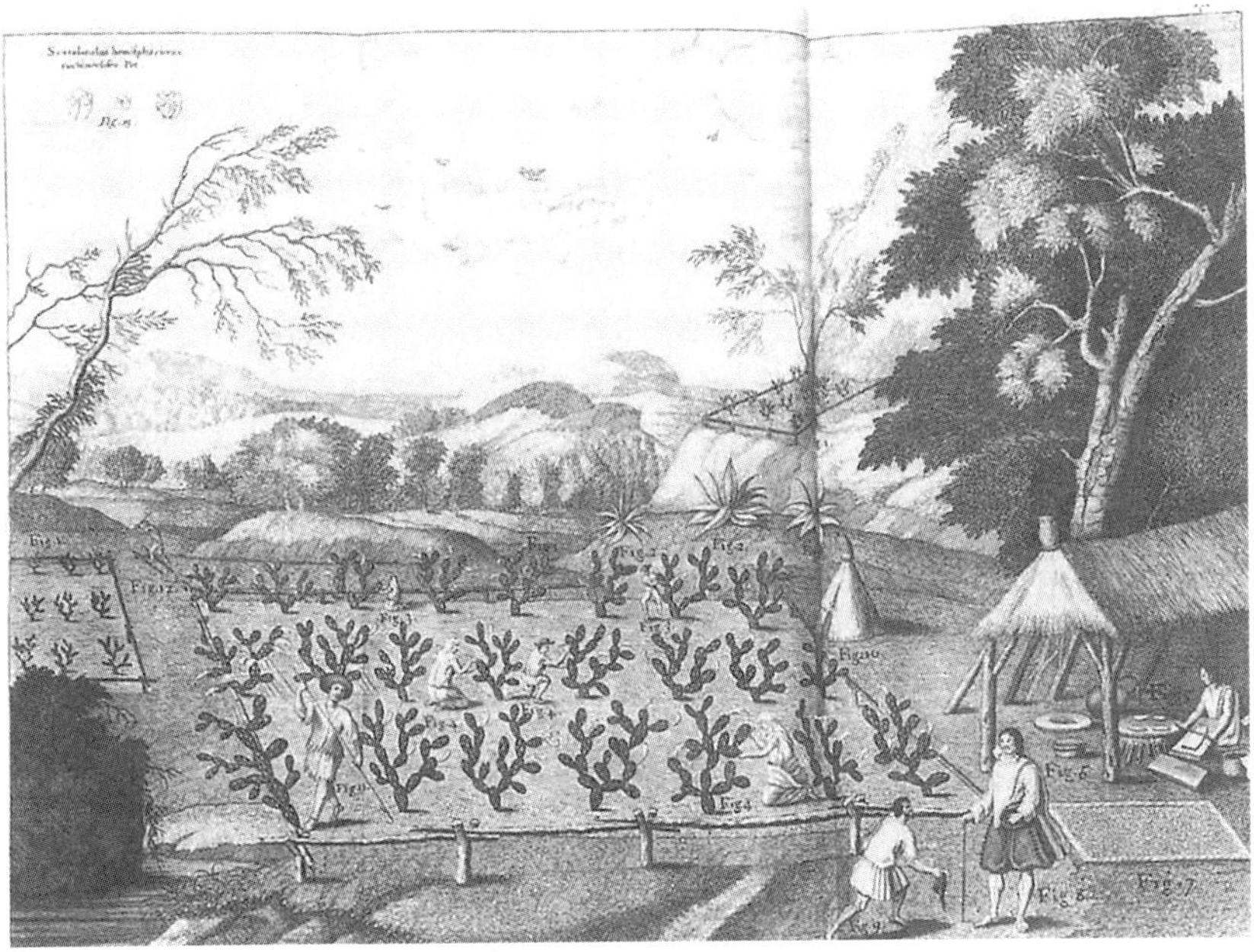

1–2❖メキシコのオアハカにおけるエンジムシの収集、養殖を行うようす。アメリカ・インディアンは男も女も、エンジムシが繁殖するサボテンからこの虫を集めている。積み重ねた虫に火を当てて殺し、日干しにする。By permission of the Wellcome Library, London.

リーの使命は、エンジムシをサン・ドマングに帰化させ、二五〇年にわたって利益をあげてきたコチニール［エンジムシを乾燥して採取された染料］生産におけるスペインの独占を最初に打ち破ることであった。一八世紀にスペイン人は、年間一五〇万ポンドのエンジムシを生産し、ヨーロッパにおける染料需用のおかげで、一七八四年までに年間五〇万ポンド受け取っていた。とくにフランス人は、有名な王立ゴブラン織工場でコチニールを使用し、その支払い額は莫大であった。ティエリーがサン・ドマングのフランス領内にエンジムシを帰化させることに成功すれば、この新しい植民地産物は、砂糖、コーヒー、インディゴ染料、カカオの収穫に匹敵する富でフランスを潤したであろう。[★031] 何と言っても、サン・ドマングという植民地は新世界において最も繁栄した地で、一七八九年までにフランスの外国収入の三分の二を占めていた。コチニール貿易こそ、さらなる増収の切札だった。

エンジムシは、植民地時代の以前からメキシコのオアハカで、ミクステック族やザポテック族が家屋や綿花の染料を供給するために［うちわサボテン畑で］養殖されていた。貴重なこの染料は、植民地時代はスペイン人のために、小さな耕地で農作業するオアハカのインディアンによって生産が続けられた。好評を博した赤色と橙色の染料は、エンジムシ（メスのみ）を乾燥させ、粉状にして作られた。このカイガラムシのラテン語名は、ダクティロピウス・コックス（*Dactylopius coccus*）といい、メキシコ原産で、ノパレア属とオプンチア属という二つの種類のサボテンに寄生し、それを餌とする。コチニールは一八七〇年代までに、ほぼ完全に合成染料に取って代わられたが、二〇世紀になって赤色合成染料（石油化学製品から製造）の発がん性が明らかになって以降、食べ物や化粧品、飲み物の着色料として再び人気が出るようになった。今日ペルーは、世界におけるコチニール供給量の八五パーセントを製造しており、一ポンドの染料を作るのに七万匹のエンジムシが使われている。[★032]

ティエリーの旅行記『オアハカへの旅』は、「スパイ大作戦《ミッション・インポッシブル》」ばりの陰謀に満ちている。ティエリーは高度な戦争ゲームの心理戦に没頭し、彼の目に映るスペイン人の誇りと怠惰を弄び、可能な場合にはスペイン人同士を敵対させ、アメリカ・インディアンとアフリカ人、さらに武官同士を敵対させようとした。フランス内閣から指示を受けた後、彼自らが名づけた「新アルゴナウテス号」〔アルゴナウテスは金の羊毛を探して遠征したギリシア神話の一行〕は、一七七六年にフランスからサン・ドマングに向けて六六日間の旅に出た。

そこから彼は、奴隷船に乗ってハバナ（キューバ）へ航路をとる予定だったが、奴隷船の代わりに、かの地の港をめざすフランスの商船を見つけた。出航前、彼はサン・ドマングの地方行政長官から、植物学者かつ医者として通行証を確保していた。この時代には、医者として訓練を受けていない植物学者は数少なかったが、ティエリーは偽って医者になりすまし、「要人」、さらに重要なのは「怪しい人物でない」と見せかけた。一七七七年一月、彼は若干の食糧と衣類、そしてあらゆる大きさの瓶、フラスコ、ケース、箱を数多く携えて、サン・ドマングを出発した。夢に駆り立てられ、「あらゆる将来の障害は視界から消え、私は捜し求めた貴重な宝を所有するだろうとすでに力強く感じ取っていた」。★033

ティエリー・ド・ムノンヴィルは、ニュー・スペインに

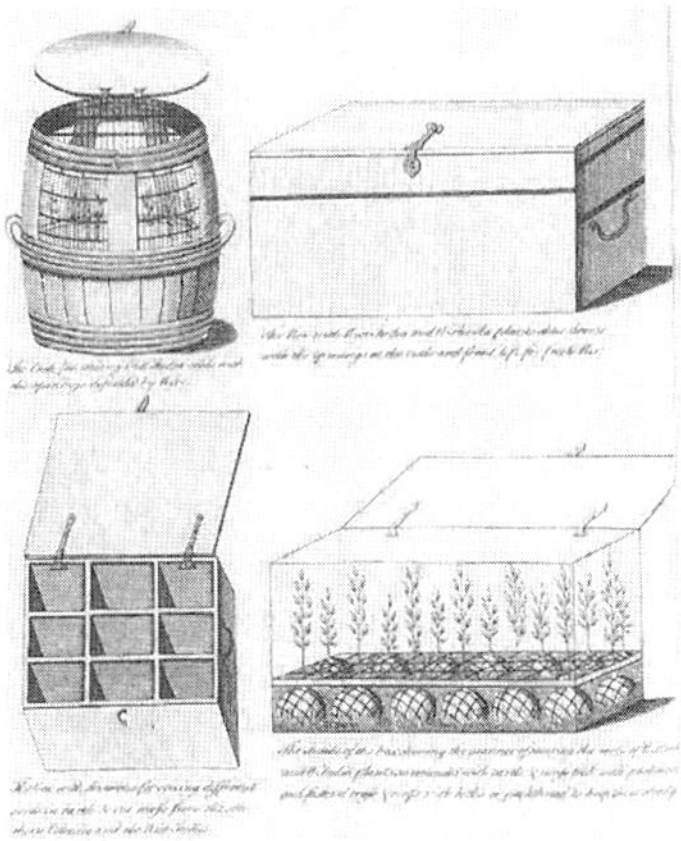

1–3 ❖ 植物運搬用に作られた18世紀ヨーロッパの収納箱。ニコラ゠ジョセフ・ティエリー・ド・ムノンヴィルの容器は、右上に描かれているものと似ており、ジョン・エリスが考案した。この箱は、海の塩から植物を守るために閉じることができ、新鮮な空気を通すために両端と前方が開くようになっている。By permission of the Wellcome Library, London.

向かう船を待っている間、ハバナで薬草を収集した。上流階級のヨーロッパ人として旅をしながら（金のキャップがついた籐の杖、ダイヤモンドの指輪、上品な礼儀作法、すばらしい人脈などをちらつかせ）、総督の自宅に出入りし、総督の友人の輪に加わる許可を得た。階級の絆のおかげで、彼は次の使命地であるベラクルス［メキシコ湾沿岸都市］への通行証を手に入れた。しかしその船の船長は、上流階級の人びとが共有する友愛の情をもつことなく、ティエリーに船賃として現金で一〇〇ドルもの法外な金額を要求した。メキシコの土を踏むやティエリーがまず優先したのは、地元の人びとを味方に引き入れることだった。しかし彼のキューバの通行証は法的には無効だったので、最も良質のコチニールが採れるとわかったオアハカへと旅するとすれば、通行許可書を工面する必要があった。許可が下りるまで待っている間、このフランス人は植物採集を行い、メキシコの「本物の」ヤラッパを発見した。このことにより、彼はすぐにベラクルスの住民に慕われた。かくして彼は、詐欺の本性に磨きをかけた。すなわち、外面では、薬を求め薬草探しをする医者を演じ、内面では、ヤラッパが「彼らのすぐ足下に」成長しているのに、これを輸入するために高い金を払う人びとの「怠惰と無知」をばかにしたのであった。★034

ティエリーの薬草探しは、田舎で再三くり返された略奪の口実となった。彼の書類入れや手斧、つるはし、朝食を運んだ彼の「黒人《ニグロ》たち」だけがこの略奪に同行した。時間が経つにつれて、彼はあらゆる階級の人間から称賛され、「フランスの医者」として知られるようになった。この見せかけの姿によって、「私の最終的な計画を隠しておくことができた」と彼は書いている。★035

彼の策略は手の込んだものだったが、ニュー・スペイン副王は、競争相手であるフランスの人間の通行許可書を拒否し（ティエリーの本当の計画はおそらく知られていなかっただろうが）、副王は「異邦人に国の秘密を漏らす」ことを望んでいないと述べ、国外退去を命じた。フランス貴族ティエリーは、くじけることなく、致命的な結果になるかもしれない外国領土の心臓部への徒歩旅行に、通行許可書なしで出立することを決心した。旅の計画は入念にした。まず、旅行というより散歩に出かけるようなふりをしてベラクルスを出発し、通常ルートの裏道を進んで、道端の非常に貧しいインディアンの小屋に寝泊りする。もし発見されたら、道に迷ったふりをする。フランスの衣服を身につけ、進むべき道も知らず、ひどいスペイン語しか話さないとなれば疑われるだろうが、フランスに接する地域のカタロニア人だと名乗れば言い訳になるだろう。さらに、「つねに小ぎれいな身なりをし、ちょっとした装身具とささいな贈り物を携え、気のきいたユーモアを好んで用い、もらいものには必ず気前よく支払う」こと。このような心構えをして、彼は晩の九時に出発し、町の城壁をよじ登り、この都市に別れを告げた。★036

インディアンのところに寝泊りし、彼らと分けて食べる卵数個とトルティーヤ［とうもろこしの粉をベースにしたパンケーキ］に気前よく金を払い、インディアンの案内人とアフリカ人に助けを請いながら、ティエリーは彼の「金の羊毛《トワゾン・ドール》」［ギリシア神話に由来］、オアハカのコチニールの産出地帯に到着した。彼の心臓は期待と不安で激しく高鳴っていた。彼は、痛風治療の軟膏を作るためにコチニールを必要としている医者であると申し出て、さまざまなアフリカ人やインディアンから生きた昆虫とその餌のサボテンをいくらか買い付けた。これを、彼の宝を運搬するために作らせた仕切りと鍵がついている特注の箱に保管した。彼はまた、珍重されていたバニラの熟した鞘を見つけ、これに印をつけ、根元から出ている緑の若芽と一緒に、箱の中の何の変哲もない植物の寄せ集めの中に入れて隠した。ティエリーはつねに人を欺く物語と戦略を用意して旅を続け、二人の副王と六人の総督、三〇人の地方役人《アルカルディ》と一二〇〇人の税関護衛兵を撒《ま》いて喜色満面、ベラクルスに戻ってきた。わずか二〇日間で、彼は「二四〇リーグ［七二〇マイル］……道から道へと旅し、ときには、ほとんど通ることもできないひどい道もあった。灼熱の太陽の下、悲惨な国で、資金もなく、地元の人間の言葉もわからず、簡単に言えば、私は何の後ろ盾も人脈もなく、またどの役人にも脅威を感じながら」帰還したのだった。★037

ベラクルスで彼は多くの宝を梱包し、東に向かってメキシコ湾を横切り、サン・ドマングへ比較的短い航海をした。用心していたにもかかわらず、サボテンの手入れをしているところを数人の水兵に見つけられ、サボテンを餌とする昆虫の密輸が露呈してしまった。ティエリーは再び、サボテン、バニラ、ヤラッパとともに、コチニールは痛風のために彼が処方する軟膏の材料だと訴えた。さらに問いただされると、彼はこれが効き目のある混合物の「秘密すべて」ではなく、それらに香料と金粉、銀箔、そして「聖トリビオの遺骸を包んでいた神聖なリント布を少々」調合すると囁く念の入れようであった。船員たちをすっかり信じ込ませるために、彼はさらに「この混合物にラテン語」を投じて表現した。この詐欺行為によって、またもや彼は助かり、密輸業者の受ける厳しい罰を免れたのだった。★038

サン・ドマングに戻るや、ティエリーは国家への貢献を褒め称えられ、「国王の植物学者《ボタニスト・デュ・ロア》」という称号と年間六〇〇〇リーブル、パリの王立科学アカデミー会員の倍額の終身年金を授与された。ティエリーはノパレア属のサボテン「うちわサボテン」の栽培場をポートプリンスの植物園に設け、また、「アンティル諸島のパリ」と言われる都市カプ・フランソワの科学アカデミー「フィラデルフィア・サークル［後述］」の植物園にサボテンと昆虫を送った。ティエリーは、うちわサボテンやコチニール、バニラ、ヤラッパ、インディゴ、綿など、彼が旅で得た宝を、「貧富の区別なく無料で」島の住人にそれぞれ分け与える計画を立てた。ニュー・スペインではインディアンやかつて奴隷だった者たちがエンジムシを養殖していたが、ティエリーはフランスの植民地では、この作業がある特殊な集団、つまり「有色の人間《ジャン・ド・クールール》」に最も適するだろうと考えた。「有色の人間」が日に日に数が増えていることにティエリーは気づいていた。彼の考えでは、この「有色の人間」は「ほとんどフランス人も同然」であった。要するに、彼らは勤勉で実際的な能力をもっており、サトウキビやタバコ、インディゴ、ベニノキ［橙黄色染料の原料］などの換金作物の生産には対応できなくなった彼らの小さな所有地を用いて、豊かな可能性を秘めたこの商品の生産に成功するだろうというわけである。★039

ティエリーのエンジムシから作られた染料は、パリの王立植物園の化学者によって試験され、非常に高い品質が証明された。しかしこのフランス人は、一七八〇年に「悪性の熱」で亡くなった。サン・ドマングに戻ってちょうど二年の歳月が経った四一歳の時であった。ポートプリンスの植物園の彼の後継者は、フランス出身の王認可の医者ジュベール・ド・ラ・モットとその助手クレオールのショタールであったが、二人はコチニール生産を遂行できず、ティエリーの計画は水泡に帰した。ティエリー・ド・ムノンヴィルが危険を冒して入手した「すばらしい種」というエンジムシは、サン・ドマングで死に絶えた。しかし彼の仕事は、フランス領カリブ諸島の「野生の種」の発見につながり、この種は間もなく養殖されることとなった。一七八七年までに、パリの科学アカデミーは、アメリカのフランス領植民地で製造された染料が、メキシコのコチニールとほぼ同じ品質であることを確認している。

ティエリーの植物探査の海賊行為は、わずかな年月ではあるが、サン・ドマングでフランス商業の新しい分野を切り開いた。彼はスウェーデンのリンネやイギリス人、北アメリカ人が失敗してきたところで成功を収めたのだった。一七五九年、イギリス工芸振興協会は、ジャマイカ産コチニールを、少なくとも二五ポンド〔約一〇キログラム〕生産することができた者に一〇〇ポンドの賞金を与えると告げたが、誰一人として及ばなかった。後にイギリス人は「ヒンドスタン」（インド）でエンジムシの帰化を試みたが、実を結ぶことはなかった。北アメリカ人もまた、南キャロライナでその昆虫の生育を試みたが失敗に終わった。オランダ人はジャワでコチニール生産の地歩を固めたが、ニュー・スペイン（メキシコ）が長い間、主要生産国の地位を保った。サン・ドマングにおける生産は、ハイチ革命の激動の炎とともに終息した。★040

誰が自然を所有するのか

ティエリー・ド・ムノンヴィルの海賊行為を、「危険に満ちた窃盗」だったという者もいるが、彼がこれについて語った言葉は注目に値する。「コチニールを盗んだという件については、私がサボテン園の栽培者から略奪したなら、それは社会的に不正な行為であったろう」。所有者がどれだけの値段をふっかけてこようと、サボテンと昆虫を購入することで、つまり彼の考えでは、貧しいインディアンや元奴隷たちの財産を堂々と補償することで、不正行為を避けようと努めたのであった。彼は個々のエンジムシ養殖者に損害を与えないように最大限気を配った。スペインからの植物と昆虫の略奪に関しては、何も負い目を感じていなかった。彼は、自分をスペイン人とは「異なる国家の民」として、「自然の恩恵を受けるには」スペイン人と同等の権利を分かち合っていると論じた。コチニール・カイガラムシ［エンジムシ］を購入したいという彼の申し出を、もしインディアンたちが一丸となって拒否したのであれば、「私は戦争の場合と同じように、自分自身を社会的な法の制約外にあると考えたとしても当然だったろう」。そして正面から申し出て断られたものを、戦略によって運び去っていたことであろう[★041]。

一八世紀に自然を所有したのは誰なのか。これは、ヨーロッパ人が問いかけてきた問題である（西インド諸島において私たちは、ヨーロッパ人の観点にしか迫れない）。何らかの比較可能な見識を得るために、現代に考察を移してみたい。

一九九二年の生物多様性に関するリオの国際会議は、バイオ資源を国民国家の後見のもとに置き、国民国家の財産権法の対象に位置づけた（これは、近代の国境にまたがっている領域に暮らす民族共同体の権利と衝突することにもなったのだが）。ジョン・マーソンは、一九九〇年代以前には、植物ならびに他のバイオ資源は「地球の共有財産」に入ると考えられていたと言明している[★042]。言い換えれば、自然は人間が獲得するために存在していたのだ。一八世紀には、地球の共有地に関する暗黙の了解が、ヨーロッパの外の自然と天然資源に対してのみ適用されていた。つまり、ヨーロッパの貿易会社や国家が軍事的に所有できる領土の天然資源に対して、排他的な権利が主張されたのだった。後に見るように、生産方法を秘密にしておくことは、西インド諸島のアメリカ・インディアンやアフリカ人が、ヨーロッパの生物探査者たちに対抗しうる唯一の武器であった（第2章参照）。

ティエリーは、彼の略奪行為が彼らの生計を脅かす可能性を秘めているにしても、アメリカ・インディアンであれ、アフリカ系メキシコ人であれ、個々のエンジムシ養殖者に対しては責任を感じており、彼らが蓄積してきた知識と（ティエリーが言うところの）資源について補償をしようとした。しかしスペインに対しては戦争状態にあると考え、知略をつくした戦利品の窃盗は正当化されると感じていた。

ティエリー・ド・ムノンヴィルはフランスのバイオ海賊の最初ではなかった（そしておそらく最後でもなかった）。一六世紀の薬種屋であるピエール・ブロン［1517–64］は、アラビアの薬草や軟膏、膏薬の秘密を求めてレバント地方を駆け巡った。コンスタンティノープルの狭い路地には、スパイや、そのまたスパイたちがあふれていたが、当地の医療従事者は秘密を頑なに守り、ときには無分別な調査者を消すことも行った。ブロンはついに、ケシや他の医用植物（コルク樫やイチゴノキ）をフランスの風土に「栽培用に馴らし」順応させることに成功した。しかし彼は知りすぎたのかもしれない。一五六四年にブーローニュの森で殺された。そこは、ヴァロワ朝の王アンリ二世が彼を任命した場所だった。彼の死は通り魔のせいにされたが、ブロンの友人らは彼が暗殺されたと確信していた。★043

ティエリーは、ブロンよりもピエール・プワーヴルによって直接奮起させられたのかもしれない。彼はフランスの植物学者で、一七五〇年代に、そして六〇、七〇年代にもオランダ領東インド諸島にひそかに侵入し、コショウ、ナツメグ、シナモン、クローブを盗み、インド洋モーリシャス島の彼の植物園に移植順応させ、栽培に成功した人物である。歴史家のパトリス・ブレは、植物学者たちは熱帯資源を求めて「植物戦争」を戦う「歩兵」であったと鋭く指摘している。貴重な植物を探し、本物であることを証明するのが博物学者の仕事であった。インド洋でオランダ植民地の植物を順応させることに成功したプワーヴルに続いて、フランス政府は、カイエンヌやサン・ドマングにおける西インド諸島の所有地を豊かにするために、スペイン帝国へ侵入するよう命じた。ジャン＝バティスト・ルブロンという王認可の博物学者は、ギアナのスペイン領土内でキナノキを探し、それによって抗マラリア剤に不可欠なキナ皮のスペイン独占を打ち破るために、一七八六年から一八〇二年まで年間六〇〇〇リーブルの年金を財務長官から受け取った。航行の間、ルブロンは綿、インディゴ、コショウ、シナモン、クローブ、パンノキの実に関する報告書も用意し、パリの王立植物園に多くの動植物を送った。★044

旅する植物学の助手たち――ジャンヌ・バレの世界周航

旅する植物学者という英雄は、概して社会の上層に位置していたが、彼らの成功は、数多くの下層出身の助手の働きによって確実なものとなっていた。ジョン・ウッドワードは、航海者に向けた指南書の中で、植物の利用法をいかにして収集し、整理し、地元の人びとが描くように記録するかを、詳細に述べた。こういったことは、「使用人たちの手によってなされるかもしれないし、彼らの余暇に行われるかもしれない」という。助手たちは、忙しく使い走りさせられていた。良い標本を網で捕まえ、スケッチをし、記録して、自然の恵みの目録を作る途方もない仕事に貢献したのだった。トマス・リッチモンドという男は、一七六八年にジェイムズ・クックの航海に同行したジョゼフ・バンクスの現地調査の助手であった。彼は世界一周をした最初のアフリカ人になるところであったが、南米の南端に位置するフエゴ島の雪で死んでしまった。★045

旅する植物学の助手の中から、その典型として私はジャンヌ・バレを選びたい。この並外れた人物は、地球一周をなした最初の女性である。自立して調査したメリアンとは異なり、バレ(Baret あるいは Barret とも署名)は医者で王認可の博物学者フィリベール・コメルソンの身の回りの世話をする付き人という資格で(そのため彼女は男装していた)、ブーガンヴィルの周航(1766–69)に参加した。女性であると露顕したときの弁明によると、彼女は「[フランスのロシュフォールの]埠頭で船が横付けされる瞬間に、男装して主人[コメルソン]を騙した」という。バレはくり返し、一一六人の若いフランス人水兵たちが、航海の長い月日の中で、この若い「付き人」のひげが生えず、用便を足すところも見たことがないと不審を募らせていった経緯を語っている。変だと思われていたにもかかわらず、このフランス船が世界を半周するまでバレの正体は明かされなかった。タヒチ島民が彼女を取り囲み、「アイエンヌ、アイエンヌ」(女の子、女の子)と囃し立てるまで、ヨーロッパ人たちは彼女が実のところ女性であるということに気づかなかったのである。★046

いかにも作り話のようだが、コメルソンはもちろん彼女と面識があり、女性であることを知っていた。世界周航の二年前の一七六四年、彼は二四歳のバレと婚約していた。ブーガンヴィルによると、彼の家政婦としては、「器量は良くも悪くもない」ということだった(コメルソンは当時三七歳だった)。王お抱えの博物学者としてコメルソンは、世界周航の間、彼個人の使用人と絵描きを雇うために二〇〇〇リーブルをもらい受けた。後に主張されたように、このような技術を要し、かつ私事の世話をする仕事のために、彼女以外の誰かを選んで出航するなど考えられないように思われた。コメルソンはバレが女性であることを知らなかったと、後に次のように記している。この「勇気ある若い女性は、男の服を身につけ、男の気性をもち、世界周航の旅に好奇心を抱き、それに挑む大胆さをもってわれわれに気づかれることなく乗船したのだ」。彼はそう言い切るしかなかった。一六八九年のフランス王立海軍条例は一七六五年に再確認されたが、将校や水兵が女性を船に招いて一夜をすごすことや、短時間の訪問以外の目的で乗船させることを禁じていた。この規則を遵守しきれなかった将校は一か月間停職処分を受け、水兵は一五日間鎖に繋がれる罰を受けたのである。★047

コメルソンとバレの関係を見きわめるのは難しい。コメルソンは彼の妻が出産で命を落とした二年後に、バレを雇った。奇妙なことに、バレが妊娠五か月頃になったとき、つまりちょうど家の中の重労働をするのが困難になった頃、彼は家政婦として彼女を雇ったのである。バレは、法律上必要な手続きとして、リヨン近くのディゴワンで一七六四年八月二二日に妊娠の登録をしているが、父親の名前を挙げることは拒んだ。その直後にコメルソンとバレはパリに移り、そこでバレは彼のために九月六日に仕事を始め、年間一〇〇リーブル受け取った。子供のジャン＝ピエール・バレは翌年の一月に生まれ、乳母に引き渡された（この時代の間引きの典型である）。この子供は数か月後に亡くなった。★048コメルソンはパリに移り、博物学者としての出世をめざし期待に胸ふくらませ、王立植物園の近くでバレと居を構えたが、その時までに彼は、亡くなった妻との間に生まれた息子を、トゥーロン・シュル・アルーで司祭として暮らしていた彼の義弟に委ねていた。

コメルソンは、一七六七年にブーガンヴィルとの航海に出発する前に、メリアンと同様に遺言書を用意し、植物学者とその助手との親密な関係を示唆する記録を残していた。興味深いことに、その遺言書の中でコメルソンは、死後、最も近い解剖学教室に献体する手はずを整えている。これは、カトリックのフランスでは通常、処刑された犯罪者の末路であった。大理石の墓に眠る妻の隣りに納められることになる心臓は別にして、彼の骨格と身体部位はすべて研究に供すること。原稿と財産を幼い息子に、家の中のリンネル類と家具類に六〇〇リーブル添えてジャンヌ・バレに遺贈すること。★049また彼は、死後にバレが彼の博物収集品を整理して王の版画陳列室へ送ることができるよう、一年間は彼の家に留まってもよいという指示を残した。年齢も階級も異なっていたにもかかわらず、コメルソンとバレが互いをよく知っていたことは明らかである。エトワール号では、コメルソンと彼の付き人は、ともに船酔いにひどく苦しみ（あるいは苦しんでいるように見せかけ）、彼の船室で一緒に一夜をすごす口実にしていた。

バレの航海と発見の話は、さまざまな乗組員が残した航海日誌でかなり詳しく語られている。奇妙なことに、コメルソン自身の航海日誌には、ただ以下のような文章を目にするだけである。「一七六八年七月一八日、内科医M・コメルソンの身辺世話人は、これまで男子としてまかり通っていたが、女子であることが判明した」。ブーガンヴィルの日誌は、手短な記載で事実だけが書かれているが、これはおそらく彼が二隻のキャラバン隊のうち、もう片方のブードゥーズ号に乗船していたからであろう。いろいろな報告を寄せ集めて考えるに、女子が乗船しているという噂きによって、船上の仲間たちの「穏やかな休息」が中断されるまで、およそ一か月間誰も事態に気づかなかったという。船員たちはコメルソンの付き人を疑いの眼で見た。というのもこの付き人の体格は小柄で安定感があり、尻は大きく、胸は隆起し、頭は小さくて丸く、顔にはそばかす、声は愛らしく澄んでおり、手は器用で優美でもあったからである。彼の性別に疑問が投げかけられるのも当然であった。シャルル＝フェリックス＝ピエール・フェシュは、志願してブーガンヴィルのブードゥーズ号に乗船していたが、バレは「自分の性別を隠すために」胸を布で巻きつける予防策をとったと、このエピソードの後に記している。★050

　二隻の船長らは、この状況を無視したが、日に日に噂が声高になっていった。コメルソンは、付き人を今後彼の船室で夜を過ごさせてはならず、他の五人の使用人とともに船尾で普通のハンモックに寝させるように命じられた。そこでは船員たちが「好奇心にかられて押し合いへし合いし」、付き人に迫ったが、彼〔彼女〕は、「彼らの申し出や懇願に残酷なまでに冷淡」であった。同時に、この「偽りの男」は、自分がまったく「女らしい性」をもっておらず、実際は不能者だとか、「たまたま偉大なスルタンによって後宮の宦官《かんがん》にさせられたような者」だと船員に堂々と語り続けた。つまり彼女は、自分の性が曖昧であるのは去勢の結果であると訴えていたのである。★051

　こうした出来事の後、数々の報告が引き続き伝えるには、「われわれの男」は「本人が訴えているように〔男に〕見えるよう」猛烈に働いたという。彼は「黒人《ニグロ》のように」働いた。航海者たちは、彼〔バレ〕が食料品と武器、それに植物の画集を運んで、マゼラン海峡の氷雪の丘の真只中を進む主人の遠征に同行したと証言している。バレの根気強い労働によって望ましい効果が生まれ、船員たちの疑いは「証拠不足のため」収まっていった。しかしながら、船がヌーベル・シテールに到着したとき、ブータヴェリという一人の「蛮人」が何かが違うと、とっさに船員たちの群集から付き人を選り分けた。彼の疑いは、彼女が翌日、主人と一緒に植物採集に海岸へ向かうときに確かなものとなった。ヨーロッパ人は見抜けなかったが、「蛮人たち」は、彼女が明らかに女性であるということを一日で見抜いたのだ。タヒチ島民が「この島の名誉の慣習を彼女に行おうと」連れ去ろうとしたので、バレは護衛の船員たちに救出されねばならなかった。[★052]

帰国して、ブーガンヴィルは「あのとき王の法令に鑑みて疑いが生じたことを、確信せざるを得なかった」と報告している。一年半もの間、ばれずに航海したバレは、結局、自分が女性であることを告白した。彼女はロシュフォールで自分の主人を騙し、その数年前には付き人として変装してジュネーヴの紳士にも仕えていたと告げた。続けて彼女は、自分がブルゴーニュ生まれで、すぐに孤児になったとも話した。「貧困状態」にあった彼女は、性別を偽ることを心に決めたという。彼女は乗船したときに、この船が世界周航することを知り、好奇心をそそられたと告白した。ブーガンヴィルは、彼女が世界一周を遂げた最初の女性であると判断し、「彼女が船上でつねに最も誠実に振舞っていたことを請け合うし、彼女を正当に取り扱わなければならない」と付言した。[★053]

女性であることがわかった後、バレは変装をやめた。ブーガンヴィルは「彼女に不愉快なことが起こらないようさまざまな手段を講じた」と記している。これが残りの航海をさすのか、フランス帰国後の裁判をさすのかははっきりしない。彼女自身は、いかなる隙も与えず、船にいる間は弾を詰めた二挺のピストルを肌身離さず持っていた。[★054]

コメルソンは、懲戒処分を受けなかった。当時の観察者の一人は、コメルソンの「困惑ぶり」についてその気になれば多くを語りうると記したが、彼は語らなかった。もう一人別の観察者は、「彼（コメルソン）が分別つく年齢であり、このような事件が長い航海の間に引き起こすスキャンダルも知りつくし、王の法令に背くことにもなるので」、コメルソンはおそらく、出航時にはバレの性別を知らなかっただろうと記している。しかし、続けて、コメルソンがモンテヴィデオ（現在のウルグアイ）で彼女を現地の住民と一緒にさせなかったことから考えて、その時点では気づいていたようだとしている。[★055]

性別がわかった後も、バレは引き続きコメルソンに仕え、植物採集に同行したが、これ以上彼らの関係については何も報告されていない。コメルソンはモーリシャス島に戻る航海中の一七七三年に亡くなり、一七七四年にバレはその島の王立交易所の元下級役人であるジャン・デュベルナと結婚した。彼女は後にフランスに戻り、ブーガンヴィルの仲裁の結果、裁判所は彼女を赦免した。ブーガンヴィルはこの事例を害のないものと判断した。「彼女の例は、他の人に影響を及ぼすようには思われない」と彼は記している。王立海軍は一七八五年に、彼女を懲戒するよりも、「並外れた女性《ファム・エクストラオーディネール》」と評価して、年間二〇〇リーブルの年金を授けた。★056

なぜ男装だったのか。女性が敢えて入ろうとはしない領域に足を踏み入れようとするとき、女性たちはよく男性の衣服を身につけた。たとえばアン・ボニーやメアリ・リードは、一七一〇年代に西インド諸島で男装の海賊として生きていた。他にも軍隊に加わるためとか、自ら選んだ女性と結婚するためとか、あるいは科学や医学のさまざまな領域に入るために男装した女性たちがいた。一八世紀が終わる頃には、数学の懸賞論文の未来の勝者ソフィー・ジェルマンが、アントワーヌ＝オギュスト・ルブランという偽名を用いて、開校されたばかりのパリの理工科学校《エコール・ポリテクニック》で授業を受けていた。一九世紀転換期には、保護者によって男子のような身なりでエディンバラ大学に送り込まれた若い女性がいた。一八一二年に医学の学位を授与された後、「ジェイムズ」・バリーは英国陸軍に入り、植民地軍の中で第二級位に格づけられた医務官となった。彼女の真の性別は、死ぬまで気づかれなかった。似た話に、一八五〇年代に合衆国で医学校に通《かよ》った最初の女性であるエリザベス・ブラックウェルは、ある親切な教授の勧めにより、男装して授業に出席した。世界周航をした二番目のフランス人女性は、一九世紀初頭に彼女の夫である海軍将校に同伴した。ローズ・マリー・ピニョン・ド・フレシネは、この長い航海の間、水兵の身なりをして乗船した。彼女が女であることが発見されたときには、船を引き戻すには遅すぎた。★057

コメルソンはなぜバレを世界周航に連れて行ったのだろうか。彼女は植民地の植物学にどのように貢献したのだろうか。彼女が役に立ち、忠実なしもべだからこそ、コメルソンはフランスの法に背いてまで、付き人として同行させる危険を冒した。船長のブーガンヴィルは彼女を「熟練した植物学者」と呼んでいた。コメルソンは彼女が不満一つ言わず、きわめて高い山や非常に深い森の中を軽快に動き回ったと書き記している。「ディアナのように弓で武装し、ミネルヴァのように知性と真摯さを身につけ……命や名誉が危機に瀕することも少なからずあったが、彼女は動物や男たちの罠を巧みにかわした」。コメルソンは彼女が収集した多くの植物や、彼女が作った植物標本、そして彼女が保管した昆虫と貝の多くのコレクションを称賛した。彼女への賛辞として、コメルソンは発見物の一つに彼女の名前を冠した。*Baretia bonnafidia* すなわち、「性的な特徴がはっきりしないこと」で知られている植物である。しかし、植物学者たちがこれを *Turraea* (*Meliaceae*) と名称変更したとき、彼女の名前はわからなくなってしまった。[★058]

バレの物語は、一八世紀の女性が科学に携わること、さらには学術航海の狭い船室内においてもそれが可能であったことを示してくれる。エドワードとサラのバウディッチ夫妻のように、バレとコメルソンは創造的なカップル、すなわち夫と妻が共通の目的に向かって、ときには一生涯肩を並べて働くというギルドのシステムの遺産とみなされるかもしれない。彼女もまた科学において、王室の年金受給者なり教授といった公的なポストをもつ男たちに仕えた数多くの見えざる助手を代表しているのだ。コメルソンに対する彼女の献身は、彼が愛情を込めて「荷物運びのロバちゃん」と彼女を呼ぶほどであった。[★059] 性に関する一九世紀の上品ぶった態度により、コメルソンの男装の付き人の物語は出版禁止にされ、今日になって再び語られるようになった。

バレは、この地域を航海し植物学の助手をした唯一の女性ではなかった。シャルロッテ・デュジェは、奴隷身分でない「ムラート女性」で、サン・ドマングに生まれた王認可の挿絵画家であった。一七六六年にジャン＝バティスト・パトリというカイエンヌの王認可の内科医に、画家兼挿絵画家として同行し、ギアナのマロニ川水源の探検に参加した。探検旅行の数か月後、彼女は発狂し、森の中に一人で入り、跡形もなく消えてしまった。[★060]

科学史家のアントニオ・ラフエンテは、ニュー・スペイン（メキシコ）とニュー・グラナダ（コロンビア、エクアドル、パナマ、ベネズエラ）のスペイン領土内で、一七八〇年以降、独特の「クレオール科学」が隆盛であったと論じている。彼によると、この科学は、新世界で生まれ教育を受けたヨーロッパ人が、地元アメリカの知識に本国ヨーロッパの知識を融合させたものである。オランダ人やフランス人、イギリス人と異なり、スペイン人は、アメリカの領地を植民地としてではなく、広大な王国の不可欠な一部と考えた。それゆえスペインは、スペイン語を話し自給自足可能な科学者共同体の基礎をアメリカ領土内に築いた。大学や植物園、印刷施設、そして植物の医学的効果を試験する病院が設立された。西半球の最初の大学は、一五三八年に創立された現在のサント・ドミンゴ自治大学だが、他にも一五五一年にニュー・スペイン（王立司教大学、現在の国立メキシコ自治大学）、同年にペルーの副王領（国立サン・マルコス・デ・リマ大学）などに創立された[★061]。

カリブ海諸島のフランス領やイギリス領には、「クレオールの科学」は組織化されなかった。これらの島々では科学者共同体の頂点は、ヨーロッパで生まれヨーロッパで教育を受けた男性で構成されていた。カリブ生まれの科学者は若干、一八世紀後半に登場したが、彼らはヨーロッパで教育を受けていた。（たとえば、ジャマイカに生まれエディンバラで教育を受けたジェイムズ・トムソンや、マルティニクに生まれパリで教育を受けたジャン＝バティスト・マティユ・チボー・ド・シャンヴァロンなど）。フランス領アンティル諸島には、メデリック＝ルイ＝エリー・モロー・ド・サン・メリーというフランスの法体系を集大成した著名なクレオールがいたが、彼もまたヨーロッパ（パリ）で教育を受けていた。ニュー・イングランドやヴァージニアでは大学がいくつか設立されたが（ハーバード1638、ウィリアム&メアリー1693、イェール1701）、カリブにおけるフランス領、イギリス領、オランダ領では、一七一〇年にイギリス人によって「神学と医学と外科学」を教えるために設立されたバルバドスのコドリングトン大学のほか、大学は設立されなかった。

西インド諸島のオランダ領、イギリス領、フランス領においてはクレオール科学というものを語ることができないが、一八世紀後半に多くの入植地が確保されるようになると、カリブを旅する植物学者の特徴は変化した。異境の不思議なこの諸島に、一、二年逗留したスローンやメリアン、そしてフンボルトとは対照的に、一八世紀の終わりには多くの博物学者たちが一〇年、二〇年、あるいはそれ以上の年月を、灼熱地帯に定住し生活した。このような長期滞在者は、依然としてヨーロッパで結婚し、終《つい》の住み処《すか》もヨーロッパに求めたが、多くの者が学術生活の最盛期を植民地ですごした。この地域に関する彼らの知識は深く、必ずしもパリやロンドン、アムステルダム、エディンバラに忠誠を誓ったわけではなかった。なかには、かの地に科学者協会を設立する者もいた。一七六五年にはセント・ビンセント島に植物園(六〇フィートの望遠鏡、温度計、気圧計、顕微鏡や空気ポンプを所有する科学者協会も兼ねていた)が設立され、一七八四年にはバルバドスの博物学・工芸振興協会、一七八六年にはスリナム人文愛好会、一七九一年にはグレナダに自然・医学協会がそれぞれ設立された。一七八五年にサン・ドマングに設立されたフィラデルフィア・サークル(メンバーの大半が医者からなるフリーメーソンの団体で、フランスとフィラデルフィアの双方の学術アカデミーに密なつながりを享受していた)は、科学のあらゆる側面を支援し、一七八八年には『紀要《メモワール》』の出版も始めたが、ハイチ革命で創立者のシャルル・アルトーが亡くなると(おそらく一七九一年カプ・フランソワで殺害された)、彼の死を乗り越えて存続することはできなかった。★062

サン・ドマングとジャマイカは、一八世紀に長期滞在した評判の博物学者を何人も迎え入れた。ブルジョワやプペ゠デポルテ、トムソンやジョン・クゥイアがここに挙げられるが、彼らについては後の章で詳しく取り上げることにして、本節では、ギアナの植物相と、「商社員」としての植物学者を記録するという、あまり馴染みのない試みに焦点を絞りたい。フランス人は一七世紀末にマルティニク、グアドループ、サン・ドマングの入植に成功したが、七年戦争でカナダを失うまでギアナに多数の入植者を定着させることはなかった。スペイン人とイギリス人の探検家は、パリマ湖の島に隠されていると伝えられていた黄金や宝石の神話的な隠し場を「エル・ドラド」(黄金郷)と名づけ、探し求めていた。しかしながら一八世紀には、この地域の探検家の関心は、キナノキや砂糖、ベニノキ、インディゴ、カカオ、コーヒー、綿花がもたらす利益に向けられていた。一七六四年から一七六六年の間に、一万二〇〇〇人の植民者が(ほとんどがドイツ人であったが)この地域へ送り出され、その四分の三が到着間もなく死んでいった。★063

ジャン゠バティスト゠クリストフ・フセ゠オブレは、(彼自身もそう呼んだように)旅する植物学者としてのキャリアを積んだが、モーリシャス島のインド会社のために働き、最終的にはギアナで王のために働いた最初の商社員であった。彼の知識は、一八世紀の旅する植物学者に典型的なもので、きわめて学術的であり、自らの足で稼いだものであった。彼はごく若い頃から博物学、とくに植物学に旺盛な関心を示していた。博物学の探究のために、故郷のプロヴァンスを飛び出し、スペインをめざす戦隊に加わってグラナダへ行き、ドン・アントニオ・サンチェス・ロペスのもとで薬学を学んだ。結局オブレは、医用植物学と化学を勉強するためにフランス(モンペリエ)に戻り、やがてリヨンに移動し、親子二代にわたってフランスの博物学を支配していたクリストフ・ド・ジュシューとその息子のアントワーヌ・ド・ジュシュー、そしてアントワーヌの兄弟と知り合った。職を探しながら、彼はスペインの軍病院のスタッフに加わり、二度従軍した。軍の仕事は、「精神的混乱激しく、教わることはほとんどない」と考えてパリに戻り、スローンやプペ゠デポルテなどが訓練を受けた慈善病院《オスピタル・ド・ラ・シャリテ》にまもなく雇われた。彼は結局、王立植物園へ進み、そこで七年間にわたって化学、薬学、鉱物学、植物学、動物学を学んだ。それから彼は、化学者として名高いヨハン・ハインリヒ・ポット(マンガンの発見に貢献した人物)に師事するために、プロイセンへの旅を計画したが、一七五一年、三一歳のときに、フランス海軍大臣から話をもちかけられ、「植物学者で最初の薬剤調合者」としてモーリシャス島のインド会社との契約に署名した。★064

貿易会社は、内科医、外科医、医用植物学者、そしてオブレのような薬剤師を貿易ルートに駐在させた。彼の仕事は典型的なもので、オランダ東インド会社のボンティウスと同様に、会社従業員の食糧と医薬品の調達のために、実験室兼植物園を設立する任務を受けていた。オブレがモーリシャス島で真っ先に探したのは、基本薬の代用となる地元の植物であった。これさえあれば、基本薬をヨーロッパから地元の病院へ船で輸送せずにすむからであった。彼はこの代用植物を、ブルボン島（現レユニオン島［インド洋南西］）やポンディシェリー［インド・ベンガル湾に面する都市で一九五四年まで仏領］のフランス領土の同僚にも送った。次に彼が着手したのは、会社の船長に支給される薬剤の監視法を考え出したことである。船長が私利のために、残った医薬品を売り渡していることはよく知られていた。[★065]さらにオブレは、（牛のような）動物を育て、（彼がとくに健康に良いと公言したオランダガラシのような）植物を栽培して、会社に利益の一部を戻すという条件でこれらの動植物を島民に分配した。会社は彼の仕事ぶりを歓迎し、俸給を増やした。会社役員も、この島の移植用にタマネギや他のヨーロッパの特産物の種子を船に積み込んで、オブレに送った。

オブレは、定住するうちに、セネガルの女奴隷のアルメルと恋に落ちて、三人の子供を儲けた。アルメルの自由は会社から買ったのであった（第3章参照）。彼は奴隷制反対を熱心に唱え、この地で見つけた新しい植物には、土地の名称をそのまま使うよう指示した（第5章参照）。

だが、オブレの人生は平坦なものではなかった。というのも、モーリシャス島で影響力をもっていた行政官ピエール・プワーヴルの逆鱗に触れたからだ。プワーヴルが会社のためにバンダ諸島（オランダ領東インド諸島）から密輸入したナツメグが、偽物であると彼は告発し、その告発書を会社役員に送ったのだった。オブレによると、プワーヴルのナツメグは「本物のナツメグ」に似ているかもしれないが、商業的価値はないという（ナツメグは一一九一年にはとても貴重なもので、ローマ人は皇帝ハインリヒ六世の戴冠式に、芳香を放つこのスパイスを燻《いぶ》して道路を清めた）。プワーヴルは結局、フランス領に順応できるはずの貴重なナツメグの苗木を枯らしたかどで、オブレを訴えた。オブレはまた、地元の薬剤師

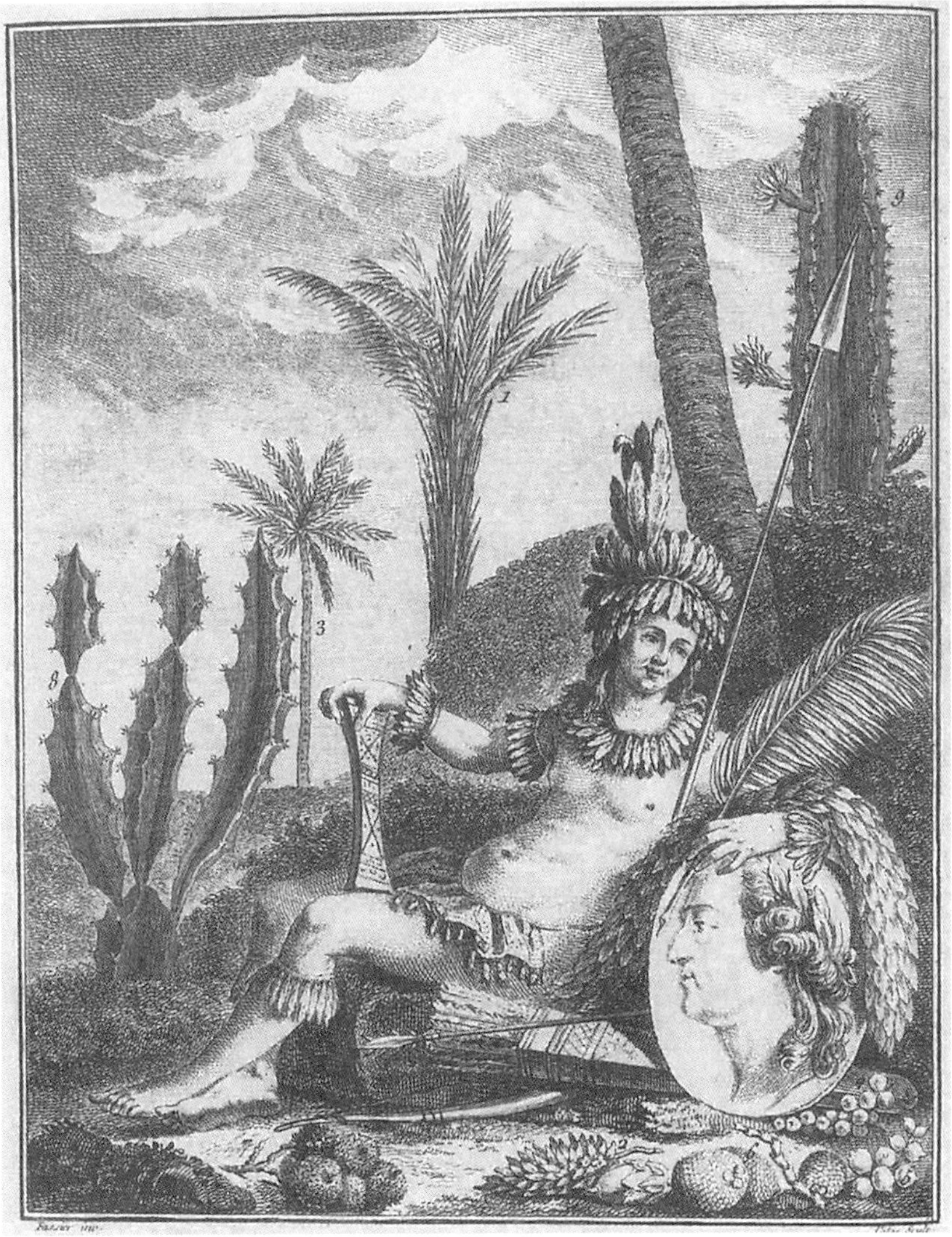

1-4 ❖ ジャン=バティスト=クリストフ・フセ=オブレ著『フランス領ギアナの植物誌』(1775) 第1巻の扉絵。女性的な男として描かれている現地ガイドは、酋長の地位を示す儀礼用の戦闘棍棒を右手に握っている。左手の大仰なペンは、おそらくこのカリブ(カリビ)族の酋長が、(カメオの肖像に月桂樹の冠をつけられている)オブレに「フランス領ギアナの文化や商業のさまざまな興味深いモノ」をもたらす重要人物であったことを示している。この図で、オブレはサボテンやヤシの木が生い茂るアメリカの富を強調し、(アメリカの油ヤシとして広く知られている)マリパや他のヤシの実を前景に描かせている。© Bibliothèque Centrale, MNHN Paris, 2003. Reprinted with permission.

たちとも衝突し、必要な医薬品を供給してくれないと訴えられた。結局彼は植物を携えてモーリシャス島を去り、隣りのブルボン島に落ち着いた。権力をもつ庇護者たちが二人の仲裁に入ったものの、プワーヴルは優勢で、オブレは諍いを鎮めるためにフランスへ戻った。[★066]

帰国後、五か月が経つと、オブレは南米の「ワイルド・コースト」と言われていたギアナの植物探査を行うよう、王認可の薬剤・植物学者に任命された。彼の使命はフランスに利益をもたらすものを探しつつ、その地域の動植物の目録を作成することであった。彼はまた、軍事のために河川や水路も記録しなければならなかった。フランス産業のために、シナモン、ナツメグ、クローブに加えて、綿花を確保する(これによりインドからの輸入に終止符が打てる)特命を帯び、ド・ブアーグとともにパトリオット号で船出した。この植物探査は、依然として香辛料貿易を独占していたオランダ人には極秘にされなければならなかった。[★067]

(一七六二年から一七六四年までの)二年間、オブレはギアナのすべての「郡《カントン》」を行き来し、仕事に打ち込んだ。彼の上官は、オブレの自発性と活力を褒め称えたが、性格については理屈っぽくて難しいと評価しなかった。彼が内陸部へ入り込もうとしたとき、イエズス会士たちの妨害にあい、最初の騒動が起こった。彼らは、オブレにルクイエンヌのインディアン(現在、ワヤナ族として知られている)のガイドをあてがうことを拒否したのである。オブレは、イエズス会士が布教活動中、インディアンを奴隷にし、利用していると公然と非難した。こうした難事もあったが、一年のうちにオブレは最初の学術用の積み荷をフランスに送り出した。彼の植物学上の収穫は、海軍大臣、財務大臣、そして会社役員に分配された。A・M・ド・ボンバルドは、ギニアの植物相の標本(おそらく生きた標本だろう)とともに手書きの日誌を受け取った。ヴェルサイユのショワズール公爵とパリの王立植物園のビュフォンは、薬草一ケースと、根っこやさまざまな種子と果実を詰めた箱、植物を詰めた円筒を二つ、それに動物を数種受け取った。[★068]

メリアンと同様、オブレは植民地の同胞がお金のために滞在していることに不満だった。真の博物学者にあるまじきことで、植物学者は、「社会の役に立ち、成功と少しの称賛で満足」すべきであろう。これもまたメリアンと似た話ではあるが、オブレは短期間のうちに灼熱地帯を去った。健康のため、そして「生活の不便」からであった。★069 フランスに帰国するや、オブレはパリで香料製造所を興し、ルイ一五世に絶賛された「バラのエッセンス」を生産した。彼は以前送った標本、とくにボンバルドに送ったものを取り戻そうと試みたが、ボンバルドの死後、大量の博物整理箱は散逸してしまったと告げられた。歴史家のジャン・シャイアは、ボンバルドはおそらくオブレの貴重なコレクションを、彼のお気に入りのアダンソンに譲ったのではないかと示唆している。オブレが各方面から取り戻し続けた植物標本は、彼の死後、ジョゼフ・バンクスに売却された。★070

書斎の植物学者たち

リンネ、アントワーヌおよびベルナール・ド・ジュシュー、ビュフォンなど、ヨーロッパを代表する博物学者の多くは、決してヨーロッパを出ることはなかったが、遠隔地にまで及んだ植民地のネットワークを通じて、植物の大規模な貿易を指揮した。たとえばリンネは、若い頃ラップランドへ広大な陸地の旅をしたが、一七三七年にスリナムのオランダ東インド会社から内科医の地位を示されたとき、断わっている。それにもかかわらず、広範囲にわたる彼の分類学は、植民地事業にかかっていた。事実、リンネは終生、科学という広大な帝国の中心に座しており、自身はウプサラの自宅と植物園で快適に過ごしながら、五七〇名のスウェーデンや外国の植民地通信員から標本と新しい発見の知らせを受け取っていた。また、ヤンとその甥カスパーのコメリン一族も、アムステルダムの植物園を通じて世界中の駐在者のネットワークを享受し、同じく、ライデンのパウル・ヘルマンとヘルマン・ブールハーフェ、フランスの王立植物園のジュシュー兄弟、ボーフォートのメアリー・キャペル・サマセットや、後にキュー植物園に赴任するジョゼフ・バンクスもそうであった。ブルーノ・ラトゥールはこのようなヨーロッパの多様な施設に対し、帝国の広大な絶対支配権が、科学として実を結ぶことになる「計算の中心」という名称を与えた[★071]。

ラトゥールもマリー＝ノエル・ブールゲも、ヨーロッパの博物学者が船長や伝道団や他の素人に向けて、一様のやり方で標本を収集し、記録し、保存できるよう、規則や教示をいかにして与えていたのか詳述している。リンネは、学生世代を訓練して、オランダ、イギリス、スウェーデンの東西インド会社や科学アカデミーが派遣する船に植物学者として乗り込み旅ができるようにした。地球上に散らばる大使のように、リンネの学生たちは特定の観察を行い、特定の種子や植物を提供するという使命を受けて頻繁に派遣された。現地の実践は、統制がとれ体系的にまとまっていたので、ヨーロッパの自国にいる博物学者は、遠く隔たった場所から「観察する」ことができた[★072]。

ヨーロッパの植物園、すなわち陳列室の植物学者《ボタニスト・ド・キャビネ》の研究の場は、もともと医学用の「薬草」を栽培し、内科医や薬剤師に医用植物学を教授するために、大学や病院に付設された「医学」庭園（薬草園）として一六世紀に建てられた。これらの植物園は、一八世紀までに、西インド諸島のセント・ビンセント島からマラバル、スリランカ、喜望峰やジャワにまで広がる実験的な植民地植物園とのネットワークを築いた。ヨーロッパの植物園に向けてつくられた世界中のネットワークを、植物は縦横に駆け巡った。たとえばプリュミエは、西インド諸島から九〇〇の植物の新種をヨーロッパにもたらし、流通させ、ジョゼフ・ド・ジュシューは、三六年に及ぶ南米滞在中、数え切れないほどの標本を収集した。またフンボルトは六二〇〇種あまりを含む約六万の植物（これらはボンプランによって収集され標本にされた）を南米から携えてヨーロッパに戻ったが、こうしてヨーロッパの植物の宝庫は五パーセント豊かになったのである[★073]。

博物学者の標本は、植物園とヨーロッパの科学を豊かにしただけではなく、博物学者同士の交換媒体としても役立った。歴史家のスヴェルケル・ゼルリンの言葉を用いれば、標本は、科学的商品の「株式取引所」である新しい市場の「貨幣」となった[★074]。メリアンは自分の標本を一般の人びとに売り、ラ・コンダミーヌやティエリー・ド・ムノンヴィルやルブロンをはじめとしたフランスの収集家たちは、選び抜いた標本を貴族の庇護と交換したのであった。王立植物園に雇用される必要条件は、科学研究のための積み荷を一定の間隔でパリに到着させることだった。

スローンのネットワークとリンネのネットワークは、標本交換のもたらす経済効果を如実に示している。ジャマイカの未開地に入って短期間で植物を略奪したことで、スローンは博物学知識の「ブローカー」という地位を固めた。この地で蓄えられた八〇〇の植物（「その地からとった最新のもの」）を収納する貯蔵庫は、彼の植物資本として役立った。ロンドンに戻るや、スローンはヨーロッパに広がる収集家のネットワーク、植物園のネットワーク、知識のネットワークなどに植物とその情報を投入した。彼は珍奇愛好家すべてに「気前よく」宝物を見せると言っていたが、主な取引相手はヨーロッパの地方エリートや科学エリートから選び出された。イギリスでは、ウィリアム・コートン（チャールトンとしても知られていた）やアーサー・ロードン卿、またボーフォート公爵夫人の庭師ウィリアム・シェラードなど多くの人びとと取り引きした。ちなみにロードン卿は、ヴァージニアに（彼の庭師のジェイムズ・ハーロウが木と薬草の箱を積み込んだ船をこの地から運んだのだが）都合よく数人の収集家を召し抱えていた。スローンは生涯にわたってトゥルヌフォールと交換を行ったため、フランスの豊かな植物園に通じていた。ダンツィヒでは、ヤコブ・ブレイネとの人脈を固めた。スローンは、余生のために初期の植物コレクションを拡張しようと努めた。コートンが亡くなると、スローンは五万ポンドの価値のある（広い植物標本室を含む）コートンのコレクションを丸ごと手に入れた。さらに、女王付きの植物学者レオナード・プラクネットの八〇〇〇の植物標本と、薬剤師のジェイムズ・ペティヴァーの国際的なコレクション、セイロンで収集したヘルマンのコレクション、ジェイムズ・カニンガムの中国の植物、ジョージ・ジョゼフ・カメルのフィリピンの植物を購入した。スローンは一七五三年に亡くなるまで、乾燥種子、根、木材、樹脂、果実なども含む植物標本を収集しつづけ、リンネ以前の時代における彼の最大のコレクションは、大英博物館の核を形作ることになった。私有財産と大量の標本の備蓄により、スローンは英国科学のトップ階層に躍り出た。[★075]

リンネは、お金もなく、これといった社会的地位もなかったが、国際的な人脈を介して世界中に送り込んだ通信員から引く手あまたの植物標本を受け取り、数々の植物学ネットワークの中で活躍した。さらに重要なのは、分類という普遍的な体系に貢献するという高次の目標を彼の信奉者たちに与えたことであった。リンネの通信員たちは最高の贈り物を獲得することもあった。すなわち、科学的な植物命名法というリンネの体系に、自分の名前を組み入れてもらい、不朽の名声を手にしたのであった(第5章参照)。

異郷の植物は、社会階層の末端に位置する者にとっても交換の資本として役立ちえた。一七一九年、あるフランス人逃亡者が、スリナムからギアナの植民地官に手紙を書き、「発芽しているコーヒーの種子」と引き換えにフランス植民地[ギアナ]で特赦を受け、本国へ送還してもらえないかと持ちかけた。彼はオランダ領スリナムからコーヒーの種子を密輸出すると申し出たのであった。フランス人はその頃、コーヒーの植民地栽培に期待を寄せ、先述したように[一八頁参照]、一七一六年に王立植物園からマルティニクへ種子を送らせていた。当局は、ギアナにも利益をもたらすチャンスとばかりに飛びつき、この男は特赦を受けたのであった。海軍長官M・ダルボンが受け取った種子は育ち、繁茂した。この植物はギアナ中のフランスのプランテーションに分配され、コーヒーはまもなく貴重な輸出品となった。★076

女性たちもまた標本を備蓄し、交換を行った。たとえば、ボーフォート公爵夫人メアリー・キャペル・サマセットは、一七世紀末から一八世紀初頭にかけてコストのかかる広大な植物園を管理した。近世の女性科学者は、私が別の著作[『科学史から消された女性たち』]で名づけた「貴族のネットワーク」の中で研究したが、彼女たちと同様、サマセットも貴族身分という地位の力で、世界中で行われている植物交換に参加することができた。一八世紀後半になると、王立植物園やキュー植物園のような、国が財源管理する植物園と張り合うほどの植物資源を操る個人はほとんどいなくなった。植物園が公的なものになったとき、科学の多くの分野で見られたように、もはや植物園の管理者として貢献

する女性たちはいなくなっていた。[★077]

ボーフォート公爵夫人は一六九〇年代に、グロースター州のバドミントンにある植物園とチェルシーにあるボーフォート邸の植物園（この植物園はチェルシー薬草園に接していた）のために植物の収集を始めた。彼女のコレクションには、バルバドス、ジャマイカ、ヴァージニア、ギニア、カナリア諸島、喜望峰、マラバル、スリランカ、日本、中国からの珍奇な植物が含まれ、同じくヨーロッパ大陸やイングランド、スコットランド、ウェールズからの標本もあった。また公爵夫人は、実践的な庇護者《パトロン》でもあった。彼女はスローンをはじめ当時の主要な植物学者たちと文通し、「外国の」植物の標本や種子の交換をした。スローンの有名な植物標本集のうち一二冊は、彼女の植物園から譲り受けた異郷の植物を乾燥させて作ったものであった。一七〇〇年から一七〇二年に彼女の息子の家庭教師として仕えたウィリアム・シェラードは、公爵夫人の植物園がまもなく「ヨーロッパ随一のものになる」であろうと記している。「想像しうるあらゆる利便性を備え、植物の備蓄もすばらしくなるだろう。私はすでに一五〇〇の植物を追加し、これからも毎日文通相手から植物を入手して増えていくのだから」と書いている。[★078]

ボーフォート公爵夫人は素人園芸家ではなかった。植物に関して彼女が作成したリストとカタログは、彼女のコレクションを他の第一級の植物園や主要な植物学的著作と相互参照《クロスレファレンス》できるようになっていた。当時の多くの植物学者と同様に、ボーフォート公爵夫人の分類への関心は、自分の植物園とカタログの系統づけに役立つ限りのものであった。彼女の植物園は珍しい異郷の品種をイギリスの気候に馴化させることをめざし、種子から花を咲かせることもできた。世界中から彼女のもとに種子や植物が送られただけでなく、彼女もまた求める植物をリストにして募ることもあった。ウィリアム・エイトンの『キュー植物園』(1789)第一版は、公爵夫人が約六四種の異郷の標本をイギリスに紹介した功績を称えている。彼女は当時の女性にふさわしく、自分の花々を「みずみずしく美しい」状態に保っていた。[★079]

歴史家のダグラス・チェンバーズによると、公爵夫人の庭師頭はジョン・アダムズであったが、スローンは、公爵夫人の監督下で働いていた「老婦人」に注目している。公爵夫人の植物園を称賛しつつ、スローンは一七〇三年に次のように記している。「彼女は、施薬室、あるいは小さな温室と呼ぶ施設を作り、そこに病気の植物や生育の悪い植物を運び込むと、その老婦人に指示して世話をさせ、ハンプトン・コートや他のどこよりも完璧に植物を蘇らせるのであった」[★080]。

公爵夫人の兄弟もまた、熟練の園芸家であった。ヘンリー・キャペル、すなわちテュークスベリー卿は、果実を専門とし、オレンジや「ギンバイカ」のためのガラス室を、結婚によって相続したキューの館の近くに建てさせた。彼の所有財産は、最終的にはキュー植物園という王立植物園の本拠地になった[★081]。

ボーフォート夫人に似た話として、アムステルダムの貴族アグネス・ブロックの話がある。彼女は、アムステルダムから約三〇キロ離れたフェヒト川沿いのニューウェルスラウスに地方荘園を所有し、異郷の植物や種子を用いてヨーロッパ中の植物園と書簡の交換をするようになった。ブロックはメリアンやその娘ヨハンナ・ヘレナなど多くの有名なオランダの画家たちに、印象的な植物を描かせている[★082]。

科学的な生物交換の気どったネットワークに入ることを断る女性もいた。一八世紀初頭に、メリアンとジェイムズ・ペティヴァーの間に交わされた興味深い交換の話がある。ペティヴァーはロンドンの薬剤師で王立協会の会員でもあり、彼の博物学のコレクションに、スローンは四〇〇〇ポンドの価格をつけていた。ペティヴァーは一七〇三年のある日、メリアンに「昆虫のプレゼント」を贈ることで交換の主導権を握ろうとしたようだ。翌春の手紙で、メリアンは彼女の『変態《メタモルフォシス》』を英訳すべくペティヴァーの協力を依頼した。英訳には、「同性の名士に捧げるのが筋」として、イングランド女王への献辞を添えることを提案した。ペティヴァーは少なくとも部分訳を準備したようで、生き物のタイプ別にメリアンの見出し語を整理するため抜粋したが（第1章にトカゲ、カエル、ヘビを、第2章に蝶、第3章にメリアンを悩ませた蛾をあてた）、メリアンの本の英訳は一八世紀には出版されなかった[★083]。

ペティヴァーに宛てたメリアンの手紙は、きわめて事務的なものであった。彼女は美しい挿絵の入った自著『変態』を、彼の注文部数に応じて送る手はずを整えた。一フォリオ版につき一八オランダ・ギルダーの費用がかかるが、「しかしあなたは七冊も御注文下さったので、一冊につき一四ギルダーで結構です」とメリアンは記している。費用はギルダーで前金払い、本の引き渡しはアムステルダム。彼が一たび現金を払うと、彼女は「他の人びとにもしてきたように、本は私がお届けしましょう」と書き送った。一七〇五年のこの手紙で、メリアンはペティヴァーとの標本交換を打ちきっている。彼が最近送ってきた「小さな動物」のプレゼントに感謝しているが、彼女が求めているのは「動物の発生や産出、変異、どのようにして動物が次から次へと生まれるのか、餌の種類」を明らかにできる標本だけであると告げて、そのプレゼントを送り返したのである。それでもメリアンは、彼女には「まったく無用な」スリナムのカブトムシを数個の陶器の壺に入れて彼に送っている[★084]。

ペティヴァーとメリアンの交換は決してすみやかに行われたものではない。手紙は届くまでに三週間から五か月かかった。まったく届かない手紙もあった。ペディヴァーは秘書を通じて英語で書き、メリアンはオランダ語やドイツ語、ときに通訳を通じてフランス語や英語で答えた。通訳はつねに充分貢献したわけではない。一七〇五年一〇月一九日金曜日付けのメリアンの手紙を英訳したクリストファー・アドルフは、次のように付記している。「ご指示に従って、同封のドイツ語の手紙をできる限り英語に翻訳しましたが、あなたの望みどおりでなくても、お許しくださることを願っています。なぜなら原文は、女性の書簡が概してそうであるように、文体として最上とは言いがたく、明瞭な意味も伝えていないからです[★085]」。

この章を終える前に、南米に対するヨーロッパ人の想像力が駆り立てた知の移送について、興味深い例を考えておきたい。アンソニー・グラフトンらが力説するには、新世界との遭遇が古代の文献の土台を揺るがし、そのためヨーロッパ人は新たに経験知を重視するようになったのだという。しかしながら、アレス［軍神］の戦闘好きな娘たちといわれたアマゾン族を、何世紀にもわたって探し続けていたとなると、有力な古代の学問は、依然としてヨーロッパ人の心をつかんでいたようだ。ヨーロッパ人の科学的観察を妨げる古代の文献は多く存在している。アントロポファギ（「食人種」）に関する大プリニウスの記述によって、多くの者たちが躍起になって新世界、とくにカリブ海周辺でそのような人食い人種を突き止めようとした。同じように、ホモトログロディテスに関するプリニウスの描写に鼓舞され、リンネの強い勧めもあって、スウェーデンの遠征隊は、人類第二の種と称されたこの生き物の存在しそうな場所を、ここかしこと追跡した。フンボルトは、ヨーロッパ人が新世界のようすを、「古典を引き合いにして」決まって「飾り立てる」とわかっていたにもかかわらず、その彼ですら何年間も神秘のヴェールに包まれたアマゾン族を追跡したのだった。★086

新世界におけるアマゾン族の正体に関するヨーロッパ人の報告は、ほぼコロンブスまで遡る。私たちが今日アマゾンと呼んでいる河は、一五四一年、スペイン兵のフランシスコ・デ・オレラーナが河岸で女戦士の部族間の戦闘を目撃したことにちなんで名づけられた。彼はこの女戦士たちを本物のアマゾン族とみなし、男一〇人分の戦闘能力を発揮できると記している。一七三〇年代から一七九〇年代にかけて博物学者たち、とくにラ・コンダミーヌとフンボルトは、ありそうもないこれらの女たちの存在を確証するか、あるいは永遠に葬ろうとしてなおも追跡していた。アマゾン族の科学的な追跡は、ヨーロッパ人が文化的でジェンダー化された枠組を通じて、新世界の自然《ナチュラリア》に迫っていたことを如実に示している。この枠組は、調査の優先順位を決めただけでなく、ヨーロッパ出身の旅行者が、根本的に新しい情報を吸収するのを妨げたのである。このことについてはすぐ後の第2章で詳述する。

ラ・コンダミーヌは、新世界には批判的に接すると主張していた。彼は「南米の原住民の大多数が、嘘つきで騙されやすく、ありそうもないことを言う傾向がある」とみなし、しばしば彼らを、知的なことに「無関心で」「馬鹿である」と語った。それにもかかわらず、新世界のアマゾン族という神話の信憑性を調べる段になって、彼は「男たちと離れて生きる女たちの共和国」と表現し、これについて彼が南米を探検した八年の間、折にふれて「さまざまな国の人びと」から証拠を集めた。彼にとって鍵となったのは、アマゾン族目撃の個別情報とみなされたものがすべて、「一つの共通した場所、すなわちギアナの中心部にある山脈で、パラのポルトガル人もカイエンヌのフランス人にもまだ知られていない領域」に集中していることであった。★087 ラ・コンダミーヌは、これらの情報が矛盾しておらず、先に来たヨーロッパ人との接触によって損なわれていないという点で信頼できると判断した。

フランスの数学者である彼は、「アマゾンの石」と呼ばれるある緑色の石（微斜長石の一種）にアマゾン族の存在を示す揺るぎない証拠を見出した。トパヨ川沿いに暮らすアメリカ・インディアンは、彼らの言葉で「夫のいない女たち」を意味するコウグナンタインセコウイマからこの石を手に入れた先祖から代々この石を引き継いでいた。ラ・コンダミーヌはまた、このような男嫌いの女たちの存在について「道徳的」議論を行った。アマゾン族がどこかに実在するのであれば、最も可能性が高いのはアメリカであり、そこでは、女が夫に同行して戦争に赴くことが多く、また、女が家庭生活の苦しみに耐えかねて、「暴君から逃れ、独立した社会を形成し、奴隷状態を脱しようとする」★088。ラ・コンダミーヌは、非道な夫から逃亡する彼女たちを、ヨーロッパ人からひどい扱いを受け、しばしば主人《マスター》から逃れてジャングルに入り、共同生活をした奴隷になぞらえた。

ラ・コンダミーヌは、父親が実際にアマゾン族を見たという一人の老人を精力的に探そうとした。一世代前の目撃情報を求めた彼は、今日のアマゾナス州（中央ブラジル）にあたる未開の地に暮らすコアリ族の住民のもとに到着するや、その老人が亡くなったことを知ったが、すでに七〇歳になっているその息子が証言した。「祖父は事実、彼女たち「女戦士」がクチウラ川の河口を通り過ぎるのを見ました。彼女たちは南側からアマゾン河に注ぎ、テセ川とコアシ川の間を流れるカヤメ川からやってきました。祖父は彼女たちのうち四人と話したそうです」。この目撃者は、四人の女性の名前を息子にまで伝えていたが、弓を引きやすいように片方の乳房を切り落とすとされていたアマゾン族の習慣については言及しなかった。このような習慣は、「きわめて注目すべきことで、見逃すはずのない」ものなので、戦闘のために片方の乳房を犠牲にした女たちの物語は、ヨーロッパ人旅行者の「珍し物好き」のため生じたのだと、ラ・コンダミーヌは推測した。ヨーロッパ人によって語られた話が、アマゾン族を「目撃」したと詳細に語るアメリカ・インディアン自身の物語に組み込まれていったのかもしれないと論じている。[★089]

ラ・コンダミーヌは最終的に、モルティグラというパラ周辺の伝道の入植地であった土地で、イリホと呼ばれている川の案内を申し出た現地住民を探し出した。この人物はそこで数日間この川の上流を行けば、アマゾン族を見つけることができるだろうと主張したのである。密林と高山を前にして、ラ・コンダミーヌはしり込みし、本物のアマゾン族を目にする最初のヨーロッパ人となる機会を逃してしまった。女たちには移住の習慣があることから、すでに移動したはずだと彼は負け惜しみを言った。さらに、夫のいない女たちの国が、すでに別の国に支配されているか、あるいは「母親世代がもつ男集団に対する嫌悪感を失って」古代からの習慣をやめてしまったのかもしれないと彼は考えた。[★090]

約四〇年後に旅したフンボルトは、まだこのような風変わりな女たちが存在する可能性に取り憑かれていたのだが、ラ・コンダミーヌと異なり、彼女たちがギアナの荒野を実際に歩き回ったことがあるとは結論づけなかった。彼が断言するには、ラ・コンダミーヌは不思議な話を渇望するパリの人びとを満足させるためだけに、コウグナンタインセコウイマの事実を擁護したというのである。しかしフンボルト自身、アマゾン神話に対して好奇心をそそる詳細な説明をわずかながら加えている。すなわち、彼女たちはサルバカンス（毒を塗った矢を飛ばす吹き矢筒）を作り、同衾（四月中のみ）の男たちに贈り物として与えた。また彼女たちは、緑の石に隠された薬を発見し、利用することに成功したという（この薬は、肝臓と腎臓の病気やてんかんを治すと言われた）。

　フンボルトの関心は、神話自体よりも、ヨーロッパ人がいかにしてこの神話を創作してきたのかについて明らかにすることにあった。フンボルトは、ヨーロッパ人が好みや想像に合わせてアメリカで「発見していく」プロセスを、数段階に分けて描いている。彼によると、この神話はアメリゴ・ヴェスプッチ、クリストファー・コロンブス、ゴンサロ・フェルナンデス・デ・オビエド・イ・バルデスなど、一六世紀の旅行者に関する著作において始まった。彼らは、古典からイメージを引き出して新世界を魅力あるものに描き、「最近発見された民族の中に、かつてギリシア人が世界の誕生について語ったあらゆるイメージを見つけたにすぎないのだ」。また、旅行者たちは自分のパトロンを喜ばせようと努めてもいた。たとえばオビエドは、古典に関して大変な知識をもっていたベンボ枢機卿にアマゾン族の話を贈ろうと努め、またウォルター・ローリー卿は、「夫のいない女たちの戦闘的な共和国」を描くことによって、エリザベス「処女」王の関心を引きつけようと骨折ったのである★091。

　フンボルトは、単に「文体の飾り」や「受け」ねらいで始まったものが、一八世紀になって「重大な議論」や研究対象になったことに驚きを隠せなかった。アメリカ・インディアンがアマゾン族と思われる部族を目撃したという情報は、ヨーロッパ人の虚言ではなく、誤解だとフンボルトは説明している。ヨーロッパ人が戦闘好きな女の存在について尋ねたとき、アメリカ・インディアンは（彼らに好意を示そうと）「男に拘束された奴隷状態に我慢できなくなった女たちが、逃亡した黒人《ニグロ》のように結束してアメリカのさまざまな場所で暮らしていた」と説明した。奴隷状態を逃れた女たちは自分たちの独立を守るため兵士となった。ヨーロッパ人が「アマゾン族」と誤って考えたのは、こうした逃亡妻たちの一団であったとフンボルトは推測している。フンボルトはまた、自分たちの粗末な住まいを守るアメリカ・インディアンの女性や修道会を守る修道尼までを、探索相次ぐアマゾン族だと勝手に思い込んだヨーロッパ人を批判した。「発見を求めて旅行者が殺到し、新世界の驚異を語るという長い系譜の中で、先行者が報告しているものについては、誰もが［自分も］見たことにした。アマゾン族の神話は、こうした男たちの陥りやすい心情の表れ」と総括している。一九世紀にギアナに配属されたエヴェラルド・フェルディナンド・イム・トゥルンが暗に示すところでは、アメリカ・インディアンはヨーロッパ人からアマゾン族のことを学び、数世紀後には、この魅力的な伝説を未踏の内陸部に関する自らの物語に統合してしまったということだ。★092

英雄の物語

アマゾン神話は、航海者たちの旅を貫くジェンダー力学の一例にすぎない。メアリー・テラールの示唆によると、一八世紀の学術旅行者の願いは、新しい英雄として男らしさを称賛されることであった。このような旅物語では、もっぱら科学に貢献するために、命を脅かす自然、野性的な原住民、敵意を示す植民地住民に遭遇した「冒険家＝科学者」を呼び物にしていたのである。テラールが論ずるには、英雄的な旅行者像が、国内にとどまる「女性化した」見物者に対置され、このことが他の多くの要素と結びついて一八世紀の科学におけるジェンダーの二極化を助長し、科学から女性を締め出す要因ともなった。パリ植物園に関して著作を発表した歴史家のエマ・スパリーは、ロマンを求める航海者の「英雄的な」性向を強調している。「科学のために自らの安全を犠牲にすることも厭わない、困難な仕事に立ち向かう男」。女性が科学の厳しい作業を行うには繊細すぎると定められた時代、科学の英雄的特質を称揚することは、科学に最適なのは男性という考えを強固にすることにほかならない。英雄的旅行者像は、実際のところ、一八

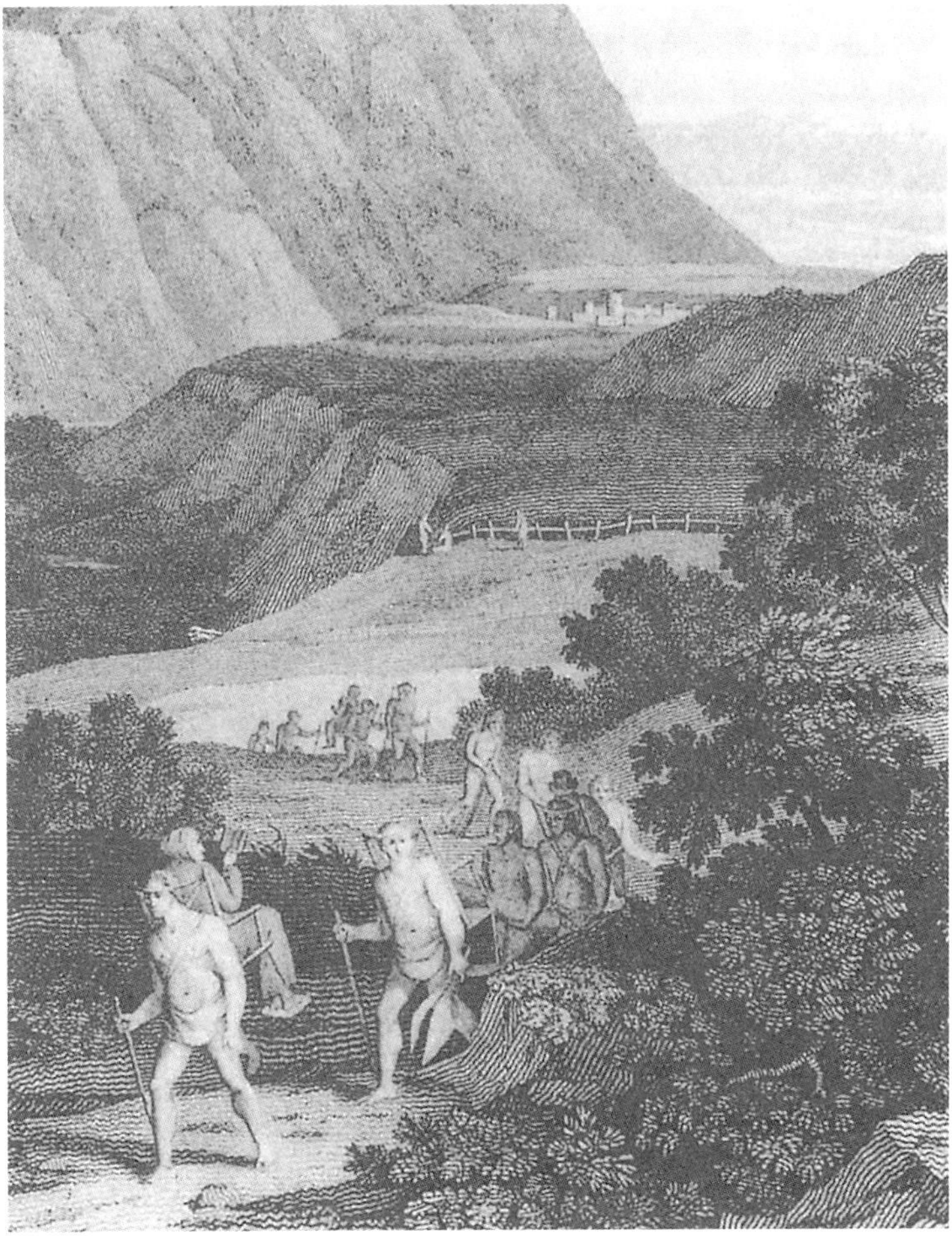

1–5❖「人夫の背中に」乗ってアンデス山脈を越えるヨーロッパ人紳士。椅子ごと人夫が山の斜面に転がり落ちぬよう身じろぎ禁物なので、退屈しのぎに読書をしている。アレクサンダー・フォン・フンボルトは、「人間運搬人」が自分の能力を過信して、激流の川や奥深い峡谷にかかる険しく狭い道を軽はずみに選んでいると不満を述べた。この場面を描いたフンボルトは、人夫の背中に乗ることはめったになく、植物の棘や石で自分の靴がだめになると裸足で歩くのを好んだ。By permission of the Pennsylvania State University Libraries.

世紀の旅行文学にきわだって登場する。リンネは『植物学評論』の中で、植物の属名は、科学を追求する英雄的資質を記念するために、そうした植物学者にちなんで名づけられるべきであると力説した。トゥルヌフォールは、植物を求めて「アルプス山脈の高地やピレネー山脈の峡谷を移動し」、クルティウスは「バーバリー〔アフリカ北部〕の砂漠を」さまよい、ミシェリは嵐の中で植物を採集し、肋膜炎と肺炎で命を落とした。シェラードは、彼の『植物表』を完成するのに「昼夜休むことなく」働き、「そのため消耗性疾患に罹り亡くなった」などなど。熱帯地方へ赴く現代の旅行者ですら、旅行中に遭遇する苦難にはある程度は共鳴できるだろう。旅行は、準備を怠ったり運が悪かったりすれば、今日でも困難なものになりうるのである。★093

別のジェンダー力学もまた、旅行文学に現れるようになった。一八世紀の旅行記には、ヨーロッパ人の男性旅行者が、ヨーロッパでは伝統的に女性役割とされる位置、すなわち革命直前のフランス上流階級に顕著になった位置におかれている例も目立つ。この場合、(ヨーロッパ社会でいう)男性役割を担ったのは、彼らが訪れた国々の「現地ガイド」であった。ヨーロッパ人は、現地ガイドから幾度となく、ときには過剰なほど優遇された。椅子に座ったまま現地ガイドに背負われて、アンデス山脈を越えた博物学者の図像は有名である。たとえば一八〇一年一〇月の冬が近づく季節に、フンボルトとボンプラン、そして彼らの助手と運搬人の一行は、キンディウ山を越えた。それはアンデス山脈の中で最も横断困難な山と考えられたものであった。フンボルトはこの山道の険しさを劇的に表現している。「天候はひどかった。雨は絶えることなく降り続き、ぬかるみは深く、よどんで悪臭を放っていた。食糧は長い旅路で底をつき、眠れるような場所はなかった」。多くのいばらがすぐに深靴をずたずたにしてしまったため、博物学者たちは「人夫たちの背中」に負われない限り、途方もない距離を裸足で歩かねばならなかった。「このような状況では財力のある者はほとんど歩くことはなかった」、「歩く代わりに、人夫の背中に固定された椅子に座って運んでもらうようにした」とフンボルトは結んでいる。博物学者にして探検家のこのドイツ人は、地元の人間が「人夫の背中に」乗って行くという言葉を、馬の背中に乗って行くという他地域の表現と同じように用いている点を読者に示唆している。

フンボルトによると、これらの運搬人すなわち「積み人夫《カルゲロス》」は、旅行者を背負ってラバすら敬遠する険しい地勢を横断した。彼らは「メスティーソ［一般にはスペイン人とアメリカ・インディアンの混血］」と白人の両方であったが、六から七アローバ（七五から八〇キロ）を背負って急な山道を登ったと言われている。彼らの中で最も頑強な者は、九アローバ運ぶことができた。フンボルトの報告によると、スペイン政府はこの地域にまともな道を建設しようと一度申し出たが、運搬仕事がすでに生活の糧となっているカルゲロスたちがこれに抵抗したという。彼らは、村に定住する単調な生活よりも、森の中で野性的に自由に暮らすことを好んだのであった。★094

ラ・コンダミーヌも、インカ族が利用していたある高所の吊り橋について説明するのに、ヨーロッパの探検家たちが「無力な」ようすを巧みに描いた。「先住民たちは、決して生まれつき大胆不敵とは言えないのだが、肩に荷物を乗せて小走りでそのような橋を渡り、……ためらっている旅行者の臆病ぶりを笑っている」。★095

事実、ヨーロッパのジェントルマンたちは、お上品で、手を汚すような仕事に慣れていなかった。植民地の主人／奴隷の関係がしだいに慣習になっていったため、ヨーロッパ人は、熱帯地域においてガイドに過度に頼るようになっていった。ミシェル・アダンソンは一七五〇年代にセネガルを旅したが、人夫の肩に乗って川を横切った。ニジェール川に近づいたときには、深みを恐れて歩いて渡るのを躊躇した。彼の「黒人《ニグロ》」が水深を測っている間、彼は「ヘビやら水やらにうんざりして」木陰で休んでいた。結局、アダンソンは、川を渡るようガイドになだめられた。「私は、数羽の鳥と植物を一束、そして手に拳銃をもって彼の肩に乗った」。ガイドがまもなく首まで水に浸かると、「私は彼の巧みな手引きに、あるいは私自身の幸運に身を任せた。そして彼が私にしてくれるように、私も彼の都合の良いようにした。彼は水の中を苦労して歩いた……驚くべき不屈な精神をもって、彼の気力はくじかれることはなかった。彼は水を三度がぶ飲みせざるを得ず（水は彼の口と鼻にまで達していた）、しばらく呼吸できなくなった」。★096

女性の旅行者も苦難の物語を書いている。メリアンは息詰まるような暑さと棘だらけで通行不可能な森、そして命を脅かす病気について書いている。彼女は熱に苦しめられるなか、昆虫のために「私は危うく自分の命を犠牲にするところでした」と書き記している。スコットランド女性のジャネット・ショウもまた、西インド諸島に向かう旅路の苦難を劇的に描いた。波うねる海と降り続ける雨によって、荷物を積みすぎた船が転覆し、復元しても、ベッドもトランクも水浸しだった。食糧はすべて船外へ押し流され、重宝していたお茶用のやかん一つと大きな塩漬け豚肉一片だけが残った。★097

歴史家が示唆するように、英雄的な語りをするアカデミーの科学者は、旅する貴婦人にもこの語りの様式を用いた。一七三五年のパリのアカデミーが企画した南米遠征の公式測量士であったジャン・ゴダン・デゾドネは、妻がアマゾン河を下って、生地ペルーから夫の故郷のフランスまで旅した物語を詳しく書いている。この話には、一八世紀の英雄的な語りがもつすべての要素が含まれている。イサベル・ド・グランメゾン・ゴダン・デゾドネ夫人は、ペルーに生まれたスペイン貴族であるが、旅に同行した最も近しい者七人が、獰猛な獣や毒ヘビ、喉の渇きと飢え、疲労などで倒れるのを目にし、一人だけ生き残るという不幸な運命を負ったのであった。

フランスの赤道遠征隊がキト「現エクアドルの首都」を去ったとき、ジャン・ゴダン・デゾドネはそこに留まり、一七三九年にキト・カレッジで天文学と博物学の教授のポストを得た。ここで彼は一五歳のイサベルに出会い結婚した。一七四九年、ゴダンは家族のためにフランスへの旅の手続きを行うためにカイエンヌへ向かった。彼は妻と家族全員を大西洋の港町「カイエンヌ」まで連れてくるためにキトへ戻る必要があったが、ポルトガル人はキトへの通行証の発行を拒否した。やっと一七五八年に必要な書類が認められたとき、ゴダンは病に倒れたため妻に便りを送り、カイエンヌまで来てもらわねばならないと伝えた。彼女は家財道具を売り払い、一七六九年に彼女の一人の兄弟と内科医、彼女に仕える「黒人《ニグロ》」一人、「ムラートかアメリカの」女中三人、そして彼女と彼女の荷物を運ぶ三一人の現地アメリカ人を連れてキトを後にした。旅の苦難はゆっくりと始まった。彼女たち旅行者が舟を予約した村は、天然痘に襲われており、前払いをした人夫は全員逃亡してしまった。一行は、感染を免れた村で二人のインディアンを見つけ、舟を作らせた。インディアンたちは二日間、川を下る水先案内をしただけで去ってしまった。漕ぎ手を失ったために、ゴダン夫人一行は岸辺に小屋を作り、およそ二〇日間、カヌーを待ったがいっこうに現れなかった。結局、いかだを作ってみたものの、すぐに転覆し、すべての糧食を失った。一行は、川には懲りて森の中へ入っていった。足はいばらで傷つき、歩くことに疲れ、食糧は尽き果て、地面に倒れて死ぬのを待つばかりとなった。兄弟や他の随行者たちの死体に並んで三、四日、地面に横たわっていたイサベルは、進み続ける決心をした。精神錯乱状態の中、とうとう彼女はいくばくかの水と野生の果物、新鮮なヤマウズラの卵を見つけた。やがて数人のインディアンに発見され、彼らのカヌーでカイエンヌの夫の元へ行くことができた。ゴダンと妻は、後にフランスへと船出し、一七七三年に彼の在所にたどり着いた。ゴダン・デゾドネ夫人は女性として、特権に恵まれた稀な旅行者であったが、夫の愛によって突き動かされたのであって、科学への愛によってではなかった。[★098]

　灼熱地帯における旅は、たしかに危険に満ちたものであった。熱帯へ敢然と入っていくヨーロッパ人に対して、自然はきわめて性に中立的に応じた。つまり、男たちが「美しい性」［女性］よりも危険が少ないというわけではなかった。アフリカは「白人男性の墓場」として、インドは「ヨーロッパ人の墓地」として有名であった。一七七〇年代に東インド諸島へ旅したツュンベリーは、船が喜望峰で巡回する前に、四〇〇人の船員のうち一五八人が死んだ（多くが壊血病で命を落とした）事実を記録し、馴染みのない環境におけるヨーロッパ人の虚弱な身体について論じた。フィリップ・カーティンの計算によると、西アフリカにおけるヨーロッパの商人や軍隊は、一八世紀を通じて年間一〇〇〇人あたり四八三名の割合で亡くなった。西インド諸島やギアナ、スリナムの状況は、それほど深刻ではないにしても、充分ひどいものであった。ジャマイカでは、ヨーロッパ人の死亡率は年間一〇〇〇人あたり四〇人から九〇人に及び、一八世紀初頭ではキングストン［ジャマイカの現在の首都］で一〇〇〇人あたり二〇〇人と飛び抜けて多かった。とくに黄熱病などこの地域に特有な病気で、ヨーロッパ人の人口はジャマイカでは増加しなかった。スローンとメリアンの一世紀後にカリブ海諸島に旅したフンボルトもなお、蚊に苦しみ食料不足に悩み、湿気の多い雨林で植物標本の乾燥も不可能という「苦境を強いられたこと」を嘆いた。なかでも、手指足指にもぐり込んでくる悪名高き「百姓虫」はひどかった。苦闘を二日間続けた後、フンボルトは、先のとがった小枝で皮膚を穿っては、虫とその卵袋を一つ一つ取り除いてくれる「ムラートの女性」を見つけた。虫そのものよりも彼女の処置のほうがずっと痛みを伴うことがわかったので、フンボルトは有害な虫をすみやかに殺すウザオ（カシア桂皮似た小さな葉をもつ低木）の樹皮の浸出液をつくる「ジャヴィタのインディアン」の居場所を突き止めた。フンボルトは、この特殊な悪疫をひどく恐れ、それ以来、彼と彼の人夫が旅するときは必ずウザオの樹皮を舟に積んでいった。[★099]

この時代を境に、旅行記には新世界の未知の病気に苦しむ遠征隊の話がたびたび登場する。北部のニュー・フランス（カナダ）の穏やかな気候においても、得体の知れない病気が新参者たちの命を奪っていた。この地域を旅したある隊長は、病気になった部下の数を隠そうとした。「この国の人びとがわれらの弱さに気づき」、つけこんでくることを「非常に恐れた」からである。彼の部下たちは、「膝が膨れ上がり、鼻腔は縮んで閉じてしまい、歯はだめになり、歯肉は腐って悪臭を放ち」苦しんでいた。ガイドに相談すると、土地の言葉でアメダ（ササフラスか?）と呼ばれるある木の葉の絞り汁と樹液を勧められた。二人の女性がこの木の葉をいくらかとってくるように送り出され、ガイドは、隊長にこの木の皮と葉をどのように煮詰めるかを示し、この煎じ薬を二日ごとに少量飲み、残りかすを痛む足に塗ると良いと告げた。隊長の部下たちは、見知らぬ薬を飲むのを拒んだが、結局、彼らの中でも二人の頑丈な輩が服用し、すぐに病気から解放された。「モンペリエやルーヴァンの内科医が総掛かりで……アレクサンドリアの薬すべてを用いて」一年かけてもできなかった治療を、この飲み物が五、六日で成し遂げたことに彼らは驚いた。[★100] この話はハッピーエンドで終わったが、多くの場合はそうではなかった。
　恵まれたエリートの科学者ですら、苦難に直面した。ラ・コンダミーヌは、科学のために犠牲となった「殉教者」について詳しく述べている。一八世紀半ばに王立科学アカデミー企画の北極圏遠征に送り出された五人のうち、生き残ったのは一人だけだった。ニコラ＝ルイ・ド・ラ・カーイユは、喜望峰への旅の最中に亡くなり「天文学の殉教者」となった。シャップ・ドートロッシュ神父はアカデミーの会員でもあったが、一七六九年にカリフォルニアで死んだ。ラ・コンダミーヌは、一七三五年に赤道遠征の最中に亡くなった随行者の死にも触れている。クプレは一番頑強で最も若い部下の一人であったが、キトに到着して三日後に腐敗熱に命を奪われた。外科医であったスニエルグはクエンカ［現エクアドルの都市］で乱闘し殺され、ピエール・ブーゲは肝臓の膿瘍で死んだ。ルイ・ゴダンはブーゲよりも若かったが、彼より二年しか生き延びなかった。キトにとどまったド・モランヴィルは、彼が設計した教会の足場から落ちて死んだ。ユゴーはキトで結婚し、二度と音沙汰がなかった。ジョゼフ・ド・ジュシューは、マビヨンと同様、気が狂ってしまった。ラ・コンダミーヌ自身は、耳が聞こえなくなり、下半身の麻痺で苦しみ、同行した数多くの隊員は、「有色人と同様白人も」非業の死を遂げ、なかでも二人の最期はすさまじいものであった。★101
　厳しい天候と旅路の危険に加えて、人為的な障害によっても旅は邪魔された。旅行者は、船による航行や友好的でない国の領域を通る通行証を得るのに数か月間待たされた。ラ・コンダミーヌは、ヨーロッパへ帰る航海にカイエンヌで六か月待たされ、オランダを通ってフランスへ入るに必要な通行証をハーグで受け取るのにさらに二か月待たされた。同じくティエリー・ド・ムノンヴィルも、メキシコのベラクルスに向かう船をハバナで六か月間待った。
　また自然がもたらす苦難と人為的な困難によって、博物学者の宝の多くがヨーロッパに到着することなく消えていった。一七五三年、アフリカ滞在中のアダンソンは、彼が集めた植物を失ったが、アフリカへの旅の目的が植物収集であっただけに、これを知った人びとは心痛めた。彼の貴重な挿し木と種子も、すべて（ブルターニュの）ブレストからパリへ行く途中の厳しい寒さによって台無しになってしまった。一七七七年、ティエリー・ド・ムノンヴィルは苦境のさなかにパリの王立植物園に送り出した貴重な植物の貨物を、船の沈没で失った。最もひどい経験をしたのは、ジョゼフ・ド・ジュシューであった。彼はキトとリマ周辺で三〇年にわたってフランスの王立植物園のために植物採集をしていた。彼は廃人同様のありさまでフランスに戻り、そのまま病に伏し晩年記憶を失ってしまった。彼が収集し乾燥させ船積み用に荷造りした標本は、多くの仕切り箱に収められたが、すべて外国の港に置き去りになった。わずかの記憶以外何一つとして彼の仕事は残らなかった。[★102]

その上、博物学者がなんとかしてヨーロッパに持ち帰ろうとした標本も、必ずしも最良の状態にあったわけではなかった。港からはるか離れた場所で、ときにはふさわしくない季節に収集し、長引く航海に持ちこたえるに充分な保存もせず、商業利益をより多く得るために不純物を混ぜるなどして、標本の多くは、ヨーロッパに到着する前に使い物にならなくなっていた。[★103] たとえばジョン・レイは、スローンが誇らしげにイギリスへ運んだ八〇〇種の標本には根っこがないと嘆いた。根の部分は、レイが植物の分類に不可欠とみなした部位であった。

ヨーロッパの政府や貿易会社、学術施設は、多様な目的と展望をもった数多くの博物学者をカリブ海地域に擁していた。植民地の資源を調査しながら、彼らは国家（あるいは彼ら自身）に富と権力をもたらす植物を発見し、栽培できるように力を尽くした。栽培は、ヨーロッパの土壌でもよかったし、ヨーロッパの気候の厳しさが向かなければ、熱帯にある植民地の肥沃な土壌でもよかった。熱帯地帯の植物相にほとんど経験をもたないヨーロッパ人は、しばしば現地に生まれた人間の専門知識に頼ることがあった。ヨーロッパ人は熱帯の国からどのように自然の秘密を取り出したのだろうか。彼らは地元の情報提供者から力ずくでどのように秘密を手に入れたのだろうか。どのような知識をヨーロッパ人は選び集め、そして何を選ばずに残していったのだろうか。

第2章 植物探査

◉われわれが特効薬に関する知識をもっているのは、まったくの偶然によってか、野蛮な民族から得たものにすぎない。内科医たちの科学のおかげではないのだ。——P=L・モロー・ド・モーペルテュイ(1752)

ベルリン・ブランデンブルクの科学アカデミー会長であったピエール＝ルイ・モロー・ド・モーペルテュイは、ヨーロッパの薬剤の発見が、「偶然」もしくはヨーロッパ人が「野蛮人」とみなす非ヨーロッパ民族の知識のおかげであると誇張気味に述べている。新しい薬品は、一八世紀にどのように「薬」として同定されたのだろうか。トコンやヤラッパ、キニーネのような有用な新薬は、どのようにしてロンドンの店やパリの病院にやってきたのだろうか。

一八世紀における新薬探しが、今日の植物探査と異なっていたわけではない。現在と同じく当時もヨーロッパ人が効能のある薬種を追求するのは、巨万の富をねらうからこそであった。チョコレートがイギリスでは最初、スローン卿によって胃の病気や栄養の摂取に良い薬として人気を博したことを想起しておこう。スローンの七〇年後にジャマイカにいた同国人エドワード・ロングが伝えるところでは、西インド諸島へ移民する者は、男女ともに博物学収集が目的ではなく、「金が目的だと言って憚らない」という。大半のヨーロッパの移住者は、西インド諸島を仮住まいとしかみなしておらず、富を求める以外、ほとんど島に興味をもっていないという。[★001]

ヨーロッパ人による新薬の追求は、薬品の自給自足により国外への金の流出を阻止し、貿易黒字を生み出そうという重商主義にも支えられていた。フランスの内科医で植物学者であったピエール＝アンリ＝イポリット・ボダールは、多大な富の国外流出を公然と非難した。フランスの上流階級が「入手困難な物」を選り好みすることで、この流出はさらに悪化していた。彼は、サフランだけで年間二万リーブル、新しいキニーネに七三八万リーブルの支出があると見積もった。ルバーブや茶、カカオ、ヤラッパなどの輸入品も同じく、ヨーロッパの財源を侵蝕しつつあった。イギリスでも、内科医は患者に、「庭で間に合う薬のために人を東インド諸島に送ったりしないよう」諭した。[★002]

しかし、キナ皮のような有益な薬となる植物の多くはヨーロッパでは成長せず、植民地での栽培に力が注がれた。サン・ドマングに二八年間滞在し、農業会議所の事務官を務めたニコラ＝ルイ・ブルジョワは、土地に固有の病気にはその土地の薬を使用すべきであると一七八〇年代に主張していた。「ここ［アンティル諸島］には有用な薬がとても多いはずなのに、なぜ外国のものに頼るのか」と問うている。彼は続けて、吟味すべき薬草がサン・ドマングに「大量に」あると言っている。「コストのかかる遠方からのものより、もっと効能のあるものがこの土地にはあるだろう」。植民地で成長したこうした薬用植物の多くは、相当額の関税がかけられヨーロッパに輸入された。地元の植物を輸入品の代用にうまく利用できれば、別の利点もあった。フランスの植物学者ミシェル＝エティエンヌ・デクールティルズは、一七九九年の（ハイチ）革命の最中にサン・ドマングに到着したが、他のヨーロッパ人たちが大量虐殺されるなか、ただ一人助かった。彼は輸入医薬品の代用として、地元の治療法を用いるすべを知っていた数少ない人間だったからである。とくに病院の薬が全焼した後は、彼の知識は貴重であった。[★003]

熱帯の医薬品調査の最大の理由は、ヨーロッパの軍隊や植民者が植民地で生き抜くためだった。植民地植物学は、ヨーロッパの熱帯支配に不可欠であった。温暖地帯出身の旅行者が現地で病気になると、死は免れ難かった。ブルジョワは、新薬発見は単に好奇心の問題ではなく、「われわれの病気を治療し、新たな支えとなる」必須のことだと述べている。熱帯に移動したヨーロッパ人は、まったく未知の病気に出くわしていた。じめじめして壊れそうな船で運ばれた薬の類は、古くて使い物にならないこともあり、いざと言うときに効き目がないことも少なくなかった。ブルジョワは、「薬剤師や外科医はフランスからやってくる船長から治療薬を買うのだが、植物性の治療薬はほとんど一年ももたず、古くなれば良薬どころか有害だ」と不満を述べている。ブルジョワはさらに、フランスでは「細心の注意を払って」管理された薬が、植民地ではまったく規制されず、誰でも薬屋《ブティック・デ・ドログ》を開業することができると愚痴《ぐち》をこぼしている。[★004]

本章では、アメリカ・インディアンとアフリカ人の博物学的な知識と実践に光をあてたい。移動を続けるアラワク族、タイノ族、カリブ族は、たくさんの知識と多くの植物をカリブ海地域のそこかしこに移植した。一方アフリカからも、アフリカの有益な植物とその知識を携えて男も女も西インド諸島に渡ってきた。彼らの大半は無名の人びとであるが、主としてヨーロッパの文献を通して彼らの実践に迫ることができる。一八世紀の博物学には、史料の制約がつきまとう。カリブ海地域の奴隷やアメリカ・インディアンは記録を残さなかったため、植物の幅広い利用を含めた彼らの文化と薬の知識は、ここではほぼ全体にわたってヨーロッパの博物学者の報告に頼らざるをえない。

また本章では、アメリカ・インディアンとアフリカ奴隷が行った医学的実践を検証し、収益や医薬品を求めて西インド諸島に渡ったヨーロッパ人博物学者の野外での実践について考察を続ける。新薬の発見を可能にしたのは、ヨーロッパ人の訓練された科学的まなざしであったのか。モーペルテュイが先に示唆したとおり、西インド諸島のヨーロッパ人は、熱帯の薬に関する知識を、いかにアフリカ奴隷やアメリカ・インディアンの博物通に頼っていたのだろうか。ヨーロッパ出身の博物学者は、自身の生き残りがかかるこうした情報を、奴隷にした被征服者からいかに巻き上げたのだろうか。

西インド諸島における薬探査

一九世紀の人種主義が隆盛するまで、多くのヨーロッパ人はアメリカ先住民およびアフリカ人、インドならびに西インド諸島の人びとの知識を評価していた。一八世紀イギリスに関して、リチャード・ドレイトンは、西インド諸島の住民やアメリカ・インディアン、輸送されてきたアフリカ人、あるいはアフリカ系やヨーロッパ系のクレオールなどの植民地住民が、ときに採用に値する知識をもっているという認識によって、人種主義的な傾向が緩和されたと論じている。これはもう少し古い時代にもあてはまることだ。ハロルド・クックは、一七世紀のジャワのオランダ人内科医が地元の医学的情報をどれほど高く評価していたかを述べており、リチャード・グローヴは、東インド会社のマラバル総督ヘンドリク・アドリアーン・ファン・レーデ・トート・ドラーケンステインがまとめた『インド・マラバル植物事典』(1678–1704)が「現地の知識の集成」であり、南アジア植物学に関する「比類なき」書物であると論じている。博物学の観点では、一六、一七世紀を経て起こった認識論的なシフトも見逃せない。すなわち、ヨーロッパ人が「古代の知恵の集大成」(ディオスコリデス[古代ローマの医者。『薬物誌』全五巻を著した]、プリニウス、ガレノス)に頼れなくなり、地球規模の進出により遭遇した先住民の知恵を評価する(少なくとも価値を認める)ようにシフトしたのである。ヨーロッパの内科医は、もはや古代医学の有効性を単に確かめたり(地域の代用品をただ同定したり)するにとどまらなくなった。彼らは現地の「情報提供者」からの薬や染料、食品を、経験的な調査の出発点としたのである。[★005]

ヨーロッパ人は生物探査遠征をどのように準備したのだろうか。ヨーロッパを出発する前に、学識ある博物学者は、旅先で遭遇しそうな植物相に関する情報を求め、ヨーロッパ中から集められた記録を熟読した。スローンはその典型で、ジャマイカに向けて出発する前に、新しい植物を認識できるよう、熱帯地域(東西インド諸島)の植物に関するヨーロッパで入手可能なあらゆるデータを整理した。西インド諸島に到着するや、スローンは情報通の地元民のところに出向いて、その地方の自然産物に関して「書物からおよび、ヨーロッパ人であれ、インディアンであれ、黒人であれ、現地に住む人びと」から「最良の情報」を集めた。マリア・シビラ・メリアンもまた、スリナムで地元の情報提供者から多くのものを蓄えた。彼女は、特定の植物の医学的用途を記録するとき、「彼らが私に語ってくれたこと」と目録の最後に付すことがよくあった。[★006]

ヨーロッパ人が目を向けた地元の情報提供者たちとは何者だろうか。クリストファー・コロンブスが一四九二年にイスパニョーラ島に到着したとき、この島にはおよそ一〇〇万人のタイノ族とカリブ族が住んでいた。両民族ともに、紀元前四〇〇年より以前のある時期に南米からこの地域に移住しており、最も珍重された食品と薬草の栽培に庭園(タイノ族はコヌコスと呼んでいた)をしつらえていた。スペイン人内科医は、これら旅するアメリカ・インディアンの「博物学者」の子孫との親密な関係を享受した。たとえば、アントニオ・デ・ビリャサンテは、キリスト教徒となった彼の妻で、タイノ族の首長（タノイ族の言葉でカシカ）であるカタリーナ・デ・アヤイブクスから、イスパニョーラ島の植物の効能を学んだ。[★007]

一六世紀までに、カリブ海地域におけるタイノ族とカリブ族は、征服と病気によって激減した。カリブ族は小アンティル諸島からアラワク族を追い出していたが、スペイン人は両民族を壊滅させた。イギリス人、フランス人とスペイン人の間で交わされた一六六〇年の平和協定によって、生き残って戦っていたカリブ族はセント・ビンセント島とドミニカ島へ追放された。一六八七年のある報告書には、マルティニク島に生存しているカリブ族はわずか一一一人と記されている。ジャマイカ島やイスパニョーラ島のような比較的大きな島には、ヨーロッパ人とアフリカ人が大半で生き残ったアメリカ・インディアンはきわめて少数だった。[★008] それでもヨーロッパの内科医は、このわずかな生存者から入手可能な情報を調べ上げた。

医学と植物学は、一八世紀まで密接に結びついており、植物学はヨーロッパの医学教育に不可欠の要素であった。フランス王認可の内科医で、一七三二年から亡くなる一七四八年までサン・ドマングのカプ・フランソワに暮らしたジャン＝バティスト＝ルネ・プペ＝デポルテは、カリブ諸島に定住した旅する博物学者の典型である。彼は、治療の効能を高めることに努め、頼みの綱であったパリの慈善病院から送られてきた医薬品に、地元「カリブの薬草」を加えて補った。アメリカ大陸にきた初期のヨーロッパ人は、まったく未知の病気に苦しめられたため、「未開人と呼ばれる当地の自然人たち」の医薬品を利用することが必要だったと、プペ＝デポルテは書いている。長期間滞在した彼は、『サン・ドマングの病気の歴史』の第三巻で、「アメリカの薬局方」と彼が呼ぶカリブの医薬品総合リストを紹介している。一六世紀にヨーロッパ人は、医薬品の標準化を図るために、主要都市向けに薬品の公式の要綱である『薬局方』を作りはじめていた。プペ＝デポルテの『薬局方』は、アメリカ・インディアンの医薬品を記録した初期のものに数えられる。こうした書物につねとはいえ、彼は植物の名前をラテン語、フランス語、その土地のカリブの言語で記

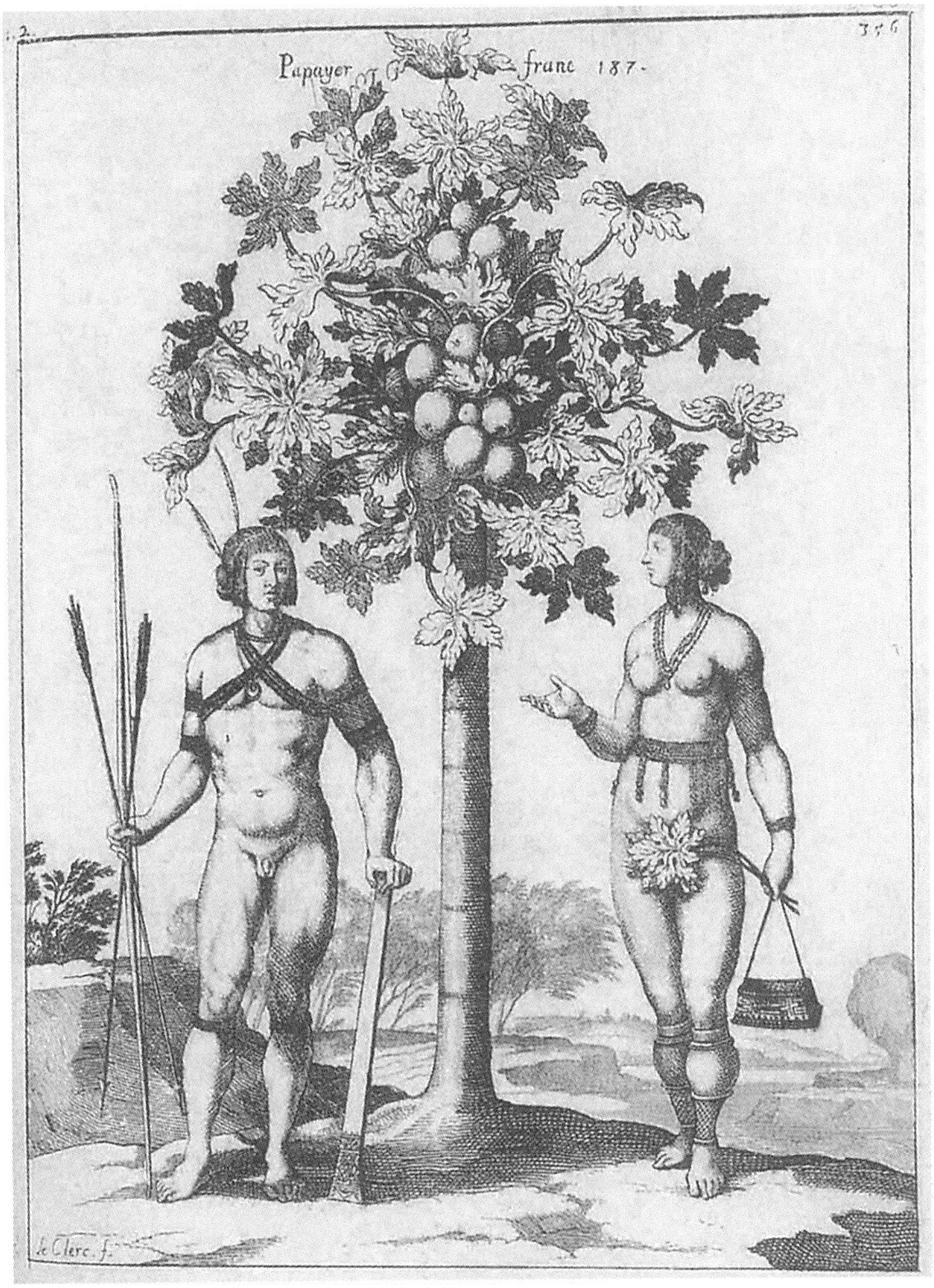

2−1 ❖ パパイヤの木の下に立つ、「野蛮人と呼ばれたアメリカ・アンティル諸島の自然に生きる住民たち」。ジャン＝バティスト・デュ・テルトルは、これらの「野蛮人」(彼はそれ以上の詮索はしなかった)を地上で最も満足し、幸福で、平和で、正直で、健康な民族として描いた。彼らの平らな額と鼻は自然の欠陥ではなく、彼らの間では美しさの印と見なされ、母親が手を加えて平らにすることもある。また、デュ・テルトルはアメリカ人がヨーロッパ人よりも無知であるものの、ヨーロッパ人のほうが堕落しているとも述べている。女性の左手のバスケットに注目。カヌーで食料を運ぶときに用いられ、水を通さないようになっている(ドミニカのカリブ族とアラワク族の混血の人びとは、今もこのようなバスケットを作っている)。男性の左手の戦闘用棍棒と右手の弓矢にも注目。By permission of the Wellcome Library, London.

し、相互に参照できるようにした。（言語と文化を超えて）同義語を示すことは、とりわけリンネ以前の時代のヨーロッパ人が普通に行っていたことだが、体系的にアメリカ・インディアンの名称を含めるのはきわめて稀であった（第5章参照）[★009]。

アメリカ・インディアンの治療法を用いたこと以上に重要なのは、プペ＝デポルテがヨーロッパ人に現地カリブ族の生活の仕方を見習うよう熱心に説いたことであった。サン・ドマングで暮らすヨーロッパ人が「この地の未開の人びとのように質素かつ平穏に」暮らすならば、薬は必要ないだろうと書いている。これは植民地の医者たちの常套句ではあった。ヨーロッパ人（彼は、西インド諸島に暮らすヨーロッパ人の大多数を占めた男性のことを言っているのだが）は、「飲食とともに度を越す傾向にあり、頻繁に強い治療法を必要とする」からである。プペ＝デポルテは、この島に暮らした一六年間、地元の医薬品の収集とテストを続け、医学的特質別に分類した[★010]。

「［スペインの年代記編者が言うように］驚くほど多様な先住民がいたのに」、アメリカ・インディアンの人口は減少し続け、一七八〇年代には「どの民族とも混じっていない彼らの純血な末裔を、もはや一人として発見することはできない」とブルジョワは嘆いている。一七九〇年代には、サン・ドマングの革命を記した年代記編者は、「たった一人の先住民」の形跡も残されていない事実を悲しんでいる[★011]。

先住民の衰退に伴って、図らずも奴隷の医療が西インド諸島で重要性を増してきた。とはいえ、一八世紀前半に広大な砂糖栽培の島々にいるアフリカ人は、ヨーロッパ人同様この地で生まれたわけではなかった（少なくとも八〇パーセントがアフリカ生まれだった）。むしろヨーロッパ人のほうがこの地で生まれた割合が高かった。しかしヨーロッパ人と異なり、アフリカ人は熱帯の病気と、その予防や治療法について知っていた。たとえば、スリナムで暮らしたスコットランド人の傭兵で副官であったジョン・ステッドマンは、多くのアフリカ人奴隷と一緒に働いた。名前をカラマカという一人の年老いた「黒人《ニグロ》」は、ステッドマンに生き延びるための三つの秘訣を教えた。一つには、ブーツを履かず

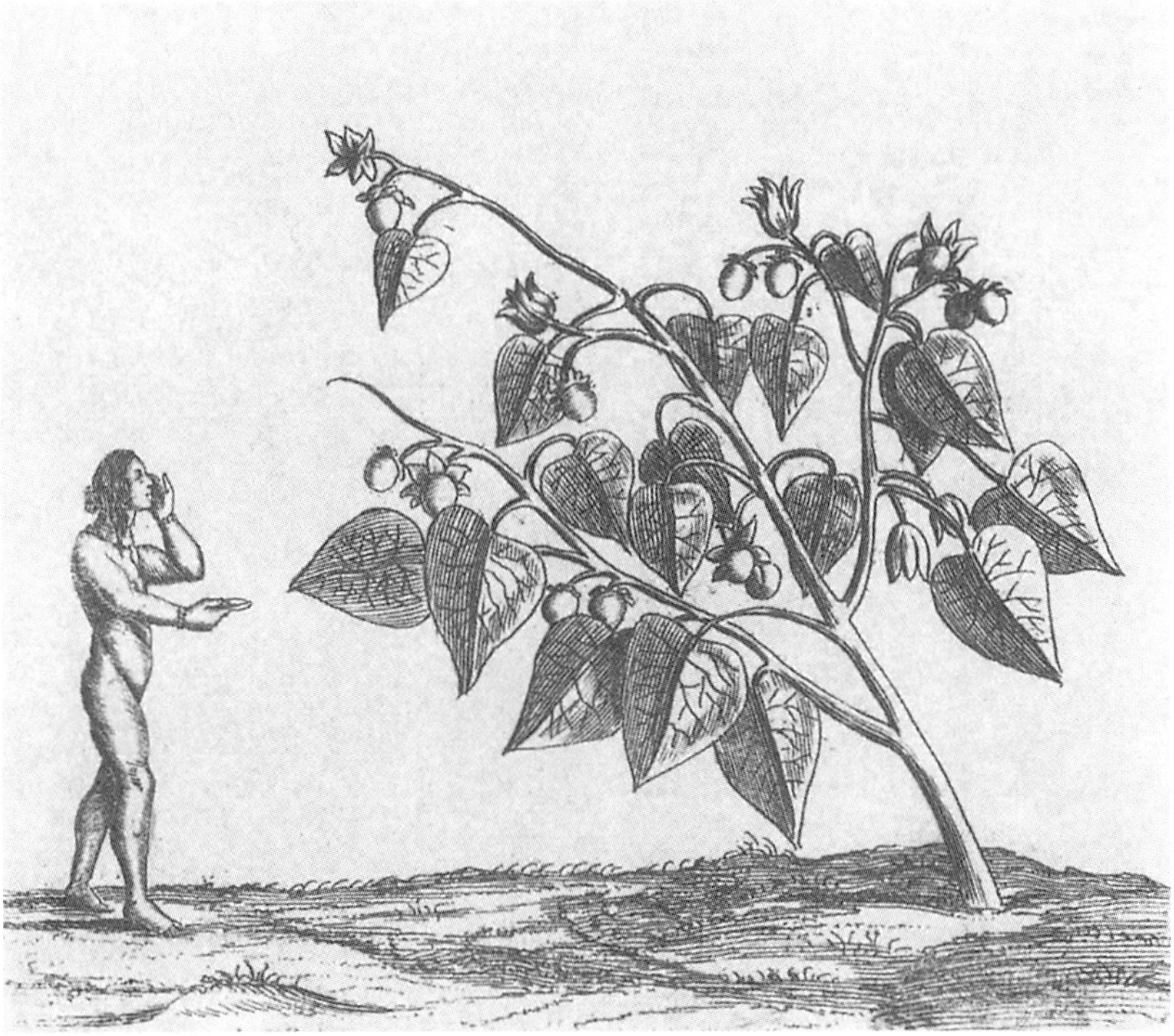

2−2 ❖ 果皮が赤色染料として大いに珍重されたベニノキに見入るカリブ女性。シャルル・ド・ロシュフォールの報告によると、カリブ族は庭でこの木を育て、根の部分を使って肉やソースに豊かなサフラン色と香りをつけるという。この時代のヨーロッパ人は、カリブの先住民男女から植物とその用途に関する情報を集めるのに熱心であった。© Bibliothèque Centrale, MNHN Paris, 2003. Reprinted with permission.

裸足を鍛えること（ステッドマンは船のデッキを歩き回ってこれを実行）。二つ目は、ヨーロッパの軍服の重い上着を脱ぎ捨て、軽装にすること。そして三つ目に、川で一日二度水浴すること。とくに最後は、水浴嫌いのヨーロッパ人には苦痛であっただろう。スリナムでアフリカ人と親密な関係を築いたステッドマンだが、これと対照的に、アラワク族やカリブ族との関係は、わずかな商売上のものだった。両民族とも、オランダの入植地から離れた山地へと追いやられていたからであった[★012]。

サン・ドマングに長期間暮らしたブルジョワは、奴隷の医術を評価したヨーロッパ人に数えられる。健康を国家の重大関心事ととらえた彼は、この諸島にあふれんばかりにある「驚くべき治療法」を称賛し、黒人《レ・ネグレ》たちが「処方を知っているほとんど唯一の者」であり、白人《レ・ブラン》たちよりもこうした治療法の知識を有していると記している[★013]。

アフリカから移送されてきた奴隷の博物通によって、豊かな薬草の知識がどれほど新世界にもたらされたのかを正確に知ることは不可能である。移送されたアフリカ人は、見慣れた薬用植物がアメリカの熱帯地方で成長しているのを見出したにちがいない。そして彼らは、アメリカ・インディアンと取り引きをしたり、自ら試行錯誤をすることによって、故郷で用いたものと類似する効能をもつ植物を発見したにちがいない（結論参照）。ブルジョワは、「自国から治療法をもたらした」アフリカ人たちの中に、多くの「医者」がいたと認めているが、この点について詳細に論じているわけではない[★014]。

ブルジョワはまた、奴隷の医者の技術を称賛している。「黒人《ニグロ》たちの健康法はわれわれより巧妙であると、すぐに知れた。……われわれの植民地には、医療のできる黒人男女が無数にいて、多くの白人の信頼を得ている。危険な［植物の］毒も、確かな腕にかかれば、最良の治療薬に変わりうる。私は実際に治療法を目にして、非常に驚いたことがある」。ブルジョワを最も驚かせたこととは、アフリカ人がヨーロッパ医学の二大柱である瀉血と下剤を不要としたことだ。「黒人たちに任せたら、患者に瀉血もせず、浣腸をすることもないのである」[★015]。

アフリカ人の博物通による治療法は、白人の間では信頼厚く、ジャマイカ副総督のヘンリー・モルガン卿が病気になりスローンの治療に不満を募らせたとき、「黒人《ニグロ》の医者」を呼び寄せたほどであった。一八世紀末でも、ジャマイカ人は依然として「黒人の医者」による治療法を求めていた。「黒人の医者のもたらす医療技術の秘密は、適切に実践されれば専門のヨーロッパ人内科医に劣らぬもので、黒人自身のみならず人類にとっても大いに役立つだろう」とジェイムズ・ナイトは書いている。★016

ハイチ革命の混乱のさなか、一七九九年という遅い時期においても、ミシェル・デクールティルズは、混血のクレオールの「博物学者」の「ムラートの女《ムラートレス》」から治療法の多くを学んだ。このムラート女性は、はじめは疑い深く何も教えようとはしなかったが、結局、「彼女が切望した」アリボネ峡谷の植物を描いた彼のスケッチと引き換えに、多くの処方を明かした。デクールティルズは、それらを試しては「修正し」、その努力は「大変満足のいく結果で報われた」という。デクールティルズは、中絶薬（そして催淫剤）に関する情報を集めた数少ない博物学者の一人であった。この女性からも多くの情報を得たことだろう（第3・4章参照）★017。一九世紀に入っても、フランスの内科医は、サン・ドマングに暮らすアフリカ出身の女たちがもっていた広範囲にわたる医術の知識を称賛していた。

カリブ海地域を往来するヨーロッパ人の態度は、もちろん一様ではなかった。一七二二年から一七二五年にかけてギアナ海岸沿いのカイエンヌで働いたフランス王認可の植物学者ピエール・バレルは、アメリカ・インディアンの治療法を重視していなかった。インディアンたち（彼は現地の二四の民族をこう呼ぶ）が健康に恵まれているのは、食事に気を遣い、頻繁に水浴し、肉体的快楽についても節度を守っているおかげなのだとバレルは書いている。一言で言えば、「われわれのインディアンたちは、薬の調合法について無知である。彼らが知っているわずかな治療法は、ポルトガル人や他のヨーロッパ人から学んだものである」。それでもバレルは、アメリカ・インディアンの植物名とその医学的効用について若干記録した。一八世紀後半にスリナム近くで働いたユダヤ人内科医ダヴィド・ド・イサク・

コーエン・ナシは、「黒人たち《ニグロ》」の「薬草と、求められた治療法」が植民地の健康に大いに貢献している点に注目した。しかし彼はまた、黒人の治療法が「ユダヤ教徒よりもキリスト教徒に評価されていた」と記している。奴隷の医術をあまり評価しなかったスローンは、ジャマイカのアフリカ人が教えてくれたものを注意深く収集していたが、アフリカ人の治療法が「合理的とか、成功している」などとは露ほども考えなかった。アフリカ人はインディアンから学んだのだとスローンは記している。★018

多くのヨーロッパ人が、アメリカ・インディアンやアフリカ人の博物通を評価した時代においても、薬の発見神話は動物（本能的な治療法をもつ）から始まり、アメリカ・インディアンやスペイン人を経て、最終的には（シャルル＝マリー・ド・ラ・コンダミーヌによると）フランス人へといたる、かなり人間中心主義的かつヨーロッパ中心主義的な存在の連鎖を上ってきたのだとされた。ラ・コンダミーヌは、今日のエクアドルとペルーにあたる地域を広く旅したが、熱に苦しむ南米のライオンがキナノキの樹皮［キナ皮］を噛んで苦痛を軽減したという古代の伝説について詳しく語った。キナ皮の治癒力に気づいたインディアンも、それを用いてマラリアや他の熱の「クワルタン」（再発）を治療するようになった。やがてスペイン人がインディアンからこの治療法を学び、啓蒙の時代に普遍的な知の番人を自認するフランス人が、スペイン人からこれを学んだ。★019

一八世紀の多数の医学史は、野生の動物が多くの優れた治療法の最初の発見者であるという考えを認めている。ラ・コンダミーヌの同郷人であるプペ＝デポルテは、この種の例として、マルティニクとサン・ドマングの話を示した。最初の例は、毒ヘビに対する解毒剤が、ヤマカガシのような平凡なヘビによって発見されたというものである。「不運にも大蛇が群がるマルティニク島で生きる」そのヘビは、有毒な大蛇に攻撃されたときに効き目のある薬草を知っていたと、プペ＝デポルテは書いている。土地の者たちは、顕著な効能をもつこの植物を、大蛇に対抗する薬草すなわち大蛇草と呼んだ。これと似た話で、アメリカ・インディアンの「博物学者」は、野生の豚がケガをしたとき、

「砂糖の木」の皮を牙でずたずたに裂いて、傷口に樹液をこすりつけるのを観察し、この木の効能を発見した。こうした理由から、この樹液は野生豚のバルサムと呼ばれた。ジャマイカのエドワード・ロングが言うように、「動物は本能的に植物学者なのである」。彼は、人間もまた「自然のままの状態」にあれば、自己存続に必要な薬草や香油や軟膏を探り当てる、似たような本能を有していると論じた。ロンドンのロバート・ジェイムズもこの意見に同意し、モーペルテュイ同様、ヨーロッパの内科医の救命治療法の開発における無能ぶりを蔑《さげす》んだ。ジェイムズが述べるには、薬とは、「人間と獣が共有する自然の本能」によって「未開人」が、あるいは「狂人」が発見したものなのである。ジェイムズがいう「狂人」とは、治療法を「まぐれで見つける」こともある錬金術師のことであった。★020

現地の治療法に対する見解において、ロングはかなりの人種主義者であった。ヨーロッパ人の技術がうまくいかないような場面で、黒人の治療法がときに「すばらしい」効果を見せることには同意するにしても、ロングはアフリカ人に何らの創造性を認めなかった。「黒人《ニグロ》は」、彼らの薬草を「でたらめに」試しているだけで、「生命の維持存続の方法をあらゆる動物に公平に与え給う創造主」の恩恵を、猿のようにただ受け取っているにすぎないと貶《けな》した。★021

植物探査の接触地帯

ヨーロッパ人がみごとに新世界を征服し得たことについて、学者はさまざまな説明を付してきた。優れた銃や力強い馬、そして凶暴で攻撃的な犬のおかげという説明から、天然痘などの病気が偶然かつ戦略的に広がったため、さらにはヨーロッパ人が高度に発達した記録術をもっていたためといった説明までなされている。フランスの博物学に関する研究で、エマ・スパリーは、ブルーノ・ラトゥールのモデル〔二〇頁参照〕に従って、アンドレ・トゥアンのようなパリ王立植物園の植物学者や庭師が、国の力と富を高めるために、新しい標本を〔新世界から〕ヨーロッパの都市中心部へとすみやかに運ぶべく、旅行者に指示を出し操ったようすを論じている。農業、医学、奢侈品貿易のために新しい風土に植物をうまく馴化させるには、栽培の仕方や利点、利用法についての正確な情報とともに植物がフランスに送られなければならなかった。有益な植物が、農業と園芸というヨーロッパの枠の中で認知され定着するためには、［情報の］中枢に位置する植物学者は、「厳密に構築され、不変かつ普遍的に認められる描写方法と登録方法」を必要としたと、スパリーは主張している。[★022]

パリの王立植物園、アムステルダムの薬草園、あるいは後のロンドンのキュー植物園で働いていた博物学者の手に余ったのは、「接触地帯」であった。それはヨーロッパ人があらゆる情報提供者、とくに医学的、博物学的な専門知識をもった者と交渉を行った場である。メアリー・ルイーゼ・プラットは、この「植民地における出会いの空間」を、「地理的かつ歴史的に離れていた諸民族が、互いに接触するようになり、通常、威圧や徹底的な不平等、手に負えない葛藤という状況も含めた、進行中の関係を確立する空間」と定義している。[★023] ヨーロッパ人、アメリカ・インディアン、アフリカ人三者の「博物学者たち」の互いの接触を、植物とその文化的な利用法の交換を際立たせる文脈で考えるため、ここで私は「植物探査《バイオコンタクト》の接触地帯」に特化してみようと思う。

よく指摘されているように、接触地帯という概念に問題がないわけではない。分析の主要な場としてヨーロッパ人と非ヨーロッパ人の接触を描き出すと、「他者」としての非ヨーロッパ人という、あまりにも固定的な考えを不当に構築してしまうからである。さらに言えば、接触といっても、境界が引かれた地帯だけとは限らない。ヨーロッパ人は旅中、多くの場所で接触をもったし、ヨーロッパ内にも異なった階級や職業の者同士で出会いがあったのだ。飢えに耐えかねて都会の港町に伝手《つて》を求めた若者が誘拐され、貿易会社の水兵として船出させられてしまう出会いも、たしかにあった（エドワード・ロングはこの誘拐者を「人買い業者」と呼び、カール・ツュンベリーは「人間泥棒」と呼んだ）。海外では、ヨーロッパ人同士の出会いが、非ヨーロッパ人との出会いと同様に厄介なものになることが多々あった。たとえばメリアンは、スリナムのオランダ人植民者たちと不幸な関係しかもてなかった。「彼らは、砂糖以外に興味をもつ私をばかにしている」と書いている。メリアンは逆に、サトウキビ以外の栽培はできずアメリカ・インディアンを手ひどく扱う植民者たちを批判した。★024

ここで私は(自らの警告にもかかわらず)、西インド諸島における植物探査の接触地帯に焦点を合わせ、ヨーロッパ人が情報提供者から有用な植物に関する情報を引き出すために展開した戦略に迫り、また逆に、ヨーロッパ人が操ろうとした当の人びとによって操られることもあったようすを詳細に見ていきたい。ヨーロッパ内で博物学者は、成功の度合いに応じておだて合ったり制し合ったりするパトロネージという複雑な制度の中で、慎重に行動してきたことが知られている。しかし西インド諸島では、彼らは情報提供者を操ることのほうが難しいと感じることが多かった。情報提供者に冷たく拒否されることも少なくなかったからである。★025 以下で見ていくように、文化を超えたこの地帯における植物学上の交流は、困難に満ちたものであった。

植物探査の接触地帯における「軋《きし》み」、すなわち知的な抵触は、ときに耳を塞ぎたくなるような不快音となることがあった。おそらく最も耳障りな音は、さまざまな言語が作り出す不協和音だったかもしれない。ヨーロッパ人は通常、現地の言葉を話せず、あるいは話す気もなかったので、植物と治療に関する地元の人びととの知識の表面をすくい取るにすぎなかった。一七六〇年代の若い頃、ギアナで働いたエドワード・バンクロフト(マサチューセッツの私掠船の船長でアメリカの革命戦争の間、見えない特殊インクで公文書を書き送った一人二役の秘密情報員)は、「長い時代の中で受け継がれ、現地の人びとに示唆を与えている数綱の動植物の特徴と効能に関する知識」の理解に必要な「インディアンの言語」をほとんど知らないと嘆いている。通訳を雇うことでこの困難を克服しようと努めたが、彼はこうした努力が大半「無駄であった」と述べている。★026

ラ・コンダミーヌ、プペ゠デポルテ、アレクサンダー・フォン・フンボルトは皆、現地の言語に強い関心を示していた。ラ・コンダミーヌは、彼が「ペルーの言語」と呼んだ言葉を話し、語源(たとえば、「キンキナ」すなわちキニーネの語源)を調べるために、一六一四年版の「キンチョア」(ケチュア)辞書までもっていた。さまざまな南米の言語(タラクソ語、ケチュア語、ナフアトル語、ザポテコ語)の辞書は、おおかたスペイン人のイエズス会士によって編纂され、一六世紀後半から利用することができた。分厚いものもあったこれらの辞書は、「商業や農業経営、また人びとの心をつかむためにこの地にやってくる旅行者たちにも役立っ」た。古代ペルー人の言語に関していえば、ラ・コンダミーヌは、彼の滞在中(一七三〇年代から一七四〇年代にかけて)にはスペイン語が「相当混じっていた」と記している。このフランス人数学者は、南米の言語を手厳しく批評し、「多くの言語は、エネルギーをもち、若干の優雅さをまとっているが、一般的に言って、時間とか空間、本質、質料、有形性……といった抽象的かつ普遍的な思考を表現する用語が欠けている。形而上学的な用語だけではなく、道徳的特性を表す用語も皆無である」と記した。しかし、ラ・コンダミーヌがこのような判断をするほど充分な言語知識をもっていたかどうかは疑わしい。現在のベネズエラとコロンビアを大々的に旅行したフンボルトは、チャイマ語をわずか一四〇単語掲載した辞書を作成した(熱、ハンモック、少年、少女、花婿、火、太陽、月の単語と、「彼は殺すのが好きだ」とか「私の小屋には蜂蜜がある」といったフレーズを載せている)[★027]。

フンボルトはコミュニケーションの問題と、ある言語が他の言語を凌駕する言語の権力関係を、敏感に意識していた。彼はアメリカ・インディアンが、とりわけスペイン語など新しい言語を習得する才があると称賛し、布教区に暮らすカシキアーレ族、グアヒボ族、ポイグナーヴェ族や他のいくつかの部族は、互いに言葉が通じないので、スペイン語(伝道団の言語であるが、同時に文民権力を征する言語でもあった)で話さざるを得なかったと記している。フンボルトはケチュア語を南米の共通語にしようと試みたイエズス会士のことも称賛した。たいていのアメリカ・インディアンは、特殊なケチュアの言葉がわからないことがあっても、この言語の構造と文法形態には通じており、さまざまな土着のアメリカ民族は、コミュニケーションにラテン語を用いるべきだというメキシコの管区議会による提案よりも、

ケチュア語の提案のほうがはるかに賢明であるとフンボルトは判断した。[★028]

西インド諸島における言語問題は、遠く離れた文化の異なる者同士の問題だけではなかった。ジャン＝バティスト・ルブロンは、セント・ビンセント島に向かう途中、ジョンストンという三〇歳の医者に偶然に出会った。彼はフランス語を解さず、ルブロンは英語を解さなかった。「私は彼とラテン語で話そうとしたが、発音の違いで互いに理解することはできなかった」とルブロンは書いている。ラテン語で筆談するようになって完全に理解し合うことができた。ルブロンは、ジョンストンの元で二年間暮らし、彼の病院と薬局の経営を手助けし、現地の島の医術を学んだ。[★029]

文化横断的なコミュニケーションは、ときにカリブ海地域の現地民族が活動的な言語学者の役割を担うことによって改善された。たとえばカリブ族は、サン・ドマングのフランス人との取り引きを通じて、「彼らだけがわかる専門用語」を作り出した。これは「スペイン語とフランス語、そしてカリブ語（カリベ語）を一緒くたに」混ぜ合わせたものだった。[★030] スリナムのアフリカ人奴隷は、その地で広く通用した「黒人《ニグロ》英語」と呼ばれる言語を作り出した。これは、オランダ語、フランス語、スペイン語、ポルトガル語が入り、主として英語からなっていた。

人びとの接触を通じてもたらされた新しい生物、すなわちカリブ海地域の混血諸民族は、二文化間のコミュニケーションにも役立った。一七六〇年代にギアナで働いた内科医のピエール・カンペは、破傷風に関するアメリカ・インディアンの情報を収集したいと考えていた。カリブ海地域のいたるところでアフリカ人新生児がこの病気に襲われ、クレオールの奴隷人口を増やそうとするヨーロッパ人の希望が打ち砕かれていたからである。一七六七年発表の「破傷風概論」で、この地のフランス人所有の奴隷を中心に二五の破傷風症例の処置を詳細に述べた彼は、「インディアン」の男女から聞いて、彼らの新生児がこの恐ろしい病気に決して罹らないことを確信した。おそらく臍の緒に香油を厚く塗るためではないかと、カンペは秘密を探るべく、「一人の年老いたインディアンとその妻」を見つけ、質問しようとしたが、彼らの言葉をカンペは話せなかった。後背地から新たに到着したアメリカ・インディアンの一団の中に、通訳のできる一人の「ムラート」がいた（この男の母親の言語は、クレオールとインディアンの混成言語で、父親の言語はおそらくフランス語で、しかもフランス人であったと思われる）。[★031] 過去の征服と植民地での混血が、この場合、カンペの医学的質問を可能にしたのである。

しかしコミュニケーションの問題は、単に言葉がわからないことから生じるのではなかった。一六五八年にシャルル・ド・ロシュフォールは、言語の諸問題を戦争と征服の文脈において考えた。「フランス人の中には、カリブ人たちが英語に反感を抱いていると言う者もいる。反感どころか、その嫌悪ぶりは大変なもので、彼らはイギリス人を敵とみなしているため、この言葉を聞くのも耐え難いと言い切る者もいる」。実際、カリブの諸民族は多くのスペイン語の言葉を自分たちの言語に同化させたが、これはカリブとスペインが友好的な時代に限られていると彼は述べている。ド・ロシュフォールはさらに、カリブの民族が「自分たちの軍事機密が明かされる心配から」、どんなヨーロッパ人にも自分たちの言語を教えることには躊躇したと述べている。[★032] 植物学の知識の交換も、似たように浅瀬に乗り上げてしまうこともあっただろう。

植物探査の接触地帯における「軋み」は、新しい情報に根本的なところで素直でない、融通の利かないヨーロッパの理論的枠組の結果でもあった。医学史家たちによれば、ヨーロッパ人は新世界の薬草を、病気と薬の分類に関するガレノス的な解釈に頼り切っていたのだ。カリブ族、タイノ族、アラワク族、そして移送されてきたアフリカ人の薬草を、身体を熱したり冷ましたりする薬の体液説的な文脈でしか理解しえなかった。世界観とか利用法とか、自然界を秩序立てて理解する別の方法といったことよりも、ヨーロッパの博物学者は、もっぱら標本とその標本に関する特定の事実を収集する傾向があった。彼らは陳列棚に標本を蓄え、博物館内のガラスの向こうに配置し、植物園や薬草園に蓄積した。たしかに自然の恵みを収集したが、リンネやジュシューのような人物に分類してもらうために、「それらに付随する物語が剥ぎ取られた」標本をヨーロッパへと送るばかりであった。「旅行者たちは本当の意味で故国を離

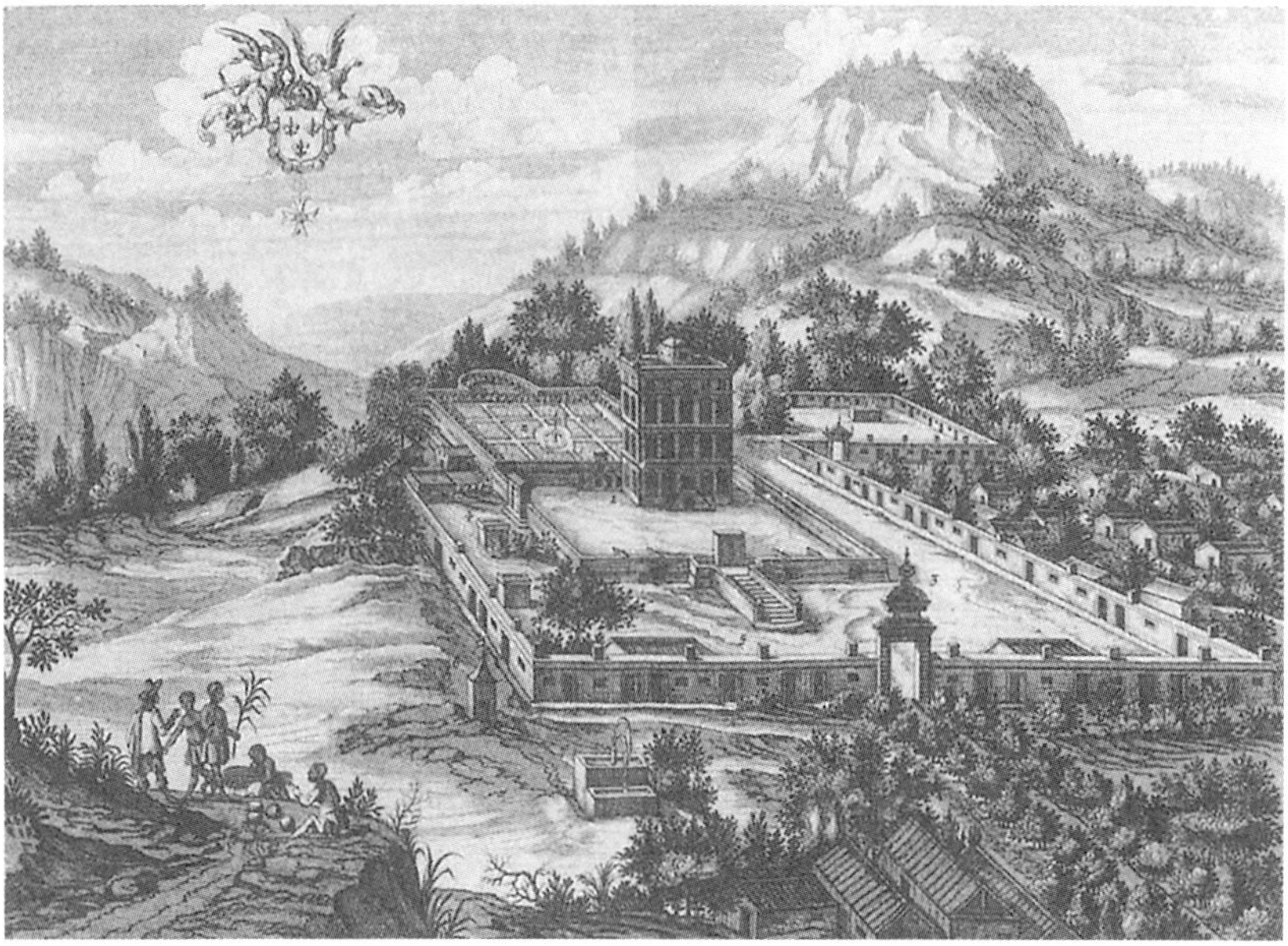

2-3 ❖ セント・クリストファー（セント・キッツ）島に建てられたカリブ海地域における典型的なヨーロッパの城塞（シャトー）。1647年から1660年にかけて、フランス領アンティル諸島の総督を務めたフィリップ・ド・ロンヴィリエ将軍にしてポワンシー騎士がここに居を構えた。ポインキアーナ・プルケリッマという名称は、彼にちなんで名づけられたものである。城塞の裏手には、厨房と娯楽用の庭園があり、廃墟と化した今日なおその跡を認めうる。左側の城壁の内側には小さい礼拝堂があり、城壁の外側の塔（左側下）は兵器庫である。城塞の外側にある奴隷小屋にも注目（右手に「アンゴルの村」Ville d'Angole）。ポワンシーは、さまざまなプランテーションに奴隷を抱え、ときにその数は600名を超えた。© Bibliothèque Centrale, MNHN Paris, 2003. Reprinted with permission.

れることはなく、彼らの関心とそれに沿った世界解釈の道具一式を携えて、ただ彼らの世界を拡張しに出かけて」いくことをくり返していた。[★033]

ジャマイカのオービア教［黒人たちの魔術］とサン・ドマングのブードゥー教に遭遇したヨーロッパ人の衝撃は大きかった。自らの経験的な手法を誇るようになっていたヨーロッパ人は、奴隷医術における宗教的かつ霊的な側面を無視し、あざ笑い、見下す傾向にあった。オービア教とブードゥー教は、ともに多様な薬草の調合と、ある種の霊的憑依状態、恍惚状態とが儀式に組み合わされている。身体的な病と同様に社会的な病を治療し、あるいはそれらを引き出すために祈祷が行われた。[★034] ヨーロッパ人の報告がかなり否定的なため、歴史家たちは一八世紀西インド諸島のこのような風習に直接アクセスすることができず、実態に迫ろうとするも挫折感を味わうだけである。

イギリスの内科医はオービア教を理解していなかったと言うだけでは充分ではない。ジャマイカに生まれエディンバラで学校教育を受けたジェイムズ・トムソンは、黒人の病気の多くがオービア教徒によって行われる過度な「まじない」や非理性的な「偏見」の結果と考えた。オービア教により異状が引き起こされると、「医師」にはほとんど出番がないと述べている。トムソンは、こうした風習の中に「医学と魔術の親密な和合」を理解するより、むしろ「患者に対するオービア教の支配力を、理性を通じて破壊しよう」と試みた。しかし、そうはいかず、多くは失敗した。「キリスト教がオービア教の影響力を排したと確信するのは、まったくの誤りだ」と結論した。[★035] オービア教信者の能力を評価し、彼らの治療法を用いて「大成功」を収めたチャールズ・スプーナーのような内科医ですら、オービア教信者が用いる薬草のみを研究して、自分の治療にオービア教の霊的側面を組み込もうとはしなかった。

一八世紀後半にジャマイカで軍医総監であったベンジャミン・モーズリーは、「オビ族の科学」にある毛髪、歯、鳥の心臓とネズミの肝臓を用いる手法に関して、冗長な解説書を残した（彼は、オービア教と賭け事が「ニグロの国」からやってきた移民のアイディアを結集した唯一のものだと信じていた）。彼は、オービア教はいかさま治療と変わらないと考えていたが、その力がやすやす取り消せるものではないことに戸惑った。「呪文をかけられ」た奴隷は、男女を問わず確実に死んだ。植民地の法がオービア教を抑えるに無力であったと同様に、ヨーロッパの医学はオービア教の呪文に対して無力であった。モーズリーによると、こうした術にかけては世界的な名人であるアフリカの男たちは、「フライヤー（ロジャー）・ベーコンにも教授し、トマス・アクィナスを恐れさせることも可能であろう」。「病気を長引かせて」人間や動物を消耗させる彼らの術は、アメリカ・インディアンの熟達した毒矢の術をはるかに凌駕するものであるとモーズリーは判断した。また、オービア教信者の男の知識は、オビ族の女の知識より優れていると付言している。男は生死に関わる問題を扱い、一方、女は情熱の領域だけを扱って、気まぐれだったり嫉妬深い愛人を苦しめたにすぎなかった。[★036]

一八世紀の末までに、オービア教に対するジャマイカの反対姿勢が強くなり、それを非合法化する努力が行われた。一七六〇年に議会は、「オービア教など呪術」の実践を重罪とする法を通過させ、さらに一七八九年には、「他人の健康や命に影響を与え、あるいは反乱を煽動するために」、超自然的な何らかの力をもつ「ふりをする」奴隷は、誰であっても「判決に基づいて死罪とする」と決定した。[★037] 一九世紀前半には他の島々もこれに従った。ただし、医学的な問題に関してヨーロッパ人は優越感をもっていたものの、この時代の彼らの治療法は、主に瀉血し、下剤をかけ、水ぶくれをつくり、嘔吐させ、発汗を促すもので、患者がかえって悪くなることも多々あったことは想起されなければならない。

植物探査の接触地帯における言葉の問題、概念枠組の問題、そして肉体的試練の問題などに加えて、ヨーロッパ人、アメリカ・インディアン、そして奴隷はそれぞれ独自の経済的な利害と文化的目的をもっており、文化を超えた交流は進まなかった。フンボルトはアメリカ・インディアンのガイドがカヌーを作る木材としてのみ樹木に関心を示し、その葉や花、果実にはほとんど注意しないと愚痴をこぼしている。さらに、「彼らときたら、まるで古代の植物学者のように、観察が足りなかったなどと思わない。彼らはわれわれの数々の質問にうんざりし、こちらは堪忍袋の緒も切れんばかりだ」と憤慨している。[★038]

ヨーロッパ人とアメリカ・インディアンとの遭遇、あるいはアフリカ奴隷との遭遇は、平等な者同士の純粋な出会いではなく、敵愾心も露わな、いがみ合いであった。フンボルトは、スペイン語で話しかける「インディアン」の水先案内人を、水ヘビとトラの危険を誇張しているとばかにした。「夜、現地の人間と旅するなら、そのような会話は当然のことなのだ」と彼は書いている。「ヨーロッパの旅行者を脅かすことで、インディアンは、自分たちの必要性が高まり、よそ者たちの信頼を得られると信じているのだ」。すでに数年前にラ・コンダミーヌは、ヨーロッパ人が新世界の治療法に帰す優れた効能は、「偏見と無知によって非常に誇張され」ていると示唆していた。[★039]

条件が理想的であったとしても、新世界の植物の医学的特質を探る膨大な作業は、想像を超えるものであった。キトで極度の疲労にさいなまれたラ・コンダミーヌは次のように記している。アマゾン河流域の植物すべてを詳《つまび》らかにすることは、「最も根気強い植物学者と……植物画家が何年も精を出す」ことが必要となろう。「……私はここで、すべての植物を細部にわたってスケッチをし、綱・属・種に分類するために必要とされる労働のことを言っているだけである。さらに現地の人間による植物の効能の調査が加えられるならば、これぞ自然研究の醍醐味となろうが、その作業は大変なものとなるだろう」[★040]。

しかし、植物探査の接触地帯の条件は理想とはほど遠かった。アメリカ・インディアンの誇張は、「財産にも文明にも格差のある人びととの間でつねに生じる欺瞞」のせいだとフンボルトは考えた。植民地の過酷な統治のために、一七九〇年代にセント・ビンセント島でカリブ族が反乱を起こし、サン・ドマングなどで黒人暴動が起きた。一七三〇年代のイギリス植民地と、一七六〇年代のフランスの島々で、毒殺におびえた植民者たちは奴隷の薬を禁止することになった。一六八〇年代という早い時期においても、「逃亡奴隷たちが白人を待ち伏せしているような」島々で薬草栽培を行う危険について、スローンが報告している[★041]。

秘密と独占

ヨーロッパ人がアメリカ・インディアンや奴隷の薬に興味をもって学ぼうとするのに、先住民や奴隷は、新しい主人《マスター》にそのような知識を明かしたがらなかった。奇跡的な治療法には、秘密がつきものだった。サン・ドマングのブルジョワの言葉がこれをうまく表している。「黒人《ニグロ》たちは数多くの病気を克服している」が、「……彼らの大半は、とくにその術を心得ている者に限って、治療の秘密の守りは堅いのだ」。オランダ人内科医フィリッペ・フェルミンは、「スリナムの黒人は男女ともに植物の薬効を踏まえ、彼らが施す治療法は、ヨーロッパからやってきた医者の面目を潰すほどにすばらしいものであった」とはっきりと認めている。「……だが、その方法を教えてくれるよう彼らを説き伏せることはできなかった」[★042]。セント・クリストファー島のジェイムズ・グレインジャーは、土着の治療法を用いてらい病患者を治す一人の「逃亡黒人」を見つけたが、「彼の術の秘密を明かす」ことはできなかった[★043]。

　植民地の侵略者たちから秘密を守ろうとするのは、世界のいたるところで共通だった。ニコラス・モナルデスは、一五七七年に発表し、好評を博した著作『新たに発見された世界からの朗報』の中で、ペルーを巡回したスペインのある兵団について語っている。この兵団は、当時ヨーロッパで毒やサソリの毒針、寄生虫、ふさぎ込みや疾病に効くとして用いられた胃の結石に強い関心をもっていた。兵士たちは、雇った「あるインディアン部族」にこの石について尋ねたが、スペイン人を敵とみなす彼らは、秘密を明かすことを拒んだ。やがて一二歳のインディアンの少年が、兵士たちの意を察して、「動物の胃」から取り出したものだということを教えた。この少年は、「秘密をばらしたために」すぐに仲間に殺されてしまった。一世紀経た後も状況はほとんど変わらなかった。チリにいたイエズス会士のアロンソ・デ・オバルは、「当地には、マチスと呼ばれるインディアンの医者のみが知る、下剤として著しい効能を示す多くの植物がある。しかし彼らは、とくにスペイン人にはこれらの植物を秘密にしていた。彼らがそのうち一つか二つを明らかにしたら、それは彼らの友情の大きな証である」と報告している。一八世紀のペルーでは、ラ・コンダミーヌが次のようにコメントしている。彼が「自然民族」と呼んだインカ族は、約一四〇〇年間、スペイン人に対してキナノキの秘密を守りぬいたという（二〇〇年以上であったとする説もある）[★044]。

西インド諸島の博物学者は、情報提供を渋る者たちから秘密を聞き出そうとさまざまな方法を工夫した。サン・ドマングのブルジョワは、奴隷たちの信頼を友情で得ようとするが、これに失敗すると、お金を差し出して「情報提供」を請うたが、これも成功しなかった。スリナムのフェルミンは、植民地が負担する外国の薬の費用を節約し、悪事を企む奴隷の不法行為防止を望んで、「黒人奴隷」の植物の知識に学ぼうと試みた。「だが、彼らの守りは固く、たとえお金や親切心（抱擁）をもってしても、何一つ報われることはなかった」と書き記すことになった[★045]。

ヨーロッパ人はまた、西インド諸島の他のヨーロッパ人と交渉するさいも、手練手管を駆使した。ニコラ＝ジョゼフ・ティエリー・ド・ムノンヴィルは、スペイン人に媚びへつらい、彼らの秘密を盗み出そうと策を弄した。彼はキューバに到着すると、自分が植物学者で薬草収集のためにやってきたと知らせた。この国の人びとは、フランス本国には植物がないのかと尋ねた。ティエリー・ド・ムノンヴィルは、フランスとその植民地に植物が不足しているわけではないが、「スペイン人の虚栄心」をくすぐって、「ハバナの薬草は優れた効能で評判だ」と言い添えた。

ヨーロッパ人はまた、情報提供を渋る者を脅し、強要することもあった。スローンは、カントラ・ヤーヴェという毒矢に良く効く解毒剤についてヨーロッパ人が知るようになった経緯を語っている。これは、スモールウッドという名のイギリス人内科医が、スローンに語った話で、彼がグアテマラでスペイン人から逃れる最中に、アメリカ・インディアンの毒矢で負傷したときのことである。一刻を争う事態にスモールウッドは、人夫として同行させていたインディアン捕虜を一人選び、柱に縛りつけ、解毒剤を明らかにしなければ毒矢を放つぞと脅した。恐れをなしたインディアンは（部族名は挙げられていないが）、カントラ・ヤーヴェをいくらか噛み砕き、傷口に塗り込んで治してみせたという。★046

医学的な秘密を買い求め、あるいは盗むという一八世紀の数々の企てのうち、最もひどい事例は、世界の別の場所に由来するものであろう。すなわち、「闇の医者」が広く雇われ、ヨーロッパ人内科医のために薬草を収集したインドのイギリス組織である。一七七〇年代にそこで働いていたイギリス人内科医エドワード・アイヴズは、不治の病として彼でさえ匙を投げていた性病を治してしまう「貧しいポルトガル人未亡人」に並々ならぬ関心を抱いた。アイヴズは東インド会社の外科医たちに、この未亡人に「相当な謝礼」を与えて秘密を買うよう指示した。しかし彼女は、この秘密が保持できれば、現在もそして孫子の代になっても、一家は経済的に安泰だと述べて、申し出を断った。買収に失敗したアイヴズは、東インド会社の外科医たちに「彼女の一挙手一投足を」見張るよう指示した。監視を続けて、彼女が「白濁の生垣」として知られる潅木を集めているのを知ったアイヴズは、治療に効果をもたらすのはその潅木の樹液にちがいないと考えた。★047

敵やライバルに対して秘密を守る努力は、植民地の被征服者たちに特有のものではなかった。当然ながらヨーロッパ人も数々の独自の秘密をもっていた。歴史家のウィリアム・イーモンは、「自然の秘密」を明らかにすると謳っている中世と近世の文書について論じた。自然の神秘の力に関する当時の奥義書の多くは、実際のところ、鋼鉄を鍛錬するための冷却水の作り方や、染料や顔料の調合法、調理法、宝石職人やブリキ職人が用いる実践的な錬金術的製法など、さまざまな技術工芸分野の処方や製法、「実験」に触れている。★048

もっと広く見られたのは、貿易上の秘密に関することで、ヨーロッパ中の有益な知識が保護されたということだった。医学において、内科医と薬剤師が自分たちの処方箋を良い値で売れるまで秘密にし、治療法を守ることがよくあった。有名なケースを挙げると、エセックスの薬剤師のロバート・タルボー（1639–81）は、熱を治す「驚くべき秘密」によって富と名声を獲得した。著書『イギリス人の治療法』をフランス語で出版して、彼はイングランドのナイトの爵位を確かなものにし、ルイ一四世から年間二〇〇〇リーブルの年金を受け、裕福な貴族さながらに暮らした。[★049]

近世の大きな貿易会社は、独占権を慎重に保つことで投下資本を守った。オランダ東インド会社の航海に同行したツュンベリーは、この会社が香辛料貿易とアヘンの独占権をどのように維持したのか語っている。「密輸入犯の命は犠牲になるのがつねで、さもなければ、少なくとも焼きごてをあてられて一生牢屋で過ごすことになる」。多くの博物学者が会社の船に乗って航海していたが、オランダ東西インド会社は、彼らが発見したものを出版物の中でむやみに明らかにせぬよう戒めた。フランス・インド会社もまた、著者たちに公表を自粛するよう勧告した。このフランスの会社は、セネガルの博物学に関するミシェル・アダンソンの論文をイギリス人が購入するのを妨害した。イギリス人が一七五八年にサンルイという西アフリカの港町［セネガル北部。奴隷や象牙などの海洋貿易で栄えた］を獲得すると、この地域を取り上げるフランスの学術的な論文はほとんど出版されなかった。アダム・スミスは、貿易会社に認められている独占権は、「貿易や製造における秘密と同じ」効果をもっと指摘した。歴史家のフランシスコ・ゲルラは、「医学は人類の世襲財産であるが、薬の貿易は、歴史上、終始一貫して独占経済の対象であった」、そして（それゆえに）多大な利益となったと述べている。もちろん、今日の会社も秘密を守っている。アメリカの製薬会社は、ざっと見積もって新薬開発に必要な八億二〇〇〇万ドルを特許によって補填している。[★050] 自由な科学知識の交換という興隆しつつあった慣行は、個人と株式会社による収益至上の商取引とによって、一七、一八世紀に消えてしまった。

一七世紀末から一八世紀を通じて学術研究を進めた医者は、植民地の医者が用いているのと似た技術を駆使して、ヨーロッパの内部で薬の探査を行った。スウェーデンのリンネは、「最も効き目のある薬について、われわれが感謝しなければならないのは、薬の秘密を守り続けている庶民である」と述べた。イギリスのジョゼフ・バンクスの植物学への関心は、青年だった一七五〇年代に、女たちの採集した「薬草」が薬種商に売られるのを見たときに生じたものだ。ヨーロッパの医学者は、地方に暮らす同郷の男女に甘い言葉をかけ、土地固有の治療法の秘密を聞き出しており、そのようすは、西インド諸島と驚くほど似ていた。ときには説得し、ときには財布のひもをゆるめて、魔法のように効き目があると称された秘密を明るみに出した。植民地植物に関しては、医者は民族植物学的な手がかりに基づいて試験を始め、後にその結果を(ときには)出版した。トマス・シデナムは、このような新たな慣行の普及原理を説明した。すなわち、秘密の治療法を有する「良き市民」は、「民族にもたらされた偉大な恩恵を世間に広く明らかにする」義務を負っている。「善良な人びとにとって、徳と知恵は富と名声に勝る」ので、医学実験は(医者の懐を肥やすだけでなく)公共善に寄与することになろう、というのである。これについては誰もが同意したわけではないだろう。★051

植民地における探査と同様、自国における植物探査の多くは、王室が資金援助したものだった。「血止め薬」として知られた「すばらしいエキス」が一六七〇年代にイギリスに導入されるときも、通常の手続きが踏まれた。パリに旅していた「好奇心の強いある人物」が、「傷口に包帯を巻く必要もなく」みごとに止血する「止血薬」の製法の秘密を、ドニという人物から聞き出した。ドニの奇跡の軟膏の効き目は、まず「脚と頸の動脈が切られ大腿に切り傷を負った」犬に試され、何度も証明された。この止血薬を塗ると、あらゆる出血がたちまち止まり、「いなかる傷跡もつくらず、化膿もせず、瘢痕も残さずに」治癒した。この後、「治験」はさらに、「この実験のために」動脈を開かれ、あるいは手や顔に切り傷を負った人間に行われた。この止血薬は、犬と同様、人間にもよく効いた。★052

フランスで治験が成功した後、この止血収斂剤は、イギリスにいるリチャード・ワイズマン軍曹に送られた。ワイズマンは、この奇跡の薬をすぐに用いることにし、この日に手術したばかりの患者を呼び戻した。この患者は、手の施しようのないひどい出血で、馬車に乗っている間にも「シーツ全体に血糊がべったり」というほどであった。傷ついた血管は首の奥深くにあって、届かない。そこでワイズマンは、「二本の綿の棒を作り、前述の液体に浸してから、出血している二つの傷口に突き刺した」。血はたちまち止まり、首に包帯を幾巻きもすることもなかった。ワイズマンは、同日、乳房切除を受けた若い女性にもこの止血剤を用いた。またもや効果てきめんで、「血液は止まり、動脈口は閉じたままだった」。

治験が成功したおかげで、ドニ自身がロンドンに赴くこととなり、王立協会のある会合で、犬一匹と子牛二頭を用いてこの薬が披露された。この時、王室は製法の秘密を購入し、直属の実験室で「少量」を調合させた。イギリスで作られた薬もよく効き、三頭の子牛の足の切り傷を止血して、「観客全員の称賛を受けた」。さらに、セント・トマス病院の二人の患者に試された。一人は女性で、もう一人は水兵であったが、二人とも片方の足を切断されていた。通常、足の切断部を焼灼し、ひどく苦しむことになるのだが、このフランスの止血剤を用いると、患者は「痛みから解放された」と、王に派遣され立ち会った内科医と外科医は証言した。その報告書には、患者が「これ以上順調で、血色よく見える」ことはありえないと「全員が認めた」と書かれていた。

「王室の止血薬液」として知られたこの薬は、その年のうちに、戦時に使用される手はずとなった。オランダ人との小さな衝突があり、オフォリー伯爵やエドワード・スプラッグ卿、ジョン・ベリー卿などの軍務についた外科医たちが、それを戦場で実験的に用いて「みごとな成功を収めた」のであった。★053

にせ医者も合法的な治療者も、一財産を当て込んだ。スローンは、治療法を秘密にして収益を守ることと、「人類の福祉」のために公開して芽生えつつあった倫理観を促進することの中道をうまく歩んでいた。スローンは晩年に『目の……痛みに最も有効な薬の報告書』を出版した（これは彼が何年も前に購入した秘密の治療法であった）。五四頁のこの小冊子は、六ペンスで販売された。スローンは初期にキャリアを積んだジャマイカ同様、イギリスにおいても「真の治療法」がどこで見出されようとも油断なく見張っていた。イギリスという医学帝国の中心に座しながら、彼は求めもしない数々の「調剤法」を世界中から受け取った。彼が実際に捜し出した調剤法もあった。ルーク・ルージリー医師の眼炎薬がそうであった。この医者と直に接触するのを避けて、スローンは、ルージリーとスローンの双方に面識のある「非常に理解ある薬剤師」から眼の軟膏の秘密を入手しようと試みたが、この薬剤師はその秘密を知らなかったか、あるいは話そうともしなかった。ルージリーが亡くなった後、スローンは彼の『薬物誌《マテリア・メディカ》』を含むあらゆる書籍と草稿をどうにか手に入れたが、それでも「まったく無駄であった」。結局、ルージリーのためにその薬を作っていたある「人物」が、条件をつけて目の塗布剤の秘密をスローンに売った。その条件とは、この匿名の人物が死ぬまで秘密を漏らさないというものだった(性別不明だが、これで生計を立てていたようだ)。トゥーティ(亜鉛酸化物)と赤鉄鉱石、アロエ、そして毒ヘビの獣脂や他の脂質を混入して「加工した真珠」を用いるこの製造法を見て、スローンは、これがもともとマシュー・リスターの製造法であったことを知った。リスターは内科医師会のメンバーであったが、スローンが推測するところによると、彼がルーク・ルージリーの父親であるトマス・ルージリー医師に製造法を伝えていたようだ。★054

スローンは、当時よくある形式で小冊子を著し、目の軟膏の製造法を示した。自分の実験と経験や他の内科医たちの発見、そして西インド諸島のような遠方からやってきた軟膏の効能や使用上の注意について報告したのである。(今日でもよくあることだが)医学的な治療の成功例はおそらく過大に報告され、失敗例は充分に報告されなかった(第4章参照)。スローンの軟膏は、五〇〇症例中一つの例外もなく治してしまうほど抜群の効き目があると言われた。スローンは患者を前もって慎重に扱うよう警告しており、とりわけ「眼から体液を抜くため、耳の後ろの首元に水ぶくれをつくる」準備をする必要があった。★055

一七四五年までにスローンは、かくも有効な治療法を長年秘密にする内科医の立場を釈明しなければならないと感じていた。価値ある情報を公開しなかったと訴えられないように、問題点を検討して、詳細に並べた。彼は、製造法獲得のために必要な秘密の誓いを「今まで誠実に守っていた」までであって、「薬の製造を秘密にしたこと」を非難されるべきではなかった。「良識をわきまえ、信望の厚い」他の内科医たちはいざ知らず、本当に有益な薬を故意に「隠蔽」あるいは「独占」してきたわけではなかった。[★056] スローンの弁明が明らかにしているのは、遅くとも一八世紀半ばまでに、医学的な治療の秘密に対する医者の権利に代わって、公益という倫理が登場したということである。

内科医たちは、効果的な治療法を求めて国内に広く網の目を張り巡らしていた。ヨーロッパ内外の旅行者たちは、治療法の知識が印刷されることで、政治家、学者、芸術家、職人、水兵、商人、農民、「賢女」など、男女を問わずあらゆる身分に問いを発し、学ぶことが奨励された。一六、一七世紀の女性は、病の治療者としてまだ広く認められていた。上流階級の女性たちは、日頃から医学教育を受けていた。たとえばイギリスのトマス・モアの娘は、宗教、古典、そして水を蒸留したり、鉱物や薬草、花、植物から化学抽出物を得たりする実践医学の教育を受けた。家事に関する日記や書物は、大世帯を管理する女性たちが日ごろから傷を消毒して包帯を巻いたり、薬を投与したり、庭で採れた薬草を配ったり、出産に立ち会ったりした事実を明らかにしている。このような女性の中には、家伝の処方について本を著した者もいた。下層階級でも、女性は、免許こそ持たないが万病を治療する医者であった。一五六〇年に外科医のトマス・ゲイルは、(約七万人の人口のうち)六〇人の女性がロンドンで実際に医療を行っていると見積もっている。一五五〇年から一六四〇年にかけて、ロンドンの内科医師会に起訴された七一四名の無免許の開業医のうち、一五パーセント以上が女性であった。これらの女性は、男女ともに治療し、ときにはジョアンナ・スティーヴンズ(後述)のように、特殊な治療法を専門とする者もいた。概して女性の治療者は、薬を薬屋から購入し、薬屋に薬草を提供する薬草売りの女性とは異なっていた。[★057]

一八世紀は、医学と科学に携わる女性にとって、重要な揺らぎの世紀であった。近世のヨーロッパ科学は比較的自由な構造であったため、女性は産婆術を実践し、医学的な治療を行い、天文学や物理学を含む多様な科学に従事することが可能であった。一八世紀が進むにつれ、女性の治療者は大学への入学許可（医学と科学の分野で働くには必要とされるようになった）を求めたが、拒否された。それにもかかわらず内科医たちは、伝統的な治療法をはじめとする多くの女性がもっていた知識を収集したがった。一六世紀には、ウィーンとライデンで働いたカロルス・クルジウス（シャルル・ド・レクリューズのラテン語名）が、地方にいる「植物の根を切る女性たち」（*rhizotomae mulierculae*）を称賛した。彼女たちは、植物の医学的効能と地域のさまざまな名称に関する情報を彼に教えた。一七世紀のロンドンでもてはやされた医者のトマス・シデナムは、「植物学を［どんな学者よりも］よく理解しているコヴェント・ガーデンのある老婆を知っている」と公言していた。[★058]

「植物の根を切る女性たち」や老婆、あるいはとくに成功している女性の治療者たちから情報を収集する過程は、海外における植物探査の過程と驚くほど似ていた。戦略は、主にその治療法を買うことで、しばしば政府がその金を支払った。独力で成功した女性に、ジョアンナ・スティーヴンズという、イギリス、バークシャー州に良い地所をもつジェントルマンの未婚の娘がいた。膀胱結石を溶かすという彼女の薬は、卵の殻と石鹸の混合物で、これに対して、一七三九年三月一七日、王室から五〇〇〇ポンドが支払われたのである。この「激しく痛む疾患」に施す彼女の治療は、他に「結石摘出」という外科的方法しかなかったために、［切らずに治す治療法が］高く評価された。ロンドンの外科医のウィリアム・チェゼルデンは、一分足らずで結石を摘出できたが（彼はこの処置を死体でくり返し、完成した）、この手術は痛みがひどく危険なものであった。[★059]

スティーヴンズがどのような訓練を受けたのかは不明だが、記録では、薬の知識をもち、薬の処方技術を身につけていた。彼女が語るところでは、「約二〇年前に」、かまどで乾燥させた卵の殻を成分とする「結石」治療薬を「偶然」見出し、複数の人にこれを投与した。何年にもわたって卵の殻を焼き、さまざまな量の石鹸を加えて「実験」した。彼女の治療の評判は上がり、郵政局長総監のエドワード・カートレットの治療を成功させたとき、頂点に達した。一七三七年まで彼女の治療法は称賛を浴び、一刻も早い秘密の公表が「人類にとってきわめて重要」と判断された。この時期、彼女の支持者たちは、「薬を発見した彼女への報奨金として」、一般民衆から五〇〇〇ポンドを集めようとしたが(「彼女の同意」も得ていた)果たせず、報奨金の支払いは、下院に申し入れられた。[★060]

一七三九年の早い時期に、スティーヴンズは自ら下院に支払いを請願した。彼女の請願は法案となって両議院を通過し、同年の六月一四日に国王の承認を得た。だが、支払いの前に、彼女の薬は「しかるべき審査員の検査」を受けなければならなかった。議会が指名した評議委員会は、この治療薬を処方させ、長年結石を患っていた(五五歳から七九歳までの)四人の男に投与した。約一年後、この患者たちは、複数の外科医、内科医、薬剤師の診察を受け、すべての患者の結石が今や一つも見られないことが立証された。この証言は、カンタベリー大主教、大英帝国の高官、さまざまな公爵、聖職者、医者、外科医を含む二二名の議会委員会の前で行われた。(依然として疑いをもっていた)二名を除いて、全員がスティーヴンズの薬の効能を正式に認めた。[★061]

スティーヴンズは高価な報奨金を受け取り、長年彼女が守ってきた「細心の注意と状況」にそった「薬の処方と投与を伝授した」。今や彼女の治療は、「医術を修めた人びと」ならば、さらに効果的に応用できるであろうと考えられた。[★062]

似たような事例はフランスでも起こった。スイスの外科医の未亡人であるヌーフェ夫人は、サナダムシを駆除する秘密の方法を用いて高い評判を得た。その秘密は重要なものと考えられ、パリの主要な内科医の中にはその効能を徹底的に調べるために国王の承認を受ける者もいた。この薬の作用が評判どおりのものだと確認されると、その処方箋はフランス国王が購入し、勅命によって公表された。[★063]

開発した治療法が最終的に採用され、さまざまなヨーロッパの『薬局方』に公表されたとしても、当の女性たちは大半無名のままであり、治療法を提供した西インド諸島の地元民や奴隷と大同小異であった。ジギタリスの開発の話は、今日まで用いられている薬の中でも有名な例であるが、もともと名も無き「老婆」が開発したものだった。バーミンガムの医者ウィリアム・ウィザリングは、ジギタリス・プルプレアの葉が、水腫（身体に水性の体液が異常に溜まるもの）の治療に有効であることを、「老婆」から習ったといっている。ウィザリングの説明によると、「一七七五年に、ある一族に伝わる治療薬について意見が求められた」という。それはこの老婆が秘密にしていたもので、「正規の開業医が手に負えないような病気も治してしまう」。「この薬は二〇種類以上の多様な薬草を成分にしているが、薬に精通している者にとっては、即効性のあるこの薬草がジギタリス（キツネノテブクロ）以外にはありえないと造作なくわかるのである」と続けている。それからウィザリングは、最も効果的な投薬法を見つけるために、一〇年に及ぶ実験に乗り出した（この薬草を使いすぎると、嘔吐や激しい下痢を誘発した）。彼が一日一時間の無料診療でまず貧しい患者を使って実験したことは注目に値する（彼はこうした患者を年間二〇〇〇人から三〇〇〇人診察した）。「ジギタリスが強力な利尿剤であるとわかったが、その当時、またかなり後まで、薬一服のジギタリスの処方量は多すぎ、投薬期間も長すぎた」と彼は記録した。数年かけて彼は薬を完璧なものにし、処方した粉薬がどのようにして一定の効力を保てるのかを習得した。彼はまた、過度の下痢を避けるためにアヘンを少量混ぜ合わせる実験を行った。この薬を安全かつ飲みやすい形に開発した後になってやっと、彼は治療代を支払える患者たちに処方した。ウィザリングの時代以降、ジゴトギシン、ジゴギシン、ジギトギゲニンなど、三〇種類以上の異なった強心剤のグリゴシド（配糖体）がジギタリス・プルプレアから分離された★064。

西インド諸島の情報提供者と同じく、女性自らがヨーロッパの博物学者にどのように反応したのかを知るすべはほとんどない。歴史家のリスベット・ケルナーは、一七六九年のストックホルムの雑誌の中に、「賢女たち」の声を掲載した一つの記事を見つけ出した。女性の名を騙《かた》って男性がこのような記事を書くのは、一八世紀においては珍しいことではなく、この記事の「賢女たち」の主張は、他の女性の著述にこの時期から現れた不満をそっくりなぞっている。いわく、病児の傍らで医者が、「これはもはや、経験を積んだ賢女を探す以外に打つ手はない」と判断を下すとき、彼女たちは「喜び、満足」を感じ、医者が「薬の秘密を探り当てようとして、私たちがもっている袋やクリームや包帯のにおいを嗅ぎ、味見しようと躍起になっている」のにはあきれると。彼女たちは専門家養成への道、ストックホルム医学校への入学を許可してほしいと要請して、この話を結んでいる。「詰まるところ私たちは、呼ばれた家庭で診察していた（医者の）紳士方と同じぐらい高く評価されているのですから」[★065]。

スウェーデンの（男の）医者たちは、「賢女たち」の秘密を買おうと申し出たが、他の民間治療者と同じく、たいてい断られた。自身の生活はもとより、ときには孫子の生活までがその治療法の独占にかかっていたからだ。たとえば「ワードの丸薬」を開発したワード氏は、「薬の製造法が、彼自身と彼の後継者にとって毎年相当額の価値を生むだろう」と言って、それを明かそうとはしなかった[★066]。かくして、生活のために自分の秘密にすがる治療者（スローンは、この中に何人かのロンドンの医者を入れている）と、学術的な訓練を受け（少なくともイデオロギー上）「人類の福利」のために研究を行う医者との間に対立が生じた。薬剤開発に費やされた大学や会社の投資を保護するために、この時代の後に発展した特許制度によって、こうした倫理規範は緩和された。

薬草を扱う女性や民間治療者の活躍は、誰もが絶賛したわけではなかった。ロンドンの内科医師会は、治療を徹底的に独占することに努め、一五八三年に、「病人の元へ巡回する未熟で年老いた女性に」いかにして「医療行為」をさせないようにするのかを議論した。何年もかけて医師会は、薬草を扱う女性たちを「年老いた」「貧しい」「取るに足らない」「無学な」「厚かましい」「盲目的な」「頑固な」と形容し、訴え続けた。一六三二年にロンドンの薬剤師のトマス・ジョンソンは、薬種商や医者に古い植物の根を「押し付けている」と巷で取りざたされている、オルダースゲイトやブロードストリートの青物市場で働く女性たちを、「がめつく汚い」薬草婆と痛烈に批判した。同じく一世紀後には、王立協会会員のパトリック・ブレアが、貧者や無学な薬剤師たちに彼らの好みの薬草を見境なく押し付け「騙している」、「卑しむべき若い薬草女たち」を攻撃した。だが薬草女たちは、譲らなかった。フリートや他の市場の記録には、一八世紀前半を通じて女性たちが「医薬品となる植物」を売っていたことが示されている。ジョンソンとブレアの報告で注目すべきは、薬草女たちが多くの薬屋にとって重要な商品供給者であり、医学校の医者の処方箋は詰まるところ、植物の根に関するこれらの女性たちの知識に頼っていたということである。[★067]

国際的な知識のブローカー——種痘の導入とモンタギュー夫人

本節では、西インド諸島とヨーロッパにおける植物探査の考察からしばし脇道にそれて、中央アジアからイギリス、場合によってはヨーロッパとその海外植民地にまで移植された医療技術の例を取り上げてみたい。天然痘の接種がヨーロッパに導入された物語で興味深いのは、メアリ・ウォートリ・モンタギュー夫人が果たした役割である。彼女は、女性の知識の国際的なブローカーと呼べるかもしれない。[★068] とくに興味深いのは、この新しい知識を誰が紹介し、誰が紹介しなかったのかと考えられた点である。

一八世紀初頭に天然痘が猛威をふるい、イギリス、フランスの王室を含む（メアリ女王は一六九四年、フランスの皇太子［ルイ一四世の王嗣］は一七一一年に死亡）あらゆる身分の人びとの命を奪った時期に、種痘はヨーロッパに導入された。「天然痘に罹った人の化膿しきった膿疱」を切開し、別の人に「膿を植え付ける」処置は、中国やアフリカのバーバリ海岸［アフリカ地中海側］から伝えられ、そして最も印象的であったのはコンスタンティノープルからの伝来であった。[★069] 高い教育を受けたヨーロッパの有力者たちが種痘に関心を寄せたのは、コンスタンティノープルにおいてであった。

一八世紀以来、歴史家は、西洋への種痘の導入という偉業を誰が成し遂げたのか、喧々諤々《けんけんがくがく》論じてきた。天然痘の接種に関する報告を『フィロソフィカル・トランザクションズ』〔王立協会紀要〕に発表したエマヌエレ・ティモニとヤコブ・ピラリニという博識な二人のパドヴァ大学卒業生なのか、あるいは自分の息子の接種に成功してイギリスの関心を集めたメアリ・ウォートリ・モンタギュー夫人なのか、また、イギリス最初の種痘を監督した王認可の内科医スローンと王認可の外科医チャールズ・メイトランドなのか。[★070]

歴史を画するこの偉業について包括的な論文を著したジュヌヴィエーヴ・ミラーは、イギリスへの種痘導入の科学的な側面を監督したのはスローンであると考えている。異郷の薬に関心を抱いて西インド諸島から帰還したスローンは、一七一四年に種痘に関するヨーロッパ最初の科学的論文を発表したギリシアの内科医ティモニから、その安全性に関する情報を集めたという。ミラーは、種痘導入の過程にメアリが貢献したと説明するのは「誇張である」とみなし、著作の表題となっている論文の中で述べているように、彼女を「彼女の本来ある位置」に据えようと躍起になっている。[★071]

レディ・メアリの名声を潰そうとするミラーの試みは、種痘の導入に果たしたレディ・メアリの役割を、おそらく彼女の階級に敬意を払って称賛したヴォルテールやラ・コンダミーヌ、メイトランドによる一八世紀の解釈に対抗しようとするものであった。たとえばラ・コンダミーヌは、メアリを自分の子供の安全を心配する「心優しき母」と描き、英国皇太子妃に及ぼした彼女の影響を褒め称えた。皇太子妃は、「他の女性を凌駕する資質」を備えた女性で、一七二二年に皇族に種痘を受けさせたことで、すべての英国人に心強い模範を示し、「これによって皇太子妃は、ヨーロッパで最も気立てのよい皇女たちの命を救ったばかりでなく、彼女たちの美貌をも守ったのである[★072]」。

チャールズ・メイトランドは、メアリの夫エドワード・モンタギュー卿がイギリス・レバント会社の特使となり、一家でアドリアノープル〔イスタンブールの北西、現エディルネ〕に滞在したときの家庭医だったが、彼もまた、かつての女主人にあたるレディ・メアリがヨーロッパに天然痘の接種をもたらしたと考えた。メアリ自身は、不幸にも天然痘

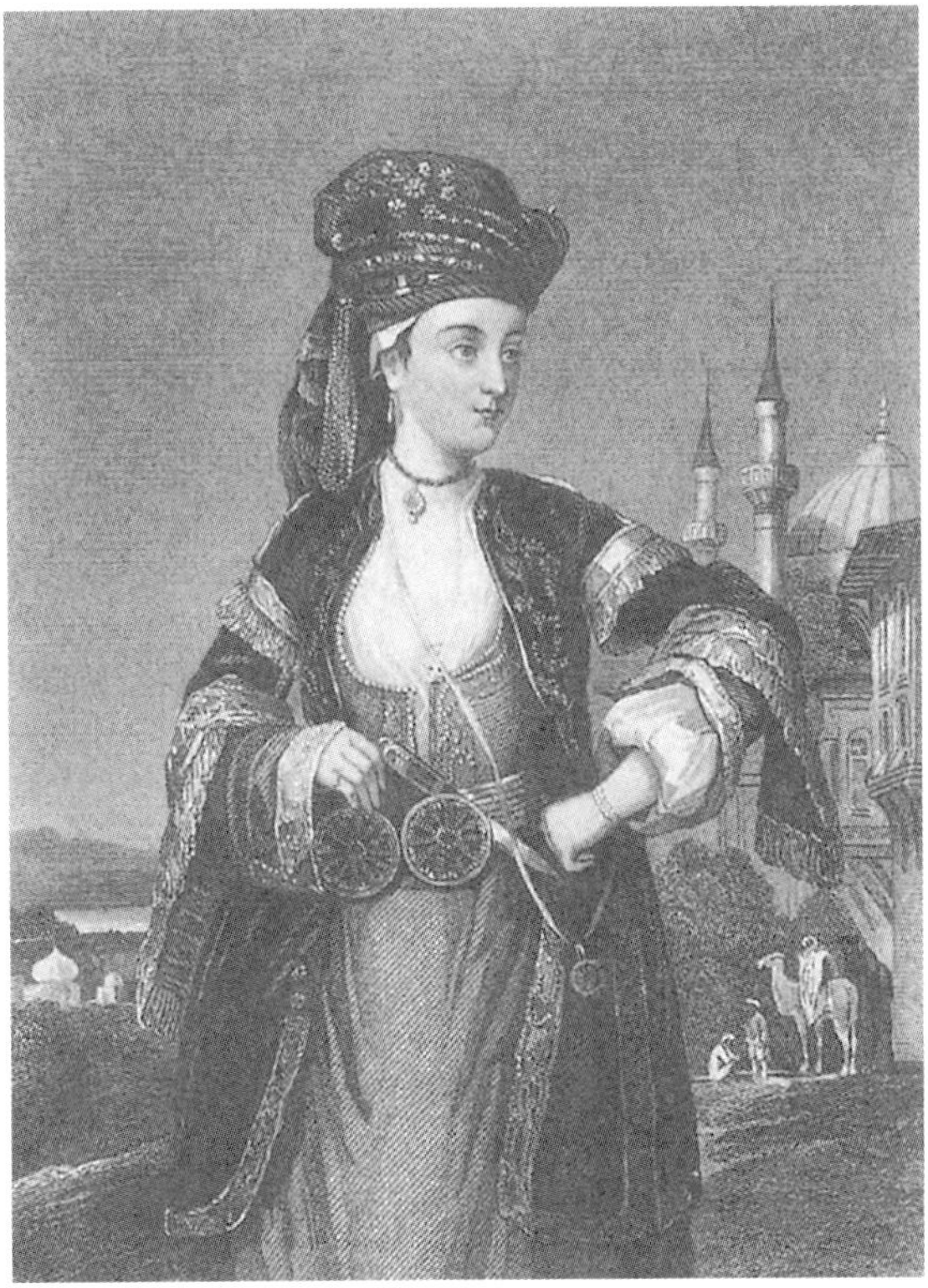

2–4 ❖ トルコの衣装をまとったメアリ・ウォートリ・モンタギュー夫人。19世紀前半に天然痘の接種を西欧へ導入するのに尽力した彼女のまつ毛は天然痘で失われてしまったが、画家はまつ毛のある姿を描いている。By permission of the Boston Athenaeum.

に襲われ（彼女のまつ毛はなくなり、ひどいあばた顔になってしまった）、彼女の兄弟はこの病気で亡くなっていた。一七一七年にメアリとメイトランドは二人で調査を始め、安全性を「一点の迷いもなく確信し」、モンタギュー卿夫人は六歳の一人息子に種痘を受けさせることを決意した。この処置の成功に喜び、メアリは生まれたばかりの娘にも「命取りになるこの病気」に対して接種を頼んだ。しかしメイトランドはそれを断わり、その子が大きくなるまで待ち、帰国後に接種をするように説いた。そうすれば、「このやり方の完璧な安全性をイギリスに示す最初の偉大な例になり、とくに第一級の身分と地位の人びとに示すことができる」と彼は見込んだのだった。★073

こうした発見物語はすべて、コンスタンティノープルからヨーロッパへ旅して、情報の仲介者となった学識あるヨーロッパ人に焦点を合わせている。この点でめったに言及されないのは、接種の実践を地中海で存続させたギリシアの年老いた女性たちである。影のような存在であった彼女たちの中には、コンスタンティノープルとその周辺地域に流行した一七〇六年の天然痘に対して、四〇〇〇人の老若男女に接種を行ったと伝えられている者もいる（六〇〇〇人という報告もある）。「モレア出身のギリシア人女性」としか伝えられていないこの女性は、主に下層社会の人びとにこの技術を施したが、天然痘の伝染が脅威となるにつれて、接種は裕福な家庭、とくにその地域に駐在していたイギリス、オランダ、フランスの豪商たちの間で評判となった。数年後、ラ・コンダミーヌはこの女性の成功を褒め称え、接種処置における彼女の正確さと用心深さが成功の鍵だと考えた。★074

このギリシア人女性は、レディ・メアリが息子に種痘をしてくれるよう依頼した女性と同様、針と（切開部分を覆うために用いた）ナッツの殻を道具にした「老婆」であったにちがいない。この老婆は、「種痘を縫いこむ」発明をしたわけではなく、ただ古代の知識を実践したにすぎない。天然痘予防のために痘を植え付ける起源は知られていないが、ラ・コンダミーヌが一七五四年に発表した『接種誌』によると、世界中で多くの民族が古代から実践していたものだった。中国では、膿疱を粉状にして乾燥させたものを綿に染み込ませ、子供の鼻に詰め込むことで、天然痘を「縫い込んだ」とダントゥルコル神父が述べている。チェルケス（黒海の北東地方）とグルジアでは、かの地の民族に評判の美しさを損なわないように案じる人びとによって、その技術が「太古の時代から実践」されていたという。グルジア人の美しさ、とくに女性に見られる美しさは、神話レベルに達していたことを想起すべきである。この地域の女性は、美しさゆえにトルコのハーレムに高値で売られると言われ、さらには一八世紀末の偉大なヨハン・ブルーメンバッハが、その美しさゆえに白色人種を示す用語として「コーカサス人種」という語を考案した。ブルーメンバッハは、コーカサスを人類の発祥地として崇め、その地域の民族を最も完璧であるとし、人類の起源であるとみなした。中央アジアとアフリカを横切ると、似たような実践が見られ（一つに束ねた三本の針を用いて肌に刺すやり方）、ラ・コンダミーヌは、この処置がカイロの市民軍に売られた奴隷によって、チェルケスからエジプトにもたらされたと推測している。そこから、トリポリ、チュニジア、アルジェリア、そしてアフリカ内部へと伝わったと考えられる。アフリカから黒人は、大西洋を横切ってアメリカ大陸へその知識を運び、最終的に彼らの主人にその知識を伝えた者もいただろう。この流れとはまったく無関係に、（一、三ペンスで）「天然痘を買う」処置は、ウェールズで独自に発達したという。この地では、「学校に通う少年たち」が、出血するまで健康な少年の腕に病気の少年の腕からとった膿疱をこすりつけて、互いに天然痘を与え合ったと報告されている。★075

接種を施すアドリアノープルの女性に加えて、ラ・コンダミーヌは、この技術を実践する他のギリシア人女性にも注意を向けている。フィリッポポリス〔現在のブルガリア南部の都市プロヴディフ〕とテッサロニカ〔ギリシア北部マケドニア地方の港町セサロニキ〕出身の女性である。ラ・コンダミーヌによると、これらの「接種を施す女性」は、優れた技術に「いかさま」と「迷信」を混ぜ合わせていた。テッサロニカの女性は、聖処女からこの知識を授けられ、その結果、額、両頬、あご、両手首、両足など異なる八か所の身体部位に十字架をかたどって切り傷をつけると言っている。

イギリスやニューイングランド〔アメリカ北東部〕の多くの内科医は、種痘に果たした女性の重要な役割に異議を唱えていた。ロンドンのセント・バーソロミュー病院の内科医で、熱心な種痘反対派であったウィリアム・ワグスタッフは、「文盲で無分別な民衆の間で何人かの無知な女だけが行っていた実験が、突如として、乏しい経験のまま、王宮にまで受け入れられて、世界で最も洗練された国の一つで行われているのだ」と嘆いた。またニューイングランドでは、ザブディール・ボイルストンが、このような重要な処置を「老婆や看護婦」に任せたままではなく、「有能な内科医と外科医」が引き継ぎ管理することを勧め、内科医が応じられない場合にのみ、女性が接種をしてもかまわないとした。[★076]

ギリシアの老婆が迷信的な行為をしていると言うのであれば、ヨーロッパの内科医もまた同じであった。彼らは、患者は良好な健康状態であることに加えて、種痘を受ける前に、おびただしい量の瀉血と下剤を「覚悟しなければならない」と説いた。医学に携わる男たちを嫌ったレディ・メアリは、種痘のような「有益な発明」を（私腹を肥やすためにも）独占しようとする彼らと対立した。純然たる形の種痘をイギリスに導入しようとした決意ゆえに、彼女は医学の専門家たちとの「戦争」に巻き込まれるのではないかと不安になった。おそらくこの理由で、彼女の家庭医であったメイトランドは、種痘の実験を行うのは「公共善」に役立つためであって、自分の懐のためではないことを強調したのだろう。彼は、接種のやり方を秘密にして、それを独占し続けようとは思わないと述べていた。秘密をもてば、メイトランドはこの新しいやり方から利益を得ることになった。王室侍医として、彼は［ドイツの］ハノーファーのフリードリヒ王子に種痘を行い、総額一〇〇〇ポンドという多大な英貨を受け取った。[★077]

科学史家は、新しい知識の創造を、最良の結果を公表しあい、ひたすら真実を追求する営みとして表現しがちである。しかし、これまで見て来たように、ヨーロッパの植物探査の接触地帯においては、ヨーロッパ内であっても海外であっても、とうてい理想的な条件とは言えなかった。命を落とす確率は高く、情報提供者は渋っていた。人命を救うかもしれない新薬の追求は、征服、商業、奴隷制という関係のぬかるみに足をとられた。ヨーロッパの植民地拡張は、熱帯医療という領域における新しい知識の追求に依存し、またそうした知識の追求を促すことにもなった。それと同時に植民地主義は、この知識の発展を妨げる征服と搾取の原動力でもあった。

ヨーロッパに種痘を導入するという偉業を誰が成し遂げたのかを決めるのは難しい。レディ・メアリは、ヨーロッパとその植民地の全域で、標準的な医療行為となる種痘の仲介者として貢献した数少ない女性の一人であった。次章で見るように、メリアンは、西インド諸島における中絶薬の利用に関する生々しい報告をしたにもかかわらず、それをヨーロッパに導入することにはならなかった。

第3章

エキゾチックな中絶薬

◉果実を収穫しようと見てみると、われわれの果樹園では、
必ずといっていいほどサビナの木以外、何もみつけることができない。
この木は、むしろ果実「胎児」を台無しにするために、
手当たりしだいにそこに植えられていた。——
トマス・ミドルトン（1624）

◉悲惨な運命にある者たちが子供をもちたいという自然な欲望を失っている。
あらゆる本能に背いて、母親は残虐な仕打ちから
守ろうとして自分の子供を殺しているのだ。
不幸な奴隷は、自然の叫びではなく、抑圧者への憎しみに耳を傾けているのだ。——
匿名（1795）

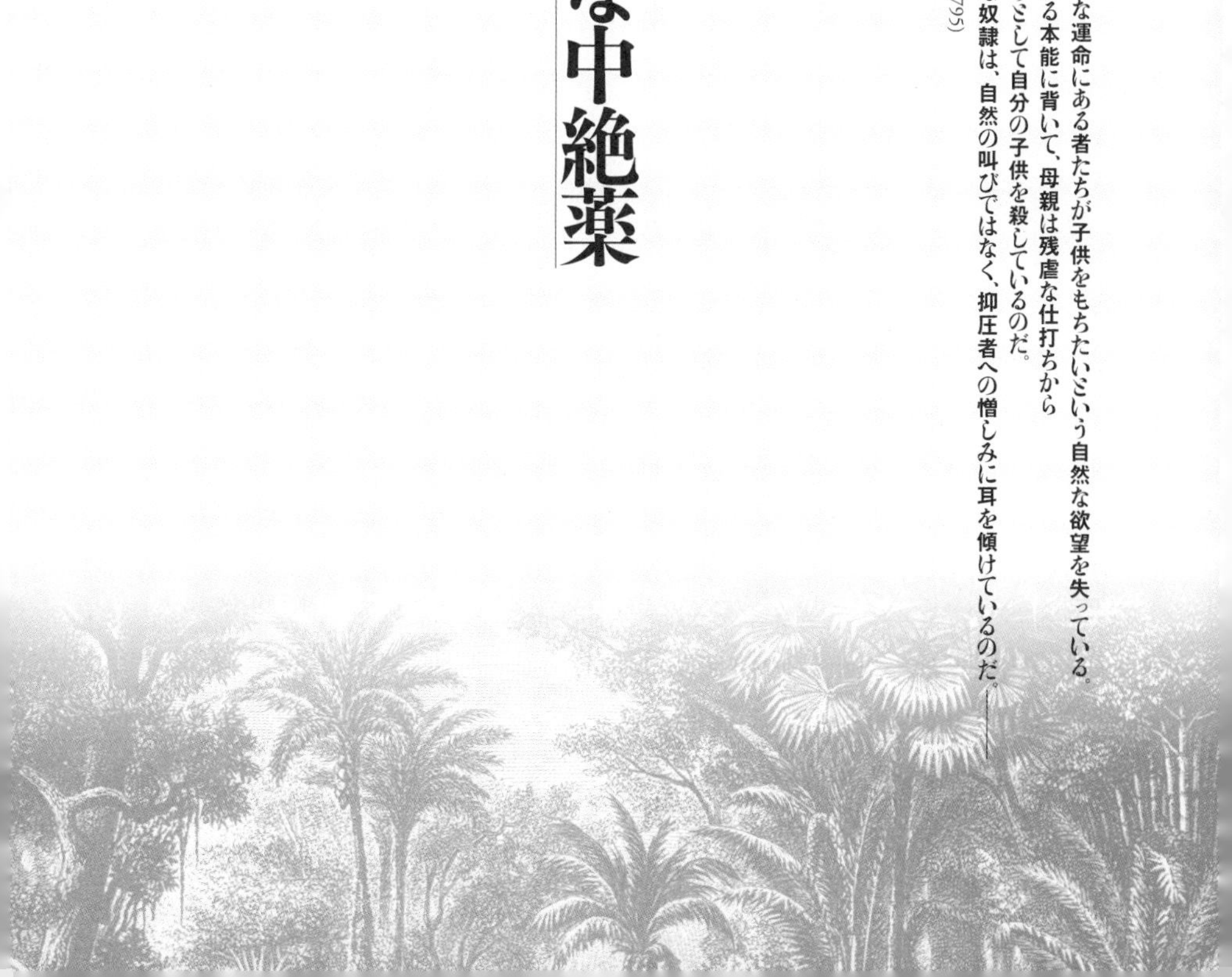

一七世紀のヨーロッパ人にとって、西インド諸島の植民地からのエキゾチックな商品輸入はビッグ・ビジネスであった。すでに一六八〇年代には、砂糖、レターウッド（象形文字に似た黒い斑点があるためこう呼ばれた）［クワ科の木、スネークウッドともいう。弦楽器の弓の材料］、綿、タバコ、藍、オールスパイス［西インド諸島に産するフトモモ科の常緑樹］、種々のゴムや樹脂、そしてハンモックのようなアメリカ・インディアンの日用品やキャッサバが、確実な収益をもたらしていた。★001 一六八八年までにスリナムは、年間七〇〇万ポンドの砂糖を輸出し、サン・ドマングのフランス植民地は、一年あたり二億二七〇〇万リーブル相当の砂糖を生産していた。

これに比して医薬品の貿易は、遅々とした歩みながらも重要であった。一七六〇年代には、ユソウボク（マホガニーやアカミノキと同じバラ亜綱）のようなサン・ドマングの薬の貿易が一万四六二〇リーブルに達していた。★002 エキゾチックな避妊薬や中絶薬の調剤に用いられた薬草は、貴重な船荷としてヨーロッパへ運ばれたのだろうか。このような植物の貿易は、収益をもたらすものだったのだろうか。ヨーロッパの主な中絶薬の一つであるサビナは、地中海沿岸からヨーロッパ北部にもたらされた本来エキゾチックな薬だったが、古くからヨーロッパ中の庭で栽培され、身近で安価なものであった。それゆえ、ことによると熱帯の植民地から新たに多産抑止薬を輸入する必要はなかったのかもしれない。しかしヨーロッパ人は、最善の薬を求めて世界中を探し回った。多くの人びとが、現代と同じように単純にエキゾチックなものを好んだのだ。博物学者たちの視野に、新しい多産抑止薬はどの程度あったのだろうか。

メリアンのオウコチョウ

私がまず中絶というトピックに注目したのは、マリア・シビラ・メリアンが、イモムシの変態に関する書物の中で、子供を堕ろす女奴隷たち（アメリカ・インディアンとアフリカ人）について生々しい報告をしていたためであった［序冒頭参

3−1 ❖ 1660年頃の砂糖キビ圧搾機。サトウキビ畑❺と牛力で動く圧搾機❶が後方に、砂糖汁を煮詰めるのに用いられる炉となべ❷が前方に描かれている。サトウキビの茎はまずローラーを使って圧搾される。❶搾り取られた汁は、樋をつたい備え付けの大きな水槽へと流入し、さらに四つの平なべに入り、四つのかまどで薪をくべて煮詰められる。❷そこでできた凝縮液は円錐形の型❸へと注がれ、後に乾燥される（ここには描かれていない）。一人のヨーロッパ人の監督が、ステッキを使って奴隷が仕事の手を休めないように見張っている。絵の右下の隅には、奴隷小屋❿が描かれている。
Reprinted by permission of the Bibliothèque Nationale de France.

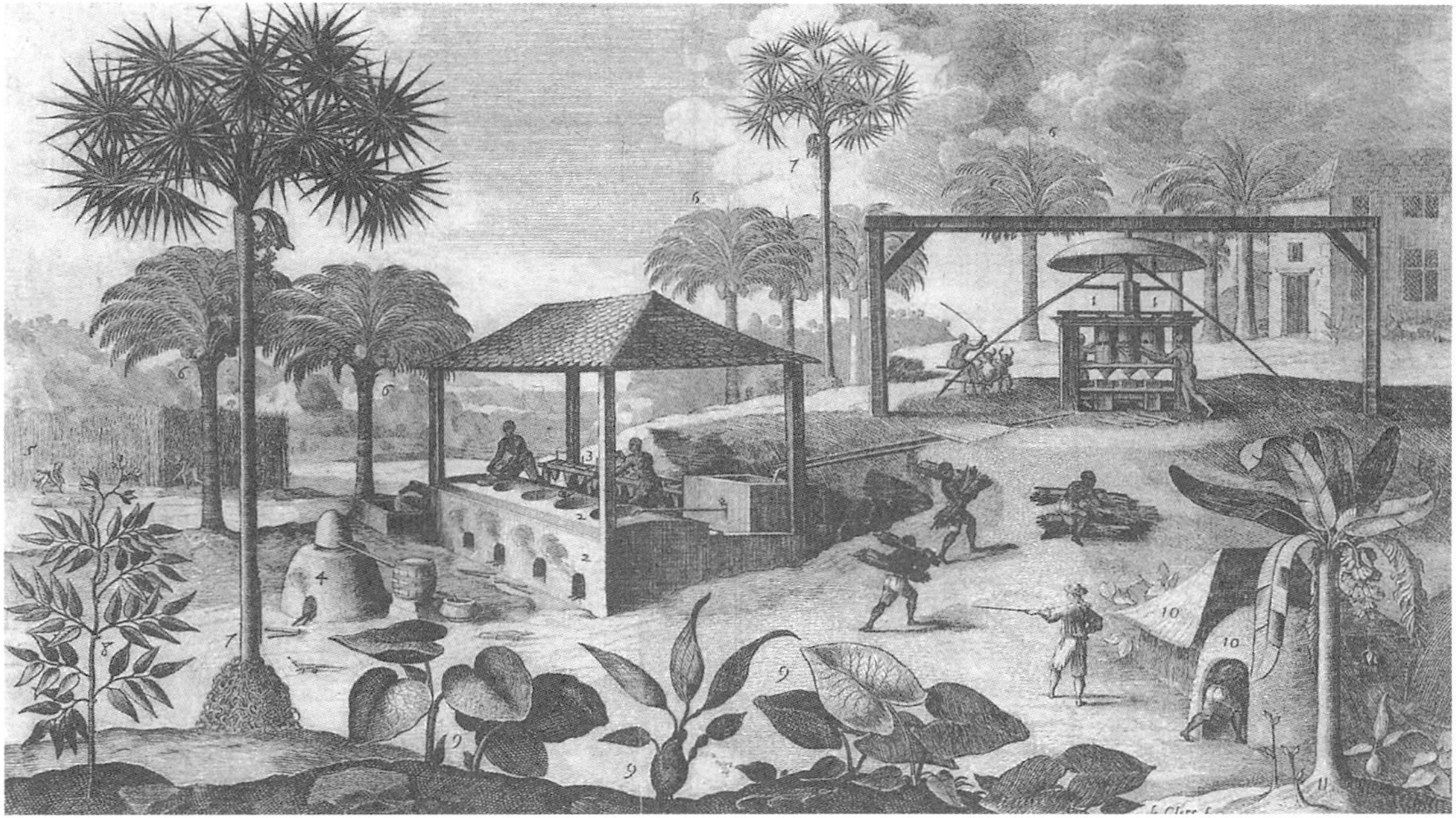

照］。メリアンは奴隷の子殺しを政治的な抵抗の形態とみなし、中絶を直接に植民地闘争という文脈に位置づけた。メリアンによれば、女奴隷たちは多くの者が首を吊ったり毒を飲んで自殺を図るのと同じ理由から、すなわち、新世界の奴隷主《マスター》の耐え難い残酷な仕打ちから逃れるために、お腹の子供を殺したのだった。

博物学者たちは、カリブで出会ったエキゾチックな中絶薬のどれかをヨーロッパへ紹介しただろうか。この問いについて考えるために、私はメリアンのオウコチョウの歴史をなぞることにした。オウコチョウはリンネ式のラテン語表記で、今日ポインキアーナ・プルケリッマ（*Poinciana pulcherrima*　ラテン語）とか、カエサルピニア・プルケリッマ（*Caesalpinia pulcherrima*［ラテン語］、スウェーデン語）という名称で知られている。フランス人は、この植物を「極楽の花」と呼び、英語圏の人は、「赤い極楽鳥」、「小型のポインキアーナ」、「バルバドスの誇り」（バルバドスの国花で、ひげのような葉をつけたイチジクの木とともに国章の一部にもなっている）と名づけている。オウコチョウはフロリダや中南米、インド、アフリカで繁茂し、今日でも通経剤（生理を誘発させる薬剤）や中絶薬として認められる。効能が期待される部位は、花であったり、種子や樹皮であったりする。たいていの植物と同様に、オウコチョウにも多くの利用法がある。たとえばグアテマラとパナマでは、その葉は魚を殺すのに用いられ、その種子は犯罪者を処刑するのに用いられた。この植物はまた、喉の痛み、肺病、熱、目と肝臓の不調、便秘、肌の吹き出物の治療薬として用いられ、黒色の染料やインク（「世界で最も美しいインク」とされる）にも利用された。★003 この花は目を見張るばかりの美しさで、装飾としても好まれている。

私がメリアンのオウコチョウに注目してきたのは、彼女の言葉が心に残ったばかりでなく、この植物の中絶誘発作用が、西インド諸島のさまざまな植民地、（メリアンにより）オランダ領で、（スローンにより）イギリス領で、（なかでも、自らの観察でスローンとメリアンの発見を直接に確認したミシェル＝エティエンヌ・デクールルティルズにより）フランス領で、それぞれ別々に発見されたためである。スローンは、メリアンがスリナムに旅する数年前にジャマイカで働いていたが、彼が「バルバドスの花の垣根とか、野生のセンナ、もしくはスペインのカーネーション」と呼んでいた植物について論じ、後に発表した書物の中で、その植物をメリアンのオウコチョウと同定した。彼の植物標本は、リンネ以前のものとしては現存する最大のコレクション（現在ロンドンの自然史博物館所蔵）であるが、その中のオウコチョウの標本を調べると、たしかにメリアンが発見したものと同じ植物であることが確認できる。この時代における植物の歴史のつねとして、オウコチョウの歴史もまた、定かでなく、オウコチョウという名称がつねに同一植物を指しているのか変種であるのか、類似の医学的効能をもっているのかも明確ではない。この名称の植物標本が世界各地から集められ、パリの顕花植物研究所に保管されているが、見かけも特徴もさまざまである。[★004]

オウコチョウに言及した最初のヨーロッパ人は、一六四七年から一六六〇年までフランス領アンティル諸島の総督を務めたポワンシー騎士（フィリップ・ド・ロンヴィリエ将軍）であった（第5章参照）。ポワンシーは、博物学者ではなく、自分の軍隊の健康を気遣う軍人であったが、この植物の解熱剤としての効能を称賛して、自らも服用して「良い効果」をあげた。一七九九年に政府によりサン・ドマングへ派遣されたフランス人医師、デクールティルズがポインキラデ（*poincillade*）の中絶薬としての利用に光をあてたのは、時代がずっと下ってからのことである。棘のあるこの美しい低木は、ヨーロッパの庭でも栽培されているが、アンティル諸島では自生していると彼は書いている。肺病や熱を治療するのに有効だとするフランスの他の内科医による報告を、デクールティルズも再説している。化学的特質と医学的成分を詳細に調べて言うには、オウコチョウの（種子ではなく、メリアンが報告しているように）花の部分の強力な一服は月経の誘発に用いることが可能だが、細心の注意を要する。彼はまた、「邪《よこしま》な心をもった黒人女《ニグレス》」が、「不倫の結果を堕ろすために用いている」とも記している。[★005]

興味深いのは、メリアンとスローンがこの植物をそれぞれ個別に、中絶薬として収集したことである。スローンは航海記の中でメリアンを引用したにもかかわらず、この植物の中絶誘発作用について彼女から学ぶことはなかった

（その逆もなかった）。メリアンの『変態』は、航海記の本文を書き上げたスローンが、その後に見聞したことを加えた補遺においてのみ引用された。スローンとメリアンは学術的な交流をもたなかった。もっとも、ロンドンの王立協会会員のジェイムズ・ペティヴァーが一七〇五年に購入したメリアンの『変態』の一冊を、まさしく当時、その会長職にあったスローンが目にすることはあっただろうとは考えられる。メリアンやスローンが西インド諸島へ旅するはるか以前に、オウコチョウは東インド諸島からヨーロッパへもたらされていたが、その植物の中絶誘発作用に関するヨーロッパ人の報告（第4章参照）は、私の見るところ、メリアンのものが最初である。

メリアン、スローン、デクールティルズは三人とも中絶薬について述べているが、彼らはオウコチョウをまったく異なる社会的文脈に位置づけた。メリアンとデクールティルズは二人とも植民地闘争の中で考えているが、メリアンは西インド諸島の女奴隷が肉体的かつ精神的に生き延びるためにこの植物が重要であったと主張し、デクールティルズはこれを利用する「黒人女《ニグレス》」の「邪な心」を強調した（上記参照）。私はまず、スローンが花の垣根と呼んだこの植物に関して、彼がジャマイカでどのような体験をしたのか検証することから始めたい。

ジョン・ステッドマンは、カリブの奴隷が耐え忍んだ極めて残酷な仕打ちについて生々しく報じている。一七七〇年代のスリナムで彼が見たものは、一人の「謀叛を企てた黒人《ニグロ》」が柱の鉄鉤に肋骨を突き刺され、生きながらぶら下げられ、他の二人は柱に鎖でつながれ、ゆっくりと火あぶりに処せられ、六人の女は拷問台に寝かされ生きたまま引き裂かれ、二人の奴隷の少女は首をはねられている光景であった。フランス領の奴隷もこれよりましというわけではなかった。一六八五年の『黒人法典』は、「人道的理念」ゆえに当時称賛されたものだが、一か月も逃亡していた奴隷の耳を切り落とし、片方の肩に「ブルボン家の紋章である」百合の花の焼き印を押すよう命じていた。再び逃亡を企てた奴隷は、ひざの内側の腱を切断して不具にされ、もう一方の肩にも焼き印を押された。三度犯せば死刑となった。逃亡のかどで火あぶりに処せられているジャマイカの黒人のようすを、スローンは「彼らは地面の上に両手両足を湾曲した棒切れで打ち付けられ、手足の先からしだいに火を当てられ、めらめらと頭のてっぺんまで燃え上がり、彼らの苦痛といったら想像を絶するものであった」と伝えている。これより軽い罪を犯した場合、斧で片足を半分に切断された。奴隷が怠ければ、「槍の柄に使う木の小枝で」監督者に打たれ、その後、「お利口さんにするために」その開いた傷口にコショウや塩、さらには溶かしたロウまですり込まれる。一七七〇年代にジャマイカの総督であったジョン・ダリングは、「スペイン人の奴隷の扱いはわれわれよりもましであるが、われわれの扱いはフランス人よりもまし、フランス人はオランダ人よりもまし」と見ていた。[★006]

スローンは、奴隷がこのような仕打ちから逃れるために「自分の喉を切る」ことを充分知っていたが、この観点から「花の垣根」について考えることはなかった。「激しい月経を引き起こして流産などの原因となり、サビナや強力な通経剤と同じような作用がある」と淡々と記した。花の垣根に中絶誘発作用があることについて、スローンは植民地の数々の苦悩という文脈ではなく、中絶に救いを求める女性と医者との間で高まる葛藤という文脈に位置づけて論じた。この点においてスローンは、中絶についてヨーロッパの男性医師の形式張った考えをジャマイカまで持ち込んでいた。ジャマイカ総督に仕える内科医の職務を、彼は次のように記した。

> 妊娠していると思われる女たちは、他人の名前を使い、病気のふりをしてやって来て、ときには自分の尿をもってきて、頭やわき腹に痛みがあるとか、お腹が張った感じがするなどと見え透いたことを言ってくる。そうすれば、医者が治療のために薬を処方し、それで中絶を引き起こすことができると抜け目なく考えているのだ。このような場合、私は薬を出さずに彼女たちを追い出すか、治療しなくても自然に痛みが和らぐだろうと告げるのがつねであった。あるいはまた、来診者の病気に充分納得するまでは、何の役にも立たない薬をもたせて追い払うのであった。

スローンは、中絶に関する一節を、次のような厳しい警告の言葉で締めくくっている。「中絶がいかに危険なことなのかを女性たちが知っていれば、決してこれを試みることはないだろう。……母体に危害を与えることなく中絶するのは、木を損なわずに未熟な果実をふるい落とすぐらい簡単なことと考えているのかもしれない」。スローンはジャマイカで診察した女性が、イギリス人なのかクレオールなのか、あるいは奴隷なのかといった彼女たちの社会的、政治的地位については論じていない。むしろ彼は、「仮病の」女性一般が、人のよい医者から中絶の手立てを得ようとしていることを非難した。彼のこうした姿勢は、当時の多くのヨーロッパの医者に共通するものであった。ドイツの医者ヨハン・シュトルヒは、妊娠している女性が中絶を求めている疑いがあると、軽い下剤だけを処方して「ごまかした」と報告している。女性たちは天然痘予防のための種痘の処置が中絶を引き起こすことを願って、すすんでこれを受けようとすらしていると言う医者もいた。中絶を誘発するかもしれない薬を未婚女性に与えることについて産婆や医者や薬剤師に発せられる警告は、少なくとも一六世紀まで遡ることができる★007。

一七、一八世紀に中絶について論じたヨーロッパの内科医は、その危険を強調した。状況が悪化したときのみ女性を診るよう(男性)内科医が呼ばれたため、これは概して彼らの経験を正しく反映したものであったといえる。スローン自身も、中絶が是が非でも必要なときには、薬草の調合よりも「手技」のほうが好ましいと述べている。これは紀元一世紀、おそらくそれ以前にまで遡る古代の手法で、これに則って医者は女性をベッドに仰向けにし、三人の女性が彼女を抱え、膝を胸元まで押し上げさせた(一七世紀のパリの名外科医で、出産や婦人病に関して広く著作をなしたフランソワ・モリソーの助言)。医者は椅子に座り、油、新鮮なバター、あるいは無塩のラードを手に塗り、子宮頸部から子宮内へと「やさしく」指を一本ずつ挿入し、手全体を内側へ滑り込ませるのだった。ヘルマン・ブールハーフェは、これらの部位を弛緩させるために女性にアヘンを与えるよう勧めた。医者の手が子宮の中に入るとすぐ、薄膜を破り、胎児の足をつかみ、「外へと引き出した」。次に、医者は胎盤を子宮から指で引き離し、取り出した。妊娠初期の数週間なら、「丸みを帯びた鉤」のように曲げた指一本で、胎芽を子宮から引き出すのに充分だと言う内科医もいた。過度の瀉血、さまざまな膣洗浄、激しい跳躍、乗馬、そして（ハミルトン法として知られた手技として）腿の主動脈に圧迫を加えるなど、薬草を用いない他の中絶法を勧めるヨーロッパの内科医もいた。★008

中絶に否定的だったスローンは、どのように中絶薬に関するジャマイカの情報を手に入れたのだろうか。メリアンは、スリナムで奴隷となった女性から直接オウコチョウの中絶誘発作用について教えてもらったと読者に伝えている。当初から私は、中絶と避妊は女性の問題で、オウコチョウの中絶誘発作用に関するメリアンの報告は、この分野における彼女の存在と同様に、ユニークなものだと推測していた。調剤術の歴史を論じたジョン・リドルは、古代と近世ヨーロッパにおける避妊と中絶薬に関する優れた二巻本の歴史書の中で、こうした私の考えを裏付けてくれた。医学史家であるエドワード・ショーターも同様に、女性の健康管理に関する歴史において、出産制限は女性の知識であったと論じた。ヨーロッパと同じようにカリブでも、出産が概して女性の問題であったことはまちがいない。女奴隷は、奴隷の産婆や看護師、また親族や友人の助けを借りて、自分の小屋で出産するのが普通だった。一七八〇年以降、カリブの広大なプランテーションでは、奴隷のために分娩の場所を備えた診療所や、多くは「温室」と称されたものが設けられた。これらの病院は、女奴隷によって運営されることが一般的であった。フランス領の島々では、この女性のことを「病院婆《オピタリエール》」と呼び、通常は戸外労働のできなくなった老婆であった。病院婆は、出産の面倒をみ、数人の若い看護師（大半が女性であった）や料理人、ときには奴隷や自由奴隷の産婆にも支えられていた。一七九〇年代にある観察者が述べたように、プランテーションで奴隷の出産を世話する者は、「黒人女《ニグレス》」であった。お産が極めて困難なときにのみ、費用のかかる外科医が呼ばれた。一七、一八世紀を通じて、地元にいる白人の内科医や外科医は、奴隷の看護師を監視するために週に一、二度、プランテーションを訪れ、診察した。プランテーション経営者の妻たちは、

（現地にいる場合）プランテーション用の薬の調合を監視していたかもしれない。[★009]

ヨーロッパの内科医は、奴隷のお産から外されていたばかりでなく、カリブで勤めた内科医が何人も述べているように、女性や子供の病気にもまったく関わらなかった。トマス・ダンサーというジャマイカの内科医は、著書『ジャマイカ医療必携：家庭とプランテーションでの利用のために』（1801）の中で、「この性」（女性たち）が慎み深いあまり、西インド諸島の内科医に助言を求めることができないと記している。彼らの大半が「若き独身の医者」であった。ダンサーは、女性たち（とくに既婚女性）を促して、「さまざまな状況の中でいかに自己管理するか」を学ぶよう勧めた。一七〇〇年代半ばにスリナムで働いたフィリッペ・フェルミンはさらに、内科医と外科医は「頭痛とちょっとした便秘以外ほとんど不調を訴えることのない……女性たちとはまったく関わらなかった」と言い切っている。フェルミンによると、スリナムの「女性」は、（「決して治すことができない」）月経が止まるという恐ろしい事態は別にして、内科医の助けを求めなかった。[★010]

島に暮らすヨーロッパの医者は、奴隷の出産から完全に外されていたが、おおむね町に住むヨーロッパの産婆も同じであった。一八世紀末まで、植民地で開業したヨーロッパの産婆はほとんどいなかった。たとえばサン・ドマングでは、一七〇四年から一八〇三年までにその地で働いた一〇二名のフランス人医療従事者（内科医、外科医、薬剤師など）のうち、産婆はわずか五名しかおらず、しかも彼女たちは、植民地に派遣された王認可の男性内科医や「産科医」の監督下に置かれるのが普通であった。この五名全員がカプ・フランソワで産婆業をしていた。その一人ルヌー嬢は、（高価な条件を提示して）自国の女性たちの世話をし、プランテーションの「黒人女たち」には分娩させるこつを教えた。しかしシャルル・アルトーは、フランス人の産婆に来てもらえるような所でも、「白人の」女性は「有色の女性」による世話を好むことがよくあったと報告している。バルバドスのような島では、ヨーロッパの（クェーカー教徒の）産婆がもっと多くいた。彼女たちは当時、奴隷のお産に立ち合うよう呼ばれたが、それは奴隷女が来られないときだけだった。[011]

避妊薬と中絶薬の使用に関する多くの情報が、女性から女性へ、隣人から隣人へ、産婆から依頼女性へと伝えられたのは明らかだった。しかし状況は見かけよりも複雑であった。リドル本人の例によれば、男性の中には、学があろうとなかろうと、こうした秘密に内々関与した者もいたようだ。避妊効果のある薬草を女性に与えたのはパートナーの男性であったという事例がいくつか残されている。もっとも、このような男性は、彼女が別の男性と一緒になって自分を裏切らないようにするためにこのような情報を秘密にしておくかもしれない。記録に残る他の例では、女性が避妊薬のために薬屋や床屋、あるいは聖職者の愛人の元へ行くというものもある。モリソーは、「古代の人びと、イブン・シーナ[987–1037 ペルシアの医者/アヴィケンナ]やアエティウスは、必要と判断された場合に中絶の誘引方法を教えてくれる」と述べている。スローンとデクールティルズの例で見てきたように、ヨーロッパの内科医は中絶について直接見聞していた。スローンは、ジャマイカにいるとき、「花の垣根」がもつ中絶誘発作用に関して信頼できる情報を集めた。また、滞在中に数多くの女性を診察した。彼は『航海記』の中で、さまざまな不調を訴えた三八人のイギリス人女性と四人のアフリカ人女性の症例を論じている。スローンはまた、北西アフリカの海岸沖にあるポルトガル領マデイラ諸島の尼僧院長に航海途上で立ち寄るよう請われ、病気の尼僧たちを診察した。かくして多くの女性が中絶薬について知っており、服用することもあったが、多くの男性もまたこれらの薬草のことをよく知っていた。[012]

私は、スローンとデクールティルズ、そしてメリアンの中絶に対するそれぞれの態度の違いを、ことさら強調しようとは思わない。私が知る限り、メリアンが論じた中絶薬は一つだけである。彼女の主な関心は昆虫であり、何よりもまず昆虫との関係で植物を描いたのであった(彼女がオウコチョウについて書いているのは、この植物の葉を常食とするイモムシに関する箇所である)。女性が男性とは「異なったやり方で科学する」かどうかは、近年のフェミニズム理論における熱い論題である。しかし、個々の男女の科学者の間に厳密すぎる区別立てをすべきではない。[013] 多くのヨーロッパ人女性は、たとえばプランテーション経営者の妻であれ総督の妻であれ、新たに植民地となった土地にほとんど関心を払わなかった。そして大半は、地元の人びとから何ら情報を集めることもなく、その地域の女性たちに何ら特別な共感も抱くこともなく、やって来ては去っていったのだった。

ヨーロッパにおける中絶

西インド諸島の中絶薬についてヨーロッパ人がつかんでいた情報を掘り下げる前に、一七、一八世紀のヨーロッパにおける中絶に対する姿勢を見ておきたい。ヨーロッパに独自の中絶薬はあったのだろうか。あるいは中絶が「憎むべき犯罪」であり、「きわめて罪深いこと」であるため、そのような薬の収集は論外だったのだろうか。ヨーロッパの女性たちは外国からの新しいエキゾチックな出産抑制薬を必要としたのだろうか。あるいは、有効な中絶薬がすでにあったのだろうか。

今日、中絶という言葉は、一般的に、望まれない妊娠の中断を意味している。私たちは、母親の命を救う医学的理由から中絶がなされることを「母体保護上［の中絶］」と呼ぶ。今日、英語圏の人びとは、妊娠が自然にだめになってしまうことを、「自然流産」(miscarriage)という言葉で一般的に表現する。しかしながら、こうした区別は近世ヨーロッパには見られなかった。「自然流産」と「中絶」という言葉は、胎児の喪失についても、月が満たない出産についても相互につねに使用可能であったし、生死を問わず胎児を取り出すことを表現できた。当時と同様に現在も、「中絶／発育不全／計画の挫折」(abortion)という語は、成長が妨げられること、努力が実を結ばないことを指すのに広く用いられている。『オックスフォード英語辞典』(*OED*)には、「男性の乳房は発育不全な(aborted)乳首である」という例文がだされている。★014 一六九四年の『アカデミー・フランセーズ辞典』もまた、「最も美しい木でもつねにどこか未発達なところ（abortion）がある」という例文をだしているように、「中絶」（avortement）の語を不完全な発達とか挫折した計画と定義し、文学作品なら「単なる駄作」（abortion）という表現もある。今日、私たちは「誤審」（miscarriage of justice）とか「中止された任務」（aborted mission）のように比喩的にこれらの言葉を用い続けている。

一八世紀を経るにつれて、「中絶」（abortus, avortement, Abtreibung）と「流産」（aborsus, fausse-couche, Fehlgeburt）という語が明確に区別されるようになった。ディドロとダランベール編集の『百科全書』の中で、中絶について短い記事を書いたウルバン・ド・ヴァンドネスは、外科医は動物には avortment という語を、女性には fausse-couche（誤ったお産の床につく意）という語をあてるが、内科医はこれらの区別をしないと記している。この一世紀前にペンを執ったモリソーは、動物のみに「中絶」という語を用いるべきと言う人びとに異議を唱えていた。彼にとって「流産」（fausse-couche）という語は、「偽りの胚」（faux-germe）や「奇胎」、まだ人間の子供になっていない塊が子宮から排出されることを指したため、モリソーは、偶然に起こったものも引き起こされたものも「中絶」という用語を〔人間の〕女性に用いた。ド・ヴァンドネスが述べるには、妊娠二か月目に入る前に子宮から出るものは、単に「誤った受胎」（fausse-conception）とか「偽りの胚」（faux-germe）であって、決して人間としての生き物ではない。しかし二か月を過ぎれば、いかなる妊娠の中断も「中絶」（avortment）とみなされたという。中絶はまた、「人工流産」（fausse-couche forcé）と表現されることもあった。『イギリス医学辞典』（1743）の著者であるロバート・ジェイムズは、「中絶」（abortus）と「流産」（aborsus）という二つの用語は同じ現象を指すため、この二つの用語を区別する「根拠」は何もないと述べた。それからおよそ三〇年後、『ブリタニカ百科事典』の初版の編者であったウィリアム・スメリーは、当時の医療関係者による専門的区別について記録した。それによると、「流産」は妊娠一〇日目に入る前に起こり、液体状の懐妊の印〔水子〕以外何も出さず、一〇日から三か月までの妊娠の中断は「排出」（expulsion）と言われ、三か月から七か月の間は「中絶」になったと言い、その後であれば、その女性は「分娩する」（in labor）となった。さらに一般的には、妊娠九か月以前に妊娠が中断した女性のことを、「流産した」と言えるともスメリーは述べている。[015]

「中絶」と「流産」が、現代用いられているような意味を有するようになったのは一九世紀に入ってからである。一八三五年版の『アカデミー・フランセーズ辞典』は、「中絶」(avortement)を、「何らかの飲み物」の効果を承知の上で服用して胎児を排出すること、「犯罪行為としての中絶」(avortement criminel)として挙げた。中絶を犯罪とみなす専門用語は、一七九〇年以降のフランスで最もはっきりした形で現れた。一方、「流産」という用語は、故意にではなく胎児を失ってしまうという意味に限定されるようになった。ドイツ人がこれらの用語に特別な語彙を作り出したのは比較的遅かった(それまではラテン語に頼っていたのだ)。一九世紀に入るまで、「流産」(Fehlgeburt)という語は広く用いられなかった。ツェドラーの大部な『事典』(1732)は、この語を掲載せず、代わりに「誤ったお産」(Missgebärung)、「早まったお産」(frühzeitige Gebärung)、「早すぎる不当なお産」(unzeitige unrichtige Geburt)といった言葉を収めている。ツェドラーはテキストの中で「中絶」(Abtreibung)という語を用いているものの、ドイツ語の「中絶」の語をめぐるこうした議論は載せず、ラテン語に由来する動詞の abortiren やラテン語の abortus を保持した。一八世紀前半における「中絶する/押し流す/取り除く」(abtreiben)は、異なる多くの意味をもち、主として林業(森林を伐採するという意味)や、鉱山業(鉛などの不純物を銀や他の貴金属から取り除くという意味)で用いられた。一九世紀前半に活躍したグリム兄弟にとって、abtreiben は、「夏の間、アルプス山脈で放牧されていた牛の群れを冬期にふもとの牧場に移す」ことを第一に意味していた。医学において abtreiben は、(薬を用いて)何かを体から追い出すことを表し、石や虫であったり、妊娠の「実」すなわち胎児であったりすることもあった。[016]

今日、中絶に関する議論で、真っ先に問われるのは、「法律」問題である。これはまさに近代的な問いで、北米でも議論の渦中にあるが、近代以前の中絶の実践や考え方を見えにくいものにしている。一九世紀後半までは、ヨーロッパの大半の国々で中絶の法的位置がどのようなものであるかを述べることは容易であった。たとえばドイツでは、ドイツ刑法の二一八条（一八七一年の「帝国刑法」）で、中絶には五年から一〇年までの禁固刑が科せられ、当人と中絶幇助者の両方が罰せられた。オーストリアでは、もし父親が「犯罪」に関与していれば、父親に類似の罰則を科した。一九世紀を通じて、フランス、イギリス、デンマーク、イタリア、ベルギー、オランダなどほとんどのヨーロッパの国々が、中央集権化された法を導入して「犯罪行為としての中絶」を取り締まった（第4章参照）。

しかし、一九世紀以前の時代には事情が異なっていた。近世ヨーロッパには、「中絶」行為と多産抑止薬の使用を取り締まる法的合意はなかった。近代的な意味における中絶、つまり、生きている胎児の娩出誘引を、教会や国家が許すことはまずなかった。多くの都市と地域が独自の法と慣習をもっていたが、都市で規制された行為の多くが、地方では規制されなかった。『オックスフォード英語辞典』の中絶の項目ですら、中絶行為は、古代の人間が「有罪宣告を受けるような深刻な気持」にほとんどならない行為であったと記している。近世の内科医と法律家が崇める知の源泉、古代ギリシアでは、ヒポクラテスが中絶誘引の方法を教えることに反対し、有名なヒポクラテスの「誓い」は、女性に中絶誘発作用のある治療薬を与えることを禁じたが、プラトンとアリストテレスは両者とも、避妊と中絶による人口抑制を好ましいと考えた。古代ギリシア、古代ローマでは、中絶は一般的に「良心の呵責を感じることなく行われ」、既婚女性が「子供という慰めを夫から取り上げる」ために腹いせに行われた場合にのみ罰せられた。[★017]

一六〇〇年頃のヨーロッパには、いくつもの伝統的な法体系が共存していた。ローマ法、サリカ法（フランク族の法典）、ゲルマン法、教会法、さまざまな「慣習法《コモン・ロー》」である。この話題が取り上げられると、ほぼいたるところで、生きている胎児を意図的に堕ろすのは死をもって罰すべき罪だと言明された。ドイツでは、カール五世の『帝国法典』（1532）第一三三条によって、「生きている子供」を堕ろすのは死罪とされた（男には斬首刑、女には溺死刑）。教会法はこれほど厳しくなく、以下のように諭している。「妊娠を見抜かれた少女が殺されたり、中傷されたりしないように、胎児に魂が入れられる前に中絶するのは合法的である。胎児は（子宮の中にいる限り）分別をそなえた魂をもっておらず、生まれてから初めてもつものと思われる。従って結局のところ、中絶は殺人行為ではないと言わねばなるまい」。イギリスの慣習法は、一七世紀頃まで中絶の問題を教会裁判所に委ねていた。慣習法の裁判所は、中絶を（母親が胎児の動きを感じたとき、つまり）「胎動」を感じてからのみ告発されるべき罪とし、ときには謀殺［計画的な故意の殺人］ではなく、故殺［計画性はなく、一時的な激情にかられた殺人］とみなされた。あるいはまた、著名な法律注釈者であるエドワード・コーク卿が評するように、「これは重大な犯罪隠匿であるが、殺人ではない」ともみなされた。ウィリアム・ブラックストーン卿によって一八世紀に集成されたイギリス慣習法も、中絶は女性が「胎動を感じた」ときに限り罰すべきであるとしていた。フランスの取り組みは微妙に異なっていた。一五五六年、五七年のアンリ二世の勅令は、（生まれた子供を死に至らせる）間引きは死刑に値する罪であり、妊娠隠蔽の禁止によって、間引きと中絶の両方を規制した。一五五六年から一八一〇年まで、出産が期待されるすべての母親は、「健康局」に妊娠を登録するよう求められ、妊娠を隠した者は尋問された。[★018]

この時代に中絶しようとする女性にとって切り札となったのは、教会や医学、そして地域の裁判の権威者たちが、「胎動」や「入魂」が起こるまで真に子供ではないのだから、女性は妊娠していないと認める傾向があったことだ。「胎動」や「入魂」は、通常、妊娠期間のちょうど中頃、妊娠四か月末から五か月はじめ頃（アリストテレスによると、男児妊娠の場合四〇日後、女児は九〇日後）に起こるとみなされた。それゆえ、ヨーロッパのエリートの法的伝統の範囲内では、胎動前に中絶誘引の薬草を故意に飲んでも罪に問われなかった。胎動のない胎児は人とはみなされず、母体の一部（母親の内臓の一部）にすぎなかった。ドイツの帝国法典は例外で、未熟な子供、あるいは「まだ生きていない」子供を取り出した女性を（重罪人として）罰したが、ここでも懲罰は自由裁量であった。[★019]

「入魂」は受胎時に起きると主張する医学の権威もわずかながらいた。パリのモリソーは、子供は受胎の瞬間に形成されると信じていた。パリ大学の医学部長で熱心な中絶反対論者であったギ・パタンは、（子は、精子の中で前もって形成されて存在すると考える）アントニー・ファン・レーウェンフックのホムンクルス〔精子微人〕理論を用いて同じように論じた（パタンが卵子説を用いなかったのは興味深い。将来のすべての子孫が卵の中にあらかじめ存在するという理論は、後にカール・リンネが好んで論じた）。受胎こそ生命の本質的な出発点とするこうした見解は、入魂および中絶の定義をめぐり、内科医と女性たちとの見解のずれをもたらした。モリソーは、一六八二年に「邪悪な産婆」の手助けで中絶を試みた女性のケースについて報告している。その女性は、内科医の詰問に対して、「子供が形をなさず、胎動もなければ、流産しても差し支えないと考えたからで、さもなければ中絶はしません」と答えた。この内科医は、そのような感傷は「正当な理由を欠くもの」で、「彼女の行為は、邪悪であると同様そうした感傷は悪質だ」と論じ、中絶を痛烈に非難した。この「誤った信念」は、「年来のものだが、……あまたのふしだらな女たちに、受胎後、自ら胎児を取り出したり、妊娠初期の中絶を促しているのだ」。「実際のところ魂が、受胎一日目やその直後に、ほんの小さなものの中に吹き入れられることは、まちがいない真実だ」。受胎とともに命が誕生するというこの考えは、一七、一八世紀のヨーロッパでは少数派の意見であった。多数派の意見は、胎動が起こるまで子供の「入魂」はないという伝統的な考えを依然として支持していた。★020

少数意見を支持する人びとにとって問題は、二〇世紀初頭に妊娠テストが信頼できるものとなる以前の時代においては、医者、法律家、聖職者が、妊娠の時期を母親の自己申告に頼らざるを得ないことであった。バーバラ・ドゥーデンがすでに指摘しているように、妊娠した女性本人だけが、子供の最初の胎動を感じることができたのであった。★021起訴しようと思っても、この時代の実際的な問題は、妊娠の「確かな」兆候はほとんどなく、女性の妊娠が証明されなければ、彼女を中絶のかどで起訴することはできなかったのである。

内科医は「月経の停止をもって妊娠の明確な兆候とはできない」としていた。なぜなら月経停止は、健康を損ねるなど他の原因でも起こるからだ。この時代の多くの内科医は、妊娠と月経停止との重要な関連に同意すらしなかった。

ジョン・フレンドは、『月経学』(1729)という入念に仕上げた書物の中で、「母親の血は一滴たりとも胎児のところには運ばれない。というのも、子宮と臍の緒の管とが合流することがないからである」と書いている。このような内科医は、血液からではなく、「ミルク状の液」から胎児が口で栄養摂取をすると信じていた。さらに彼らは、「九か月間に排出される血液量は、ごくわずかで胎児を維持するのに充分とは考えられないため」、「経血」の「目的因」を胎児の養育とはしなかった。優れた内科医でさえ、月経停止をもって妊娠初期とは診断できないと考えていた。★022

二〇世紀初頭においても、医療弁護士たちは、月経血の流出停止、朝の吐き気、乳輪の黒ずみ、乳房の膨らみ、腹部の肥大、子宮の発達という状況を「確かな妊娠の印とはできず」、従って法廷で扱うことはできないと判断した。内科医が腹部の触診によって感じる胎児の手足や、聴診器を用いて聴くことのできる胎児の心臓の鼓動(母親の鼓動よりも速く、決して同じではない)のみが、妊娠の「確実な」兆候とみなされた。★023

こうした曖昧な状況が意味しているのは、二〇世紀に妊娠検査薬が開発される以前は、女性が胎動の始まりの時期、つまり、いつ本当に妊娠したのかを自分で判断する自由をかなり享受していたということである。ジョン・リドルは、こうしたことで女性に「月経を起こす」チャンスが広く無制限に与えられていたと論じている。月経の調節剤や通経剤(一般的には「月経を引き起こす」ために薬草を調合したもの)を用いることは、「中絶誘引」とは必ずしもみなされなかった。このように、月経を引き起こす調合薬は、女性の意識においても法律においても中絶と結びつけて考えられていなかったため、一九世紀のある時期まで、それらが「中絶薬」と言われることはなかった。通経剤を服用する女性は、遅れていた月経がようやく始まったのか、あるいは初期段階の中絶として今日知られているような出血が始まったのか、判然としなかったのかもしれない。女性はこの二つを区別する判断力も能力もほとんど持ち合わせていなかった。一八一二年に、ある中絶反対論者は、母親の「自白」がなければ中絶という犯罪の証明がほとんど不可能という事実から、「法は中絶に黙す」と嘆いている。母親の自白が得られることはまずなかった。★024

それでは近世ヨーロッパにおいて、なぜ女性は中絶を求めたのだろうか。多くのケースでは、命を守るためであった。具体的には、出産の困難が見込まれる場合、たとえば腰回りが小さすぎるとか、健康状態が悪いなどの状況で、無事に出産予定日までもちこたえることができないような場合であった。『百科全書』の「誤ったお産」の項目は、既婚女性が家族の財産を守るために子供を堕ろすとか、未婚女性が密通の証拠を隠蔽するために中絶すると断定している。姦通による妊娠の発覚は、多くの場合、薬で引き起こす中絶と同じぐらい女性の命を危うくするものであったことを想起すべきである。一八世紀の内科医は、女性が若さと美しさを保つためにすすんで中絶という過酷な行為をし、家族生活の管理と義務から逃れようとしているとほのめかしている[★025]。

法律は過去の中絶と中絶薬の実態については多くを語ってくれず、歴史家たちは近世ヨーロッパに中絶が頻発したことを認めようとはしない。ノーマン・ハイムズとジョン・ヌーナンは、多産抑止の薬草は効き目がなく、二〇世紀以前の女性にとって出産制限に利用できるものは多くはなかったと主張する。一九二〇年代に中絶薬について広範に論じた薬理学者のルイス・レーヴィンと、薬学史家のラリッサ・ライプロック＝プレーンは、ともにハイムズとヌーナンに異を唱え、近世ヨーロッパにおいて中絶の法規制が強化されたのは、中絶薬の広範な利用を示すはずだと推測した。リドルもこの見解を共有し、避妊薬の広範な利用が一八世紀末になってようやく始まったとするアンガス・マクラーレンの見解に異を唱えた（マクラーレンの議論は人口学的証拠に基づき、一六世紀から一八世紀までは安定した妊娠率が続いたと解釈している）。エドワード・ショーターとともにリドルが主張するには、多産抑止剤について豊富に集められた知識は、近世を通じて「失われて」しまい、女性たちは閉ざされた扉の向こうで中絶を続け、中絶に対する法規制は中絶薬の知識をも抑圧したという。グンナール・ハインゾーンとオットー・シュタイガーという二人の社会学者は、多くの批判を呼んだ『賢女たちの絶滅』という書物において、避妊薬と中絶薬に関する女性の知識は、魔女狩りの嵐の中で、魔女（その大半は産婆であった）とともに燃されてしまったと主張している。一七世紀ドイツにおける中絶薬の広範な使用を記録したウリンカ・ルブラックは、女性だけが多産抑止剤について知っていて、それを用いていたという考えに強く(適切にも)異論を唱えた。★026

このような見解の不一致の理由に、中絶する場合は世間を憚り、ほとんどいつも閉ざされた扉の向こうで極秘になされたことが挙げられる。もう一つの理由は、中絶の実践がヨーロッパ中で著しく異なっていたことである。別の理由として、既述したように「中絶」という用語をめぐって混乱がある。さらに学者の用いる資料が、草本誌、産婆の手引書、内科医の症例本、裁判記録、文学、詩など、多岐にわたっていることも一因である。

たとえばリドルとライプロック＝プレーンは、中絶に関する手がかりを求めて草本誌を綿密に調べた。これらの植物性医薬品大要は、ある特定の利用のために植物を同定するもので、薬草採集者、内科医、薬剤師、学のある一般人に用いられた。こうした書物には通常、ラテン語の学名と俗称、植物の用途、その植物が成長する地理学的な地域が記され、さらに重要なことに、薬草採集者が正しく植物を集められるように挿絵も付されていた。多くのヨーロッパの薬草採集者は、学者であれ一般人であれ、ディオスコリデスの著作(一七世紀までヨーロッパの薬物学のバイブルだった)や、アヴィケンナ、ガレノス、ヒポクラテス、プリニウス、テオフラストス[古代ギリシアの哲学者、『植物誌』など]、あるいはコンスタンティヌス・アフリカヌス[一一世紀、中世イランの医学百科を訳す]の著作を、しばしば逐語的に翻訳するだけであった。リドルとライプロック＝プレーンによると、これらの書物には、サビナ、メグサハッカ、ギンバイカ、ニオイアラセイトウ、ニガルピナス、ヘンルーダ(「出産の敵」と呼ばれた)、イカリソウ、誕生草、死亡ニンジン、ビャクシン、テッポウウリやその他、蜜ロウなど、中絶薬を利用した煎じ液や膣坐薬が多く掲載されているという。薬草はしばしば中絶薬と認められたにもかかわらず、その調合と服用量に関する情報は曖昧にされることが少なくなかった。ジョン・ジェラードの『薬草誌あるいは一般的な植物誌』(1597)に、典型的な記載が見られる。「サビナの葉をワインで煮立てて飲むと、排尿とともに無理やり月経を引き起こし、後産[胎児を娩出した後、体外に排出される胎盤など」を取り除き、死んだ胎児を体の外へ取り出し、生きている胎児も殺してしまう」。植物の効果的な利用には、植物のどの部位（根、樹液、樹皮、花、種、実）が利用に適しているのか、また、植物の収穫に適当な時期（春、夏、秋）や、月経周期や性交と関連して投薬の時期、量、頻度などの知識も必要であった。そのような詳細にはめったに言及しない草本誌は、医学のための調剤法を示す情報源ではなく、植物に関する博物学的知識の集成とみなすのが妥当である[★027]。

草本誌のほとんどが学ある男性によって書かれるのに比べると、産婆術の本が避妊と中絶に関する良い情報源となるのではないかと思われる。女たちの健康はまず産婆の手に委ねられていたので、中絶薬について実用的な知識を豊かに培っていたはずである。ただこれがどの程度、真実なのかを見極めるのは難しい。産婆術は、見習い期間を通じて口頭で教えられ、習得される技術であった。全般的に言って、産婆が著した書物は一七世紀まで現れず、その多くは目新しい「男産婆」の登場に対抗して書かれたものであった[★028]。

中絶薬の入手にさいして産婆が果たした役割については、歴史家たちの意見は一致していない。しかし、産婆が中絶を引き起こすための信頼できる薬をもち、処置する必要もあったという証拠がある。ある中世の産婆術の手引書には、そのような処方箋が記載されていた。その著者は、当時一般的であったように、胎児よりも母親の命を優先させていた。また、「中絶」を胎動の後に行うものであり、難産から救うものと理解していたことも明らかである。「なぜなら、産婦が弱っていて子供が娩出されない時には、母親まで死ぬよりも子供を殺すほうがましである」。この治療薬は、死んだ胎児を排出し、後産と月経を促すために用いられたが、中絶薬として有効と思われる多くの薬草を含んでいた。

アイリスの根を半ポンドとサビナを半オンスとり、これらを白ワインで煮立て、カキドオシの粉末を半オンスと、蜂蜜を一オンス、これに加える。この煮汁の一カップに、雄牛の胆汁を一ドラムとり、膣坐薬を作る。この液に、ミルラ［芳香性樹脂、モツヤクジュ］二ドラムの丸薬を入れる。エゾボウフウの一種とクルマバソウ、パセリの種子、セイヨウヤマハッカ、キャラウェー［ヒメウイキョウ］、ディル、アイリス、ヨモギの一種をそれぞれ一オンスと、白ワイン三ポンドをとる。これらを煮立て、キダチハッカ、ヒソップ［ヤナギハッカ］、クルマバソウ、ハナハッカの一種を一オンス切り刻み、同量にして、さきの液四ドラムで薄める、等々。

こうした処方箋の本は他にもあって、アラシア・タルボット夫人のような女性が著した調合の書物には、月経を引き起こす飲み薬を作る（全部で一一の）手順が記されていた。これらの煎じ液の有効成分、たとえばヘンルーダが、きっと妊娠初期の中絶を引き起こしたのであろう。[★029]

効能著しい中絶薬の知識を有する産婆がいたことは、これではっきりした。産婆たちはよく、中絶の煎じ液を、公的には「忌むべき治療薬……ひどく不道徳なもの」と言っていた。一四世紀後半までに、産婆はヨーロッパのほとんどの地域で公的に認められる職業になっていた。認可を得た産婆は、教会の監督下でそしてしだいに国家の監督下で、隠された妊娠や父親の名前を報告し、もっと一般的には、生殖の問題における秩序を保つ責任を負っていた。一六世紀頃から、産婆の誓いによって彼女たちが故意に中絶を引き起こすことは禁じられた。一五八七年の「パリの誓い」は典型的なもので、「既婚、未婚を問わず、堕胎のために女性にどのような薬であれ処方し、投与すること」を産婆に禁じ、「違反した場合、死刑」とした。[★030] 注目すべきは、産婆術に関する書物が、中絶と中絶薬についての問いに沈黙していることである。フランス王妃に仕えた一七世紀の偉大な産婆ルイーズ・ブルジョワは、公けには産婆たちに中絶について教えなかった。彼女の『秘密選集』には、月経調節剤の九つの処方が記されている。その中にはたしかに中絶を引き起こしうるものもあるのだが、中絶薬のラベルを貼られているものはない。産婆のキャリアを積みはじめたばかりの娘に向けて、ブルジョワは助言を与え、中絶の嫌疑を回避するため、決して自宅で赤ん坊を取り上げてはならないと注意した。一七世紀のイギリス人男産婆ニコラス・カルペパーは、妊娠中の女性に月経調節剤を与えることに反対し、「殺人を犯すことにならぬよう」産婆に警告した。「故意の殺人は、この世では罰せられないことはほとんどなく、あの世では決して許されないのだ」。ジェーン・シャープの『産婆書』(1671)には、妊娠を望み、出産を願う女性が避けるべき事柄について詳細に述べられている(リドルが示唆するように、これが暗に中絶誘発を示すかどうかは不明)。ユスティーネ・ジーゲムントという一七世紀ドイツの産婆は、有名な彼女の書物で、中絶薬について何も語らなかった。「王の産婆」と言われた、大胆不敵なアンジェリク・マルグリット・ル・ブルスィエール・デュ・クードレも、一七七七年に出産に関する論文を発表するが、望まれない妊娠に対する中絶には触れていない。しかし彼女は、死んだ胎児を取り出すための多くの薬草調合剤、および内科医や外科医の「手技」の用い方について記述した。内科医や外科医が独占しているこの技術を奪うことを彼女が正当だと考えたのは、男の医者が診察できない田舎で、女の産婆が頻繁に女性を治療していたからであった。★031

しかし、規範的な誓いや文書からは中絶の実態が明らかにされない。すでに一六世紀には、産婆は入念に工夫をこらしており、妊婦は、ときに目隠しをされて案内された産婆の家にかくまわれて、まったく秘密裡に出産することができた。それから産婆は、子供を乳母か(およそ一七四〇年以降から)捨て子養育院へ引き渡して事を処理した。一八世紀の「ドイツ」ゲッティンゲンでは、新たに設立された分娩施設で、妊婦が部屋代と食事代を払い、内科医と産婆が秘密裡に赤ん坊を取り上げた。分娩施設に間借りしたこれらの患者は、中絶を施されなかったものの、秘密かつ匿名で出産することができた。★032

産婆の側の秘密と沈黙は理解できる。一七、一八世紀を通じて権威者たちは、普通の中絶と妊婦の隔離について見て見ぬふりをしていた。実際のところ、彼らはこれらの実態についてほとんど知らなかった。しかし企てが失敗すると、処刑されかねなかった。流行に敏感な上流階級の女性たちが、ガードルに固定した避妊スポンジを身につけていることが知られていたフランスでは、狂信的な中絶反対論者であるギ・パタンの記述が見られる。彼は、一六六〇年に六〇〇〇名を下らないパリの女性が「子宮の子供を窒息死させたことがある」と司祭に告白していると主張している。これらの女性たちは起訴されず、彼女たちが薬剤を調達し、薬剤について学び聞いた薬草商たちもまた起訴されなかった。しかし、マドモワゼル・ド・ゲルシのような名門の出の女性の死は、パリで物議を醸すことになった。彼女の埋葬は、サン＝トゥスタッシュ教会で断られ、ジャック・コンスタタンの妻で産婆のマリー・ルーは起訴され、処刑された（彼女の二人の外科医補佐は裁判となったが、有罪判決を受けなかった）。コンスタタン夫人は、金目当ての産婆でも素人の産婆でもなく（実際、彼女は、ド・ゲルシに何かを与えることを拒んだ）、むしろ高く評価されていたパリの公認産婆《ジューレ・マートロン》、つまり都市に誓いを立てた産婆の一人であった。彼女の不幸は、フランス宮廷で一身に寵愛を受けていた女性を、中絶の失敗によって死なせたことであった。裁判記録は、胎児の胎動の有無といった詳細には立ち入らず、むしろこの不幸な産婆を生きながら火刑に処すのか、単なる絞首刑にするのかに焦点を定めていた。彼女は絞首刑に処せられ、公衆の面前にさらされ、鳥やネズミなどの小動物に肉を引きちぎられ、「食い荒らされて見る影もなくなった」。一〇日後、一八歳のルイ一四世がピレネー山脈からパリに戻ったときも、彼女の亡骸は、解剖用の死体に飢えている解剖学者たちに盗まれることなく、まだ市中にさらされていた。[★033]

ル・ルーのケースのような裁判記録は、過去における医学実践を垣間見せてくれる。ウリンカ・ルブラックは、一七世紀後半のドイツにおける裁判記録について論じたが、それによると、女性たちが母親や友人、薬草売り、内科医、恋人らの処方する月桂樹、メグサハッカ、サビナなど効き目がありそうなさまざまな薬草を摂取していたかどで裁判となっていた。[★034] しかしこのような史料は、当然ながら、中絶がうまくいかなかったケースに関するテキストであるため、一般化するには慎重でなければならない。裁判記録は、事態がまちがった方向に進んだ異常なケースについて私たちに教えてくれるが、普通の生活を正確に反映しているとは限らない。

歴史家が近世ヨーロッパの中絶薬を論じるさいに手をつけなかった史料は、『薬局方』や内科医による『薬物誌《マテリア・メディカ》』である。『薬局方』とは、治療の統一を保証するための公式の薬品概要であり、『薬物誌』とは、医学生のためにこれらの薬品の用途と効能を論じた刊行講義録である。サビナ、ヘンルーダ、メグサハッカといったヨーロッパの代表的な中絶薬は、『薬局方』が一六世紀に出版されはじめるとすぐに掲載された。中絶薬の項目には、効き目が強いので注意して投与するよう警告されることが多かった。

『薬局方』は単に薬を挙げるだけという傾向があったが、内科医による『薬物誌』は薬の効能についてやや詳細に論じていた。一六八〇年代にライデンで植物学の教授であったパウル・ヘルマンは、中絶に関連する薬の利用について惜しげもなく語っている。薬草の中には、中絶や流産を防ぐ働きをするもの、あるいは月経を引き起こし、中絶や陣痛を誘発し、胎児や後産を体外へ取り出すのを助けるもの、さらには胎児を「殺す」ものもある(これには、ライン河地方のワイン、四オンスあたり一スクループル[薬量単位:薬一・三グラム]のスペイン蝿を煎じて溶かしたものを用意する必要があった)。「野卑な輩たち(社会の下層の女性たち)には知り尽くされている」サビナにも同じ効き目があるとヘルマンは述べている。彼は反感を表すものの、サビナを用いた二種類の中絶薬の処方を示した。サビナとメハジキの一種をとり、その汁を搾り、それを一回につき二ドラム飲むこと。あるいは、一ドラムにつきサビナの粉末か新鮮な生のサビナとビーバー香を一握り入れる。これをリネン生地の中に入れて膣坐薬にするという。子宮の中にぐいと押し込むと、子供を「外に引き出し」てくれる。ヘルマンは子供の虫下しにもサビナを勧めている。さらに、「卑しむべき女たち」がアサラバッカの根を用いて流産を引き起こしていると述べ、ここでも処方箋を与えている(ビーバー香を一スクループル、ホウ砂を半スクループル、アサラバッカの根を半スクループルとり、粉薬にするか丸薬にする)。内科医であり植物学者であったカール・リンネは、一七四九年に出版した『薬物誌』で五種類の中絶薬と、驚くべきことに五三種もの通経剤を挙げている。その中絶薬は、エラテリウム〔峻下剤〕、コロシント〔下剤〕、アリストローチ、ムスク・エレクトとサビナであった。[★035]

草本誌や産婆の手引書、裁判記録、『薬局方』、『薬物誌』といった多くの資料をまとめてみると、内科医や産婆、そして女性たちもまた、中絶を誘発しうる薬草の広い知識をもっていたことが明らかになる。第4章で見るように、内科医の症例記録はまた、内科医と患者の双方が中絶薬の知識をもち、利用していたことを明らかにしてくれる。

最後に、想像力に満ちた大衆文学が近世の女性の中絶薬の利用に光を当てているので見ておきたい。一四世紀に書かれた『デカメロン』の作者ジョバンニ・ボッカチオは、「甘美の世界」に思いを馳せて、妊娠を恐れることなく男性と快楽に耽る方法を論じる二人の尼僧を描いている。妊娠したとしても、「何千という手段があるのよ」と彼女たちは言う。「後始末をする手段があるから、私たち自身が何も言わなければ、誰も気づかないでしょう」。三〇〇年後、一七世紀のイギリスでは、ベン・ジョンソンの〔喜劇『もの言わぬ女』に登場する〕「高慢婦人《レディー・ホーティー》」は、若さと美貌の保持を願う女性は、避妊のための「すばらしい方法」をたくさん知っていることを明らかにしている。スキャンダラスなサド侯爵も同様に、『閨房哲学』(1795)の中で、「姦通に喜びを感じる」良き妻は、避妊のもくろみが外れたとき、いつでも中絶できるべきだと示唆している。サドは、信頼すべき中絶薬としてサビナを勧めている。[★036]

イギリス海峡を戻ると、メアリ・ウルストンクラフトが、小説『女性の虐待あるいはマライア』(1798)の中で、不倫を楽しむ上流階級の女性ではなく、雇い主に誘惑され、嫉妬深いその妻に追放される若い奉公女性の試練や苦難を描いた。お金も友人もほとんどなく、自殺の衝動に駆られた少女は、中絶で妊娠も自分の命も終わらせる決心をした。

――

隠れ場へと急いで戻ると、怒りは絶望へと変わり、私は中絶を引き起こすという一服の薬を探して、それを飲んだ。これで私もお終いだと、言い表しようもない気持であった。頭はぐるぐる回り、心臓は早鐘のように打ち、ひどくなる一方だった。破滅に近づいていくという恐怖の中で、心理的な苦痛が飲み込まれていった。薬の効果は暴力的で、私は数日間ベッドに縛られていた。しかし、若さと頑強な体質が打ち勝ち、私はもう一度、這い上がり、残酷に自問した。「私は生き続けるべきだろうか」と。宿泊代を払い、同室に寝ている貧しい女性の飲食費も払ってやると、私のポケットには二シリングしか残されていなかった。

ウルストンクラフトは、この奉公女性が何を用いたのかを伝えていない。すでに言及したように、近世ヨーロッパで用いられた多くの中絶薬のうち、サビナ(リンネ二名法では *Juniperus sabina*)が最も一般的であった。中絶を引き起こすサビナの特性とは、サビニルアセテートというエキス油にある。一八世紀のあるドイツ人医師によると、この無色か黄色がかった油は、煎じ液や煎じ汁では気が転倒するような味なので、最も頻繁に行われるのは、それを蒸留し丸薬にして服用されたという。この油は、子宮の滑らかな筋肉を刺激し、強い収縮を引き起こす[★037]。

サビナ(Sabina, Sabine, Savenbaum, Sagebaum, Sadebaum)は、ヨーロッパ女性が選んだ中絶薬であったが、古代ローマの大カトー[B.C. 234–149　政治家]がこれに言及している。ディオスコリデスは、サビナを中絶薬と理解しており、ガレノス、アヴィケンナ、コンスタンティヌス・アフリカヌスも同じく知っていた。南欧やレバント地域が原産地で(サビナはスペインからカフカス山脈まで見られ、オーストリアやスイスの山脈など高地でも育つ)、おそらくイタリアから修道僧や修道尼によって中部・南部ドイツ、フランスやその他の北ヨーロッパに運ばれ、台所の庭で栽培されたのだろう。一五六〇年代にはイングランドとスコットランドでも知られ、栽培されていた。グラスゴー大学の副学長で内科医でもあったマーク・ジェイムソンは、婦人科に関係する病気のために、サビナなど数種の中絶薬の植物園をつくった。若い女性を恥辱から救う(saving)ことから、サビナ(savin)と名前がついたと言われているが、ドイツ語では「子殺し」とか、「処女の勝利の象徴」(この植物を用いた女性は、結婚の祭壇に処女として立つことができた)と言い、他にも「中絶の木」、

「幸運をもたらす薬草」、「私生児殺し」、「地獄に落ちる者の植物」という名前で一般には知られていた。保守的なルター派であったリンネは、サビナの木が「売春を生業としている女性たち」に用いられており、「彼女たちはその罪が秘密だと思っているだろうが、神はお見通し」と述べている。多産抑止という特質に加えて、サビナはまた通経剤や利尿剤として用いられ、「快活な動き」のためにも使われた。★038

一八世紀を通じて内科医たちは、サビナが『薬物誌』の中で、子宮に決定的効果をもたらす薬剤」と判断した。ドイツのライプツィヒ近くの都市ハレでは、一七三八年に医者たちが、「サビナを内服すれば、確実に胎児を殺し堕ろすことになるか」という問いの是非をめぐって論争した。医学的な「理由と経験と権威」を調べた後、彼らははっきりと「是」と答えた。今も昔も避妊はほとんど女性側がしていたが、古代世界において大プリニウスは、避妊のため性交前にトショウ（ネズ）の実を潰したものを男性性器にこすりつけるよう勧めた。★039

時を経て、サビナの入手が容易になりすぎると、地域によっては警告が発せられるようになった。ミュンヘン、チューリヒ、チュービンゲンの植物園では、サビナの木に囲いが設けられ、あるいは目立たない場所に植えられた。一八世紀後半には、「いかがわしい評判がある」女性が、長年「好色な」猟師と情事を重ねているにもかかわらず、一度も妊娠しないと嫌疑をかけられた。近くの城の庭にあったサビナの木が「切り取られてしまい」（誰の仕業かについて報告書は触れていない）、ほぼその直後にこの女性は妊娠した。ある調査は、彼女は「定期的に」毎月、月経中にサビナの木の葉から飲み薬を用意し飲んでいたと報告した。★040

一七九〇年代末のベルリンでは、訪れる人びとがあまりに関心を寄せるので、公共の動物園《ティアーガルテン》のサビナの木々が伐採された。同じ頃、あるドイツ人教授は、「地方へ旅したり小さい村を通り過ぎると、サビナの木や茂みが見られる……察するに、それは床屋兼外科医の庭か、町の産婆の庭であったように思う」と述べている。一九三五年、ナチスの出産奨励の波の中、ドイツのある薬草学者は、サビナが依然として中絶薬として用いられているため、「公的な地域における栽培は……禁止されている」と書いている。この著者はさらに、多くの植物園では、一般の人びとが近づけないようにサビナの木々に垣根が設けられていると述べた。実際、植物園によっては、サビナの囲いの中に、人がこっそり入った形跡が残っているところもあった。[★041]

中絶が近世ヨーロッパにおいてどれだけ広く行われていたかということについて、厳密に述べることは不可能としても、私たちはいったいどのような結論をだすことができるだろうか。一七世紀のパタンは、ルイ一四世の宮廷産婆であったカトリーヌ・ヴワゾンが、約二五〇〇の中絶を行ったかどで処刑されたというケースを挙げて、中絶数の驚くべき多さを論じた。パタンはまた、産婆に対する訴訟が起こった九件を含め、一六六〇年の中絶は六〇〇件にのぼると述べている。パタンが挙げた数はたしかに多すぎる。しかし、禁止令にもかかわらず、ヨーロッパの公国には嬰児殺しや子捨てなどの事件も多かったことを想起すべきで、中絶は、望まない子を片付ける一手段にすぎなかった。『一七七六年のヨーロッパにおける医学、外科学、薬学の状況』によると、その年に登録された一万九三五三件の出産のうち、男児三一五二人と女児三一八一人（ほぼ誕生した赤ん坊の三分の一）が捨てられたと報告されている。ディドロとダランベール編集の『百科全書』の執筆者の一人であるルイ・ド・ジョクールは、国家は孤児院の建設を促進することで、中絶と子殺しの事件を著しく減少させたと述べている。[★042]

ヨーロッパの中絶は、上流階級において頻繁に行われていたとも言える。アダム・スミスは、一七七六年に発表した『諸国民の富』の中で多産率について論じ、「スコットランド高地地方の半ば飢餓に苦しむ女性たち」は一人で二〇人以上の子供を産むことも少なくないが、「何不自由ない洗練された貴婦人は子供を産めないこともあり、一般的には二、三人も産めば疲れ果ててしまう」と書いている。さらに彼は、「女性の贅沢は快楽への情熱を掻き立てるが、出産力を弱め、ときには無にしてしまうようだ」と述べている。[★043] 性に積極的な上流階級の女性においては、生殖の力を抑制していたのは、「贅沢」に優る特別なものであったのかもしれない。

サビナや他の中絶薬がこの時代にどれほど広く用いられていたかについて言うことはできないが、なかでも草本誌や『薬局方』、『薬物誌』、裁判記録、古典小説などが示す数々の証拠によると、多くのヨーロッパ女性が生殖能力を調整していたことがわかる。ジョクールは、一八世紀に勇敢にも中絶という危険に立ち向かった数が「かなりあり」、その手段も「多種多彩」と述べているが、それはおそらく正しいだろう。[★044]

さて、話を西インド諸島に戻し、そこでの中絶の実践について見ていきたい。中絶に対するヨーロッパ人の姿勢は、これら植民地における中絶の実践と政策に、どの程度影響を与えたのだろうか。そしてまた、そのような実践と政策はエキゾチックな中絶薬を集め、ヨーロッパで売ろうとする博物学者たちの関心に、どの程度影響を与えたのだろうか。

西インド諸島における中絶

中絶は、ヨーロッパにおいてよりも植民地で公然と論じられた。それというのも、植民地における中絶は、（ヨーロッパ女性でなく）主として奴隷女に関係しており、多くの場合（道徳的観点からではなく）財産という観点から議論されたからである。奴隷廃止論者は、一七七〇年頃から奴隷貿易廃止を迫っていたので、女奴隷が子供をもとうとしないことは医者や立法者、プランテーション経営者たちの間で一大関心事となった。エドワード・バンクロフトは、『南米ギアナ博物誌小論』（1769）の中で、ワイルド・コーストでは、「こうした不自然な行為はかなり頻繁に見られ、プランテーション経営者にとってこの上ない損失である。女奴隷が子供さえ産んでいれば、彼らの豊かさは計り知れないものにちがいない」と述べている。[★045]とくに奴隷の中絶問題は、私たちが今日考えるような個人的な良心とか「家族計画」の問題ではなく、むしろ被征服者に対する勝者の植民地闘争の一環であり、また経済問題、国家の問題であった。

奴隷の中絶について論じる前に、カリブ諸島と南米における先住民によってどの程度避妊と中絶が実践されていたのか見ておきたい。タイノ族、カリブ族、アラワク族などカリブの先住民は、ヨーロッパ人が接触するかなり前から、中絶を引き起こす薬草を広く用いていた。新世界に関するヨーロッパ最初の報告には、タイノ族の女性が極限に追い詰められて中絶を行うさまが描かれている。一五〇二年に征服者《コンキスタドール》のニコラス・デ・オバンドとともに新世界へ航海したバートロメ・デ・ラス・カサスは、獰猛で攻撃的な犬をけしかけ、刀ではらわたをえぐりだし、手足や鼻、女たちの乳房を切り落とすスペイン人の数々の残虐行為に恐怖を抱いたタイノ族の母親たちが、絶望のあまり幼児を溺死させたようすを描いているが、これは誇張かもしれない。だが、ラス・カサスは、タイノ族の反応を中絶という観点から表現しようとした。彼はさらに、妊娠していると感じると、「堕ろすために薬草を摂り、死産に終わらせる」女性もいると述べている。一五四一年に新世界へ旅したイタリアの冒険家ジロラーモ・ベンツォーニは、スペイン人がイスパニョーラ島のタイノ族をどのように絶滅させ、この先住民が深い悲しみのあまり、自殺、嬰児殺し、中絶に救済を求めるようになったのかを記録した。「希望を捨てた多くの者は森へ行き、まずは自分の子供を殺してから枝に首を吊り死んでいった。……女たちは数種類の植物の樹液を用いて、子供を産まないように妊娠を中断した」。このように報告したヨーロッパ人は、自国の経験からであれ新世界の経験からであれ、中絶（妊娠を故意に終わらせること）を絶望的な生活状況への一つの対処として解釈した。★046

しかしアメリカ・インディアンにとって、中絶薬（そして避妊薬）の使用は、どうやら日常的なことであったようだ。アレクサンダー・フォン・フンボルトは、一七九九年から一八〇四年にかけて新世界を旅し、現在のベネズエラとコロンビアを流れる「オルーノコ」（オリノコ）河流域に住むインディアン（彼はマクロス族とサリヴァ族と名づけている）について報告した。フンボルトは、この地域の植物を多く描いた最初のヨーロッパ人であったが、若い妻たちが母親になることを望まず、「体に有害な薬草を用いて、妊娠を防ぐ……罪深い行為」をしていると嘆いた。さらに「中絶を引き起こす飲料」の利用についても非難した。彼は「こうした飲料が健康を害さない」ことを意外に思い報告している。当時の学識者一般と同様に、フンボルトもまた中絶が死をもたらすと考えていた。しかしインディアンの女性を観察してみると、こうした薬草を用いた後も彼女たちがまだ出産可能と知って、彼は非常に驚いている。★047

広大なカリブの先住民たちが、いつ、どのように中絶の技術を発展させたかについては、ほとんどわかっていない。フンボルトの報告によると、先住民の女性は、中絶をして自分の妊娠の時期を正確に合わせ、なかには、若ければ「みずみずしさと美しさ」を保つために、また家事労働や農作業に献身できるよう人生の最後まで出産を遅らせるために、中絶が最上だと考える者もいるという。一方で、非常に若くして母親となることを望み、これが「健康を強化」し、「幸せな老後を得る」ための最良の方法だと考える者もいると記されている。南米からはるか北部に位置するヴァージニア州では、インディアンの女性が戦争や狩で夫に随行するために、また出産が厄介になるため、「何らかの野菜を用いて中絶を引き起こすことがある」とトマス・ジェファソンが報告している。★048

全体的にはヨーロッパの男性は中絶を認めなかったが、アメリカ・インディアンの中絶を注目すべきものとして報告していた。この時代を通じて、アメリカ・インディアンの中絶は頻繁に観察されており、今日においても民族学的な記録に現れている。ブラジル、コロンビア、ペルー、ドミニカ(先住民がまだ存在している地域)の女性たちは、多様な中絶薬を使い続けており、その中には、(ヘンルーダのように)もともとヨーロッパからもたらされたものや、(ヤムイモ豆など)アフリカのもの、そして(ある種のヤマゴボウの根のように)明らかに土着のものなどが含まれている。

しかし一八世紀において、女奴隷たちは西インド諸島における中絶をめぐる真の闘いに取り巻かれていた。ヨーロッパ人は、カリブのアフリカ人女性が、ある特定の病気を治すために考えられた「特効薬」を用いて中絶を引き起こしていることをよく知っていた。博物学者で修道士のジャン゠バティスト・ラバは、一七世紀末にフランス領アンティル諸島を旅し、「黒人女たち」が巧みに「薬草」を用いて、「驚くべき効果」で妊娠を終わらせていると述べた。★049

ヨーロッパよりも植民地において中絶が広く議論されていたにもかかわらず、ここでも中絶の実践の詳細について多くを知ることは難しい。女性は中絶の試練に黙して耐え、その経験の詳細を書き留めた者は稀であった。実際、プランテーション内の中絶実数などつかみようがない。植民地でもヨーロッパでも、中絶は概して女性が主導権を握り、内科医たちの管理外にあった。中絶の実践法や頻度に関する報告書は、立法府に向けて書かれることもあったが、主にプランテーションで長年暮らし、働いたヨーロッパ人内科医によってまとめられたものである。歴史家にはこうした報告書に加えて、この地域の植物とその利用について好奇心を抱いたメリアンやスローン、フンボルトら旅するヨーロッパ人博物学者や、さまざまな目的で当地へやってきたヨーロッパ人旅行者たちが著した覚書や観察が史料となる。ジャマイカのワーシー・パーク大農園の経営者は、当時の多くのプランテーション経営者と同様、奴隷の出生率に並々ならぬ関心をもち、一七九五年にプランテーションの記録をまとめた。歴史家のマイケル・クレイトンは、この記録を基に、その年、四・六人の出生に対し一件が流産(自然に起こったものと人工的に誘発されたもの)であることを探り出した。その年に起こった死産、流産、中絶をすべてなくせば、奴隷の出生率は二三〜二八パーセントの増加が見込まれた。この割合はプランテーション経営者が望む「人口増」にはまだ不充分であった。★050 クレイトンが用いたこのような記録は珍しい。

植民地のヨーロッパ人内科医が植民地の規則にどっぷりと浸かっていたことは心に留めておかなければならない。前述したように、内科医はプランテーションの健康管理をするために(もっとも、奴隷たちの健康は農園で働けなくなった年老いた女奴隷が毎日管理していたが)、雇われていた。内科医は、可能なときに治療し、奴隷たちの管理も行った。一七八九年、ジャマイカの議会は、外科医に人工中絶のすべての症例を登録させようと試みた。この条例は、「それぞれのプランテーションの外科医に……そのような人口減少の原因を抱えているプランテーションの奴隷の増減に関する年次報告書を、偽りなく裁判官と教会区委員へ提出するよう」命じた。★051

もちろん、奴隷たちの規律化には恐ろしいほど力が注がれ、ときにそれはプランテーションの医者に委ねられた。一七七〇年代にスリナムにいたジョン・ステッドマンは、プランテーション逃亡の罰として九人の黒人奴隷それぞれの片足を切り落とした外科医のグレバーを名指しで非難している。そのうち四人はこの仕打ちの後、亡くなり、五人目の奴隷は傷口から包帯をもぎ取り、一晩中、故意に血を流して死を選んだ。[★052]

オウコチョウに関するメリアンの心揺さぶる報告は、本書の序でも引用したが、そこでは中絶が、奴隷の抵抗の一形態と認められ、植民地闘争の中に堂々と位置づけられていた。当時の観察者と今日の歴史家は、抵抗の多くの形態を認めてきている。その一つは大規模な男性主導の武装した暴動であった。たとえばステッドマンは、スリナムで起こったゲリラ戦を鮮烈に描いた。一八世紀のスリナムでは、五〇〇〇人のオランダ人が、植民地内の七万五〇〇〇人の奴隷の管理に一五〇〇人の傭兵を雇っていた。その兵士たちは、「マルーン」すなわち内陸へ逃亡した奴隷と戦うよう命じられ、せわしなく動き回っていた。逃亡奴隷は、プランテーションを焼き払い、妊娠でふくらんだかつての女主人の腹を切り裂き、ときに爪の下に隠し持った毒で、ヨーロッパ人、奴隷、牛馬、一切合財を壊滅させると言われた。[★053]

他方、病気のふりをし、簡単な仕事もできないと見せかけたり、横柄で反抗的、そして喧嘩っ早い奴隷たちの日々の抵抗を強調する観察者もいた。また、奴隷主をわざと困らせ、この世の苦悩からの解放を求めて自殺する奴隷たちの報告すら残されている。奴隷は、舌を噛み切り、汚物を食べ、煮立った砂糖の大釜の中へ飛び込むことすらあると言われていた。当時、中絶は、多くの抵抗の一タイプにすぎず、当時の多くの観察者たちもそのように理解していた。歴史家のバーバラ・ブッシュが力説しているように、プランテーション経営者たちが牛馬のごとく「黒人《ニグロ》」を繁殖《ブリード》させようと努めた経済［制度］では、出産の拒否は政治的な行為となり得たのだった。[★054]

女奴隷たちが絶望のあまり中絶という危険を冒そうとしたのは、西インド諸島に特有な性の経済《セクシュアル・エコノミー》の二つの局面に応えたものであった。女奴隷たちは、プランテーションの富と財産を増やすために「繁殖する《ブリード》」よう圧力をかけられており、また、この諸島の植民者や兵士、水兵に(男奴隷の数が女奴隷の数よりもはるかに多い経済であれば、当然自分の夫や愛人にも)性的奉仕をするよう圧力をかけられていた。父親が誰であろうと子供は奴隷という母親の法的地位を受け継ぐため、女奴隷たちは、中絶によって自分の子供を隷属の人生から救うことになると充分認識していた。一六七一年という早い時期に、ドミニカの聖職者ジャン＝バティスト・デュ・テルトルは、グアドループのある女奴隷にふれて、奴隷主が彼女の好みの男奴隷を購入しようとしても、彼女は次のように結婚を拒んだという。「こんなつらい生活は私一人でたくさんです。もっと惨めに暮らすことになるかもしれない子供をもつことなどできません」。ほぼ一世紀後、政治的な緊張関係は劇的に激しくなり、エドワード・ロングは、奴隷たちが「そのような(残忍な)主人たちに隷属させられる人種を産まないように、結婚を拒否している」と再び報告している。★055

奴隷を中絶に駆り立てる植民地の性の経済は、黒人女性はただで手に入るというヨーロッパ人男性の考えによってさらに煽られた。それはまた、植民地の住民がきわめて若く、植民地生活は無法状態で、植民地住民は(ヨーロッパ人もアフリカ人も、自由民も奴隷も)圧倒的に男性から成っていたという事実によって助長された。一四九四年にヨーロッパ人がカリブへ定住しはじめたときから、男性人口の比重は大きかった。新世界における植民地建設に努めたクリストファー・コロンブスは、二回目の航海のときに一五〇〇名の人間を連れてきた(家畜、種子、植物、医者、地図製作者、数人の聖職者を運んだ一七隻の船からなる遠征隊だった)が、女性は皆無だった。コロンブスの部下はインディアンを搾取し、食料や住居を要求し、労働させ、女たちには性の奉仕をも求めた。スペイン人女性が最初に大西洋を渡ったのは一四九七年だったが、ごく少数であった。スペイン人女性が植民地に不足していたため、また異人種間の結婚を禁ずる法や偏見がなかったこともあって、スペイン人男性はアメリカ・インディアンの妻を娶るようになり、その結果、一五一四年までに既婚男性の三分の一が地元の女性と生活していた。★056

一七世紀の西インド諸島におけるオランダ、イギリス、フランスの入植は、将校の指揮の下に兵卒たちが植物を植え収穫するという半ば軍事的な活動で、この地域に暮らす男性割合を高く維持する計らいであった。この入植が実を結んでも、植民者、兵士、商人、博物学者、内科医、外科医、そして島を占領した奴隷の大多数は、相変わらず男であった。男女比の数字は正確ではなく、植民地によってさまざまであるが、どの地でも男性の数が圧倒的であった。たとえば一六一三年には、セント・クリストファー島全体でわずか二人のヨーロッパ人女性しか見られなかった。身寄りのない女児や「ふしだらな」女たちがパリの街路で掻き集められ、一六八〇年と一六八二年に植民地へ船で運ばれたにもかかわらず、一六七〇年代から八〇年代のマルティニク島では、ヨーロッパ人の男女比は、ほぼ三対一（一六七一年に、二二〇〇名の男性に対し七三〇名の女性）であった。一六七一年のグアドループでは、女性一人あたり男性二・五人という割合であった。こうした比率は、入植が奨励されたマルティニク（一〇〇名の女性に一二〇名の男性）とグアドループ（男女同数に達した）では、一八世紀半ばまでに均等になりはじめた。不在地主の割合が高かったサン・ドマングでは、一六八一年に女性一人あたり男性八名と、男性比率が大きいままで、一七〇〇年においても依然として女性一人あたり男性二人であった。一六六七年にデュ・テルトルは、カリブ諸島で妻探しが必死に行われているようすを描いている。「女不足のため、住民たちは最初にやってくる者との結婚を強いられている。……到着船の船長が真っ先に問われるのは、女がいるかということである。生まれや貞節さ、美しさを問う者は皆無だった。到着して二日後には、誰もが相手について何も知らないまま結婚しているのだ」。一八世紀全体を通じて、フランスから出帆したヨーロッパ人の乗船定員のうち、依然として八五〜九〇パーセントが男性であった。たとえば、時代が下って一七八〇年代においても、ジャマイカのヨーロッパ人人口のうち女性は約三分の一しかいなかった。もちろん、ヨーロッパ人は西インド諸島の人口においてマイノリティであった（一七二〇年、グアドループのヨーロッパ人人口は二〇パーセント、ジャマイカでは八パーセントと幅があった）。★057

奴隷の積み荷においても男性の数は優勢を占めていた。たしかに一七世紀には、男女が同じ数だけ持ち込まれることもあったが、奴隷貿易が盛んになるにつれて、アフリカから運ばれる奴隷のうち、少なくとも三分の二が成人男性となった。砂糖の単一栽培《モノカルチャー》が広がるにつれ、カリブ諸島のいたるところで男奴隷のほうが望まれるようになった。西インド諸島のプランテーション経営者は若い男を好み、彼らに高い値段を払った。一七九〇年代になってさえも、奴隷船は、一〇〇人の女奴隷に対し一五〇から一八〇人の男奴隷を積んでいた。若干の例外はあり、都市はかなり多くの女を受け入れた。地方においても、女性の奴隷主は多くの女奴隷をもつ傾向があり、子供を産ませて売ることもあった。一八世紀末頃には、クレオールの数が増加し、奴隷貿易の廃止の予兆とも見られる政治的変動とともに、男女の比率は同等になりはじめた。マルティニクやグアドループなどのフランス植民地では、フランス領ギアナやサン・ドマングよりもクレオール化がかなり進んでいた。たとえばグアドループでは、奴隷人口の男女比は、一七八〇年代までに同じになっていたが、サン・ドマングでは、一七九一年以降まで男女同数に達することはなかった。バルバドスは例外で、男女の奴隷人口は一七世紀末には同数となっていた。ジャマイカでは、一八一七年まで男女の割合は同じにはならず、奴隷の輸入が禁止されて初めてその目的が達成された。[★058]

男性の数が優勢であったことに加えて、植民地の平均年齢は概して若かった。カリブ諸島の水兵は平均して二六歳で亡くなった。植民地の他のヨーロッパ人の平均死亡年齢は三八歳であった。フランス領の島は典型的で、植民者の大多数が二〇歳から三〇歳だった。男性の大部分は若いだけでなく、独身でもあった。聖職者のジェイムズ・ラムゼーは、イギリス領西インド諸島に関して述べ、プランテーション経営者たちは、既婚の監督者であれば、その妻が病人の面倒をみ、奴隷のお産を助け、プランテーションのために料理をしてくれて助かるのだが、未婚の監督者のほうが安くすむため、独身者を好んだという。「植民者は、ふしだらで軽率で思いやりのない若い男か、あるいは卑屈で好色な年老いた独身男を雇うほうが（彼らは奴隷の中からつき従う売春婦を手に入れ、一〇人もの黒人やムラートと一緒になっていた）、既婚者を雇ってその妻をプランテーションに迎え入れるよりもましだと判断した」とラムゼーは言い切っている。★059

ヨーロッパ女性の数がヨーロッパ男性の数にほぼ拮抗している植民地では、立派な道徳秩序が広まり、奴隷は奴隷で数を増やしていくことが多いと理解されていた。バルバドスがその好例で、この地は、イギリス領西インド諸島の中でもヨーロッパ女性を魅了した数少ない島の一つであった。歴史家のジョン・ウォードによると、当地はヨーロッパ女性が多いので道徳的な「体裁」が保たれ、男たちもジャマイカやカリブ諸島の他の地域ほど、奴隷とふしだらな関係に耽ることはなかったという。バルバドスはまた一七八〇年以降、奴隷の数を「増加」させた数少ない島の一つでもあった。★060

プランテーション経営者、奴隷、そしてヨーロッパの植民地の利害を守るよう命じられた兵士のような比較的若い男性の多くは、性的奉仕を要求した。ジョン・ステッドマンは、黒人とムラートの若い女性を提供するセックス産業について広く論じている。彼の日記は、若い副官としての空威張りが少々耳障りではあるが、彼に差し出された女性の数を詳細に記している。ステッドマンがアムステルダムからの船を降り立つや、「一人の黒人女が、ここにいる間、自分の娘でいくらかのお金を用立ててくれと私に申し出たが、われわれは値段に同意しなかった」。次の日の朝、年配の黒人女が彼の部屋に入ってきて、「奥さんと呼ばれるような満足を与えますから」と自分の娘を差し出したとき、彼は「飛び上がるほど驚いた」。「この世で最も美しい人」と彼が褒め称え、法律上の妻としてイギリスへ連れて帰るつもりであった奴隷の少女、最愛の恋人ジョアンナですら、母親に連れられてきたのだった。奴隷の少女たちがお膳立てされた商取引の一環として性的奉仕を行うのはお決まりのことであった。スリナムではこのような慣行は「スリナムの結婚」と呼ばれる、半ば公的な妾制度に格上げされており、ステッドマンはこのお膳立てを「生真面目なヨーロッパのご婦人たち」が知ったら嘆くだろうと述べている。スリナムの結婚を取り結ぶために、ヨーロッパ男性

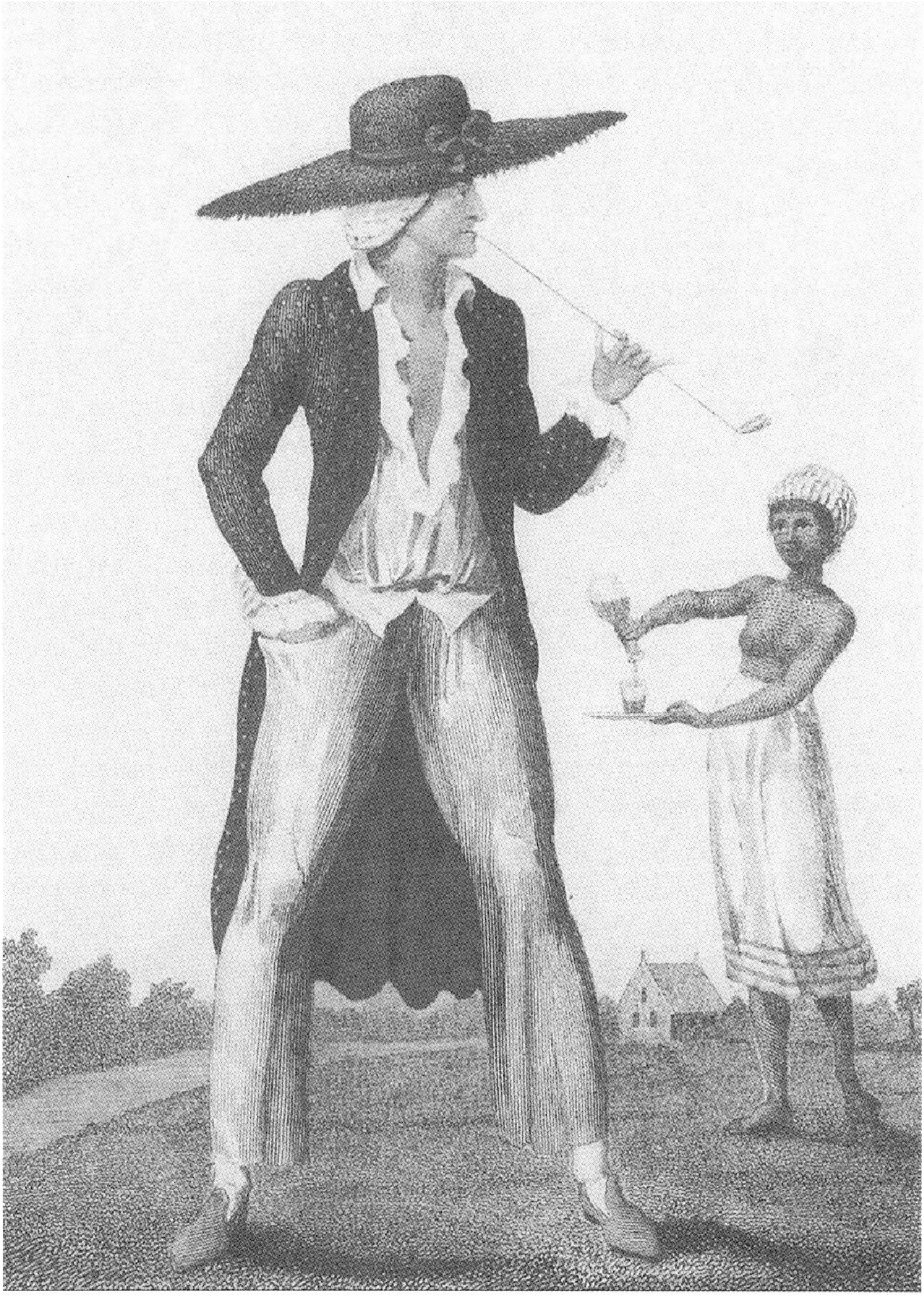

3−2 ❖ 朝のガウンをまとっただらしないスリナムのプランテーション経営者。詩人ウィリアム・ブレイク画。手の込んだかぶりものに注目。彼の奴隷の一人で、おそらく妾でもあった女性が給仕している。スリナムでの体験を描いたジョン・ステッドマンの書物にブレイクが提供した13枚の図像の一つ。By permission of the Wellcome Library, London.

は、植民地に滞在中、家政婦と妾という二重のサービスを受けるために、女奴隷の家族に合意した値段を払った。「結婚」は概して世俗的な儀式で成立し、男性が死ぬかヨーロッパに戻るまで続いた。ヨーロッパ男性は、その多くが本国に妻を残していたこともあって、こうした妾を連れて帰るのは稀であった。[★061]

ある種の無法状態も西インド諸島における性の経済の特徴であった。夜遅くに床に着き、「クロテンのような褐色の肌をしたスルタンの妃たち」をつぎつぎと抱き（つねにハーレムをもっていたのである）、夜をすごすヨーロッパの男性植民者を、ステッドマンはまったくもってふしだらだと考えた。邸宅にヨーロッパ人妻がいようといまいと、奴隷主はこうした目的で女奴隷を囲い、嫉妬深く監視していたが、男性の客には気前よく差し出した。［女性の人口比の少ない］ジャマイカでは、万が一、男奴隷が大胆にも主人や監督者の黒人妾の元へ忍び込んだりしたら、去勢されるかそれ以上のことが待っていた。はるか遠方の喜望峰でも、こうした慣習が確認されている。カール・ツュンベリーは、この地のオランダ兵が、黒人女で「身をもち崩し」、オランダ東インド会社の支部には、女奴隷とヨーロッパ人男性との間の子供があふれていたと述べている。今日の歴史家は、一七九〇年代のサン・ドマングの砂糖大農園において、女奴隷が産んだ子供の二五人に一人が白人を父親としていたと見積もっている。[★062]

植民地の入植が始まった頃は、ヨーロッパ人男性と女奴隷との関係を抑えるよう努力が払われていた。一六九〇年代にマルティニク島で活動したドミニコ会宣教師ジャン＝バティスト・ラバは、愛徳修道会の修道女たちが、ムラートの子供をもつ母親の奴隷に、子供の（白人の）父親の名前を挙げるよう命じ、名前を挙げられた人物は法廷に引き出され、罰金を課せられたと報告している。奴隷主が愛人にそのような質問をかわすこつを入念に教えていたとしても、ある司祭は、とくに女奴隷から告白を引き出す術を身につけていた。一人の奴隷が子供の父親の名前を告げて、この抜け目のない司祭に逆捩じを食わせることになった。司祭は驚いて返す言葉もなかったが、実際のところ、九か月前にこの女奴隷の主人のプランテーションで宿泊したことを認めざるを得なかった。法廷でこのようすを見守っていた人びとは、誰が一番恥知らずなのか決しかねた。無邪気さをよそおう「黒人女」か、敬虔そうな司祭か、はたまた威厳を挫かれた判事なのか。その判事は、さらなる情報が手に入るまで申し立てを却下し、この黒人女を主人とともに帰さざるを得なかった。うまく仕込まれた奴隷なら、子供の白人の父親を問われると、すでに出帆した船に乗った水兵の名前を挙げるか、あるいは町で出会ったものの、決して名前を教えてもらえなかった兵士だったと告げるのだった。産婆は（大半は奴隷であった）、この企みの片棒をかつぐことが多く、赤ん坊に洗礼を受けさせるとき、ムラートの赤ん坊の肌の色を隠すこともあった。すべての赤ん坊は、生後一〇日目までは白く、性器と指の爪だけが赤ん坊の本当の肌の色をさらけ出すことが一般に認められていた。[★063]

公的には違法であったが、あらゆる類の売春がカリブ全域に知られていた。プランテーション経営者は、現金を得るために自分の奴隷妾を貸し出すこともあった。町のヨーロッパ人女性、とくに寡婦は、移動労働者たちが「洗濯女」や「お針子」、「家政婦」を調達できる酒場や宿屋を経営していた。社会的慣習や資力からすれば、奴隷主は奴隷妾との結婚を望んでもすべきではなかった。マルティニク島に一三年間滞在した修道士のラバは、「黒人女《ニグレス》」と結婚した白人男性はわずか二人しか知らないと報告している。これら二人の男性も嘲笑を嫌って、アフリカ人妻をまもなく見捨てた。プランテーションの利益は、主人に奴隷との結婚を思いとどまらせた。『黒人法典』は、奴隷妾と結婚した主人は、彼女ならびに二人の間に生まれて来る子供を自由の身分にすべきと命じていたからである。[★064]

奴隷との自由な性的関係は、ヨーロッパ人女性にとってはいっそう憚るべきことだった。白人女性が年季奉公人として初めて植民地へと移住した一七世紀前半には、黒人男性と結婚した者もいた。年季奉公制度の崩壊とともに、植民地へ渡るヨーロッパ人女性はほとんどいなくなった。一七世紀が経つにつれて、ヨーロッパ人女性と非ヨーロッパ人男性との関係はタブーとなっていった。白人女性が男奴隷と関係をもったとき、その結果は深刻なものともなりえた。たとえば一六九八年のマルティニク島で、娘が自分の奴隷と関係して妊娠したことを知った父親は、秘密裡に出産させるために娘をグアドループかグレナダに送り、奴隷をスペインに売り飛ばすことにした。その娘が遠方に送り出される直前に、植民地に着いたばかりのあるポーランド人男性が、彼女と結婚し、その子供を自分の子として認知しようと申し出た。教会の記録簿には、彼が（ありそうもないが）父親であると表明しているが、この件についてはこれ以上わかっていない。[★065]

オランダ人もこの問題について決して寛大ではなかった。一七二〇年代、混血児を産んだパラマリボ［現在のスリナムの首都］に暮らすヨーロッパ系の二人の女性が町から追放された。それから一〇年後、スリナムのユダヤ人植民者の娘がアメリカ・インディアンとの性的関係を告白して、植民地から追い出された。ステッドマンは、一七七〇年代にペンを執り、「万が一、ヨーロッパ人女性が、どんな種類の奴隷とであれ、性的関係を保っていることが知られれば、彼女はひどく嫌われ、男奴隷は情け容赦なく命を奪われるのだ」と哀れんだ。[★066]

ヨーロッパ人男性との結婚を求める自由身分の黒人女性がましな状況にあったわけではない。スリナムのエリザベス・サムソンは、五〇歳の自由身分の有色人女性で富裕なプランテーション経営者であったが、オランダの改革派教会のオルガン奏者であった三〇歳の白人男性との結婚の意志を知らせると、一大スキャンダルとなった。町の人びとは、「欲望に狂って」黒人が白人との結婚を望むとは「おぞましく」「恥ずべきもの」と噂した。歴史家のコルネリス・ゴスリンガの報告によると、この特殊な結婚に関して喧々諤々と論じているうちに、白人花婿は亡くなったという。[★067] その後、富裕なサムソンは、夫になる見込みのある別の男をたやすく見つけた。

内科医や植物学者、博物学者などの学識者は、こうした性の経済に決して無関心ではなかった。カリブ海地域を航行するヨーロッパの生物《バイオ》略奪者は、地元の女性や奴隷女を生物《バイオ》資源と同じように、その地で入手するものとみなしていた。一七七〇年代にニュー・スペインを旅したニコラ＝ジョゼフ・ティエリー・ド・ムノンヴィルは、一晩、小屋を提供してくれたインディアン家族の女性が気に入った。「何らの欠陥」も見当たらない彼女の「完璧な美しさ」に心打たれた。彼女と話すうちに結婚していることがわかると、「なおのこと興味を掻き立てられた」。結局、彼はポケットに手を入れ、金貨を一枚取り出したが、すぐにとどまった。それは、彼がこの女性の貞操と幸福を台無しにしてしまうという恐れからではなく、むしろ、もしこのような「官能的快楽におぼれて」しまうなら、垂涎の的であるコチニール染料をフランスのために獲得するという彼の使命を危うくすることになるかもしれないと案じたためであった。[★068]

ティエリー・ド・ムノンヴィルとアメリカ・インディアン女性のような出会いは、一八世紀後半にはカリブ諸島ではほとんどなく、ヨーロッパ人男性が性的関係をもった相手は、ほとんどアフリカ系の女性であった。地元の女性は時折、植民地における性の経済において特権的な地位をもっていた。一六八〇年代のスリナムの総督アエルセン・ファン・ソメルスダイクは、妻が「ワイルド・コースト」への困難な旅を拒否したため、美しいカリブの少女を妾にした。アメリカ・インディアンの少女たちは引っ張りだこで、わけてもこの少女は酋長の娘で、二つの民族の間に政治的な忠誠関係を築くために求められた。数年後、エドワード・バンクロフトは、スリナムに暮らすオランダ人の有力一族の多くが、こうした結婚の出であることを述べた。バンクロフトによると、オランダ人はこのようにしてアメリカ・インディアンの支配力を手に入れ、その結果、地元の酋長に代わって、オランダ人総督が植民地における貿易や、戦争と平和に関する協定を仲介できるようになったという。[★069]

旅する博物学者の中には、植民地に長期滞在する間に、性の経済に屈した者もいた。フランスの植物学者で、イル・ド・フランス〔モーリシャス島〕のインド会社で働いたジャン＝バティスト＝クリストフ・フセ＝オブレは、セネガルの女性アルメルの自由身分を会社から買い取り、結婚したと言われている。別の資料には、彼が自分の奴隷を解放し、（彼は熱心な奴隷制反対論者であったので、ありうる話である）有色の女性と結婚して多くの子供に恵まれたと報告されている。さらに別の資料には、彼は「放蕩の末に学問を捨て」、旅の先々に三〇〇人の子供を残したというものもある（これが本当ならば、年間約三〇人もの子を産ませたことになる）。最後の報告は疑わしいが、トマス・シスルウッドというジャマイカの好色な奴隷監視人のことを考えれば、まったくありえないことでもない。この男は、複数の相手と行った毎日のセックスの偉業を詳細に記して、三七冊の日記を残した。オブレの放蕩ぶりはデマであろう。オブレはアルメルを買い、「同衾を」望んだようだが、彼女は生死を左右する病気になるまで拒み続け、オブレは非常に献身的に彼女を看病した。彼の愛情に絆《ほだ》されて、最終的に彼女は彼の子供を三人産み、そのうちの一人は生き抜いて成人となった。[★070]

もう一人のフランス人の生物略奪者で、後に、一七九〇年のギアナの議会で（白人だけによって）最初の代議士に選ばれたジャン＝バティスト・ルブロンもまた、二人の混血児の父親であった。ルブロンは教育のために長男をフランスへ送り、この息子は後にハイチ共和国の大統領秘書となった。次男はルブロンがギアナを去った後に生まれ、父親に会うこともなく、父の名前も名乗らなかった。[★071]

西インド諸島はその頃、一攫千金を夢見る多くの男たちが渡来し、無法状態の乱れた土地だった。ヨーロッパ人の多くは、中絶がこのように過熱した性の経済の当然の結果であると考えていた。しかし、ひとたび中絶がわかれば、非難の矛先は、奴隷が耐え忍ぶ残酷さや西インド諸島の性の無法状態にではなく、むしろアフリカ人の生来の性質とみなされた放蕩ぶりに向けられた。たとえばハンス・スローン卿は、ジャマイカに短期間滞在したとき、「花の垣根」と「カラグアータ・アカンガ」（*Bromelia penguin*）という二種類の中絶薬について報告し、「妊娠中の女性には中絶を引き起こし、売春婦もこのことを知っていて、子供を堕ろすのに頻繁に用いている」[★072]と述べた。「カラグアータ・アカンガ」は、「カリブ諸島やジャマイカに繁茂し、非常に利尿効果があり、月経を強力に引き起こし、服用量が度を越せば大量出血にさえなる」という。

半世紀後、エドワード・ロングも、ジャマイカで中絶についてこのような見方をしていた。「当地の女性は概ね売春婦であるが、その多くが中絶を引き起こす特効薬を用いて、時間を無駄にすることなく、商売の妨げにもならずに、売春を続けている」。当時のヨーロッパ人男性学識者と同じく、ロングもまた、このように数多くの「ふしだらな」関係が将来の妊娠の可能性を下げ、あるいは無にするのは必至であると考えた。一七七〇年代に兄と親族とともにスコットランドからアンティグア〔小アンティル諸島北部に位置〕へ旅したジャネット・ショウも、「白人の愛人のために身を投げ出している若い黒人娼婦」を非難した。妊娠によって快楽を邪魔されないように、「彼女たちは厄介事から免れるための特定の薬草や薬をもっている」とショウは述べた。加えて、ジャマイカの総督エドワード・トレローニーは、こうした「売春婦たち」は「どちらの肌の色」とも寝るが、「その子供がいずれの子なのか知らず」、煩わしいことを避けるために中絶を行っていると述べている。★073

ロングらが示唆するほどに売春が広く行われていたのかどうかは、中絶の広がりと同様、よくわからない。アフリカの道徳規範を批判するスローンやロングなどのヨーロッパ人は、所有主が奴隷に求める売春と、女性自らがすすんで行う売春（通常、生きる糧を手に入れる唯一の方法）との区別をつけていない。強要されるものであれ選択するものであれ、売春は生来アフリカ人に道徳性が欠けているためとみなされ、やむにやまれぬ事情とは考えられなかった。ある歴史家は、サン・ドマングについて一七七〇年代に挙げられた数字から、一〇人に一人の自由身分の（奴隷でない）有色女性たち、そして二〇人に一人のヨーロッパ系の女性たちが売春婦であったと見積もっているが、このような分類には曖昧な点が多すぎ、この概算をまじめに受け止めることはできない。★074

「ワイルド・コースト」のプランテーションで働いたバンクロフトも、女奴隷たちの間で中絶が行われるのは、激しい労働と貧しい食事、肉体の酷使の結果であるとは考えなかった。粗食と激しい労働は、「健康と精力増進という恩恵を伴うことすらある」と読者に想起させている。「若い売春婦」は、売春で得る収入を、妊娠という厄介事のために失うのを望んでいないと非難されていたが、バンクロフトも同意見であった。一七六九年に彼は次のように書いている。「（奴隷の）減少の「本当の原因」は、白人と若い売春婦との肉体関係にあり、彼女たちは、そこから少なからぬ報酬を得ている。子供を産めばこの商売も上がったりとなるので、妊娠を避けるために、彼女たちはあらゆる予防策を講じた。しかし失敗すれば、中絶をくり返すことすらあるが、そのせいで、彼女たちが年をとり白人に捨てられる頃には、子供を産めない体になってしまうのだ」。★075

ハイチ革命の最中に活動したデクールティルズは、手の込んだ挿絵付きの『アンティル諸島の植物誌：図譜と薬効』の最終巻を、「ムラート女性」の情報提供者から多く教えてもらった通経剤や、「ヒステリー症（子宮病）」（しばしばこう呼ばれていた）の説明にあてた（第2章参照）。この種の植物は、強烈で鼻を刺すような不愉快なにおいをもっており、経血の流出を引き起こし、月経が滞ることによって引き起こされる病気（黄疸、偏頭痛、「憂うつ症」、痙攣、子宮の痙攣）を治すのに役立った。そこで論じられる一九の通経剤のうち五つは、服用量を多くすれば中絶を引き起こした。デクールティルズは、ヨーロッパの同業者と同様に、奴隷の中絶を、売春やレイプによってできた子供の堕胎という西インド諸島の性をめぐる経済問題でもあり、また、残酷な奴隷制に疲れ果てた女性たちが主人に反抗する政治問題でもあると見ていた。彼が取り上げた植物の中には、オウコチョウも含まれていた。また、アリストロキア・ビロバタ（ウマノスズクサ科の一種）もあり、これはすでにヒポクラテスやガレノス、ディオスコリデスに知られていたもので、中絶を引き起こしうる植物として、アンティル諸島の内科医はきわめて有害とみなしていた（誕生草のこの特殊な変種はサン・ドマングに特有であるが、他の変種はヨーロッパ人にもよく知られていた）。デクールティルズの『薬局方』にあるもう一つの通経剤は、文字どおりには「悪人の木」を意味するフランス語名とクレオールの名称で知られるものであった。植民地の女奴隷たちは、この根っこを頻繁に用いて「お腹の実を殺し」、主人に「復讐している」とデクールティルズは書いている。この植物はとても強烈で、彼は内服しないよう忠告している。「この植物を使用しなければならないほど惨めな女性は、この植物によってしっぺ返しを受けるのだ。恐るべき痛みと、止めるすべもない子宮出血で、彼女たちの大半が落命する」。デクールティルズによると、この植物は猛烈な吐き気も催した。★076

ウェーローニカ・フルテスケンス［ゴマノハグサ科の一種］は、女奴隷が利用し、カリブ族にはクーガリの名前で知られていたが、「賢明な内科医が身震いしながら、きわめて慎重に」処方したとデクールティルズは書いている。この特徴があまりによく知られているのは悲しむべきことだという。それは、「間引きをもくろむ罪深い既婚女性や黒人女によって」用いられた。最後に、エーリンギュウム・フォエティドゥム［セリ科の一種］についてだが、デクールティルズの前任者であるプペ＝デポルテがすでに取り上げており、「守るべき生き物の命を奪うという犯罪的な意図から」危険な通経剤を用いるような人間は堕落していると公然と非難した。★077

中絶の政治的、経済的局面を考えるとき、自由身分の有色の人間が所有する奴隷が、白人所有の奴隷と同じ割合で中絶を行ったのかどうかがわかれば興味深いであろう。中絶の記録はとられていないため、この問いに答えることはできない。だが、自由身分の有色の人間が、白人よりも寛大に奴隷を扱ったと考える理由は何もないという点は、おそらく留意すべきである。自由身分の有色の女性は、定期的に奴隷に焼き印を押し、ときには胸元にはっきりとした文字の焼き印をし、その残酷さは白人の奴隷主と変わらない有りさまだった。植民地に暮らすヨーロッパ人女性も奴隷に優しく接したわけではなかった。スリナムのステッドマンは、プランテーション経営者のストルカー夫人について語っているが、この女性は、黒人の赤ん坊の泣き声がうるさいと言って、水の中に沈めて溺死させたという。ステッドマンによると、彼女のようなタイプの女性は、クワドルーン（白人とムラートの混血）の少女や「黒人の」少女を憎んでおり、彼女たちがヨーロッパ人男性を寝取ることから、「最大の敵意と最高にむごい仕打ちをして彼女たちを苦しめた」。一七七四年にジャマイカに赴いた医者のジャクソンは、クレオールの女性（明確に述べているわけではないが、おそらくヨーロッパ系の女性）の数々の残虐行為を語り尽くせないほど挙げている。奴隷への体罰が少しでも手加減されると、彼女たちが「自らの手で」奴隷の親方を鞭打って懲らしめたとジャクソンは報告している。奴隷の中には、地面に打たれた四本の杭に手足を縛り付けられ、張り付けられる者もいた。妊娠した奴隷をそのようにうつぶせに張り付けるために、「お腹の部分の出っ張りがはまるように地面に穴が掘られた」。このような虐待によって奴隷を殺した主人は、「不注意」とみなされたが、罰せられることはめったになかった。何よりもまず、彼らは財産の損失をこうむったと考えられたのだった。★078

中絶と奴隷貿易

植民地の女性たち、とくに女奴隷や自由身分の有色の女性たちが、この時代に中絶を行っていたことについては圧倒的な証拠がある。しかし、どの程度の割合でどのような理由で行っていたのかについてははっきりしない。一八世紀末にかけて、ヨーロッパ諸国がプランテーション経営者へのアフリカ奴隷の供給を打ち切る恐れが出てくると、中絶問題への関心は強まっていった。それまで経営者は、女奴隷を主に昼間は「労働単位」、夜は「性の奉仕者」としていたが、「産む機械《ブリーダー》」とみなすことはまずなかった。ミシェル＝ルネ・イリアール・ドーベルトゥイユによると、プランテーション経営者たちは、奴隷を買うよりも産ませるほうが高くつくと見ていた。一八か月間（出産前の三か月と、働きながら赤ん坊の面倒を見る期間としての一五か月）、女奴隷が労働しないと、三〇〇リーブルのコストがかかると見積もられていた。一五か月の奴隷の赤ん坊は、たった一五〇リーブルの値打ちしかなかった。だが一〇歳の子供となると一五〇〇リーブル、一五歳の子供で、ゆうに二〇〇〇リーブル取ることができた。経営上、長い目で見てこれが利益となるかどうかは、経営者が一五年間どれだけその子供に食べ物を与え、衣服を着せてやるかにかかっていた。一七六〇年代頃から、プランテーション経営者たちは、島で奴隷を増やすほうが費用はかかるものの、「クレオールの黒人」が輸入した「海水の黒人《ソルト・ウォーター》」よりも病気に罹りにくいことがわかり、プランテーションの内科医に出産の増進を促すようになった。★079

これは、アメリカ合衆国南部とはかなり異なった状況であった。カリブ諸島におけるアフリカ人奴隷は、プランテーション経営者が妊婦の状況改善をめざして改革を実行した後でも増えることはなかった。ステッドマンによると、スリナムの死亡率は年間約五パーセントだった。彼の計算によれば、これは「五万人の健康な黒人奴隷が二〇年ごとにまるまる消えていく」ことを意味した。オブレもまた、サン・ドマングの奴隷が「ごくわずか」しか出産しないと述べている。二〇万人の奴隷人口を維持するためには、毎年二万人の奴隷が輸入されなければならないと彼は計算した。イギリス領西インド諸島の報告書には、赤痢だけで奴隷人口全体の五分の一が失われているとある。現代の計算によると、カリブの奴隷人口は一世紀ごとに消えていくことになり、このため、つねにアフリカから再供給されていたという。人口の自然増は、ジャマイカや他のカリブ海諸島では一九世紀半ばまで実現されることはなかった。[★080]

今日の歴史家は、西インド諸島における奴隷人口の低い増加率に対して多くの要因をさぐっている。高い死亡率を主張する歴史家もおり、この時代のフランス本国のヨーロッパ人の平均余命が四六歳であったのに対して、フランスの植民地における奴隷は、二九歳から三四歳だった。他方、奴隷女たちの低い出産率を強調する歴史家もいる。あるジャマイカのプランテーション経営者は、一七九四年と一七九五年にワーシー・パークに暮らす二四〇名の女奴隷のうち、妊娠したのはわずか半数で、このうち約四分の一(三五人)が流産した。さらに驚くことには、八九人の新生児のうち、幼少期を生き延びたのはわずか一九人であった。この一九人のうち一五人は、ある女奴隷が一人で産んだ子供だったという。一八世紀のワーシー・パークの女奴隷の中で、二人の子供を育て上げたのはわずかに二人、三人の子供を育て上げたのはわずか一人だった。ワーシー・パークに近いサン・ドマングは、出産率がアメリカ両大陸の中でも最低水準にあり、砂糖プランテーションでは、出産するのは成人女性の半数以下であった。[★081]

女奴隷に見られる無月経症(月経の抑圧)と不妊症は、病気や過酷な労働、貧しい生活状況、排卵を抑制する授乳が長引いて起こる。しかし、中絶も一因であった。一七七七年から一七八五年にセント・クリストファー島とネービス島で外科医をしたロバート・トマスは、砂糖プランテーションにおける奴隷人口の減少の主な原因の一番目に「頻繁に行われる中絶」を挙げた（一番目の理由は、奴隷たちに見られる「奔放で早熟な肉体関係」で、これに「伝染病」やアルコール依存症、長い授乳期間が続いた）。「プロのプランテーション経営者」を自称するコリンズなる医者は、奴隷人口減少の理由を不健康な気候、輸入される女性の少なさ、女奴隷の不妊症に見出し、四番目に「頻繁に行われる中絶」を、その次に乳児死亡率の高さを挙げた。アフリカ人が不妊症の女性を選んで奴隷として売ったのかもしれないと指摘する歴史家もいる。プランテーション監督者の残酷極まりない仕打ちが、奴隷家族の崩壊と離散とも相まって、奴隷の出産意欲を萎えさせたにちがいない。原因が死亡率の高さであれ中絶であれ、あるいは出産率の低さであれ、プランテーション経営者は、アフリカから新しい奴隷を絶え間なく買うことを余儀なくされる状況であった。★082

革命がアメリカ（1776）、フランス（1789）、ハイチ（1791）で起こり、一触即発の情勢の中で奴隷貿易への批判が激しくなるにつれて、プランテーション経営者と政府審議会は、奴隷の出産率と中絶慣行の問題を調査しはじめた。人口ならびに人口増加の問題は国家の問題とみなされ、植民地政府はにわかに動き出した（結論参照）。一七六四年、フランス国王は新しい総督をサン・ドマングへ派遣して奴隷の人口減少の調査に当たらせた。同時期に、フランスの植民地当局の役人は産婆術を改善しようと乗り出し、一七七〇年代に植民地の主要都市に、医学教授が産婆を訓練し、免許状を与える学校を設立した。イギリスの植民地でも産科病院の設立が審議された。★083

政府審議会は中絶の原因についても調査をした。ジャマイカの内科医ジェイムズ・トムソンは、ふしだらな性関係の話題に再度立ち戻り、女奴隷の不妊症は、彼女たちが早くから際限なく性的快楽に耽るためだと指摘した。「局部は病気になり弛緩してしまい、受胎できなくなる有りさまだ」。こうした若い女性の多くは、「ありとあらゆる手段を尽くして中絶を行おうとするが、そのさい、他人の不正行為に助けられることがあまりにも多い。こうした度重なる流産は、傷つきやすい母体に恐ろしい影響を与え、死を招くことも稀ではなく、将来の受胎も不可能にする」とトムソンは非難した。こうした女性が最終的に「身を固め」出産したとしても、「弱々しく病的な子供が生まれ、早晩死に至る。すなわち、彼女たちの民族の増加が不可能となる」とトムソンは書いた。ときには、「節度を欠く」性行為のため、異常なほど若い年齢で閉経を迎えるとも言われていた。性病の発作がくり返し起こるために女奴隷は薬を用いていたが、エドワード・ロングはこの薬が胎児を殺し、その女性も性行為の相手も不妊にしてしまうことがあると言っている。さらにロングは、「黒人女たち《ニグレス》」に頻発する(月経)障害の原因が、冷水浴のしすぎにあることを突き止めた。また、プランテーションの奴隷の産婆にも責任があるとみなされた。彼女たちの未熟な助産術が、女性の出産能力を損なっているというのである。[★084]

しかし奴隷制批判者も、メリアンが一世紀も前に見抜いていた女奴隷の行動の真意、すなわち「女奴隷は、主人への復讐のために、また隷属状態の恐怖から子供を守ろうとして出産を拒んでいる」という意見に共鳴していた。ドミニコ会のニコルソン神父は、奴隷に見られる中絶の原因を、「残酷な」主人のせいにした。「妊娠によって主人が利益を得ないように中絶する黒人女がいるのだ」と書いている。ニコルソンは、「殺人を犯す母親たち」に感心しないものの、同情している。プランテーション経営者に対しては、「血も涙もない人間よ。お前たちは、このような残虐な犯罪の報いを受けているのだ」と叫んでいる。フランスの内科医ピエール・カンペも、一八〇二年に似たようなことを書いている。女奴隷の悲惨な隷属状態は、動物にも見られる母親のやさしさを彼女たちの心から消し去ってしまっている。彼女たちは堕落し、子育てを「とても嫌がる」ようになっているという。イリアール・ドーベルトゥイユは、女奴隷の頻繁な中絶を奴隷主の暴虐な仕打ちのせいにしている。「黒人女たち」が頻繁に中絶するのはほとんどいつも主人のせいであり、彼らの「あまりの暴虐さに、母性感情は押し潰されている」。一八世紀後半までには、ジャマイカのコリンズ医師のように奴隷制に批判的でない人間でさえ、中絶が「自分のように子供が永遠の奴隷状態の厳しさを」味わうことのないよう、女奴隷たちが出産を拒否した結果であると認めるようになった。[★085]

『サン・ドマングの惨憺たる物語』を著した匿名の作者もまた、子供を産むというこの「哀れな生き物」の自然な欲求を、プランテーション経営者が無残にも押し殺していると非難している。「母親はあらゆる自然の本能に抗い、残酷な仕打ちから子供を守るために子殺しをしているのだ」。こうした「不幸な奴隷」は、「自然の叫びよりも、彼女たちを苦しめる者に対する憎悪にしか耳を傾けていない」。彼女たちを苦しめる者が豊かにならないように、忌まわしい罪の数々（中絶と嬰児殺し）を犯している多くの女性の例が報告されている。作者はまた、注を付して、サン・ドマングの奴隷に自殺が広く見られたのは、（メリアンが一世紀前にスリナムの奴隷について報告したように）、彼らの多くが死ねば故国に戻れると信じていたからだと述べている。「しかし中絶と嬰児殺しは、自殺よりももっと広く奴隷たちの間で見られた」。これらの犯罪の原因は、出産への恐怖にある場合もあれば、ふしだらな情事を邪魔されたくないという欲望にある場合もあったが、最も重要な原因は、主人に対する憎悪の念にあると作者は言う。「黒人女たち《ニグレス》」は、「母親になるための種」を取り除く「数多くの秘密」をもっていた。★086

直接的な報告は稀だが、女奴隷たちは嬰児殺しにも関わっていた。革命の最中にサン・ドマングに滞在したフランス王認可の内科医ジャン＝バルテルミー・ダジールは、ある母親が自分の二人の子供を「奴隷身分から奪い返す」ために犠牲にしたようすを詳しく語っている。多くの母親同様、この母親も、死ねば身分も財産も親も友人も元のままになり、アフリカの故郷に返してもらえると信じていた。ダジールは嬰児殺しをさせないように絶えず見張るべきだと内科医たちに警告した。彼は、とくに恐ろしいケースを一つ報告している。「われわれの植民地の中で最も豊かな」サン・ドマングにある、普段は景気のいいプランテーションで、三一人の嬰児の遺体が発見されたというのである。この遺体は、すべて生後九日以内に死亡しており、破傷風の疑いがあった。このプランテーションを担当している外科医は、三二番目の子供が生後一〇日目にして元気であると知り、プランテーション経営者に安堵の言葉を伝えた。翌日、経営者は、この子供がその晩、破傷風で死んでしまったとの返事をしてきた。外科医はありえないことだと思い、死体を掘り返させた。彼が発見したのは、この嬰児がたくさんの「植物のようなもの」を喉に詰められて窒息死していた姿だった。「嫌悪すべき」その母親は、同じやり方で嬰児を殺した他の黒人女と同様に、自分も罪には問われないと言った。サン・ドマングで革命を目撃したデクールティルズもまた、さらに恐ろしい犯罪について報告している。アドゥラダンという名（奴隷はまだ姓をもっていなかった）の産婆が、自らの手で七〇人の新生児を殺したと告白したのだった。「私は死に値するのでしょうか！」と彼女は詰め寄った。「子供を育てて奴隷にするのは恥ずべき慣行です。産婆としての私の役目は、新たに生まれた子供を私の手で受け止めることです。……ピンを泉門［ひよめき、胎児の頭頂部の骨質のない部分］に通して脳へと押し込みます。こうすることで、この植民地を苦しめる致命的な開口障害［破傷風の初期症状］が引き起こされるのです。誰の仕業《しわざ》かやっとわかったでしょう」★087。

死産にせよ、安楽死させたにせよ、嬰児を死なせたことがわかると、厳しい結果が待っていた。その場に立ち会った産婆（通常は奴隷）は、母親と同じく鞭打たれ、母親は鉄の首輪をはめられ、次に妊娠するまでそこに繋がれることもあった。植民地の法の命じるところでは、妊娠したすべての「黒人女」はそれを産婆に申告し、産婆は奴隷の妊娠を登録する外科医に報告する義務があった。妊娠を申告し、「流産」（中絶を表す婉曲的な表現で広く用いられていた）を引き起こしたとわかった「黒人女」は、鞭打たれ、鉄の首輪をはめられた。一七八五年、ジロ＝シャントランは、中絶の嫌疑をかけられた黒人女性が、鎖と鉄の首輪に苦しんでいるようすを目撃した。「主人に子供を与えるまでは昼も夜も」縛りつけられていた女もいた★088。

イギリス議会下院は、一七八〇年代と一七九〇年代に奴隷貿易について公聴会を開き、奴隷の中絶と嬰児殺しの問題について討議した。ジャクソンという医師は、特別委員会の前で証言し、「黒人の《ニグロ》」母親が子供への愛情に欠けているとは考えられないと言い、奴隷身分の人生に待ちかまえる「酷使」と「残虐な待遇」から子供を逃れさせるために、女奴隷たちは中絶と嬰児殺しを行っていると説明した。しかし大半の内科医は、プランテーション経営者と結束して、奴隷人口の減少に責任があるとは考えていなかった。ジャマイカの事務官であったスティーヴン・フラーは、一七八九年のジャマイカの議会で、奴隷の減少は大英帝国には「理解されて」いないと報告した。奴隷制廃止論者が説くように、それは待遇がひどいとか保護が不充分ということから生じたのではなく、三つの主要な原因によるものだという。毎年アフリカから輸入される奴隷の性別がアンバランスであること（彼の計算によると、三人の女性に対し五人の男性が移送された）、アフリカからジャマイカへ輸入される新参奴隷の死亡率が高いこと、そしてジャマイカで生まれた黒人の乳児が死亡しやすいこと（乳児の四分の一が生後一四日以内に死んだ）、である。大英帝国で専門教育を受けた内科医は、三人ともフラーの見解を支持し、次のように証言した。ジャマイカの乳児の死亡は破傷風のせいであり、また、清潔さの欠如、肌着やシーツ類の不足、みすぼらしい住居のせいでもあり、習慣として乳母を雇うことがほとんどなく、多くの乳児の面倒を見ることができないせいであって、体罰のせいではない。有名な内科医のジョン・クゥイアは、広範囲にわたる証拠を提供し、「黒人女は、奴隷であれ自由身分であれ」、大英帝国の貧しい女性労働者ほど頻繁には出産しないと述べた。彼はこの原因を、主に女奴隷が耽っている「ふしだらな肉体関係」にあると考えた。中絶が「彼女たちの間で頻繁に行われている」と認めるものの、その原因が、ひどい待遇や過酷な労働よりも彼女たちの生来のふしだらな性質にあるとみなした。ジャマイカで彼が管理した四〇〇〇人から五〇〇〇人の奴隷のうち、ひどい待遇や過酷な労働が原因と考えられる中絶には、彼は一つも出くわさなかったと証言している。適度な労働は、実際、妊婦の体には良く、健康全般を保つ最善の方法だと彼は言う。★089

今日の歴史家には、西インド諸島でどれほど多くの女性がお腹の赤ん坊を殺したのか語るすべはないが、中絶が行われたことについては疑う余地はない。メデリック＝ルイ＝エリー・モロー・ド・サン＝メリーのように鋭い観察眼をもった者は、奴隷の産婆が日課のように中絶を行っていたことを確信している（モロー・ド・サン＝メリーは、一八〇一

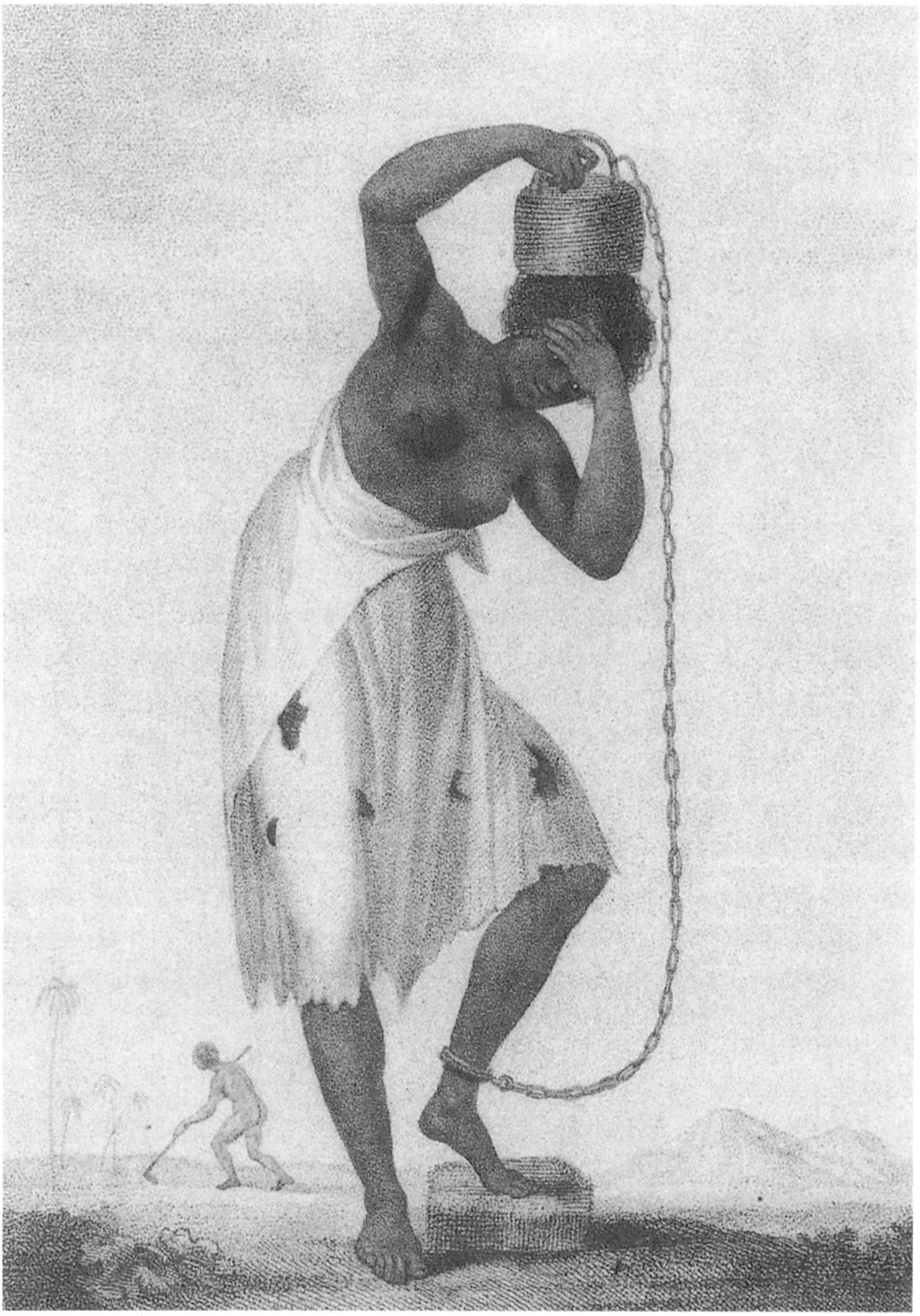

3-3 ❖ 懲罰を受けている女奴隷のやや潤色が加えられた絵。台座、苦痛を伴う姿勢、古典芸術に倣って描かれた胸、そして重石を頭に載せて運ぶアフリカ人女性の描写に注目。By permission of the Wellcome Library, London.

年ハイチ革命の最中にフィラデルフィアへと逃げたが、その地で開業した本屋で、子宮頸部を広げ中絶を引き起こすために用いた挿入器を売っていた）。歴史家は、奴隷の中絶に関する報告が、（主人や奴隷や家畜に）奴隷が毒を盛るという報告と同様、誇張されているのではないかと疑っている。実際、ジャマイカのトムソンは、プランテーション経営者が奴隷の妊娠に、一ドルや銀貨一枚、祝祭日に身に着ける緋色のガードルなどの報奨品を与えたり労働を緩和させたりしたら、女奴隷の中にはこうした魅力にひかれ、妊娠だと見せかける者もいたという。この妊娠で子供が生まれないと、女たちは「証拠として何か出血する事態」を作り出した。こうした行為を止めさせるために、トムソンは彼女たちと「共謀しない」ような「信頼のおける」産婆を任命し、罪を犯した女たちに「見せしめの」罰を課すよう忠告した。★090

女性たちが奴隷身分の絶望的で悲惨な状況に抵抗しようと、どれほど頻繁に自分の子供を堕ろしたのかを語ることは誰もできないであろう。女奴隷たちが、多くの理由で胎児を殺したのは疑いようもないが、それは、過酷な労働と乏しい栄養、頻繁に起こるレイプや病気、そして精神的、心理的落胆という世界から子供を守りたいという願望からだけではなかった。女奴隷たちが、さまざまなやり方で自分のセクシュアリティを政治的武器として用いたことがわかっている。たとえば、サン・ドマングにおける革命の前夜に、弾丸と火薬と交換に、フランス兵に身を売った女性たちがいた。★091だが、抵抗には多くのかたちがあり、また服従にも多くのかたちがあって、必ずしもこれらの差異を見分けることはできない。女奴隷たちは、境遇を変えることができず、それに屈していたのかもしれないが、自分の出産能力を力の限りコントロールする方法を数多く用いて、自分たちを出産可能な馬車馬に変えてしまおうとする奴隷主を困惑させたことは確かである。

第4章

ヨーロッパにおけるオウコチョウの運命

◉数年前、エディンバラ大学で……
われわれのうち数名が、
さまざまな薬の実験を行うために仲間をつくった。——
ジェイムズ・トムソン（1820）

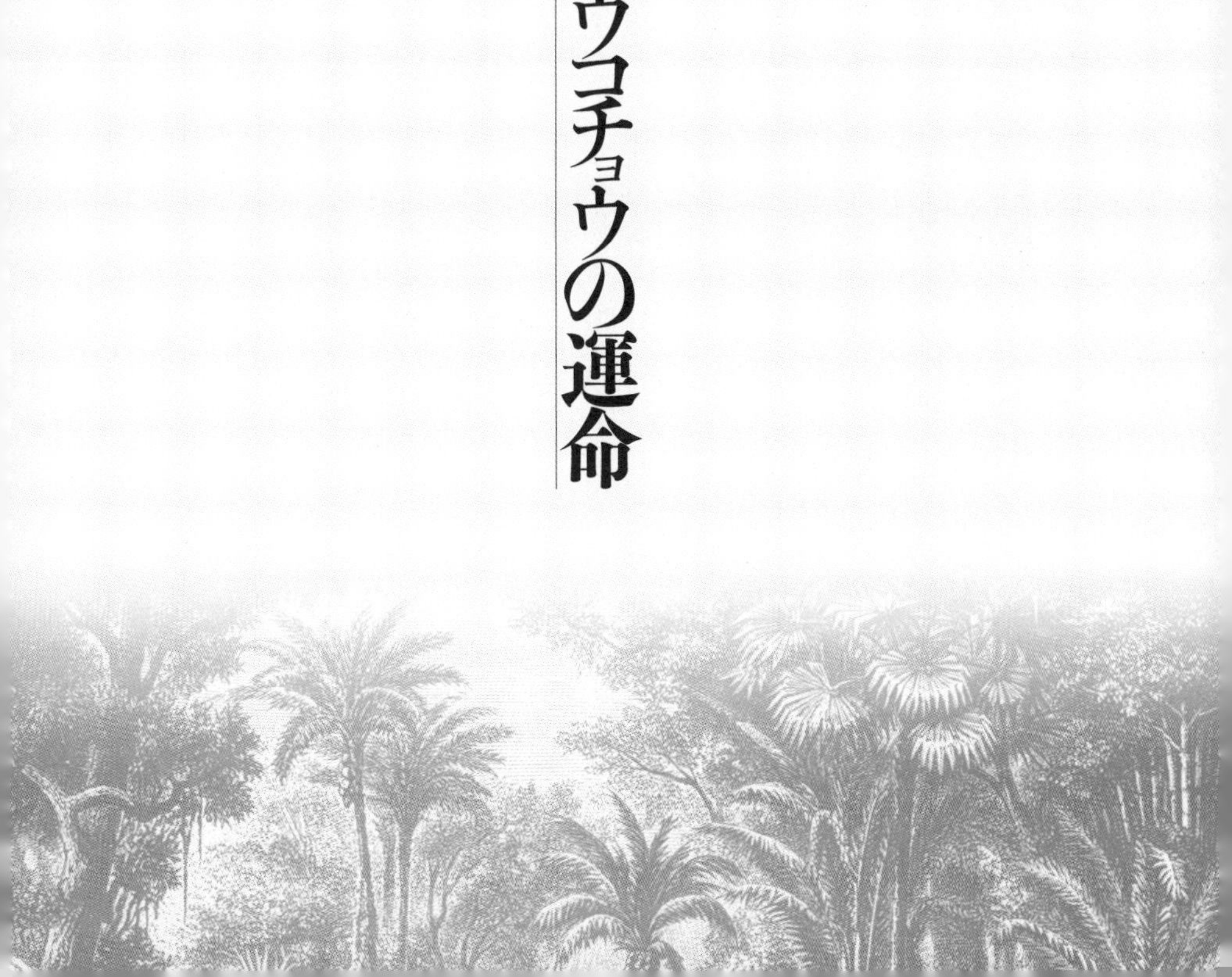

ヨーロッパ人は、世界中どこに上陸しても自国の生活をなるべく再現しようとした。バルバドスではニンジン、ビート、サヤエンドウを庭に植え、サン・ドマングでは鶏、ヤギ、牛、馬を育てていた。興味深いのは、一七七〇年代にエドワード・ロングが、ヨーロッパで中絶薬として知られていたメグサハッカ（*Mentha pulegium* ヨーロッパとアジアが原産）やヘンルーダ（*Ruta graveolens* 南欧と北アフリカが原産）などの名前を挙げ、それらがジャマイカのイギリス人の家庭菜園で育てられていると報告していることである。ただしこれらの植物が、もともと多産抑止薬としてジャマイカにもたらされたのかどうかはわからない。大半の薬草や香辛料と同様、それらにも多くの用途があったからである。メグサハッカは避妊や中絶の用途の他、めまいや頭痛を和らげると言われ、肺から「悪い体液」を取り除くためにも用いられた[★001]。

　中絶薬は、逆の方向にも旅したのだろうか。オウコチョウ（ポインキアーナ・プルケリッマ）は、西インド諸島のヨーロッパ人によく知られていたが、ヨーロッパへ移送されたのだろうか。パリやロンドン、ライデンの家庭菜園や植物園で栽培されたのだろうか。オウコチョウがもつ中絶誘発作用は、ヨーロッパに知られ、薬局方に認可薬として収められたのだろうか。ヨーロッパ女性は、砂糖、茶、チョコレート、キニーネ、ヤラッパ、トコンと同じように、オウコチョウも利用したのだろうか。

　オウコチョウのような避妊薬がヨーロッパに入ってきたかどうかを分析するには、「知識」の伝播と、「植物自体」の移動とを区別する必要がある。次の一点は、はっきりしている。オウコチョウという植物そのものは、いともたやすくヨーロッパに入ってきた。一六六六年頃から、この花卉《かき》灌木は東インド諸島と西インド諸島の双方からヨーロッパへと、幾度となくもたらされていた。これらはヨーロッパ中の主要な植物園に栽培記録が残されている。ヨーロッパで記録された標本のうち、私が見つけた最初のものは、一六六六年にパリの王立植物園で育った植物だった。この標本は、南北アメリカ大陸に由来し、フランス領アンティル諸島の総督のポワンシー騎士（フィリップ・ド・ロンヴィリエ）か、あるいはフランス領西インド諸島に滞在し、本書ですでに登場しているドミニコ会の宣教師で博物学者のジャン＝バティスト・デュ・テルトルのどちらかによって送られたもののようだ（王立植物園で育った植物のリストは、その植物の出所を示していない）。東インド諸島のヤコブ・ブレイネが送った種子から、一六八二年までには、アムステルダムの薬草園やライデンの学術植物園でもオウコチョウを育てていた。ポインキアーナはまた、ロンドン郊外のチェルシー薬草園とウプサラにあるカール・リンネの植物園でも繁茂し、一七五五年に設立されたマドリッドの王立植物《レアル・ハルディン・》園《ボタニコ》でも育っていたかもしれない。すでに一六世紀にフランシスコ・エルナンデスがこの植物について語っているため、スペインとのつながりは充分ありうるだろう[★002]。

優雅なオウコチョウは、園芸家にもよく知られていた。鮮やかな黄色や赤色の花は装飾として好まれた。チェルシー薬草園のフィリップ・ミラーは、園芸手引書の中で、オウコチョウ栽培について正確かつ詳細に説明した。イギリスで適切な管理を行えば、この植物はバルバドスで生育するよりも草丈が高く伸びるだろうと誇らしげに記している。だが茎は、「ストーブ付き温室（ストーブ・ハウスつまり暖房温室のことで、一七世紀の用語だが、一八世紀の表現例は珍しい）の中ならばともかく、普通は「人間の指」ほどには太くならない。私は、チェルシー薬草園で一八フィート近くにまで伸びたこの植物を何本か見たことがあるが、それらは数年美しい花を咲かせていた」[★003]。ミラーにとって、この植物はもっぱら装飾用であった。

このようにポインキアーナはヨーロッパで育てられていたが、中絶薬として用いる知識は根付かなかった。オウコチョウの中絶誘発作用に関する報告が載っているメリアンの『スリナムの昆虫の変態』は、一七〇五年に出版された。アムステルダムの薬草園の園長で植物学教授でもあったカスパー・コメリンは、メリアンの本の文献注を用意し、その内容を知り尽くしていたようだ。しかし、ヨーロッパの薬物誌《マテリア・メディカ》の権威で、アムステルダムから少し下ったところにあるライデン大学の植物学教授のヘルマン・ブールハーフェは、一七二七年にこの植物については「薬効なし」と報告した。ブールハーフェは中絶薬についてよく知っており、「中絶剤」が胎児だけでなく母体の命をも危険にさらすことから、使用は「慎重」でなければならないと警告した。パリの薬剤師は、栽培リストを作ってフランスの内科医に植物を提供していたが、ポインキアーナが、この栽培リストに挙がっていなかったことも重要である。またチャールズ・オールストンは、エディンバラの薬草園でポインキアーナを育てたが、ヨーロッパ中の同業者と同様、ポインキアーナを中絶薬としては論じなかった。[★004]

本章の私の論点は、オウコチョウがヨーロッパに何度ももたらされたにもかかわらず、中絶薬としての用途がヨーロッパに伝わらなかったという点にある。ヨーロッパの内科医は、西インド諸島からのそうした情報をたやすく入手できたにもかかわらず、これらの医者の誰一人として、中絶のためにオウコチョウを処方しようとはしなかった。私が調べ上げたうち、オウコチョウを用いた処方箋は腹痛と熱の治療のための一例しか見出せなかったのは示唆的である。[★005]ポインキアーナの中絶誘発作用に関する知識が、積極的に抑圧されたことを示すものは何もないが、この知識がヨーロッパに伝わることはほとんどなかったし、たとえたどり着いたとしても、そこで広まることはなかった。

知識が「伝わらなかったこと」は、いかにして証拠立てられるのだろうか。重要な何かが起こらなかったということを証明する問題に、この間私は取り組んできた。ポインキアーナをめぐる知識が「伝わらなかったこと」をとらえる一つの方法は、当時、ヨーロッパへ導入された（あるいは導入されなかった）他の薬草との比較である。もし、内科医たちが中絶薬としてオウコチョウをヨーロッパへ導入したならば、どのような方針で試験が行われ、品質を保証したのだろうか。メリアンのオウコチョウの運命を、新世界の新たに同定された他の薬と比較することで、オウコチョウが当時のヨーロッパの薬物実験という文化にどの程度関与したのか、あるいは、しなかったのかを考察することができる。よって本章では、薬剤テストの一八世紀の文化を示し、ポインキアーナ・プルケリッマや他の西インド諸島の中絶薬が、標準的な一八世紀のやり方に従って、どの程度試験されたのかをとくに見ていきたい。

動物実験［治験］

一八世紀の内科医たちは、薬の「実験的知識」が不充分なため、多くの植物の薬効は、残念ながらディオスコリデスなどの権威に全面的によりかかっていると嘆いていた。ジャマイカ出身のジェイムズ・トムソンは、一八世紀後半にエディンバラ大学で新しい実験プログラムに関わったが、「記録とは正反対の性質」が同一植物に見られる場合もあり、また、有効成分など何もないと思われていた物質に、効き目がある場合もあると述べている。★006

医学実験は、昔も今も、日々の診療からかけ離れて行われるわけではない。偉大な実験主義者であるクロード・ベルナール［1813–78 フランスの生理学者で実験医学の先駆者］は、「内科医は日々患者に治療上の実験を行い、外科医は日課のごとく患者に生体解剖を行っている」と記している。古代から、内科医を含むあらゆる類の治療者は、患者の通常の治療や健康管理を行う中で、とくに絶望的な症状には、新たな治療法を試してきた。しかし一八世紀には、アンドレアス＝ホルガー・メーレが示しているように、薬はヨーロッパの医学界全般が同意した一連の手続きに従って、頻繁に試験されるようになった。この時代の内科医は、こうした手続きを「試み」とか「実験」、あるいは「制御された実験」と呼んでいた。★007

一八世紀における薬の開発の最初のステップは、有用な物質と思われるものを同定することであった。第1章と第2章で見たように、薬の発見は、この時代のビッグ・ビジネスだった。貿易会社、政府、そして個人が、「キナ皮」に匹敵するような新たな収益薬、香辛料や染料を探し求めて、莫大な資金を投じた。利用可能な薬物を同定した後、すでに知られている他の薬品との関連を把握するために、色、におい、味が検査された。火やとくに血液など他の物質を用いて検査を行う実験室は、物質の化学的性質（酸性とアルカリ性）を決定するのに重要だとみなされた。

毒性試験は、非常に重要な次なるステップで、動物を用いた実験が行われた。ウィーンの市立病院の内科医で、実験薬学の先駆者であるアントン・フォン・シュテルクは、この手続きに従って、乳がんに対する非外科的な治療を展開した。乳房切除以外に打つべき手がない時代に、乳がん治療薬を開発しようというシュテルクの逸《はや》る心を想像することができるだろう。一七六〇年代の彼の実験には、驚異の薬と呼ばれたドクニンジンのエキスを子犬に与えるものもあった。この物質を人間に最初に試すとすれば「犯罪」になるだろうと、報告書で述べている。肉片の中にこの薬を一「スクループル」(一・三グラム)入れて、一日三回、三日間にわたって犬に与えたが、この犬が依然として健康で食欲もあったため、良い兆候だとみなした。★008

動物実験そのものは、もちろん新しいものではなかった。動物を用いた実験は古代からあり、主に毒を調べ、その解毒剤を試すのに実行されてきた。ラージー[九世紀後半から一〇世紀前半のアラビアの医学者、哲学者、錬金術師]は、水銀の効果を猿に試した。パラケルスス[1493–1541　スイスの錬金術師、医者。医化学の祖]は、エーテル様物質を鶏に用いた。一八世紀には、イタリアの大修道院長であるフェリーツェ・フォンターナが、クサリヘビを三〇〇〇匹、スズメを四〇〇〇羽、これに多くの鳩、テンジクネズミ、ウサギ、猫、犬を使って、ヘビの毒液の実験を行った。この時代の実験主義者は、実験結果を人間にも拡張できるように、とりわけ「高等な」動物を用いることに熱心で、馬までも用いられる運命にあった。しかし、ルネッサンス以来、実験動物に選ばれていたのは犬であった。パドヴァ大学のアンドレアス・ヴェサリウス[1514–64　ベルギー出身の解剖学者。『人体の構造』を発表し、近代解剖学の基礎を築いた]の後任であるレアルド・コロンボによると、体内構造については、猿、熊、ライオンのほうが人間に似ているが、体にメスを入れると暴れ出すので生体解剖は難しい。豚は脂肪が多すぎ、その金切り声も煩わしいという。★009

ヨーロッパの試験方法が、ヨーロッパだけでなく西インド諸島の植民地でも用いられていたという点は重要である。植民地で働いたヨーロッパの内科医は、薬剤テストの既成の方法を植民地へ持ち込み、新しい物質を現地でテストした。たとえばスリナムのフィリッペ・フェルミンは、キャッサバの根の搾り汁を一ドラム（八分の一オンス）、生後三週間の子犬に与えた。二分後、フェルミンは、この動物が「右に左に転げ回り、激しい苦痛にある」のを見た。そして三二分後に死んだ。二匹の子猫もまた死んだ。当然のことながら、フェルミンはこの有毒な根を自分で味見をすることはなかった。[★010]

数学者のシャルル＝マリー・ド・ラ・コンダミーヌは、分野を超えた広い能力の持ち主であったが、彼も、伝説的なアマゾン族のクラーレ〔南米の植物から調整される矢毒〕を、ギアナの旅行中にヒヨコに用いて実験した。「カイエンヌ滞在中、私が約一年間保管していた毒矢にまだ効き目があるか、そして砂糖がうわさどおり、解毒剤として確かな働きをするのか試したくなった」。習慣として、実験には証人が立ち会った。植民地総督や駐屯地の将校が数名、そして植民地の王認可の内科医であった。一羽目のメスのヒヨコは空洞の管を用いた小さな吹き矢でかすかに傷を負ったが、一五分ほど生きていた。二羽目は、矢を用いて羽のみに刺し傷を与えたが、けいれんに襲われ、「失神」した後、砂糖を与えたが息絶えた。三羽目のヒヨコは、同じ矢を用いて刺し傷を与え、すぐに砂糖を投与したが、「いささかの不都合」も見せなかった。[★011]

利用可能性のある物質を用いた実験は、ヨーロッパでもくり返された。ラ・コンダミーヌは、ヨーロッパに戻るや、ムッセンブロック、ファン・スウィーテン、アルビヌスの教授陣を前にしてライデン大学で（三〇種類以上の薬草や根の入った）クラーレを用いて上述の実験をくり返したが、うまくいかなかった。ラ・コンダミーヌは、失敗の理由を寒冷気候のせい（実験は一月に行われた）と考え、また、アマゾンから長期にわたる旅の間に毒性が失われてしまったためだと考えた。「実験は再現されなかった」と彼は書いている。[★012]

ラ・コンダミーヌのような探検家は、一度もヨーロッパを離れたことのない著名な化学者や内科医、植物学者に、試料を分け与えることがあった。要請に応じて、ラ・コンダミーヌは、「世界一の善意で」アマゾン族の毒の標本をパリの実験主義者エリサンに「提供した」。その後すぐにエリサンは二つの事故に見舞われた。毒の強さを知らずに、小さな物置部屋で若い助手に調合させたのだ。この若者はまもなく動かなくなった。「ぼんやりしている若者を叱りつけるために」近づいたエリサンは、気絶しそうな助手を見て、ラ・コンダミーヌがこの毒の調合について警告していたことを思い出した。ティクナ族とラマ族のアメリカ先住民は、「年老いた女犯罪人にこの毒の煮沸を見張らせ、……彼女が死ねば、毒が充分煮えたぎった証拠となる」と言うのだ。先の助手の青年は、良質のワイン一パイント［約四七三ミリリットル］、砂糖一匙を与えられ、新鮮な空気をたっぷり吸って意識を取り戻した[★013]。

エリサンは矢毒の効果を再度調べたいと思い、「自分以外の人間にこれを試したら、犯罪的とは言わないまでも非人道的となろう」と、自分を実験台とした。およそ一時間後、彼の足は曲がり、腕はたるんでしまった。倒れそうになると、よろめきながら物置部屋を出て中庭へ行き、助手の青年のようにワインと砂糖で回復した。それから彼は、四匹の犬と八羽のウサギ、四匹の猫、六頭の馬、一頭の熊（ルネ＝アントワーヌ・フェルショ・ド・レオミュールが自分の博物学の陳列棚に並べるために所望した）、さらにあらゆる種類の鷹、鳩、メンドリ、クロウタドリ、スズメ、アヒル、ガチョウ、カササギ、無数の虫、クサリヘビ、昆虫を使ってこの毒の実験を行った。エリサンは、哺乳動物と鳥だけがこの毒で死ぬことを発見した。報告書で彼は、動物は瀕死の状態になる前、痛みをほとんど感じておらず、あるいはまったく感じることはなく、この即効性の毒には砂糖も海塩も特別な解毒剤とはならないと主張した[★014]。

動物実験については、さらに多くのことを語ることができるだろう。しかし、ヨハン・フリードリヒ・グメーリン［1748–1804　ドイツの植物学者、化学者］が一七七六年に主張しているように、動物を用いた実験は人間にも利用可能だと証明する薬剤テストの一つにすぎず、「結局、人体を用いて実験する以外ない」のであった[★015]。

自らを実験台に

動物実験に続くのは人体実験で、まずは体液でテストされ、血液、胆汁、乳糜［乳白色のリンパ液］、痰などが好んで用いられた。たとえば血液が濃くなるのか、汚れるのかといった反応が観察された。次の重要なステップは、自らを実験台にすることであった。文学批評家のジュリア・ドゥースウェイトは、このように展開した伝統を「自伝的経験主義」として描いている。信用できる被験者が、自身の身体の中に起こる効果を微に入り細に入り調べ出し、他の科学者たちに確かなデータとして伝えるのである。歴史家のスチュワート・ストリックランドは、博物学者が自分の身体を「測定の目安を決める道具」として用い、認識論的には、ボルタ電堆やライデン瓶、温度計など、実験室に所狭しと置かれている装置と同じものだと考えていたようすを描いている。被験者の身体は、他の道具を用いては入手できない特有の情報をもたらし、人間の誤った先入観に左右されず、意識をもたない対象を可能な限りシミュレートする道具になることが理想であった★016。

医学研究は自己実験が一般的であるような文化の一環ではあったが、自然科学者とは異なり、内科医は自分の身体を測定の道具として用いることはめったになかった。アルブレヒト・フォン・ハラーは例外で、死に至るまでの二年半の間、毎日、人体におけるアヘンの効果を測定、記録した。むしろ一般的であったのは、内科医が自分の体を人間の身体の代表格とみなし、新しい治療をまず自分に試し、人体実験の前線に立ったことだった。医学の専門家は、患者よりも自分の身体に「精通して」おり、実験のもたらす効果を、他の「本来的な」状態から区別することができると考えたのだ。そこから得られる情報は、健康な身体から集められたという点で「純粋」なるものであった。自らを実験台にして、動物では発見されていない毒性を調べ、健康な人間における薬効を調べた（健康な人間の身体のほうが、病気ですでに弱っている身体よりも危険な薬剤の扱いはうまくいくと考えられた★017）。

また、自己実験によって内科医は、命取りになるかもしれない薬物治療を他人に処方したとき、罪を免れる傾向があった。ボストンの内科医のザブディール・ボイルストンが述べているように、薬を自ら快く服用することは、その薬に対する内科医の「確信」を計る尺度であった。[★018]

一八世紀半ばまでは、医学上の自己実験は一定の安全な手続きの中で行われていた。実験物質について、まずにおいを嗅ぎ、肌で触れて、最後にまず舌の先で、それから適切であれば口の中に含んで、その味が試された。こうした手続きは、シュテルクのドクニンジンの実験にも見ることができる。自分の犬にエキスを用いて、良性の効果を得たことに気を良くして、シュテルクは次のステップとして自分にも試し、ドクニンジンの（木の針状葉から搾り取った）エキスを一「グレイン」お茶のカップに入れて、毎朝毎晩、八日間摂取して記録した。悪い効果が見られなかったので服用量を二グレインに増やした。この効果もまた「悪くもなく、異常でもない」ことがわかり、「これを他人に試す最高の理由」が見つかったとして自分の行為の正当性に感じ入った。[★019]

ドクニンジンの根を用いた彼の実験は楽天的なものではなかった。切ったばかりの新鮮な根から汁を抽出し、舌の先に二滴こすりつけると、彼の舌はたちまち固くなり、ひどく痛み、膨れ上がり、話すこともできなくなった。「厄介な事態におののき、ことの成り行きに非常に気を揉んだ」。しかし酸が多くの毒を中和させることを思い出して、レモン汁で舌を根気強く洗うと、どもりながらも話せるようになった。彼は一五分ごとにレモン汁の洗浄をくり返し、二時間後に完全に回復した。この経験から彼は、ドクニンジンの最も強い毒性（それゆえに効果的な部位）は根にあり、根を乾燥させて粉状にしたものから錠剤を作り、治療に用いた。

シュテルクは私室で一人実験を行っていたようだが、実際のところ、実験を行う者は、二つの理由から単独で行うことを禁じられていた。第一の理由は、観察し、学び取り、立証するという「証言」を他人がすることが重要であったこと、第二に、万が一、実験者が倒れて意識を失った場合、救助できる（また、実験の結果を記録し続けることができる）という実用的な理由からであった。

一八世紀末頃には、自己実験はさらに体系的かつ組織的になった。実験者の個々の身体の特異性を克服しようと（他の人の身体にも対応できるよう）、内科医や医学生は、開発可能な薬品を集団でテストした。ジェイムズ・トムソンの報告によると、「数年前、エディンバラ大学では、多様な医学実験の実施を目的に、われわれの中から有志が集まり、疑問視されていた有効成分を調べた」という。そのグループの報告によれば、医者と医学生は、それぞれの健康な身体でテストするための一定の薬品を割り当てられ、各自、「心拍の状態や嘔吐、めまいなど影響が出た症状」について詳細に記録した。ある特定の薬品がきわめて重要だと思われるときには、異なった人間が同時にテストを行い、結果を比較した。「こうしてわれわれは、ある病的状態にほぼ同じ結果をもたらし、特定の兆候を未然に防ぐと推論した」[★020]。医学生を被験者とする起源がここに見られるが、医学生は二〇世紀末まで圧倒的に男性であったことから、ひょっとすると実験に好んで男性の身体がテストされることになった起源と言えるかもしれない。

医学の自己実験は、一八世紀には薬剤開発の重要な一翼を担っていったが、科学のためにすすんで自分を犠牲にするというヒロイズムもまた、内科医たちの間に育まれていった。上述したように、ラ・コンダミーヌのクラーレ［二〇五頁］を試験したエリサンは、薬ビンが手の中で爆発して毒を浴びたとき、自分自身を「死にゆく人間」として観察したという[★021]。自己実験のヒロイズムは、時折、自分の体を虐待するまでになった。外科医のジョン・ハンターは、淋病の理解を深めるために、患者から膿を取り出し、自分のペニスに三か所切り込みを入れて慎重に挿入したが、それによって淋病と梅毒の両方を患うことになった。

内科医たちがまず自分の体で薬効を試験したのなら、女性のみを対象とする通経剤や中絶薬のような薬剤は、どうしたのだろうか。エディンバラ・グループは大学で設立されたので、全員男性であった。今までに私は、自己実験に関する女性の報告に一つも出くわしたことがない。内科医の体の代わりに、妻や女中の体を用いたという記述も見たことはない。だが近世には、薬に関する明確な知識を必要とする家庭医学が、女性に任されていたということに留意しなければならない。アン・ダクルやアラシア・タルボットのような女性は、自分の家庭菜園から薬を調合し、家庭の調剤を大がかりにまとめて回覧し、さらには出版までしたのだが、彼女たちが自分の体を実験台にしたことに疑いの余地はない。根っこや薬草を売る女性もまた、病気になると自分で治療し、その効果を観察していたにちがいない。産婆は自分が管理する薬の調合に責任を負っていたため、仕事の最中に薬の試験を行うこともあっただろう。たとえば一七世紀にフランスの王女に仕えた産婆のルイーズ・ブルジョワは、産婆というものは自分の治療の効果を注意深く見守るものだと述べながら、「汝が品質とその効果に確証がもてぬなら、いかなる新しい治療薬もその処方も、貧しい者にも富める者にも試しては」ならないと産婆たちに忠告した。別の例として、ある「匿名の貴婦人」が、ジェントルマンや子持ちの女性をも対象として、「数多くの症例」の水腫に、エニシダの種子を用いた治療法の「試験」を続けたと報告されている。この貴婦人がまず自分自身に治療法を試した可能性はあるだろう。★022

人間を対象に

概して歴史家たちは、科学的な目的のために人間を実験台にして薬や医療行為を試すことが、古代ペルシアやエジプトに遡る非常に古いものだと認めている。メーレ、ローレンス・ブロックリス、コリン・ジョーンズは三人とも、近代的な医学実験は一八世紀に起こったと主張してきている。この時代は、医療の実践者が陰に陽に手続き（今日の治験実施計画書）について協定し、独自に開発した時代であった。しかし今日とはちがって、一八世紀の実験は正式な倫理規約で律せられていなかった。パリの議会は、著名なジャン・ドニ［1643–1704 ルイ一四世の侍医。パリ大学教授］が人間の血液注入の実験を行って男二人が死亡すると、その実験をやめさせたものの、教会も国も医師協会も試験の特別な

ガイドラインを定めてはいなかった。[★023]

一八世紀の内科医は、新薬を用いた多くの実験をくり返し行う必要性を強調した。開業医は新しい治療をごくわずかの患者にしか試すことができなかったので、観察結果を「症例記録」にして交換しあった。このようなスタイルが確立するに従って、症例記録には、患者のようすや睡眠、食事、運動の傾向が報告され、治療法やその効果、すなわち「完璧な治療」だったのか、痛みの緩和か、それとも死か、といった結果に関する説明が記されるようになった。啓蒙的な内科医は、散在するデータを体系的に収集することで、偉大なる公共善に役立つ新しい医科学が導き出されうると期待して、観察や実験の詳細な報告が広く知れ渡るようにした。この時代の医学書は、同業者に向けて症例記録が発表され厚みを増したが、さらに一般的な読者を取り込もうと小説風に書かれていた。症例記録はまた、患者の心をひきつけ、郵便で診療を受ける者も出るほどで、進取の気性に富んだ内科医はこれで名声と財を成した。[★024]

人間を実験台にすることに関して、現代のような明確な法律は存在していなかったが、内科医たちの行為は非常に制約を受けていた。歴史家ポーラ・フィンドレンは、フランチェスコ・レディ［1624–97　医学者、博物学者、詩人］の例を挙げて、自然の真実を明らかにしようと行われた一七世紀の実験が、政治的にも物質的にもまた美学的にも、宮廷文化によって演出されていたと指摘している。トスカナ大公の侍医であったレディは、何よりも名声あるメディチ家の調剤学を率いる医学者であった。彼はまた、大公を楽しませるために、昆虫の発生やカメの首の切断など、宮廷の多くの実験を指揮する博物学者でもあった。[★025]このような文化の痕跡は一八世紀初頭にも生き続けていた。たとえば、天然痘のトルコ式と中国式の接種方法がイギリスへ導入されたのは、王室の庇護によって奨励されたためであった。レディ同様、権力をもつ一族に仕え、この種痘の専門家であるチャールズ・メイトランドは、科学とその庇護者たちとの微妙な関係の仲立ちをした王室付き内科医ハンス・スローン卿とともに働いた。有罪判決を受けた犯罪者や孤児、兵士、水兵といった人間を実験台とするには、イギリスでもフランスでも王の認可が必要とされ、多くの実験はまず国家の監視の下で実行され、君主によって規制されていた。

王室の庇護という文化が共有された一七、一八世紀でも、たとえばイギリス王室の介在は、イタリア貴族の介在とははっきりと異なっていた。種痘を用いた実験は、パトロンが同席して宮廷で行われたのではなく、監獄や孤児院、慈善病院や個人の自宅で行われた。王室付きの内科医が君主の代理を務めた。実験の目的は、レディのように、宮廷の娯楽のための機知に富んだ会話や目もくらむばかりの自然の展示ではなく、ときに死を招くことすらある投薬テストであった。

一八世紀の医学実験は、国策に結びついていたこともあって、王室のパトロンにより規制されていた。たとえば人命を救う天然痘の接種について、労働貧困者層の人口増を望ましくないとみなす陣営と、人口増は国富と国力の増加にもつながり望ましいとする陣営との間で公けに賛否両論が闘わされた。フランスでは、国家のために「最大数の市民」を確保すべく、パリ病院で捨て子たちに種痘が行われた。サン・ドマングでは、種痘は死亡率を全体として下げるだけでなく、天然痘のあばたで独身を余儀なくされることのないように、若者に種痘を行うことは、「人民と国家と家族に望ましいもの」とみなされた。カプ・フランソワのフィラデルフィア・サークルの終身書記官であったシャルル・アルトーは、種痘を受けていれば天然痘の猛威によって妻の美しさが損なわれることはなく、夫の愛情も保たれると説いている★026。

もちろん、すべての薬物テストに国家が関わったわけではない。実験を行う文化は一八世紀に広がりを見せた。レディはパトロン宛の書簡という形式で成果を発表したが、一八世紀の内科医は科学者仲間に実験結果を報告した。メイトランドは、ニューゲート刑務所の種痘の実験を記録にとどめ、英語とフランス語で入念に書き上げた日誌をスローンに送った。フランス語版は、大陸の同僚のためだった。ジャマイカでジョン・クゥイアが入念に行った実験は（後述）、ロンドンの内科医のドナルド・モンロに宛てた書簡の形式でまず報告され、その結果をさらに広めるために出版された。書簡、報告書、症例記録は、専門家や学識層が回覧できるよう学術協会によって出版され、再版された。

医学史家のメアリ・フィッセルは、この時代の医学には、内科医の行為が伝統的なジェントルマンの倫理に従って礼節や礼儀作法に基づいていたため、特別な専門倫理規約もなく、必要ともされなかったと論じている。★027 同時に、個々の内科医の行為には、輸血の失敗など特殊な事故とも関連して、パリ大学の医学部を含む専門家集団や市民層によって一定の規制が課せられていた。

医学実験はまた、医業を継続していく市場原理によっても規制が加えられた。ディムズデイル男爵は、ヒポクラテスの第一の格言、「助けよ、さもなくば少なくとも害を与えるな」を習得した医者が扱うのは、人間の命そのものだと述べて、同僚に初心を想起させた。★028 たしかに、内科医の生計はその名声にかかっており、不注意な医者はすぐに患者を失った。カリブの奴隷のような社会的弱者でも、奴隷主の財産として、ある程度守られていたのである。

人間を対象とした薬物テストの目的の一つは、適切な服用量を決めることであった。薬が絶対的なものではないということを忘れてはならない。一回の服用で治療できるものが、さらに服用すれば毒となって死をもたらしうることを強く意識していた。近世の内科医は、イギリスの内科医で植物学者のウィリアム・ウィザリングは、うっ血性の心臓病の治療にジギタリスを開発したことで知られているが、このジギタリス（*Digitalis purpurea*）を集め、薬に処方するときに、服用量を一定に確保することの難しさについて語っている。この植物の根の薬効が、季節によって劇的に変化することを踏まえて、彼は毎年同じ時期に「この植物の花が咲いている状態で」採集し、根の代わりに葉を用いるようにしたのであった。★029

処方の仕方も服用量に影響した。ウィザリングは、ジギタリス・プルプレアの特性がタバコ（*Nicotiana tabacum*）と「同じ自然秩序」に属するために似ていると論じ、長時間煎じるとジギタリスの効力が損なわれることに気づいた。研究の過程で、彼は煎じ法から（単に温水か冷水に葉を浸すだけの）浸出法に切り替えた。服用量の均質性をさらに確保するために、ウィザリングは最終的に葉を粉末にした。

　さまざまな患者に合った服用量を発見するには、個々の内科医の身体を超えて、多様な人間で試験する必要があった。誰がこのような実験の被験者になるべきだろうか。一八世紀の内科医の多くは、自ら申し出てくれる患者や、個人的な知り合いの患者に新しい治療や投薬を試していたが、これに加えて有罪判決を受けた犯罪者〔不届き者たち〕に新しい治療法をテストする古代の方針に従った。人体実験に囚人を用いるのは、古代ペルガモン〔紀元前三世紀頃栄えた王国〕に遡ることができる。毒殺を恐れるペルガモン王アッタロス三世フィロメートルは、毒物とその解毒剤を囚人に試させている。一七世紀後半から一八世紀においてもこの実践は続けられた。一六七六年、パリ大学医学部の医者であるドニ・ドダールは、有罪宣告を受けた者を、極めて危険性の高い薬物実験の対象にしたいと主張した。ライプツィヒ大学における一七〇九年のある論争で、クリスチャン・ジギスムント・ヴォルフは、犯罪者の生体解剖から知識が引き出せれば、社会に有益となるだろうと論じ、古代の実践を弁護するにいたった。とはいえ、不幸にも有罪判決を受けた者の供給は充分でないと、彼は指摘している[★030]。

　一七五〇年代、ピエール＝ルイ・モロー・ド・モーペルテュイは、「危険な新しい治療」のほとんどが充分に試験されていないことを嘆き、「公共善のために」犯罪者を実験台にすべきであると提案した。この実験で生き残った犯罪者は、「社会に役立つ行為によって罪を償ったことになるから」恩赦を受けるべきだという考えを彼は支持していた。ただし囚人は、「自然でも人工でも」これまで治療法がなかった腎臓結石や子宮がんの除去などの手術にのみ実験台にすべきだと警告した。死刑囚に対しても、モーペルテュイはドダールに共感して、「人道的見地から」内科医は処置の苦痛と危険をできる限り軽減すべきだと主張した。さらに、犯罪者を実験台にする前に、まずは死体を、それから動物を用いるべきだとも主張した[★031]。

　しかしモーペルテュイは、この時代の同業者たちのはるか先を見越して、死刑囚を純理論的な研究対象とするという考えに夢中になっていた。「生きた人間の脳の中に踏み込んで研究できれば、われわれはおそらく精神と肉体のすばらしい結合を発見することになろう」と熱く語っている。公益というテーマを再び持ち出しながら、「一人の人間は、人類全体に比べれば何ということもない」という。フランシス・ベーコンは、反逆罪の判決を受けた者が生きながらに切開され、その心臓が熱湯に投げ込まれると、垂直に二フィートも飛び上がったという報告をしたが、さすがに一八世紀には、誰一人としてそのような残酷な行為を擁護することはなかった。★032

しかし、すべての内科医が犯罪者の身体を実験台として当てにしていたわけではなかった。一六六七年に初めて人体に輸血を試みたジャン・ドニは、「沈着にして分別のあるさまざまな人物」から、「最初の実験台には死刑判決を受けた犯罪者を用いるよう」勧められたが、これを拒否した。ドニは、死刑囚が「輸血というものを、新しい種類の死」だと思うのではないかと案じ、その恐怖から「失神などの事故が起こるかもしれず」、自分の「偉大な実験」の名誉が不当に傷つきかねないと考えたのだった。★033

モーペルテュイが述べているように、犯罪者を用いた実験は「提案されることは多かったが、めったに実行されなかった」。歴史家は、内科医が診療所や病院で貧者や難民を用いて実験したと主張しているが、一八世紀には、新しい治療法を社会に広めるための実験に、生まれの良い臣民を確保することも稀ではなかった。たしかに、個人の自家製の薬や革新的な外科的処置は、王室に供される前に「身分の劣った」庶民に試されたが、イギリスにおける天然痘の導入や、抗マラリア剤のキニーネの使用(第5章参照)で明らかなように、貴族がそうした処置や薬をすすんで受けたことで、社会的普及が図られることになった。トルコからイギリスへ天然痘が伝わる初期の過程において、チャールズ・メイトランドは、メアリ・ウォートリ・モンタギュー夫人の娘が接種を行うには幼なすぎると考え、接種を帰国後に遅らせ、この種痘の機会をイギリス初の優れた実証例にしたいとも望んでいた。イギリス王室内の関心を喚起し、ニューゲートの実験(後述)を導いたのは、この少女の種痘の成功であった。二人の皇女が一七二二年に無事に接種を受けたことで、この処置の世評は大いに高まっていった。接種は、「ヨーロッパで最も気立ての良い皇女たち」の生命と美貌をも守ったと複数の内科医が記している★034。

王室の身体は、［新しい治療の普及に］実例としては重みをもつものの、数の上では少なかった。一八世紀には病院患者や兵士、水兵、孤児といった国家の被保護者や雇われ人が、新しい医学的治療の広範な試験の機会をもたらした。病院は長い間、貧者を保護する慈善機関であったが、一八世紀には新しく規模の大きい病院が国家と医学の双方の必要性に応えて設立された。病人を有益な雇用に還元して福祉費用を削減すべく、エディンバラの王立病院やパリの総合病院などの施設がヨーロッパ中につくられた。産院もまた、この時期につくられたが、「貧しく勤勉な職人の妻」や「経済的に恵まれない兵士や水兵」の妻、同様に、未婚の女性たちも利用できるもので、国益のためにも健全な人口の増進がめざされていた。ロンドンやエディンバラ、ウィーンなどに建てられた新たな都市型のこうした病院は、新米医師の訓練や新しい治療法の開発に利用されたが、同じように大学とも連携していた。たとえばウィーンに勤めたオランダ人内科医のヘラルト・ファン・スウィーテンは、一七五四年に臨床薬の研究の体系的なプログラムを正式に開始した（シュテルクはファン・スウィーテンの後継者となった★035）。

この時代の病院は、医学技術に革命をもたらす実験室としても機能した。病院に収容された多くの人間は、民間病院でも軍の病院でも、合理化された教授と管理された病床実験、医学統計の整備が行われることを承知していた。こうした病院で働く医者は、診察料を支払う良家出身の患者は別として、貧しい病人と学ある医者という階級区分によって、患者を支配する権威を得ることとなった。さらに、あらゆる病院の患者は、食事も処方も管理され、医者が個人の患者で試すよりも、確かな試験ができるようになった。とくに軍の病院では、数多くの患者と死体が解剖や検屍に提供された★036。

多くの植民地の薬がヨーロッパの病院で試験された。たとえばルイ一四世は、オランダ人内科医であるアドリアン・エルヴェティウスに、植民地の薬イペカック（トコン）、別名「インディアンの嘔吐の根」という赤痢の特効薬を用いて、パリの総合病院と市立病院でさまざまな試験を行う権利を与えた。ロンドンのドナルド・モンロは、スペインの軍艦の積み荷にあったキナ皮を用いて、一七七九年にセント・バーソロミュー病院で行われた実験について報告した。そのキナ皮は、「通常用いられるキナ皮よりもかなり大きく、分厚く、深い赤味を帯びて」おり、通常よりも効能もずっと優れていることがわかった。薬物実験はまた、植民地の病院でも実行された。スペイン領では、すでに一六世紀にフランシスコ・エルナンデスが君主のために収集した約三〇〇〇の植物を、ニュー・スペインの病院で実験していた。一八〇一年にマリアノ・モチーニョとルイス・モンターニャは、王立植民地病院とサン・アンドレアス病院でメキシコ植物の研究を始めたが、歴史家のアントニオ・ラフエンテは、これを新しいクレオール科学の最も革新的なエピソードとして評価している。西インド諸島のイギリス領とフランス領では、医学的な教授と実験は主に軍の病院で行われた。王認可の海軍医ジョン・ヒュームは、四〇年間（そのうち一〇年間はジャマイカに勤めた）、二五〇〇名の男性の黄熱と間欠熱［マラリア熱］を観察した。病人が死ぬと、ヒュームはこの病気に特徴的な経過をさらに注意深く調べるために解剖した。★037

孤児も実験台となる社会集団であった。家族の介入もなく、これらの子供は自由に利用された。孤児を対象にした実験は一九世紀に入ってからもずっと続き、孤児を組み入れることによって被験者を埋め合わせることができた。一九世紀初期のロシアでは、夫を亡くした女帝が一人の孤児を手配し、天然痘に対する新しいジェンナーの種痘を受けさせた。この子供は、ほうびとして「ワシノフ」［種痘の子］と名づけられ、公費で教育を受けることとなった。一八〇三年、スペイン王は、南北アメリカ大陸の領土における天然痘を克服するために（天然痘は人口減と収益減の主な理由であった）、二二人の孤児の種痘のリレーによって、海外にジェンナー種痘を送り出した。王認可の外科医ドン・フランシスコ・ハビエル・バルミスは、旅中、少年から少年へと種痘を植え継ぐことで、種痘を生きたまま保ったのである。ペルー海岸沿いを進む間、外科医たちは五万人を下らない人びとに種痘を施した。種痘リレーの少年たちはメキシコシティに定住し、王の費用で教育を受けることとなった。★038

薬の性差テスト

エキゾチックな中絶薬がヨーロッパでどのように試験されたかという問いに戻る前に、女性がつねに一八世紀の医学テストの対象になっていたのかを問うことが重要に思われる。一九九三年、合衆国の女性は、連邦法によって臨床試験〔治験〕の対象となる権利が保証された。それまで女性は、費用（女性を加えると対照集団を多く必要とした）と（受胎可能な女性にとって）胎児に危険を及ぼすかもしれないという理由で、薬物テストからほとんど外されてきた。★039 ところがおもしろいことに、女性は一八世紀の医学テストでは必須要員とされ、性差の分析が検査結果に重要だとみなされていた。女性は、乳がんのような婦人病に特化して開発された治療だけでなく、生殖に関わらない、健康のために開発された薬品や処置のテストでも対象となった。

ガレノスの体液説は、パラケルススのイアトロ化学〔医療化学。一六、一七世紀にヨーロッパで流行した医化学的技術〕とともに充実し、一八世紀医学を制していた。体液説の教えでは、病気と医学療法は患者の年齢、性別、体質によって異なることがあるという。理想的なのは、治療法を指示する前に、内科医が患者に影響している個人的状況、すなわち気候、水、風、患者の道徳心、栄養、雇用、衣服のタイプなどを考慮することだった。ある著名な内科医が行ったように、適当な実験とは、「異なる年齢、性別、体質」の人間に、「異なる季節と気候で」、「試験」をくり返すことだった。この時代の実験（動物実験はさておき人体実験において）は、こうした要素を考慮するよう慎重に計画されていたのである。★040

この点で筆頭に上がるのは、一七二一年に、王室の公式な許可を受けてニューゲート刑務所の六人の囚人にトルコ方式で種痘を施した実験である。入念に計画されたこの実験は、王室付き内科医のスローンとヨハン・シュタイガータル両名が主宰し、王室外科医のチャールズ・メイトランドが施術し、「数人の著名な内科医」や、さまざまな国の外科医と薬剤師約二五名が見守る中で行われた。救命の可能性を秘めたこの処方の安全性を問うことが必須であった。皇太子妃キャロラインは、自分の子供に接種を受けさせる前に、「子供の安全を確保するため」に、そして「公共善のため」に、「六人の罪人の命を召して」種痘の実験をさせた。年齢ができるだけ近い女性三名、男性三名を採用したことは重要である。

アンヌ・トンピオン　二五歳　ジョン・コーセリー　二五歳
エリザベス・ハリソン　一九歳　リチャード・エヴァンズ　一九歳
メアリ・ノース　三六歳　ジョン・オールコック　二〇歳

実験を見守ったある人物が報告するには、「年齢、性別、体質の異なる人間にこの実験がどのような効果を見せるのか興味津々《しんしん》だった」。実験は一七二一年の八月九日の朝九時に始まった。実験に立ち会ったあるドイツ人は、メイトランドが外科用メスを取り出したとき、罪人たちは放血されて殺されるのだと思い、恐怖に震えたといささか誇張気味に報告している。★041

自分の患者と病院の患者の両方の処置を記録した内科医の症例集を繙《ひもと》いてみると、男女両性を試験する重要性がここかしこに記されている。性差は綿密に調べられたのだ。たとえば、一七世紀後半にダンツィヒの病院で行われた下剤の静脈注射に関するファブリツィウス医師の実験を取り上げてみたい。ファブリツィウスの最初の実験台は、性病に感染して危険な状態にある一人の「好色ながっしりとした兵士」で、「両腕の骨のひどい隆起に耐え難い痛みを感じていた」。二ドラムの「下剤」(もはや何なのか同定できない)が、サイフォンの原理を使って「右腕の正中静脈」に注入された。四時間後、この下剤は効きはじめ、男は五回きちんとした排泄をした。『フィロソフィカル・トランザクションズ』に報告されたように、この実験は大変な成功を収め、他のどんな治療も受けずして、この男は「完治した」★042。

ファブリツィウスの処置は、さらに「女性」の患者二人にも試され、今回はてんかん発作を治すためであった。一人は三五歳の既婚女性で、もう一人は二〇歳の女中であった。既婚女性は、注射のほぼ直後に「ゆるやかな排泄」があった。翌日までに、彼女の発作はずいぶん穏やかになり、まもなく「完全に消えてしまった」。女中に関しては、注射を受けた日に四度排泄を行い、次の日にも何度か行った。しかし彼女は手に負えない患者で、反抗的な態度のためにすぐに亡くなった。「外気にあたって風邪をひき、食事制限も守らず」、彼女は「自分の身を投げ捨てた」と報告書に記されている。彼女の死は処置のせいではなく、指示に従わなかったためであった★043。

一七八〇年代にトマス・ファウラーがタバコを用いて一五〇人の人間に行った実験も、被験者を男女ほぼ同数にそろえようとしたものである。イギリスのスタッフォードの診療所で内科医をしていたファウラーは、(新世界から輸入された)タバコに含まれているアルカリ塩に利尿効果があり、これを内服すれば水腫治療に効果があることを見出した。しかしこの治療は、投薬量が適切でなければならなかった。量が多すぎると、めまい、吐き気や過度の下痢を引き起こした。試験を行っていくうちに、ファウラーは、年齢が同じなら、性の違いが重要な役割を果たすことを発見し、性によってニコチンを主成分とする利尿剤の(毎日、夕食の二時間前と就床時の)投薬量を調整した。

第一級:二一の症例(三人の男と一八名の女)、三六~六〇滴量
第二級:五七の症例(二九人の男と二八人の女)、六〇~一〇〇滴量
第三級:一三の症例(九人の男と四人の女)、一〇〇~一五〇滴量

第四級：三つの症例（三人の男）、一五〇〜三〇〇滴量

―この研究で両極端だったのは、病弱で神経質な女性サラ・ダドレーが二〇滴量の注入しか耐えられず、タバコを常用する年老いた男性チャールズ・ニコルスが四〇〇滴量の注入を必要としたことである。ファウラーはまた、調合薬を子供にも試したが、「薬がどれだけ効いたのか、本人が効果をうまく説明することができない」ため、五歳以下の子供は除外したと述べている[★044]。

フィリップ・ピネルとパリの医学協会が、性別と年齢の基本的な区分によって病院の教育病棟を組織するよう勧めたことも意義深い。「自然はきっと年齢と性別による治療区分を示唆している。それぞれの年齢に、いわばそれぞれの命のあり方、病気のあり方があり、同じ病気でも基本的に異なった治療が求められる。このことは二つの性別にも等しくあてはまる」とピネルは書いている。彼によると、まず性別によって、それから年齢別によって分けられるべきであった。男性は、①思春期までの少年、②約五〇歳までの成人、③「更年期」から老境まで、女性も似たように、①初潮前の少女、②妊娠可能な時期、すなわち初潮から閉経までの女性、③月経閉止期から、「女性としての衰退期」に分けられた[★045]。

女性は生殖に関わらない健康薬の処置と開発の被験者となるのに加えて、乳がんのような女性特有の病気の厳密な実験的検査の対象ともなった。ファニー・バーニーが一八一一年に述べた乳房切除術の痛ましい話はよく知られている。（グラス一杯のワインを除いて）麻酔も消毒もなく、二〇分にわたって続く精根尽き果てる「拷問」であった[★046]。彼女の手術は成功したが、大多数の場合そうではなかった。

ウィーンのシュテルクは、抗がん剤のドクニンジンを子犬に試し、それから自分で試したが、その後、数多くの人間に実験的に用い、とくに乳がんを患った五人の女性に使用した。当初、シュテルクの新しい治療法は輝かしい成功

を収めた。その一つは健康的な二四歳の女性の症例で、彼女は、一七五八年一〇月に右胸にガチョウの卵ほどの大きさのしこりができ、彼の元へやってきた。この特別な女性のために、シュテルクは「毎朝毎晩、二グレインの重さの丸薬を三粒ずつ」飲むよう処方した。この女性は一月までに治り、「それ以来、彼女を見ることは二度となかった」と彼は書いている。★047

シュテルクの被験者の多くは、ウィーン大学のヘラルト・ファン・スウィーテンをはじめとする教授たちが、治療の限りを尽くした後、送り込んできた望み無き症例ばかりだった。シュテルクの患者番号一一はその典型で、膿が出て悪臭を放つがんを左乳房に患っている七〇歳の果物売りの女性患者であった。ファン・スウィーテン、ディートマン、グラッサー、ヨウスは、大学の手術室で彼女を診察し、一七五九年六月末、「この痛ましい対象」をシュテルクに送った。シュテルクは、自身の症例集の中で次のように記録している。「乳房全体は茶色がかった黒色で、たくさんのしこりがあった。膿漿は、耐えられぬほどひどい悪臭を放ち、遠くまで臭いが立ち込めた。この患者は、痛みの余り食べることも眠ることもできなかった」。シュテルクは、朝と晩にドクニンジンの丸薬を四粒服用するよう処方し、加えて、ドクニンジンの葉を膏薬にして体に塗った。一か月後、がんの腫れがひきはじめたので、シュテルクは彼女を大学の内科医の元へと送り返したところ、彼らはその並々ならぬ回復ぶりに「度肝を抜かれた」。またシュテルクは、ファン・スウィーテンがこの患者にお金を与えていたことを報告している。それがこの薬の実験に協力した報酬なのか、シュテルクが処方した薬の支払いのためなのかはわからない。★048

八月にこの患者を調べたところ、さらなる回復が見られた。しかし九月初旬に、この女性が街路に座って果物を売っていると、全身「悪寒」に襲われた。腹部に「ひどい痛み」が突然起こり、「痛みを伴う猛烈な」下痢が続いた。シュテルクは、ドクニンジン薬の服用を直ちに停止するよう命じ、鎮痛のためだけに薬を処方した。翌日、彼女の容態は良くならず、血便を出し、何度も気を失った。ラバーという名の外科医を伴ってシュテルクは彼女のところへ行き、薬を飲ませ、体にも塗ったが徒労に終わった。三日目、彼女の顔には死相が現れ、四日目に亡くなった。

しかし、医学的調査は続行された。ラバーは、彼女の乳房を切り取り、検査のために大学の内科医の元へ運んだのである。シュテルクによると、ファン・スウィーテンら教授たちは、乳がん治療の優れた効果に感銘を受け、「この実験が成功を収めつつあった」のに、この貧しい果物売りの「偶然の死」(彼らは彼女の死をそのように呼んだ)によって実験が挫折したのを残念に思ったという。

がんにドクニンジンを用いるシュテルクの治療は名声を博し、他の内科医たちもこれを試しはじめた。アイルランドでは、シェラットという内科医が、三〇〇人の患者にシュテルク独自の指示に従って慎重に処方したドクニンジン薬を用いたが、成功を見なかった。モンペリエの内科医であるジャン・アストリュックもまた、シュテルクの丸薬を用いたが、成功しなかった。ロンドンのリチャード・ガイは、シュテルクの治療法が「英国全土におけるほとんどの公立病院と個人営業病院のきわめて思慮深い専門家によって、最大限試みられたが、一つとして成功例は見られなかった」と報告している。ガイが推測するに、(イギリスがウィーンよりも寒いという)気候の違いか、あるいはドクニンジンが育つ土壌の違いがこうした失敗の原因として考えられた。何人かの「医師団体の紳士たち」は、正しい植物を用いたかどうかを確かめるためシュテルクに連絡をとった。しかし、依然として成功しなかったため、ガイと彼の同僚たちは、シュテルク自らが処方した「かなりの量」のエキスを、彼から直接入手した(一ポンドあたり七ギニーの値段だった)。それでも失敗し続けたので、ガイは、めまい、昏睡、けだるい発汗、胃の不調、麻痺を引き起こすことを理由に、シュテルクの有名な霊薬を(そして当時、人気のあったベラドンナの似たような調合薬を)、多くの人間には有害であると判断した。彼はさらに、「この実験の犠牲になった」者が何人かいたと敢えて述べている。「沈黙し続けることは、重罪に値するだろう」と判断したのだ。★049

ガイは、仲間の一内科医を叱責するという点で異例の人物だった。実験が失敗に終わったときは、患者のせいか

「事故」のせいにするのが、当時ありふれたことだった。種痘の接種が命取りになっても、たとえば、それ以前の不具合が原因であって、接種そのものを原因とはしなかった。ある紳士については、「ありとあらゆる類の不節制」によって血液が炎症を起こさなかったら、危険から脱していただろうにと説明し、ある若い女性には、困難な妊娠という「事故」が疲労困憊させなければ死ななかっただろうにとか、ある子供については、悪性の熱と「紫斑」が病気を悪化させなかったら死を免かれただろうに、といった調子だった。[★050]

今日と同様、一八世紀の内科医たちは、消極的な結果よりも積極的な結果を好んだ。自宅に戻って「完治した」圧倒的な患者数から推測するに（内科医の症例記録には幾度となく登場する）、医者は、実験が失敗した場合、報告を充分にせず、また、治験が最も成功しそうな被験者を慎重に選ぶ傾向があった。内科医は、「手遅れになった」患者の診察を単に拒否することもよくあった。シュテルクを批判したリチャード・ガイは、バーナビー通りの針金細工師メグスの妻がひどい乳がんを患って生気を失っているのに追い返している。彼女の治療を拒んだにもかかわらず、彼は、胸から腕へ流れる「がんの体液」の正確な「質」を発見したいと「願ってやまなかった」。彼女の許可を得て、彼はこのリンパ液を「茶さじ数杯」集め、数種の「溶媒《メンストゥルエム》」［錬金術師が卑金属を金に変える溶媒を、精子を胎児にすると考えられた子宮内の経血にたとえたもの］とともにテストした。[★051]

ヨーロッパでも植民地でも多くのタイプの人間が、一八世紀の医学テストの被験者となった。存命中の患者に加えて、死体や人体解剖模型を用いて、外科医や産婆は新しい技術を完成させることが一般的であった。ロンドンの外科医であるウィリアム・チェゼルデンは、有名な「結石摘出術」を（彼は一分もかからずに膀胱から取り除くことができた）、死体に用いて完成させた。一七六五年にウェストミンスターの産院を設立したジョン・リークは、「女性と子供の本物の体を代用できるような人工物」一式を開発し、これを用いて学生たちは、「書物では決して習得できない、しかるべき器用さ」を身につけることができた。[★052]

ヨーロッパ系の植民地内科医は、ヨーロッパと植民地を結ぶ環ヨーロッパ共同体の薬物テストにしっかりと組み込まれていた。ほとんどの植民地内科医がヨーロッパで訓練を受けていた。ジャマイカの内科医はエディンバラかロンドンで学び、サン・ドマングの内科医はパリかモンペリエで修行し、イギリス領とオランダ領出身の内科医はライデンで訓練を受けた。植民地内科医の多くは、ヨーロッパの学術協会の通信会員であった。ヨーロッパの同僚から植民地の薬や医学的な処置に関する質問を受ければそれに答えたし、ヨーロッパの権威ある雑誌に自分の実験結果を発表することもあった。サン・ドマングのフィラデルフィア・サークルは、多くの内科医を会員に抱え、彼らの調査結果を出版するようになったが、一七九一年頃から［革命のため］この協会は存続しなくなった。『ジャマイカ自然科学ジャーナル』の第一号(1834)の編集者は、「ジャマイカの印刷所からさまざまな出版物が出ているのに、医学界の定期刊行物が今まで発行されていないというのは、非難されはしないものの、何か奇妙である」と述べている。ジャマイカの内科医・外科医協会の設立は、一八三三年になってのことで、一八世紀を通じて医学調査の組織の中心は、依然としてヨーロッパにあった。もちろん、先住のアメリカ・インディアンやアフリカ人奴隷集団の中で、医学的な伝統が独立して築かれることはありえた。たとえば、カリブ族やアラワク族が、渡来したヨーロッパ人が切望する薬の試験方法を開発していたかもしれない。しかし、そのような記録は残されていない。★053

ヨーロッパで訓練を受けた植民地内科医は、エディンバラ大学の実験グループに属していたトムソンのように、植民地でヨーロッパ流の薬物テストを行った。トムソンはエディンバラで学んだ後、一八世紀末にジャマイカへ戻り、そこで『地方の治療法の考察を伴う……黒人の病気に関する論考』(1820)を出版した。彼は、教えられたとおりに、トウガラシや未焙煎のコーヒーなどの植民地植物を用いて、「自己」実験を始めた。外国の医学雑誌でコーヒーに関する記事を読み、間欠熱《マラリア》に対して「キニーネ」のような効能をもち、吐き気を催させない治療薬のヒントを得た。トムソンは、自分の健康体で得られた「結果に満足して」、この新しい治療法を、「自分では想像できないほどに証明してくれる」病人に用いる機会を心待ちにした。間欠熱に苦しんでいた一人の若い紳士と、「長期にわたって熱に苦しみ、キニーネやヘビ根〔ヘビの咬傷に効くとされる植物〕を与えられても小康が得られなかった一人の黒人《ニグロ》女性」に処方したところ、「効果があった」。彼は、自分を実験台にし、ヨーロッパ系、アフリカ系を問わず個々の患者にも、ザントキシルム（棘だらけの黄色の木）、カシア、ライラックの樹皮、あるいはインドセンダン、ニーズベリー〔現在もジャマイカの市場などで売られている果物〕、バラタノキを用いて、「挑戦」を続けた。こうした試験の後、彼は治療のために定期的にこれらの薬剤を用いたが、「黒人《ニグロ》」の服用量は、白人よりも増量しなければならないことが多いと記している★054。

白人の植民地内科医はヨーロッパの薬物テストの記録に従う傾向があったが、なかには、西インド諸島に特有なプランテーションの奴隷を用いて、注目に値する実験を展開した者もいた。多くの場合、植民地のヨーロッパ人内科医は、奴隷をモルモット（実験材料）にすることは（期待されたかもしれないが）なかった。奴隷は、プランテーション経営者の貴重な財産とみなされており、医者は、経営者に雇われ仕えていた。しかし虐待はあった。少なくとも一つのケースで、プランテーションの奴隷が、ヨーロッパ人ならばめったに受けない待遇で動員された。ここで詳しく見ておきたいのは、ジョン・クゥイアの天然痘の実験である。彼は、少なくとも八五〇人（おそらく一〇〇〇人近い数）のジャマイカのプランテーション奴隷を実験に用いた★055。クゥイアの実験は一七六〇年代後半に行われたが、その規模において注目される。〔当時〕内科医の多くは、五、六名の患者を用いた実験に意味を見出しており、大規模な実験といっても、せいぜい三〇〇名止まりであった。クゥイアの実験は、奴隷の中絶行為に光を当て、ヨーロッパの医者がそれらについて知りえたことを明らかにしたものとして注目される。多くの歴史家は、天然痘の議論の中でクゥイアの研究を扱ってきたが、彼が中絶について何を知り（あるいは知らなかったのか）、詳細に見た歴史家はまだいない。

クゥイアは、ロンドンで外科医術を、ライデンで医学を学び、その後、陸軍病院の外科医助手として働いたこともあった。彼は、五六年間ジャマイカで医療に携わったが、そこで、さまざまなプランテーションから合わせて四、五〇〇〇人の奴隷の健康管理にあたっていた。この仕事のために、彼はおそらく年間一人あたり五シリングを受けていたと思われる。★056

種痘は、一七二〇年代にヨーロッパに導入されたが、西インド諸島にも一七二七年という早い時期に入っていた。★057クゥイアの実験は、ロンドンの内科医協会が一七五五年に種痘を公認した後のことだが、フランスをはじめ大陸では種痘をめぐる熱い議論がなお闘わされていた。ジャマイカ島全土の天然痘の流行に直面して、クゥイアや植民地の人びとは、「並々ならぬ成功の知らせをイギリスから受けて」接種に着手した。「島の仲介者」によって、内科医トマス・ディムズデイルが論文で定めた接種規定が送られたが、これが涼しい気候を想定していて、イギリスのカリブ植民地には効き目がないと考えられたにもかかわらず、ジャマイカの内科医たちはこの規定に従った。

クゥイアはプランテーション経営者に雇われていたので、医学調査であろうとなかろうと、プランテーションの奴隷に種痘を施したであろう。しかし、彼の報告からうかがえるのは、ヨーロッパの医学界でもち上がった接種にまつわる問題に取り組む絶好の機会と彼がとらえていたことだ。患者が奴隷であったので、クゥイアは、ヨーロッパに戻った医者には不可能なこと、たとえば、生理中の女性や妊婦（ヨーロッパでは流産の恐れから種痘はできなかった）、新生児（ヨーロッパでは死亡の恐れから植え付けられなかった）、すでに水腫やイチゴ腫［熱帯地方の伝染性皮膚病］、熱などに苦しんでいる人間など、特定の集団に安全に種痘を施すことができるかどうかを調べることができた。これらの問いに答えるために、クゥイアは（ときに自分で費用をもって）「同じ患者に何度も種痘をくり返した」と報告している。こうしたことは、ヨーロッパでも植民地でも、ヨーロッパ人患者にはほとんど実行されないことであった。彼が集めた情報は詳細な書簡の形式で、三度にわたって(1770, 1773, 1774)ロンドンのセント・ジョージ病院のドナルド・モンロ内科医へ送られ、内科医協会で読み上げられ、後に本として出版された。[★058]

この時代には、種痘が安全に実行されるには、事前に投薬や食事制限が必要だと考えられていた。ヨーロッパの内科医たちは、ガレノスの医学(および当時の内科医たちによる手引書)を信奉していたため、種痘を受ける患者には、特別に隔離された建物で、長時間の準備と接種後の手当てが必要であると信じていた。クゥイアは、種痘の準備にさいして「さまざまな実験」研究を行った。アフリカ系の人間は、一般的にヨーロッパ人用に調合する「強い下剤を頻繁にくり返し用いる」ことには耐えられなかったと指摘している。彼らの多くは、すでに「性交による感染症」の治療を受けていて、熱帯の気候用に処方された水銀の調剤に耐えることはできなかった。奴隷には、塩化水銀と吐酒石を軽く混ぜた混合物を、接種の一日前か、あるいは三、四日のうちにせいぜい二服を飲むよう勧めた。クゥイアの最大の発見は、奴隷には接種前の準備を必要としないということかもしれない。彼は、どんな準備もせず種痘を受けた三〇〇名の奴隷集団から得られた結果に、嬉々とした(実際これは、今日の観点から言えば医学的に理にかなったことだった)。この結果は、プランテーション経営者のニーズにうまく合致した。病気の広がりを避けるために、カリブ諸島では全プランテーションの種痘が一斉に行われていたが、準備なしに接種ができれば、労働時間が削られず、申し分なかった。奴隷は、接種後もずっと、日常の農作業を続けることが期待されていたのである。「高熱を出した」者や、「手足に膿疱ができて膨らんだために、働くこともできず、道具をもつこともできない」者のみが、労働を免除された。こうした場合には、一〜三日間の休息が認められた。[★059]

クゥイアは、年齢、性別、体液というガレノスの変数を指標として、他にも多くの実験を行った。彼は、年老いた人間の接種が、性別を問わず、健康で丈夫であれば「かなり成功する」ことを見出し、老人の対極にある子供、とくに幼児を用いた実験も行った(ディムズデイルは、二歳以下の子供は「親のたっての希望」がない限り、接種すべきではないと明言していた)。一七七四年四月二七日の第三書簡で、クゥイアは一二〇人の子供の接種について報告しているが、そのうちの五〇人はまだ「乳飲み児」だった。これらの子供たちには、腸から寄生虫を取り除くために、まずは水銀調合剤が与えられた。しかし、多くの乳飲み子の場合に、その準備薬を母親だけに服用させた後、種痘を行ったことを、クゥイアは一言しておくべきことと考えた。★060

しかし、クゥイアがとくに関心をもったのは妊婦だった。彼は、種痘が流産を招くのかどうかを調べる実験を計画した。ときに女性たちは、種痘を受ければ中絶が引き起こされると期待してきたのだが、この時代の内科医は、あえて妊婦に種痘を勧めなかった。ジャマイカのクゥイアとロンドンにいる彼の同僚にとって、〔背反する〕二つの危険性がこの問題を重大なものにしていた。一つは、天然痘に罹った女性が概して自然流産する危険、二つ目は、集団接種期間に種痘を受けなかった妊婦は、さらに深刻な天然痘に罹る危険があった。★061

ロンドンに戻ったモンロに宛てて、種痘実験の結果を報告した最初の書簡の中で、クゥイアは次のように書いている。「妊娠六、七か月の間は、〔種痘という〕この処置の障害にはならない。考えるに、中絶の危険はあるものの、それは天然痘の危険ほどではなく、おおむね事前の処置から生じたものだった」。ロンドンにいる内科医たちは、アフリカ系の女性の実験結果から導かれたこの結論が、ヨーロッパ人女性、とくに「繊細な」体質の「上流社交界の」女性に有効かどうかを尋ねた。これに対してクゥイアは、女奴隷を頑強とするロンドンの同僚たちの想定をはねつけ、ヨーロッパ上流階級の女性は、分娩後の三、四週間あらゆる労働を免除され、概して妊娠中も手厚い保護を受けるではないかと述べた。クゥイアは、女奴隷を用いた自分の実験が、ヨーロッパ上流階級の女性とは言わないまでも、少なくとも「粗野な田舎者」の女性には有効だと判断した。女奴隷とヨーロッパの「田舎者」(農婦や肉体労働で生計を立てている女)は、似たような妊娠経験をするという。★062

ここでクゥイアは、妊婦に種痘を試みても「ただの一度も中絶を引き起こさなかった」という主張をくり返した。一七七四年に書かれた第三書簡では、イギリスの同僚に迫られて、この問題を調査する「努力」をしたと報告した。そうこうするうちに彼は、二人の女奴隷が接種を受けた直後に、実は、流産していたことを発見した。この最後の書簡で、クゥイアは種痘が流産を引き起こしうることを認めざるをえなかった。★063

このエピソードで留意すべきは、クゥイアの種痘に関する研究調査で、中絶が重要項目の一つであったはずなのに、彼が流産の治療に呼び出されたり、流産について知らされることはなかったという点である。第3章で論じたように、奴隷の出産、中絶、婦人病は、概して奴隷の産婆の手にあった。クゥイアが勤務したジャマイカのプランテーションでは、中絶をめぐる秘密は、種痘と流産の関係を調べようとしたクゥイアの努力を凌駕していた。クゥイアは（女奴隷とヨーロッパの医者という）社会的隔壁によって出産の現場から遠ざけられ、研究に重要なデータを得られなかった。一八世紀の内科医は、依然として多産管理の最前線に立っていなかった。一八二六年におけるジャマイカの奴隷の中絶に関して、ヘンリー・ビーム師は、「白人の医療関係者はほとんど何も知らず、憶測するだけだ」と書いている。★064

ジャマイカに深く根を下ろしたクゥイアが奴隷の出産慣行について知らなかったことは、注目に値する。彼は一七六七年にこの地を踏み、一八二二年に没するまでずっと暮らしていた。マイケル・クレイトンに言わせれば、クゥイアは「先住民」となったのだ。ウィリアム・モリスという名のアフリカ系の助手を従え、同じ身分の女性とは結婚せず、多くの女奴隷（なかでも、ジェニー、ドリー、スザンナ・プライス、ペイシェンス・クリスチャン）や、キャサリーン・マッケンジーという名の自由身分のムラート女性と同棲した。クゥイアが彼女たちとの子供四人を認知し、自分の姓を与えたことは、彼女たちに対する彼の責任の証であった（他にも女奴隷との子供がいたかは不明）。彼の唯一の息子である（ドリーとの間に生まれた）ジョーゼフ・クゥイアは、一七七八年に奴隷身分から解放された。「日陰の森《シャディー・グローヴ》」と呼ばれた二五〇エーカーに及ぶクゥイアの所有地と七〇数名の奴隷は、彼の死後、娘の一人キャサリーン・クゥイアと孫娘のキャサリーン・アン・スミスを筆頭に、生き残った愛妾たちと子供や孫たちに分け与えられた[★065]。

クゥイアの実験が規模の上で唯一無二のものであったのかどうかを確かめるのは難しい。他の医者も奴隷を用いて実験したが、ここまで広範囲のものではなかった。アンティグアで約三〇〇名の奴隷に種痘を行った内科医フレイザーは、すでに自然に天然痘に罹った人物に種痘が「致命的である」かどうかを研究し、その経過を書簡でモンロに報告した。医学的な見解に反していたにもかかわらず、フレイザーはすでに天然痘に罹っている五人の奴隷に種痘を行った。そのうちの二人が亡くなると、彼はこれを「看護不足」の結果だと説明した[★066]。フレイザーはまた、四〇人の白人に種痘の実験をした。うち二一人は兵士で、他の一九人は「成熟した女性」も含め、年齢や境遇の異なる人間であったが、みな無事だった。

クゥイアの研究は、人種に関して興味深い問いを投げかけている。一七世紀の内科医は、ある人間集団から別の集団に医学的処置を応用するのに、今日われわれが理解するような「人種」という用語で表現することはほとんどなかった。カリブの奴隷やアメリカ先住民から習得した治療法がヨーロッパ人にも効くかについては、西インド諸島は暑く、ヨーロッパは寒いといった気候の差異が薬を無効にするかもしれないと懸念された。あるいは、ロンドンの内科医ウィリアム・ワグスタッフは、食事によって医学的な治療の効果が異なってくると説明し、トルコの種痘方法をイギリスに導入することに反対したのである。質素な食事で粗野な暮らしをする民族（トルコ人）に由来する医療を、「「イギリスに」うまく移植し、あるいは、われわれに有利になるように順応させる」のは不可能だろうと書いている。「わが民族の最も卑しい者たち」ですら、イギリスの「民族の血」は、世界で最も豊かな食事によってつくられた豊かな血であり、「炎症には敏感な微粒子に満ちた」血でもあるのだ[★067]。

植民地の内科医は、医学実験において、黒人と白人の身体を交換可能なものとして扱う傾向があった。これは、クゥイアの前提であった。彼は、実験を行っている間ずっと、アフリカ人とヨーロッパ人の生理学的差異は、主に食事や習慣、労働の仕方の結果であるという考えに立っていた。ヨーロッパ人に効き目があるとみなされた実験が、アフリカ人の身体にも実行されうるし、その逆も成り立つとしたら、当然交換可能となる。クゥイアのような植民地の医者は、植民地に移送されたアフリカ人や派遣されたヨーロッパ人を診察し、治療しなければならないため、人種の差異に関心をもっていた。さまざまな境遇や生活様式のもとにある人びとにどのように治療法を調整すべきか。クレオールのトムソンは、一八世紀の植民地内科医の中でも例外で、人種の身体的差異を研究した。「[ヨーロッパの]紳士」と「黒人《ニグロ》女」に同じ薬で治療したとき、アフリカ人とヨーロッパ人は交換可能だとみなすことが多かったが、上述したように、そうした長年の医療実践にもかかわらず、彼は「とくに肌の違いなど、ヨーロッパ人と黒人《ニグロ》に見られる解剖学的な構造の差異を考慮した実験」を数多く考案した。★068

さまざまな中絶薬

西インド諸島のヨーロッパ人の調査は、すでに知られている多数の中絶薬についても行われた。(ジャマイカ、スリナム、サン・ドマングで報告された)ポインキアーナ・プルケリッマや、(ジャマイカとスリナムで利用されていた)カラグアタ・アカンガという「ペンギン草」などの中絶薬が名称を同定された。ギアナのエドワード・バンクロフトは、ヤマゴボウ科の植物(*Petiveria alliacea*)やオクロ(*Hibiscus esculentus*)、そして繊細な植物(*Mimosa pudica*)を同定した。第3章で述べたように、デクールティルズは、ポインキアーナに加えて、四つの中絶薬を評価した。アリストロキア・ビロバタ(*Aristolochia bilobata*)、トリシリ・ア・トロワ・フォリオール(*Trichilie à trois folioles*)、ウェーローニカ・フルテスケンス(*Veronica frutescens*)、エーリンギュウム・フォエティドゥム(*Eryngium foetidum*)である。ジャマイカで診察にあたったマイケル・クレアという内科医は、(一八一八年の)上院の特別委員会で、産婆が中絶を引き起こすために野生のキャッサバを投与していると発言した。キャッサバの他にも、コーヒー（北アフリカ原産であるが、西インド諸島のプランテーションでも収穫された）、ヤラッパ（この地域の原産）、キンキナ（キナ皮、アメリカ大陸原産）を挙げる内科医もいた。こうした西インド諸島の中絶薬は、ヨーロッパの内科医によって試験されたのだろうか。内科医は、未知の薬や危険な薬の安全性を確かめるために、公式、非公式の実験を開発していたが、中絶薬の試験も、こうした動きに連動したのだろうか。さらに中絶薬は、結局のところ、ヨーロッパの輸入薬となったのだろうか。★069

ある薬がヨーロッパ医学の主流にうまく受け入れられると、代表的な『薬局方』に掲載された。一六世紀には、王立内科医協会とともにヨーロッパの市議会が公認の薬品リストを発表し、薬の規制に乗り出した（ロンドンでは一六一八年、アムステルダムでは一六三六年、パリでは一六三八年、ブランデンブルクでは一六九八年に実施）。これらの『薬局方』ないしは『薬品解説書』の目的は、「薬の製造と調合におけるあらゆるごまかし、差異、不確定さ」を防ぐために、満足のいく薬とその原料を明文化するものであった。ジョン・チャンドラーという一八世紀のロンドンの薬剤師によると、下剤、水銀剤などの化合物や、アヘン、ルバーブ、ヤラッパ、イペカック（トコン）、キナ皮などの薬草の乱用、誤用が蔓延していたという。ちなみに、これらの五つの薬草のすべてが輸入で、そのうちの三つはアメリカ大陸原産であった。イギリスに入ってくる原材料が良質であっても、それが粗悪品と調合されるために、良品と粗悪品を見分けるには高度な技術と注意が必要とされるとチャンドラーは嘆いている。だが、もっと頻繁に起こったのは、「まったくの偽物」という場合だという。アロエのチンキ剤に浸して苦味をつけた桜の樹皮が、高価なキナ皮として売られたり、効き目のない残渣がヤラッパの純正の粉として売られた。また、ろ砂［塩化アンモニウム］を粉末にして着色・風味付けして琥珀の塩として流通させたり、マラバル産の肉桂がセイロンのシナモンの代用品となり、安価なジャマイカのコショウは、クローブ、メース、ナツメグに化け、ブラックチェリー水の複合物は、有毒な月桂樹の葉と調合されたりした。★070

われわれから見れば、こうした『薬局方』には、尿や「男のミイラ」など無駄なもの、不快なものが少なからず含まれている。にもかかわらず、『薬局方』は、どのような薬が試験され、どのような特効薬がヨーロッパの医療に用いられるようになったのかを測る良い尺度となる。キナ皮、ヤラッパ、イペカック（トコン）、ユソウボク、サルサパリラ、カカオ、タバコ、さらには砂糖まで、新世界の多くの薬はすべて、広範囲にわたる試験を経て、あまたの参照文献に掲載されたが、メリアンのオウコチョウや西インド諸島の他の中絶薬もこのような境遇にあったのだろうか。

カリブ諸島におけるポインキアーナの利用は、一七世紀末から一九世紀初頭まで絶えず報告されていた。一七五〇年、聖職者のグリフィス・ヒュー師の報告によると、バルバドスでは、「花垣、あるいはスペインのカーネーション」の根を燃やして灰にし、灰汁を作り、「月経《カタミーニア》を起こすのに重宝されている」という。その花は、母乳に浸しておくと乳幼児をなだめるのに役立った。ジャマイカのエドワード・ロングは、その花からおいしいシロップができ、下剤として利用でき、根からは美しい緋色の染料がとれると述べている。これを解熱剤として珍重したサン・ドマングのデクールティルズは、一家に一ポンドこの花を用意すべきだと勧めた。[★071]

メリアンのオウコチョウは、とくに四日熱などの発熱に効き目があるとして、ヨーロッパでもそれなりの人気を博し、フランスの陸軍病院に導入された。西インド諸島でキャリアを積みはじめたジャン・シュヴァリエは、一七五二年にこの植物について長い説明をし、マルティニク島に広く見られるこの植物の使用について論じた。シュヴァリエは、一度はワインに煎じて飲み、二度目は沸騰した湯の中に入れて飲んでみた。また、砂糖を少し入れてお茶のように飲むと、肺の潰瘍が治り、熱やあらゆる類の風邪も治ったという。彼はまた、天然痘にも利用できると述べている。彼は、毎年ポインキアーナをラ・ロシェル［フランス西部］のアレ医師に送り、結核を効果的に治したという。シュヴァリエの考えでは、熱にはポインキアーナのほうがキニーネよりも効果的で、苦味もごく少ないという。[★072]

薬学的な試験は、たとえばトムソンがトウガラシや棘だらけのオウボクを用いた実験に見られたように、西インド

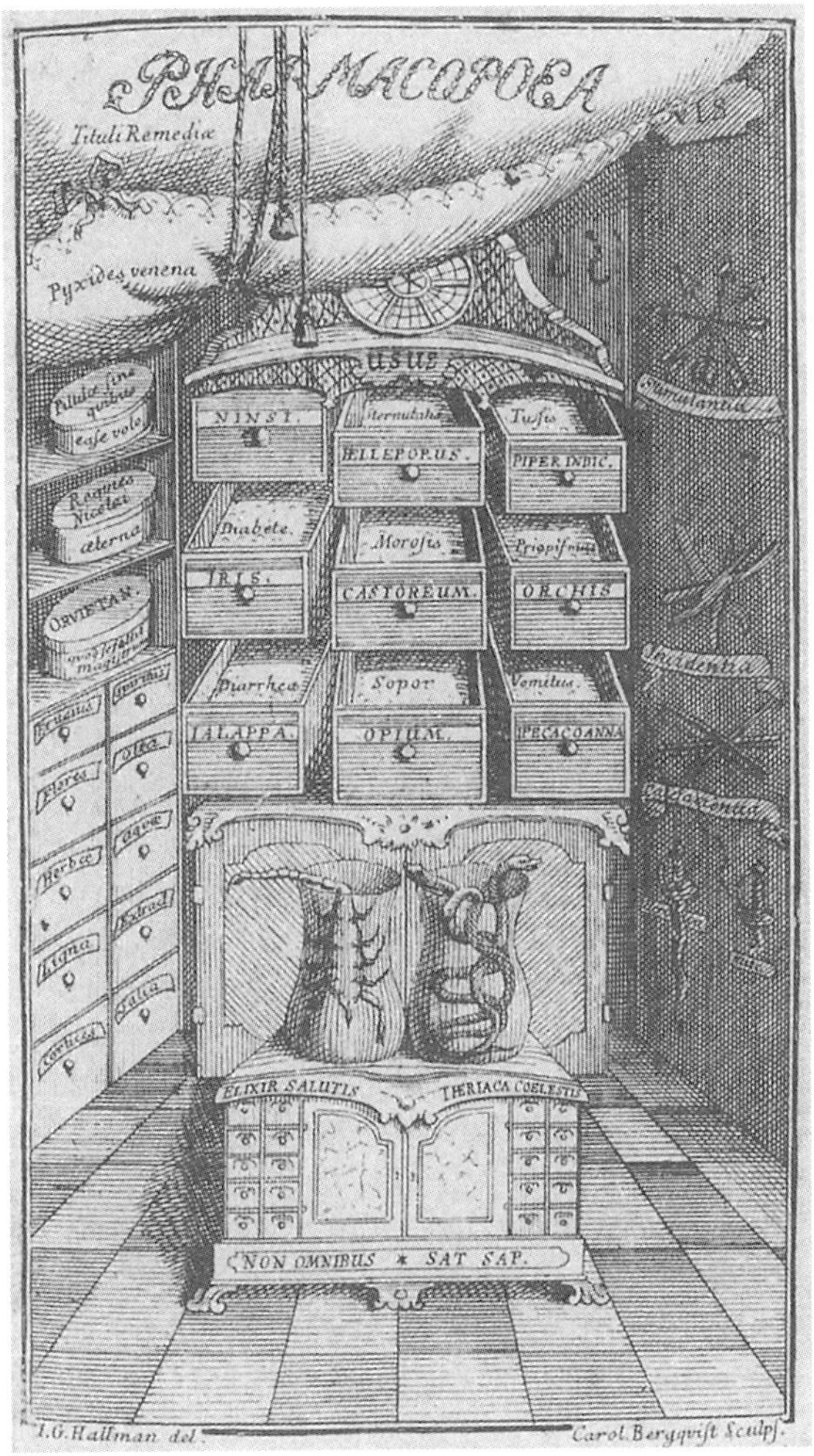

4–1❖リンネの「薬局方」。この語には、薬とその用途を記述した活字本と、薬屋で使用を認められている薬剤という二つの意味があった。薬屋の整理棚の引き出しには、薬の名前が記され、ヤラッパやイペカック（トコン）など新世界のものも含まれている。ヨーロッパの薬物療法に受け入れられた植物は、概して当時の基準に従って試験され、最終的にはヨーロッパ中の主要都市で出版されていた『薬局方』に公式な薬草として登録された。By permission of the British Library, London.

諸島の土地で始められていた。ポインキアーナを中絶薬として用いる知識は、ある意味で顕在化しなかった。このことは、ウィリアム・ライトの著述で確認することができる。医者でジャマイカの軍医総監となったライトは、一七六四年にキングストンに到着した。町から一五〇マイル離れ、一二〇〇人の奴隷を擁したハンプデン大農園に仕えたが、全周一二マイルに及ぶ彼の管轄区には白人も暮らしていた。一七六七年までにライトは、自分の財産に、馬を七頭、奴隷を一五人得るまでになっていた。結婚はしなかったが、ポインキアーナの利用について知っている女性たちとは充分接触することができた。非常に「耐え難い悪臭を放つ」葉は、「通経剤」で排便作用があると言われているとライトは記している。さらに、「そのようなものとして利用する人びともいるが、内科医の治療には認可されていない」という。誰がポインキアーナの葉を用いたのか、また、なぜ医者はこれに眉をひそめるのかについては説明がない。ライトの研究には、西インド諸島とヨーロッパをつなぐ知識の鎖が破断しているようすを示している。ジャマイカで暮らしはじめた当初は、ライトはジョン・ホープやエディンバラ大学のラムゼイ教授に頼まれ植物収集をしていた。ライトは、五巻に及ぶ植物標本集にポインキアーナ・プルケリッマの多くの用途を記載したが、一七八七年に『ロンドン医学ジャーナル』に発表したジャマイカ産の薬用植物に関する報告には含めず、エディンバラに戻った後、王立内科医協会の『薬局方』を改訂したさいも、ポインキアーナを含めることはなかった。[★073]

イギリスに戻って高名な開業医となったスローンも、母体の命が、中絶薬の効果的な使用にかかっているときでさえ、ポインキアーナを用いなかった（第3章で見たように、このような場合彼は「手技」を用いることを好んだ）。スローンはジャマイカのキナ皮やカカオなど、いくつかの植民地産品をイギリスで広めた。[★074]「花の垣根」（ポインキアーナに当てた彼の命名）について充分承知していながら、それを大量に収集することはせず、ロンドンの自分の病院に中絶薬として導入することもなかった。彼の『旅行記』が明らかにするところによると、彼は中絶薬にかなり反対していたようだ。

ヨーロッパに移植されなかったのは、中絶薬としてのポインキアーナに関する知識だけではなかった。一八世紀のヨーロッパの『薬局方』には、西インド諸島の中絶薬はいっさい掲載されなかった。世界中からヨーロッパに入ってきた知識を積極的に隠したという証拠はごく稀である。王立科学アカデミーは、一七六三年三月一六日の会合で、中絶薬に関するある報告書を隠す明確な措置を講じた。その報告書は、ブルボン島から、ド・ラ・リュという男性によって送られてきたもので、当地の人間《レ・ジャン・デュ・ペ》が、「二つの根をもつジャガイモ《ラ・パタート・ア・ドゥー・ラン》」として知られている植物から湿布薬を作り、死んだ胎児を流産させるのに用いていることを示していた。ド・ラ・リュは、一人のヨーロッパ人女性、女奴隷、そして雌ヤギを対象にこの植物の実験をして記録し、痛みを伴う危険な胎児除去の外科手術よりも、この湿布薬を用いるほうが優れているとした。この報告書は、アカデミー全体で読まれた後、書籍販売委員会にまわされたが、「有害書物につき発禁」の烙印を押された。ド・ラ・リュは、「公衆」に役立つよう自分の発見を広く知らせようと努めたのだが、発禁処分となったのだった。[★075]

しかし中絶薬は、ヨーロッパで知られており、使われてもいた。治療法として中絶が必要とされることも多く、『薬局方』にはヨーロッパでよく用いられていた中絶薬が掲載されている。サビナ、メグサハッカ、ヘンルーダなど、古代以来この用途で知られている薬草である。一八世紀の薬学が、有益と思われる薬を試験し、評価する競り合いの中で、中絶薬と分類された薬は試験されたのだろうか。たしかに、実験台となる女性には事欠かなかった。一八世紀半ばにはヨーロッパのいたるところに分娩施設がつくられ、陸軍病院が［兵士である］男性を用いて実験できたように、女性を用いる実験の機会をもたらしたのである。[★076]

中絶薬の実験に戻る前に、中絶薬と密接に関連している通経剤を見ておきたい。中絶薬と異なり、通経剤はヨーロッパの『薬物誌』の薬として分類されたからである。一七世紀末から一八世紀を通じて、内科医は通経剤や月経調節剤を用いて広く実験を行っていた。これらは女性にとって重要とみなされた薬であり、ヨーロッパのいたるところで、また植民地のヨーロッパ人の間でも用いられていた。

この時代の通経剤の利用は驚くべきものである。どの女性も月経調節の必要性を感じていたようである。この薬の効果を研究しているある内科医は、「その数たるや数え切れず、毎日新しいものが発見されている」と言っている。この時代に月経がどれほど重要であったかは、この薬が過度に服用されていたことにもうかがえよう。医学史家のジアンナ・ポマータが示しているように、月経は必要な浄化過程とみなされ、人為的な月経や出血は、放血という形で男性にも導入されたほどであった。「花〔胎児〕を引き下ろす」ため、すなわち月経を引き起こすために、近世では腿の内側を水ぶくれにしたり、ある樹脂を塗った膏薬を女性の臍に貼るなど、数多くの方法があった。それらは非常に疑わしいものであったが、役立つ方法もあった。[★077]

この時代にも理解されていたように、「通経剤(emmenagogue)」という用語は、月経を意味するギリシア語のemmenaと、agoすなわち「外へ引き出す」という意味に由来している。パリの王立植物園のアントワーヌ・ド・ジュシューは、植物性の通経剤について長く詳細に論じ、女性には毎月の浄化が来ないことも多く、こうした状況は、黄疸、偏頭痛、「憂うつ症」、ひきつけ、めまい、卒中、狂気、喉の違和感、子宮のけいれん、無意識の笑いや泣きなど、あまたの病気の原因になるため、適切な注意が必要だと述べた。ジュシューは、無月経の裏に潜んでいるのは、呼吸と血液の循環を悪くする女性の「緩んだ」「軟弱な」体質だと考えた。彼は、血液を薄めて活性化し、障害を取り除くことによって、通経剤の効き目が現れると述べた。つまり、「脈拍を上げ、体温を高め、顔に赤味をもたらす」わけである。イギリスで広く通経剤を研究したジョン・フレンドは、「そもそも通経剤というようなものはなく、ただ何らかの手段によって、血液の活性を増加させるのである。……血液の活性が増せば、経血はほとばしり出るのだ」と論じ、ジュシューと同じ見解を示した。[★078]

ジョン・リドルは、近世ヨーロッパの通経剤が中絶薬の別名にすぎなかったと論じている。中絶がますます犯罪視されるにつれ、中絶のために通経剤が処方されることがよくあったからだ。「月経を促す」「花〔胎児〕を引き下ろす」

「月の経路を清める」「月の障りを除く」「生理を招く」といった言い回しが、中絶の遠まわしの表現であったとリドルは主張している。第3章で見たように近世では、月経を引き起こすことは、流産、そして今日言うところの初期中絶とほとんど区別されなかった。妊娠四～五か月目に赤ん坊が胎動を示すまで、女性は「お腹に子供がいる」とみなされていなかったからである。リドルは、このような曖昧性が国を超えて見られたと述べている。エドワード・ショーターもリドルの見解を共有し、月経調節剤は中絶薬とみなしうると考えている。薬物学的には、通経剤と中絶薬はほとんど区別されず、多くの場合、中絶薬は通経剤を増量したものにすぎないと理解された[★079]。

こうした議論を歓迎する研究はたくさんある。しかし、当時の内科医は、中絶薬と通経剤とを注意深く区別しており、ディドロとダランベール編集の『百科全書』に、その典型が見られる。通経剤の項目の執筆者によると、子宮の中を空にするには三つのタイプがあるという。通経剤によって経血を出させるタイプ、分娩促進剤によって胎児を呼び起こすタイプ（出産を助ける目的にも、また生死を問わず胎児を取り除く目的にも使用）、そしてウマノスズクサなどを用いて、後産を娩出するタイプである。ツェドラーのドイツ事典にも似たような区別が見られ、女性が妊娠や病気の場合には通経剤を利用してはならないと記されている。そして、植物学の教授であり開業医でもあったカール・リンネは、通経剤と中絶薬の用語を区別し、通経剤は「経血を排出し」、中絶薬は「胎児を排出する」と説明している（しかし彼は排出する胎児の生死については区別しなかった[★080]）。

第3章で述べたように、スローンのような医者は、通経剤の「誤用」のリスクを意識していた。フランス王認可の外科医ピエール・ディオニは、産婆に対して、女性が妊娠していないと確信するまで通経剤を与えてはならないと警告した[★081]。従って、内科医は通経剤の服用を勧めたが、それを中絶薬として服用させるつもりはなかったのである。

通経剤は、博物学者がヨーロッパ女性のために収集し持ち帰ってきたものであった。一六世紀という早い時期に、フランシスコ・エルナンデスは婦人病に関する新世界の治療法を取り入れ、ニコラス・モナルデスはそれについて論じている。スローンは、ジャマイカで治療に用いた五つの月経促進剤を挙げている。ジャン＝ルイ＝マリー・アリベールは、一八二六年に出版した『治療学と薬物誌の新領分』の中で、ある特殊なウマノスズクサ（*Aristoloche* デクールティルズが論じた *bilobata* ではなく、*odorante* であった）が、「太古の時代からペルー人によって」通経剤として用いられ、近年、ヨーロッパにも輸入されていると述べている。ジョゼフ・ド・ジュシューは、サン・ドマングの薬草を調査し、「ヒステリー」に関する章を設けた。その中の一つである阿魏［セリ科オオウイキョウ属の多年草の乳液から作った生薬］は、もともとペルシアからヨーロッパへもたらされ、カリブ諸島でも成長したのだが、後にヨーロッパで栽培されるようになった。ロンドンの王立内科医協会のウィリアム・ウッドヴィルは、この植物に関する広範な報告書をまとめ、一七八四年にジョン・ホープがイギリスで（「たぶんヨーロッパ中でも」）初めてこれを栽培したと記した。阿魏はペルシアでは商業作物で、農民によって栽培、収穫されていた。ヨーロッパ人が珍重したのは、六週間といううんざりするほど長い時間をかけて、根から抽出したゴムだった。阿魏は、通経剤としての利用に加えて、浣腸剤にも経口チンキ剤にも用いられ、発作や消化不良、鼓腸性の疝痛やさまざまな神経障害を和らげるのにも服用された。料理の「ソース」の中に入れるのが好評だったとも言われている。阿魏は、インドのイギリス人には中絶薬として知られ、ロンドンとエディンバラの『薬局方』に記載がある。★082

（商用植物でも医用植物でもあった）コーヒー、ヤラッパ、キナノキといった植民地の多くの薬は、月経を引き起こすとも考えられた。エディンバラの王立内科医協会のウィリアム・ブキャンは、『家庭の医学、あるいは家族の内科医』という書物を著し、キニーネが月経調節剤として広く利用されていることを示唆した。「［月経］障害が肉体の弱く緩んだ状態に起因するとき、消化を促進し、肉体を引き締め、身体に働きかけて良い血液をつくる薬を用いるべきである」。これらの薬の筆頭に、鉄、「キナ皮」、それに苦味のある収斂剤が挙げられている。★083

ヨーロッパの内科医は通経剤の試験も行った。男性内科医は自分で試すわけにはいかないが、当時の標準的なやり方に従って薬物実験を試みた。ロンドンのジョン・フレンドは月経調節剤の広範な実験を行い、一七二〇年に『通経剤』を出版した。フレンドは、月経周期に影響を及ぼすさまざまな要因を挙げている。たとえば、「過度な寒さ、悲しみ、突然の恐怖、過多な排泄、濃厚な食事、熟成されていない体液、収斂剤、血液の活動量を落とすあらゆるもの」によって、月経が遅れることがあるという。逆に、「熱、天然痘、性交、暴飲、乱暴な動作、嘔吐、くしゃみ、怒り、ヒステリー、情熱、通経剤と呼ばれている植物」など、血流を増したり血管を刺激するものすべてによって、月経が「誘発される」ことがあるという。★084

フレンドは、自分の「実験室」でさまざまな種類の通経剤を同定した。第一に、アヘン、リンドウ、ミルラ、アルム、ヨモギ、サビナ、ヘンルーダ、メグサハッカなど、刺激性、芳香性のある「苦味薬」である。彼は、これにキナ皮を加えるべきだと述べ、キナ皮が「まだ通経剤にふさわしいとされていないものの、血液を薄めるめざましい効果があることを考慮すれば、通経剤として位置づけられるべきだ」としている。第二に、「芳香性、揮発性のある薬用塩」で、とくにサフランやシナモンが挙げられる。第三に、「刺激のある強心剤」で、鉄分やハイドラッグなど脈拍を速めるものであった。フレンドはこれらの薬効を披露するために、サビナ、ヘンルーダ、メグサハッカ、セージ、ラヴェンダー、ヨモギ、ヤラッパ、キニーネなど多様な薬草を、一匹の犬の動脈から「流れ出たばかりの新鮮な」血液と混ぜ、流動性が増すかどうか調べた。一七〇二年二月一二日に行われたサビナの実験では、血液が深紅に変わり、劇的に薄まることが明らかになった。「人間の血液の血清」を用いて同じ薬草を試験したところ、すべてが血清の「濃度を下げ」、流動性を高めたため、通経剤として用いる可能性が示唆された。★085

最終的にフレンドは、「血液を薄める通経剤の性質」を動物に試し、少なくとも五〇匹の犬を犠牲にした。サビナとキナ皮を煎じたもの、シナモン水、スミレ汁を、注射器で犬の頸部静脈に注入し、「以前のわれわれの実験の根拠を疑うなら、とくと見て納得してもらおう」と記している。煎じ薬を注入された動物は、ものの数分で（四分から一五分の間に）死んだ。フレンドはまた、死後しばらくたっても手足が硬直していないことを見て取った。犬の大静脈と下行大動脈を切開したところ、非常に薄い血液が多量に流れ出た。こうしてフレンドは、通経剤の効能が血液の流動性と活動性を高める力にあることを証明できたと考えた。★086

フレンドはまた、通経剤を用いた治療の中から六件の長い病歴のものを紹介した。一七〇〇年一〇月一六日の最初の症例は、一度も月経を経験していない一八歳の女性である。腰・膝・足首の痛み、吐き気、胃の「差込み」、動悸に苦しんで、助けを求めたのだった。月経を誘発するため、フレンドは血液に、「子宮動静脈に達する充分な勢い」をつけさせようとした。標準的な成分からなる通経剤（この場合、下剤作用の物質）を女性に与え、二度便通を起こさせ、どうにかして痛みを和らげた。血液の活性をさらに高めるため、フレンドは、複雑な成分からなる第二の通経剤を処方した。六五種類以上の薬剤を練り合せた解毒剤として有名なテリアカ［本草和名：底野迦］に匹敵するものであった。この若い女性はすでに弱っていたので、彼はあえて瀉血しなかった。一〇月二八日までに患者の脈拍は上がり、胃の痛みも和らぎ、体力も増した。一〇月三〇日には「すばらしい色合いの」経血が流れ出た。腰と足首の痛みは消え、八日間、月経が続いた。二週間後に同じ薬が投与され、月経は規則的にやってきて、彼女は全体的に健康を取り戻した。★087

フレンドの「通経剤」には、サビナ、ウマノスズクサが含まれ、フレンドはその可能性に触れていないものの、月経とともに中絶が引き起こされたのかもしれない。

フレンドが治療した他の五つの症例の中には、「三〇歳の女性」とか「二四歳の洗濯女」としか記されていないのだが、妊婦を扱った症例が一つあるように思われる。ほぼ一年間、経血が減少していた二五歳の既婚女性の症例である。近所の「老婆」も彼女自身も、「お腹に子供がいる」と信じていたが、フレンドは別の可能性を考え、一七〇二年の一〇月に彼女の治療を始めた。通経剤をくり返し注入した結果、翌年の四月には月経が始まり、彼女の健康は回復した。★088

内科医たちは、ヨーロッパでよく使われていた中絶薬のサビナの実験を数多く行っていたが、それは通経剤としての実験にすぎなかった。エディンバラの実験主義者で、ブールハーフェの再来と称されたウィリアム・カレンもこの実験を行ったが、通経剤を過小評価していた。一七八九年に彼が発表した大部の『薬物誌論考』の中で、この種類の薬を多く同定した古代の先人たちが実体験から述べていないと非難し、カレンは「子宮動静脈を刺激する何か特異な力」をもつ薬はないと結論づけた。彼は「けいれん防止剤」に関する節で、サビナは「私が今まで使ってきた他のどの植物よりも強力に子宮に作用する」と報告しているものの、信頼できる薬とはみなさず、これを大いなる「苦味と熱」に帰し、多量に用いることを避けた。[★089] 彼はまた、通経剤として知られていたヘンルーダの効能にも失望した。

カレンの同僚で、エディンバラの王立内科医協会の会員を務め、大学の薬物学教授でもあったフランシス・ホームは、通経剤としてサビナの試験を行った。一七八二年に発表した『臨床実験、病歴と解剖』の中で、サビナの悪評にもかかわらず、患者に処方したと述べている。「サビナは子宮に対する作用が強いため評判が悪い。中絶に用いられることも頻繁で、激しい出血が生じて母体を危険にさらすと言われている。多くの国では販売が許可されていないが、内科医の指定を受ければ手に入る」。このような弊害は、服用量をわずかにすることで避けることができるという。適切な量を一ドラム（三・九グラム）とする者が多いが、ホームは「この量のほぼ半分を処方してきたが、その量で効き目もあり安全だと考えている」と述べている。彼の最初の実験は、ジーン・メイソンという名前の女性を対象とした。彼女の無月経症は、ヘレボルス根（*Helleborus niger*）［クリスマスローズ］の抽出物を用い、下腿の動脈を圧迫する（当時の一般的な中絶法）治療を初期に受けたのだが、効果はなかったのである。ホームはこの女性に、毎日二回、サビナの粉末を半ドラムとるよう処方したところ、「四日後に月経がきて、二日間続いた」。

ホームはまた、二八歳のジャネット・ダグラスについても似たような成功を収めた。彼女は、仙骨の精髄か、「鉄のやすり屑とリンドウのエキス」を成分とする丸薬を一〇日間服用したが成果を得られないでいた。しかし一日二回、サビナを二スクループル［約二・六グラム］服用すると、治療三日目に月経がきた。「こうした実験から、五つの症例のうち三件、いやむしろ四件中三件がうまくいったので、サビナは強力な治療薬だと思われる」とホームはおおむね判断した。うまくいかなかった一例とは、あらゆる薬を受けつけない症例だった。[★090] 一七八〇年代までに、内科医たちはサビナを月経調節剤として用いるようになったが、その服用量を一日二回、半ドラムから一ドラムとし、それ以上の増量は危険とした。[★091]

この時代に通経剤が医学的に広くテストされたのと対照的に、中絶薬のテストは最小限にとどまった。古代からヨーロッパには中絶技術が存在しており、一七、一八世紀に用いられたことを示す動かぬ証拠はある。しかし、一八世紀末には、医療技術をともなう科学的な医学と体系的実験の興隆が、中絶薬の開発や試験に及ぶことはなかった。中絶薬は、（同じ植物を通経剤として用いる以外）ヨーロッパの薬物試験の主流とはならず、一八、一九世紀の学究的な医学・薬学の発展から取り残されていった。結果として、危険性をはらむ薬は、開発も試験もされないままであった。

中絶薬は長い間、危険視されてきたが、一七五〇年代以降、改めてこのメッセージがしつこくくり返された。ディドロとダランベール編集の『百科全書』のサビナの項目を執筆した人物は、その効能がおそろしく誇張されているとみなしている。「この植物は、……月経を調節し、子宮から胎児を追い払う……しかし、量を過度にとれば、期待されるような確実ですみやかな中絶をもたらすわけではなく」、往々にして「激しい出血が起こり、母親も子供も死なすことになる」。この執筆者はさらに、「民衆にはびこるサビナ迷信」を潰すことが望ましいと述べている。

一九世紀の早い時期から内科医は、「中絶を引き起こす薬草も、中絶を招く投薬法もなく、ただ直接的で特殊な中絶法のみ」があると教えた。一八三一年に出版された『法医学の手引書』の中で、マイケル・ライアンも似たようなことを述べており、「中絶を確実に引き起こす薬も処方もなく、あるのは中絶行為のみだ。要するに、中絶を試みる女性はみな、命を危険にさらしているのである。流産症ではない女性に、体に激しい影響を与えず、命を危険にさらす

ことなく流産を誘引する薬はない」、と結論を下している。[★092]

同じ頃、サビナの他、メグサハッカやヘンルーダのようなヨーロッパ産の中絶薬は、否定されるばかりであった。一七世紀から一七七〇年代半ばまでは、サビナ、メグサハッカ、ヘンルーダは、効果的な中絶薬や月経調節剤という評判を享受し、月経を生じさせ、中絶を促し、死んだ胎児を取り出し、後産を外へ出すのに用いられていた。一七三八年に「ドイツの」ハレの医者たちは、患者にサビナを摂取させると中絶が引き起こされることを認めていた。しかし、一九世紀への転換期までに内科医たちは、こうした薬を否定的にしか評価せず、中絶誘発作用は幻想にすぎず、効果はないと述べた。カレンは、広く関心がもたれたこのテーマに探りを入れ、「中絶誘発作用は、古代の先人が薬とみなした原因でもあったのだが、私にとっても、ひょっとしたら今日のほとんどの内科医にとっても、想像上としか考えられない。従って、そのような薬は今やほとんど使われない」と記した。ウィリアム・トマス・ブランドをはじめ多くの内科医たちは、これと同じことをくり返し、メグサハッカを取り上げて、「昔の内科医は、ヒステリーと子宮障害に対するこの薬草の効能を高く評価していたが……今やめったに処方されることはない」と述べている。フランスではアリベールが、サビナはまったく効かないと主張した。中絶を引き起こすために女たちがサビナを使っていると「言われている」にもかかわらず、「人類にとって幸福なことに」、この植物はよく中絶に失敗する。つまり、その効能が非常に誇張されてきたのだと結論づけている。イギリスの男産婆であったウィリアム・スメリーは、これらの薬に効果があるように思われているのは、女性の想像力のたくましさから説明がつくだろうと主張した。難産の女性に内科医が何らかの強心剤か煎じ液を与えたとしたら、その薬自体には、陣痛を促すような効能がないとしても、彼女は想像力によって、しかるべき時期に出産してしまうのである。[★093]

内科医が治療の過程で中絶を引き起こしたことははっきりしている。彼らは今後の参考にするために発見を記録し、学生に伝えることもあったかもしれないが、こうした資料を発表することは決してなかった。ある意味で内科医は、(一七、一八世紀にかけて、産婆の手から産科医へとわたった)出産というビジネスに参入し、望まれない妊娠を終わらせる中絶というビジネスにも割り込んでいったのである。危険状態の女性の治療に呼び出されることもあった著名なジャン・アストリュックは、「悪意のある」女性が「お腹の果実をなくすために」用いた手段について論じている。「多くの方法があると言われているが、私はそれをむやみに詮索しなかったし、しなくて幸せだと思う」。内科医の書物にも出産に関する講義にも、望まれない妊娠の中絶について、今や一世紀以上も何も語られてこなかったという。彼は、中絶を誘発する方法を知っていたにもかかわらず、ほぼまちがいなく命取りになると思われたので、こうした問題を若い医者に教えようとはしなかった。一九世紀の悪名高き中絶反対論者であるアンブロワーズ・タルデューは、「中絶の方法について知らない内科医などいない」と同意するものの、彼らは「邪な考えをもつ者」が新たな犯罪を引き起こす恐れから、この方法の公開を望まないと述べている。[★094]

行政当局が医者に、危険薬と思われるものを調査しないよう求める場合もあった。ヨハン・ペーター・フランクは、一七八四年に『完全な医学警察体系』を出版し、中絶薬が農夫の庭で自由に栽培され、薬剤師や外科医(床屋)、産婆など(免許をもつ内科医以外の誰も)によって自由に販売されるようすを描いた。中絶を一掃したい国家は、これらの物質を統制する手段として、ますます医者を使うようになった。フランクによると、中絶薬は危険で内服してはならない(フランクは何の根拠も挙げていないのだが)ということについては、内科医たちは意見の一致を見ているという。危険度が高いため、医者がそのような薬を調べることは「控えてもらいたい」と強く勧告した。内科医自らが中絶薬の知識を隠す場合もあった。モンペリエ大学の医学部教授ガブリエル＝フランソワ・ヴェネルは、「この植物[サビナ]が乱用されているため、われわれはこれ以上この植物について書いてはならない」と述べた。市の長老議員が中絶薬の使用を禁止する新しい法律を施行することもあった。ハラーの『薬物誌』を翻訳した薬剤師フィリップ・ヴィカは、「身勝手な人間や貧乏人」が中絶に用いて命を落とすことも多いため、新しい法律によって薬剤師が一般民衆にサビナを売る

ことが禁じられたと報告している。[★095]

　望まない妊娠を終わらせたいと助けを求める女性と、中絶を避けようとする内科医との相克は、一八世紀にますます鮮明になっていった。ときに内科医は、別の症状のために処方した薬で、偶然に中絶を誘発してしまうことがあった。「医者が証拠の胎児を取り出しても、このような女性は自分の妊娠を否定するのだ」と、ある内科医は嘆いている。この内科医はまた、一六歳の女性がある医者を訪ねた話を報告している。彼女は数年前、難産を経験して命を落としそうになったため中絶薬の処方を望んだが、医者は助けるのを拒んだ。その後この娘はある女性と出会い、指ぐらいの大きさのヘンルーダの新鮮な根っこを三つ集め、薄く切り、一・五ポンドの水に入れて煮出すよう教えられた。できあがった液体を三つのグラスに分け、その晩、すべて一気に飲み干すと、胃が気持ち悪くなり、「死ぬかと思うほどひどい症状」になった。ヘンルーダを摂取して四八時間たった次の日の夜、流産が起こった。数日後、彼女は再び医者を訪れ、いくらか疲れたが気分はいいと告げたのであった。[★096]

　詰まるところ、安全な中絶のために中絶薬を開発し、試験することは、この時代の内科医にとって優先事項ではなかったのだ。一九世紀初頭に「中絶」に関して書かれたおびただしい数の論文や書物は、流産を防ぐためのもので、安全に中絶を誘発するものではなかった。たとえば、グラスゴー大学医学部のジョン・バーンズは、一八〇六年に産婆術に関する講義録を出版したが、自然流産の防止策の論考にかなりの分量を割いている。流産の原因は、高齢、胎児の死、天然痘などの病気、ダンスや歩きすぎ、笑いすぎ、歌いすぎなどの激しい動き、「流行の生活の消耗してしまうほどの不節制」(窮屈な衣服と食べすぎ)、喜怒哀楽などの強い感情、抜歯、そして首や腕を寒気にさらしたり、尻や足を冷水につけてしまうといった突然のショックなどであった。[★097]バーンズはまた、サビナなどの通経剤が中絶を引き起こす可能性を認めており、母体の命を救う必要のあるときのみ、その使用を勧めた。

　流産防止のための方法が発達したこの時代、内科医は、中絶が誘発された痕跡を(成人女性の)死体に見出す術も磨こうとした。これはなかなか難しく、タルデューが匙を投げたほどだった。中絶によって女性が死にでもしない限り、内科医と行政当局は中絶について知る術はなく、「中絶という犯罪」は罰を免れた。★098

要するに、実験を重視した一八世紀後半の内科医は、中絶薬に関して分岐点に立っていたのである。安全で効果的な中絶技術を開発し、実験する道を選択することも可能であったし、こうした知識と実践を抑圧する道を選択することも可能であったのだ。一八一〇年にフランス法典が制定されて、中絶の「犯罪的誘発」を法の保護から外して以来、法医学委員会が中絶を抑圧する格好の場となったとアンブロワーズ・タルデューは多数派を代弁している。中絶抑圧の一つの方法は、薬物テストの対象から中絶薬を外すことであった。一七九三年にゲッティンゲンで出版されたヨハン・アンドレ・ムライによる『薬物学大典』六巻本を見ると、さまざまな薬について行われた研究量をみごとに比較できる。ムライは、サビナの研究を七頁分に、ヘンルーダの研究を六頁分にまとめている。対照的に、(それほど重要ではないと言われていた)カッシアに関して彼が注釈を加えた参考文献は四二頁、(梅毒治療に有効と考えられていた)ユソウボクに関しては三三頁、(赤痢に効き目があるとして軍事的に重視された)イペカック(トコン)に関しては三二頁、(熱帯地域の植民地化の労苦には欠かせない)キンコーナには一〇八頁に及んだ。ブランドの『薬物誌と実践薬学事典』(1839)でも、同じような調子で多産抑止薬が無視されている。そこにはサビナのエキス油が化学的に一度も実験されず、研究が不足しているという深刻な現状が指摘されている。サビナが中絶薬として「ほとんど研究されていない」という点については、一八三六年にテオドール・エリも述べている。★099

ヨーロッパ諸国が中央集権化し、中絶を犯罪とする成文法を定めた一九世紀に、中絶の抑圧は実を結んだ。一七九四年に制定されたプロイセン法典[一般ラント法](第九八五項、第九八六項)は、妊娠(胎動)の時期を自ら決定する女性の伝統的な特権を無効とした。しかし、一八一〇年のナポレオン法典(第三一七条項)と一八〇三年のイギリスの[判事]エレンボロー卿の法令は、故意の「流産」を「胎動を感じた」妊婦の場合に限定し、胎動の有無に引き続きこだわった。イギリスでは、「胎動を感じていない」女性に「流産」を誘発することは、罰金刑、禁固刑、笞刑、ないしは植民地へ最長一四年間の流刑となる重罪であった。万一、女性に胎動があったことが証明されたら、中絶は死刑となった。しかし一八三七年までには、イギリスの法は、胎動の有無を区別しなくなり、本質的にはどちらも殺人とされた（流刑か禁固刑となったが、死刑にはならなかった）。合衆国では、一八二一年まで中絶に反対する成文法をもつ州はなかったが、一八五〇年までに一七の州が中絶を犯罪とする法を定めた。中絶に関する法律は、一八三七年にイギリスで、一八五二年にオーストリアで、一八六六年にデンマークで、一八六七年にベルギーで、一八七〇年にチューリッヒとメキシコで、一八八一年にオランダで、一八八五年にノルウェーで、一八八九年にイタリアで、それぞれ制定された。これらの法律の大半は、母体の命が危険でない限り、（胎児の胎動の有無にかかわらず）中絶を禁止した。[★100]

中絶に反対する法律が厳しくなるのと同時に、中絶薬も禁止された。ドイツでは、公衆衛生を担う役人（医学警察《メディツィーニッシェ・ポリツァイ》）が、中絶の数を減らし、順調に人口を増加させる最善の策について議論した。提案されたものには、フランスのモデルに倣い、国費による捨て子病院と孤児院の建設、薬剤師や薬商による処方箋のない中絶薬の販売禁止、一般的にそのような治療薬の供給者と目される「老婆」と「売春仲介女」の取り締まり、サビナの木や類似植物の公共植物園からの撤去、内科医以外の外科医や床屋による未婚女性の瀉血禁止、渡りの治療者やもぐりの医者が売る薬の全面禁止、などであった。[★101]

フランスでも、「正しい中絶法が流布するのを防ぐため」、似たような方策が講じられた。中絶に関するいかなる議論も「公害」とされ、内科医たちは中絶薬の詳細や利用方法を公表しようとはしなかった。一八一二年の『医科学事典』に中絶薬に関する長い記事を寄稿した執筆者は、中絶誘発の「効果を多少なりとももつ薬草」の数は、計り知れないほど多いと記しているものの、その名称や用途について詳細を述べることを控えている。「わがペンがこれ以上、詳細を記録するのを拒んでいるのだ」。さらに執筆者は、中絶薬の調合を教える大衆本は発禁処分にするべきで、「中絶薬として民衆に知られている薬草」は、公私すべての植物園から慎重に撤去し、公共市場での販売も禁止すべきだと勧告した。そうした薬草の種子も、花屋、苗木屋、種子商人に販売してはならないという。[★102]

サビナは長い間ヨーロッパの代表的な『薬局方』で公認の薬として存在していたが、一八六一年のイギリスでは、薬事法により毒薬に分類され最終的に禁止された。「妊娠中の女性が、流産を意図していかなる毒物や有害物質も飲むことは違法であり、器具などを用いたり、胎動の有無にかかわらず流産させる人間に頼ることも違法である。また、いかなる毒物や有害物質を妊婦に与えたり、服用させることも違法であり、そのようなことを意図する器具を用いることも違法であり、無期懲役までの……重罪とすべし」[★103]。（「子宮収縮剤として用いられた」ライ麦の麦角やベラドンナなど一五種類ほどの薬草と並んで）サビナは毒薬に分類された。この法律は、一八六一年の「人身に対する犯罪法」（第五九条）とも連携し、中絶を引き起こす器具や毒物、「有害物」を提供する行為は、禁固刑三年の軽罪とされた。

中絶を禁ずる一九世紀の法律は、中絶薬の信頼が落ちるにつれて厳しくなっていった。フランスの内科医E＝N・コットは、しかるべき治療薬であっても、それが実際に中絶を引き起こすことはありえないと内科医たちが信じるようになっていると述べている。コットが言うには、特定の薬草が中絶を引き起こすという「偏見」によって、何世紀もの間、医者は妊婦に必要とする薬の処方を恐れてきた。こうした治療薬は、「現代の医者には、もはやいかなる信頼もおかれていない」。医療関係者たちの間でこれらの薬の信頼が落ちるにつれ、本物の薬は薬屋の店頭から消えていった。エドワード・ショーターは、一九二三年に五か国の異なるサビナ三八種類の商品を調べた研究を引き合いに出して、イギリス、フランス、スペインで売られた「サビナ」はまがい物で、スイスとドイツのサビナだけが本物であったとした。一九八九年のある研究においても、サビナの精油とされた商品が偽造で、有効成分はまったく含まれていないことが明らかにされている。まがい物が多かったり、油が古くて適切に調合されないことも多々あり、疑うことを知らない女性がサビナを服用しても、効き目が見られないことがほとんどだった。[★104]

一八世紀を通じて産婆は、新興の産科医（男性外科医）に押され地歩を失っていき、それに伴い薬草の中絶薬も、中絶用に考案された外科器具に道を明け渡していった。縫い針や鋭利な器具、あるいは「手技」は昔から使われていたが、一八世紀のうちはまだ薬草の中絶薬が優位を占めていた。しかし一九世紀になると、トランファー・エミンが指摘するように、技術の必要性が高まり、外科医たちはこぞって子宮頸部拡張器やキュレット（特別に湾曲させたナイフ）、（産道を通って胎児を引き出すための）新型の鉗子、（外科の開頭術に用いられるフックのような）鉤針を発明し、特許をとった。産婆はこの職業で稼ぎを得る道を閉ざされ（貧困者たちの間には彼女たちの仕事はつねにあったのだが）、中絶薬はしだいに薬の主流から消えていった。★105

以上見てきたように、中絶薬は、実験を重んじる一八世紀の内科医や薬剤師が精細に調べて作り上げた『薬局方』には収められなかった。薬のメカニズムや効能、副作用の研究が増加するにつれて、望まれない薬は脇へと追いやられていった。中絶薬は、ヨーロッパの学術的な薬物テストの主流には組み込まれなかった。危険視され、研究がなされないまま、放置される運命となった。中絶を犯罪とみなすことで、中絶薬の用途に関する医学研究もタブーとなった。

多くの薬が海外からヨーロッパへ入ってきたが、中絶薬は別だった。メリアンがフロース・パウォーニスと名づけたオウコチョウは、ヨーロッパの中絶薬として一度も試験されず、ヨーロッパの主要な『薬局方』のどれにも記載されることはなかった。★106 フランシス・ベーコンの時代以来、科学者たちは、巨人の肩の上に立つという表現そのままに、古い土台に新しい知識をしっかりと積み上げてきているように描かれてきた。しかしエキゾチックな中絶薬に関しては、伝統的な知識の土台は打ち壊され、廃墟と化してしまったのである。

第5章

命名に発揮された帝国主義

◉私は古代ギリシア人やローマ人が植物に授けた名称を推奨するが、現代の専門家が名づけたものを見るとぞっとしてしまう。というのも、その大部分が困惑の果てに命名された混沌たるものにすぎないからだ。野蛮という母親と独断主義という父親のもとに生まれ、偏見という乳母に育てられた代物ばかりだ。――カール・リンネ(1737)

ヨーロッパの外へと旅立った博物学者、プランテーション経営者、伝道団、貿易商は、あらゆる種類の新奇な果物、野菜、薬、香辛料など経済的に価値のある植物に遭遇した。把握されていた植物の数は、一六二三年のカスパル・ボーアンの報告では六〇〇〇種であったが、一八〇〇年にはジョルジュ・キュヴィエが五万種と報告するまでに増えた。植物学者、医者、薬剤師、庭師、植物収集家はみな、このような目もくらむほど豊かな植物群の分類体系の確立に関心をもっていた。

近代分類学の父として名高いカール・リンネは、植物学に二つの基礎を考えていた。分類法と命名法である。命名法とは、関係者たちによって合意された取り決めであるとリンネは説いた。植物学上の名称は、硬貨や貨幣のように、「植物学者の共和国の承認」があって初めて使用される。外国の植物およびそれらの「野蛮な」名称が大量に西洋に「侵入してくる」ことによって、既存の植物の共和国は脅威にさらされることになった。リンネは誰憚ることなく、われこそ植物の共和国《コモンウェルス》に秩序をもたらす立法者であると自負した[★001]。

本章では、分類学という研究蓄積のある領域の課題をごく簡単に踏まえながら、植物名称の言語を歴史的にたどることによって、植物の命名法の勃興について考察したい。科学的な命名法は骨の折れる仕事である。ある植物について、世界中で時代を超えて議論するためには、その名称が、唯一の植物を表すことが決定的に重要だからである。今日、命名が安定しているのは、一般的に命名が歴史的な優先権で定まっているからである。ある植物の名称を、その正確な描写も含めて最初に発表する人物は、その植物を終始その名称で呼んだとされる。植物学上の描写（他のすべての植物から特定の植物を区別するためのもの）は、多くの場合、その植物の典型的な特徴を備えている公認植物標本によって保証される。いったん認められると、植物の属名は、その植物をある属から別の属へ移すというような再分類をしない限り、変更不可能なのである。

ここでは命名法の技術的な側面に関心が向けられるが、同時にその命名法が植物の文化誌について何を明らかにするのかも考えたい。植物とその知識は、近世の植物学のネットワークをどのように往来したのだろうか。ヨーロッパの文化は、植物の分布をどのように理解したのだろうか。またヨーロッパの植物学者は、他の民族の知識の体系をどのように評価したのだろうか。

歴史家たちは、リンネの分類学の勃興を科学的な植物学の誕生として褒め称える傾向がある。アルフォンス・ド・カンドルの『植物命名法則』(1867)から、一九〇五年にウィーンで開催された国際植物学会議が定めた最初の「国際植物命名規約」まで、植物学者たちは、一七三七年と一七五三年(それぞれリンネの重要な著作の出版年に呼応)のいずれを植物命名法の「出発点」★002として認めるにふさわしいのか、激論を闘わせた。この話はよく知られているので、ここで詳述することはしないが、リンネの分類学の勃興を、植物学者が「言語の帝国主義」と呼ぶ、ヨーロッパの地球規模の植民地化を推進した命名のポリティックスの一形態と考えることもできよう。

生物、非生物を問わず、ある対象に言及するための名づけ行為は、非常に社会的なものである。それはまた高度に政治的なものであるため、植物の命名法は、名づけ行為の歴史という一般的な文脈で考えられなければならない。たとえばカリブ諸国やアフリカ諸国は、ヨーロッパ支配の軛《くびき》を最終的に断ち切ったとき、新たに誕生した共和国のために現地の文化的伝統を強調するような名称を選んだ。サン・ドマングは一八〇四年にフランス支配が崩壊し、(合衆国に続いて)アメリカ大陸でヨーロッパからの独立を勝ち取った二番目の国となったが、イスパニョーラ島のフランス領であったこの地域は、先住民がほとんど生き残っていなかったにもかかわらず、アラワク語に由来する「ハイチ」という名称を選んだ。

名づけ行為による文化的アイデンティティの喪失と再建の過程は、植民地時代における西インド諸島の奴隷に与えられた名前をめぐる社会的慣行においても確認できる。奴隷が最初にアフリカからカリブ海諸島へ移送されたとき、多くの者がアフリカ名を維持し、クワシー(日曜日)、フィバー(金曜日)、ニンバ、クワミノなどの名前がプランテーションの名簿に並んだ。しかし、一七三〇年代までにアフリカ名の比率は減少した。イギリス領の奴隷は名前を複数もっており、一つは奴隷主や監督者によって(購入時や誕生時に)つけられた名前で、他には奴隷共同体の中で親や隣人がつけてくれた名前(奴隷主は知っていてもめったに使わなかった)であった。奴隷主が奴隷につけた名前はプランテーションの記録に残されているが、概して(ドリー、ジョン、サミュエル、ベッツィー、ジェニーといった)ファーストネームだけで、あるいは(逃亡メアリとか大きなトムといった)奴隷の特徴に基づいたニックネームや、(時間《タイム》、運命《フェイト》、悪運《バッドラック》、売女《ストラムパット》といった)奇妙な名前もあった。奴隷主は、奴隷の家族の絆や地理的な起源を顧みることなく、気まぐれに名前をつけることも多かった。これと対照的に奴隷主自身は、家族の結びつきが社会的地位と財産移譲にとって肝心であることを踏まえて、少なくとも二つの名前、ときには三つかそれ以上の名前をもっていた。[★003]

イギリス領で奴隷だった者は、一八三〇年代に解放されるにつれて初めて法的な苗字をもつようになった。苗字を選ぶにさいして、アフリカの言葉や奴隷の言葉からつけることは少なく、かつての所有主の名前や、ときに自分の白人の父親や、あるいは尊敬する伝統的なヨーロッパの偉人の名前をモデルにする傾向があった。しかしフランス領では、自由身分の有色の人間がヨーロッパの名前を用いることは禁じられており、一七七三年以降は、従属的な身分を強調するよう、明らかにアフリカ起源の名前をつけることが実際に求められたのであった。[★004]

名前は、その人のアイデンティティ、文化的地位、歴史を示す。人間の名前にとって当然言えることが、ある程度は植物にもあてはまる。本章では、植物がヨーロッパの名称を与えられることによって、どの程度原産地の文化から根こそぎ引き抜かれ、植民地支配に順応させられたのかを考察したい。その歴史は、以下に見ていくように、スリナムのヨーロッパ人によってフロース・パウォーニス「オウコチョウ」と呼ばれ、インドの群生地マラバル海岸ではチェッティ・マンダルと呼ばれ、一七世紀のセイロン(今日のスリランカ)ではモナラクディンビイアと呼ばれた花の名称の変遷に縮図的に示されている。しかしながら一八世紀の間に、この花の(公表された)多様な名称(多くが東インドのもので、この植物の美しさを強調していた）は、国際的に今日なお用いられている唯一の科学的（リンネ式）名称であるポインキアーナ・プルケリッマに集約されてしまった。これは、一七世紀にフランス領アンティル諸島の総督であったポワンシー騎士（フィリップ・ド・ロンヴィリエ将軍）を称えて、彼の名を後世に伝える名称だった。★005

リンネの分類は、まさに命名をめぐって、一八世紀にかなりの反対意見に直面した。リンネの命名とは異なり植物の生育文化圏に由来する名称を組み入れて、植物命名法を開発しようとした同時代人たちの努力を見ていきたいと思う。リンネの熱心な反対論者であるフランスのミシェル・アダンソンの体系が、近代分類学の出発点に選ばれていたら、近代の植物命名法は、今日とは本質的に異なる発展をしたかもしれないと私は考えている。アダンソンは、他の植物学者とともに地球規模で植物を概念化しようと試み、植物が発見されたその土地独自の植物名を継承した。リンネはアダンソンの命名法に感心せず、面と向かって文句を言った。「私の包括的なラテン語名のすべてが削除され、代わりにマラバルやメキシコ、ブラジルなどで用いられている名称がつけられている。そんなものは、われわれの舌を使って発音できるものではない」★006。ヨーロッパの内部でも、他の慣行や考え方が選ばれることがあり、勝ち残ったリンネの命名法とは、確固たる必然性というより、ご都合主義で選ばれたのであった。

以下は（資料欠落のため）ヨーロッパの植物命名法に焦点を合わせようと思うが、カリブ諸島のアメリカ・インディアンやアフリカ人奴隷が独自の命名を活発に行っていたことを踏まえておくことは重要である。アレクサンダー・フォン・フンボルトの報告によると、マラピサノ族、アムイサノ族、マニティビタノ族といったオリノコ河上流の先住民は、ヨーロッパのすべての国を表すのに、独自の名称を入念に作り上げ、使っていたようだ。スペイン人は「ポンゲーム」すなわち「服を着た人」、オランダ人は「パラナキリ」すなわち「海の住人」、ポルトガル人は「イアラナヴィ」すなわち「楽人の末裔たち」であった。一七二二年にフランス王によってカイエンヌに派遣されたピエール・バレルは、（黒人と同様白人の）子供を教育した「黒人女」が、祖国の多くの言葉を、この島で圧倒的に話されていたクレオール言語に導入したと言っている。ヨーロッパの記録に現れる言葉もあるが、カリブ族もアラワク族も、そしてカイエンヌの「黒人女」も、後世に残るどのような方法にせよ、植物の名称を記録することはなく、そうした名称は歴史の中で失われてしまった。★007

自然界の命名と帝国——カール・リンネ

一つの名前には何が秘められているのだろうか。一七世紀のスペイン領ペルーでは、リマ大学で植物学研究にあてるよう医学部に新しいポストが提案されたが、内科医は植物学の代わりにケチュア語を研究すべきだという理由から、この提案は却下された。古代アメリカ先住民の言語では、植物の名称は医学的効能を踏まえて命名されてきたと言われており、内科医は、植物そのものの調査よりも、インカの言語研究によって迅速に植物の用途を習得できると示唆されたのである。スペイン王によりニュー・スペインへ派遣された植物学遠征（1787–1802）の隊長を務めたマルティン・セセは、メキシコと中米に住んでいたアチェク族や他のアメリカ先住民の言語であるナワトル語について似たような主張をした。今日、私たちが用いているリンネの二名式命名法においては、このような医学上の用途や生物の地理的分布の研究、文化的関連性といった類の情報が植物から剥ぎ取られているのである。★008

ミシェル・フーコーは、一八世紀を、扱いにくい自然の事物を整理するために新しい概念の格子を考え出した時代、すなわち「古典主義時代」と定義した。この概念格子の内部では、名称が、ただの標識とも中立的な名称とも言われる専門的な参照ツールとなっていき、もはや類似というバロックの概念に悩まされることはなかった。言い換えれば名称とは、本質的に植物と結びつかなくてもよく、取り決めによって合意されるべきものであった。リンネ協会の書記で、一八八〇年代のキュー植物園の目録管理者であった著名なB・D・ジャクソンは、植物の名称は単なる

「記号《シンボル》」であり、名称とそれによって指定される植物が疑問の余地なく完全に一致しているのであれば、名称が何であろうとほとんど関係がないと書いている。今日の命名者がこれを踏まえ、遊び心を発揮する場合も少なからずある。化石のヘビのことをモンティ・パイソン［イギリスBBCの人気バラエティ番組］と呼んだり、シミオルス・エヌジーエスという名称で助成機関をほのめかしたり（*Simiolus enjiessi* の種小名部分を正確に発音すると「NGS」と聞こえ、ナショナル・ジオグラフィック協会に敬意を表している）する例だ。たしかに、自然の数え切れない対象には、配偶者や恋人などの名前をとって名づけられた事例もある。★009

このように抽象的で恣意的な今日の名称に対し、名づけ行為は歴史的文化的に特異なもので、特定の文脈や対立関係、状況から生まれたものである。なぜ別の体系ではなく、ある特定の命名体系が生じたのかを問うことは歴史家の役目である。一八世紀には、世界中の植物をヨーロッパの重要人物、とくに植物学者の名前にちなんで名づけるというこの時代に特有な珍しい慣行があり、これに注目したい。リンネは、当時目新しいこの名づけの実践に論陣を張り、強硬に主張した。ヨーロッパの帝国主義権力が頂点に達した二〇世紀初頭、彼の仕事は近代植物学の出発点とみなされ、最終的にお墨付きを得たのだった。一八世紀に考案された命名の仕方は、西洋のヘゲモニーの強化に支えられ、以下に論じるように、植物の命名法という土壌に、特殊な歴史、すなわちヨーロッパ人男性の偉業を褒め称える歴史を埋め込むものであった。

近世の偉大な功績は、二名式命名法の発明であった。一七世紀にスイス人のボーアンの仕事に初期の形態が見られるが、一八世紀にリンネが洗練された体系に発展させた。二名式命名法は、ある植物の種を二つの単語からなる名称で言及するものだった。最初は属名を表す単語で、その後に種小名を表す単語が付き、たとえばホモ・サピエンス、ノトロピス・コルヌートゥス、ポインキアーナ・プルケリッマといった具合である。ある植物が属名と種小名を与えられれば、それで充分に命名されたとみなされるのである。★010

リンネの時代には、何らかの分類学上の改革(と標準化)が必要とされたことはまちがいない。一七世紀の植物学者は、植物学の名称について不協和音を高めていた。一五世紀末まで、通常の『薬物誌』はギリシアのテキストのアラビア語版をラテン語に訳したもので、どんな対象にも、ラテン語、各地固有の言語、アラビア語、薬学用語、そして「多名式学名」すなわち描写表現という五種類の名称が示されていた。好例として、ジョン・ゲラードが一六三三年に発表した『薬草誌』の項目に挙げられている「Sow Bread[和名:豚の饅頭、シクラメンのこと]」の名称を見てみたい。ラテン語ではトゥーベル・テッラエとテッラエ・ラープム、薬屋ではシクラメン、パーニス・ポルキヌス、アルタニータ、イタリア語ではパン・ポルキーノ、スペイン語ではマサン・デ・プエルコ、高地ドイツ語ではシュヴァインブロート、オランダ語ではファルケンスブロート、フランス語ではパン・ド・ポルソ、英語ではソウ・ブレッドであった。これらの名称は、つねにとは言えないが、一つの言語を字義どおりに別の言語に翻訳するのが基本であった。このように急激に発展を遂げるバベルの塔を扱うのに、植物学者は数え切れないほどの言語にまたがる同義語を並べた辞書や語彙集を出版した。たとえば、クリスチャン・メンツェリウスの『植物名多言語索引』には、三五〇頁にわたって、ラテン語、ギリシア語、ドイツ語、「スコットランド語」、「バンガロール語」、中国語、メキシコ語、「台湾語」など一〇八の言語で、植物学上の対応する名称の同義語が示されている。★011

一六、一七世紀の博物学者は、海外の新しい植物に出会うたびに、こうした厄介な実践を積み上げていった。一五七〇年代にニュー・スペインで植物の収集をしたフランシスコ・エルナンデスは、出会った植物の多くのナワトル語名を根気よく記録した。一六五〇年代に西インド諸島に勤務した軍人のシャルル・ド・ロシュフォールは、特定の植物について、さまざまなインディアンの言語の同義語を収集するヨーロッパの手法を採用した。たとえばカリブ族の「マンヨク」に対応するものは、トゥーピナンブーの言葉では「マンヨット」という名称で、他のアメリカ・インディアンの言葉では「マンディオク」などがあると記されている。一六九三年にアメリカ大陸の植物の生態を描いたシャルル・プリュミエもまた、タイノ族とカリブ族の名称を集めて記録した。ヘンドリク・アドリアーン・ファン・レーデ・トート・ドラーケンスタインは、マラバル海岸を探検しているとき、彼が目にした植物の「ブラーマン語」とマラヤーラム語〔ドラビダ語族の一つ〕の名称を記録した。カイエンヌのピエール・バレルは、ラテン語、フランス語、「インディアン語」で植物の名称を記し、サン・ドマングに勤務したジャン＝バティスト＝ルネ・プペ＝デポルテは、ラテン語、フランス語、カリブ語の名称を示した。★012

多くの博物学者が、急速に広がる植物相をとらえようと、他の大陸や文化の名称をすすんでヨーロッパの植物学の集成記録に組み入れていたが、その一方で、これを不快に思う者もいた。リンネは、一七三七年の『植物学批評』で、厳密に規格化された「名称の学問」を発展させることが焦眉の課題だと訴えた。リンネの言う「名称の学問」とは、名称がどのようにつくられ維持されるべきかを定める一連の規則を表していた。彼は、当時支配的であったやり方を言語の「バベルの塔」と断じ、「野蛮な風習が扉を叩いている」と警告した。二〇〇頁にわたり植物学の命名法を規格化した彼の『植物学批評』は、おそらく植物の命名法の最初の規約とみなせるであろう。しかし、リンネの行き過ぎた指示は、多くのことを消し去ってしまった。ギリシア語とラテン語以外のヨーロッパの言語、宗教的な名称（ただし、リンネはヨーロッパの神話に基づく名称は認めている）、（ヨーロッパ人の感受性には異質ということから）外国の名称、植物の用途を喚起する名称、末尾に「オイデ」とつく名称、二つの完全なラテン語からなる名称などが捨て去られた。とくにリンネは、「ギリシア語かラテン語に由来しない属名は除外すべきだ」と強調した。ファン・レーデの『インド・マラバル植物事典』を明確な標的にして、リンネは、あらゆる外国の名称や用語は「野蛮」だと言って憚らなかった（ただし彼は、別の書物でスリナムの植物に関するマリア・シビラ・メリアンの報告に言及し、「名称不在」よりは、野蛮な名称でもないよりましだと述べている）。リンネは、植物やその起源と無関係であっても、ラテン語かギリシア語の派生語を考え出せる場合にのみ「野蛮な名称」を維持した。たとえば（ジャガイモ科に属する）ダトゥラという名称は、ラテン語で「与える」を意味するダーレと結びつけられ、「性的に虚弱な人物、あるいは衰弱している人びとに生気を〈与える〉という理由から」、この名称を認めたのだった。[★013]

　規約を作りながらリンネは、ラテン語が植物学の標準語となるべき点を明確にしていった。あらゆる名称と説明や分析は、ラテン語で発表されなければならなかった。「その昔、ヨーロッパの学者は、学術の共通語としてラテン語に出会い、それを選んだのだ」。ただし、「どんな国も、その国の通称名を使用することに私は反対しない」ともリンネは言っている。「私が切に望んでいるのは、すべての学術的な植物学者がラテン語名に同意することである」。実際、リンネがラテン語を好んだのは、母国語のスウェーデン語が、わずかなヨーロッパ人しか読むことのできない言語だったからであろう。ラテン語はもちろん学術交流の「共通語《リンガ・フランカ》」であった。しかし、植物学者のウィリアム・スターンによると、学者同士の国際的なコミュニケーションのためにラテン語が選ばれた本当のところは、ほとんどの女性がそれを読めなかったためであるという。スターンはまた、ラテン語が教育を受けた男性の言語であったために、その「中立性」が世界中のコミュニケーションを容易にしたのだとも述べている。[★014]

　もちろん、他文化に対しても、ラテン語は価値中立的ではなかった。リンネがラテン語に傾倒することで、他の言語は駆逐されていった。この点で、彼はあからさまに古代ギリシア人と古代ローマ人を「植物学の父」に選び、「アジア人やアラブ人」を選ばなかった。リンネとて、アジア人やアラブ人の植物の知識を古く広範な知識と認めたであろうが、その言語は「野蛮なもの」とみなしたのである。植物のラテン名は、近世にすでにできあがっていたものではなく、植物学者の用途に合わせて造語され、あるいは以前から存在する名称を焼き直したものである。それは、古代ギリシア語から多くを借用したルネッサンスのラテン語に由来し、おもに一七〇〇年以降に進化した言語で、特殊な専門的応用をそなえた近代のラテン語だとするスターンの説明がよく言い当てている。[★015] 以下に見ていくように、この科学の大航海時代に発展した科学的言語には、ローカル対グローバルのポリティックスが埋め込まれていった。

植物のラテン語名を作り出すにあたってリンネは、最良の属名は「植物が手を差し伸べてくれる」ようなもの、すなわち、植物の本質的な特徴や外観を強調するものであるとするバロック的な考え方に、表面上は同意した。たとえばヘリアントゥス属［ヒマワリの属名］は、「黄金の大きな花が、その大輪からあらゆる方向に光を出している」植物であることを示し、ヒポクレピス属［マメ科］は、「この植物の実が驚くほど馬蹄に似ている」ことを意味した。綱や目のレベルでは、リンネをはじめとする博物学者たちが本質的な特徴とみなすものから名称を引き出すこともあった。かくしてリンネは、乳房をもつのが特徴的な動物の綱をママリア［字義どおりには乳房類］と名づけたのである。植物学においても、男性性器官（おしべ）と女性性器官（めしべ）の数を本質的な特徴だとして、これに応じて綱と目を名づけた。たとえばメリアンのフロース・パウォーニスは、リンネによると、（一〇人の「夫」あるいは男性性器官をもつという）デカンドリアという綱の、（一人の「妻」あるいは女性性器官をもつという）モノジニアという目で表現された。★016

しかしリンネは、植物に本質的な特徴とみなされていることはすべて、「見る者の眼に」映っているにすぎないということを理解していた（近代の命名法学者は、自分の選択の誤りが将来判明するのを恐れ、タクソンの本質的な属性をとらえる名称を作り出すことは避けた。つまり曖昧にしておいて、後で困らないようにしたわけである）。リンネが提案したのは、植物の特性に関連する抽象的な命名システムではなく、ヨーロッパの植物学の歴史に関連した具体的な命名システムであった。リンネは「宗教的な義務として」、「植物に男たちの名前を刻み込んで不滅の名声を確保」しようとした。彼はこの点について無味乾燥な一九頁もの紙幅を割いている。『植物学批評』で彼が取り上げた人名項目の大半は、一から三頁の長さであった。男性の名前にちなんで植物を名づけるという行為は古代のもので、リンネによると、ヒポクラテス、テオフラストス、ディオスコリデス、プリニウスがそうしたことを実践しており、リンネの先輩にあたるシャルル・プリュミエ（1646–1704）やジョゼフ・ピトン・ド・トゥルヌフォール（1656–1708）が新たに復活させていた。リンネは、プリュミエがアメリカ・インディアンの言語から作り上げた「野蛮な」名称よりも、英雄的な植物学者を褒め称える名称のほうをよしとした[★017]。

リンネの分類で不朽の名声を与えられた男たちは、トゥルヌフォール(*Tournefortia*)、ファン・レーデ(*Rheedia*)、コメリン一族(*Commelina*)、スローン(*Sloanea*)、パリの王立植物園の庭師であるアンドレ・トゥアン(*Thouinia*)であった。リンネの『植物学批評』では、優れた植物学者にちなんで名づけられた属名が一四四個確認されている。そのうち五〇は、プリュミエによって造語され、五つはトゥルヌフォールによって、八五はリンネ自身によって造語されたものであった。一七三七年のこのリストには、ほとんど女性の名前は現れていないが、リンネがマリア・シビラ・メリアンの著書を実際たびたび引用しているのに、彼女の名前がないことには驚かされる。さすがのリンネも角が取れる年齢になって、初めてわずかな女性の名前に不朽の名声を与えた(下記参照)。メリアニア(*Meriania*)は、もっぱらスリナムで研究したスウェーデンの植物学者であるオロフ・スワルツによって一七九〇年代に導入され、実際、六種の植物と九種の蝶、二種のカブトムシがメリアンにちなんで名づけられた[★018]。

リンネは特定の植物学者にちなんで、奇抜な理由から特定の属名をつけることも少なくなかった。ボーアニア(*Bauhinia*)[ハマカズラ属]は、同じ根元から二枚の浅裂の葉を生やすので、高貴な生まれのジャンとカスパルのボーアン兄弟の名前が適切とされた。他のどんな花にも似ても似つかぬ花をつけるアフリカ産のヘルマニア(*Hermannia*)は、アフリカの植物相をヨーロッパに紹介した植物学者のパウル・ヘルマンの名前が適当だと考えられた。均整のとれた葉をつけるアメリカ樹木のヘルナンディア(*Hernandia*)は、アメリカの博物学の調査を高く評価された植物学者(エルナンデス Hernández)にちなんで名づけられた。マグノリア(*Magnolia*)は、「立派な葉と花をつける木で、あのすばらしい植物学者の[ピエール・]マグノルを思い出させる」ものであった。リンネは、少なからぬ謙虚さを装って(小さい花をつける植物の)リンネア(*Linnea*)について書いている。それは、誉れ高いヨハン・フリードリッヒ・グロノヴィウスによって名づけられたラップ産の植物である。「平凡でとるにたりない、花期の短い植物で、まさしくそのようなリンネにちなんで名づけられた」[★019]。

リンネ自身は、植物学者にちなんで植物を名づけることが抵抗に会うことを予期していた。「私の言葉で反感を引き起こすものがあるとすれば、それは植物の名前に込めたものにちがいない」。彼は、自分の命名の手続きを四通りに正当化した。第一に、ある男性の名前を植物に与える命名の儀式は、「存命中の［植物学者たち］の大志を奮い立たせ、この上なく激励する」。第二に、このようなことは、他の科学にも認められており、物理学者、解剖学者、薬剤師、化学者、外科医は、発見したことに名前を残す習いである（リンネは、ハーヴェイの血液循環、ヌックの導管、ウィルズングの主膵管を挙げている）。第三に、発見した土地に自分の名前をつけることが多い航海者の慣習にも従っている。「最初に訪れたヨーロッパ人から名前を得なかった島はいくつあるだろうか。たしかに地球の四分の一が、あの卑しむべき人間のアメリゴ［・ヴェスプッチ］から名前を受けたが、誰も拒まなかったではないか」。植物学者が発見したものを、発見していないと否定する者がいるだろうか、とリンネは問うている。第四の最も重要な理由は、偉大な植物学者の名前にちなむ命名法自体が、植物学の歴史を途切れることなく紡ぐものとなるからである。「あらゆる植物学者にとって、自らが伝える科学の歴史を尊び、同時に植物学に関するすべての書き手［学者］と彼らの名前に親しみを覚えることは必要である」。命名法とは記憶を呼び起こし、敬意を表するものであった。また単に、植物の名前と偉大な植物学者の名前が同一であることは、「一石二鳥」でもあった。だからこそリンネは、自分の名前を属名につけるときには注意が必要だと説き、名前をつけるのは自然の属に限るべきで、人工的なものや一時的な属はすぐになくなるから、自分の名前も消えてしまうと植物学者に忠告した[★020]。

リンネには、たとえば植物の地理的分布や文化的使途を強調する命名法など、多くの選択肢があったはずである。しかし実際は、彼が知っている植物学者を称えるほうを選んだ。それは科学が個々の偉人、この場合ヨーロッパ人男性によって創造されたという見解を揺ぎないものにする行為であった。リンネは植物学の歴史のある特定の見方を植物の名前に刻み込み、私たちはこの名前によって世界を知ることになった。リンネの命名体系は、他の歴史を排除してヨーロッパ人エリートによる植物学の物語を再演する装置となった。

博物学者が科学の担い手を新たに規制しはじめた時代に、リンネの命名法が登場したことを想起するのは重要である。たとえばそれは、女性の非公式な排除が公式になった時代でもあった。またヨーロッパの科学が、他の知識の伝統に対する権力を確立していく時代でもあった。その典型が、命名の権力を固持したリンネである。「植物学者でない限り、植物に名前をつけるべきではない」（事実上、女性も他文化の人間も命名すべきではないということである）。リンネはさらに、「新しい属を確立した者」だけが「名前をつけるべきだ」と勧告し、発見の優先権を科学の主要な価値基準として強調した。またリンネの体系は、専門分化の壁を強化することにも役立った。「『薬局方』の名称を受け入れねばならぬほど、薬剤師の権威を過大評価する理由がわからない」。結局、年老いたリンネは、無鉄砲な若者や「ひよっこの植物学者」ではなく、「熟達した」植物学者のみが、多様な自然界（nature's body）を名づけることを望んだのだった[★021]。

リンネは、彼の体系に名を残した植物学者たち（スローンやトゥルヌフォールなど）は、「粉骨砕身」の努力をした植物学の殉教者であると称揚した。苦難の「植物相軍団」の「先兵」はリンネ自身であった。「若い頃、私はラップランドの不毛の地に入った……水と肉だけで生き、パンも塩もなかった……マウント・スクラ、フィンマルク地方、氷の山々、そして難破によって落命しそうにもなった」[★022]。リンネはまた、大航海や植物園、広範囲にわたる蔵書、植物学の学術的なポスト、原典に添えられる挿絵の費用を寄付してくれたヨーロッパの王やパトロンを称えて、彼らの名前を属名に採用していった。

肝要なのは栄光と不朽の名声であった。科学によって「栄光に輝き」不朽の名を残す者は誰でも、「死すべき人間「男」が望みうる最高の名誉を得る」とリンネは主張する。現世の利益にはほとんどならない情熱を追い求める植物学者は、ごくわずかなこの栄光によって報われるのである。このように高くつく褒賞は、嫉妬から守られなければならず、「金銭には換えがたいほど貴重」なので、「教育のない者、草花栽培者、僧侶、親類、友人など」にはむやみに与えられないという。[★023] 分類学者一般に比してこの問題に厳しかったリンネは、植物学に直接関与していない男性、聖人、公人の名前を排除したがっていた。

　リンネの命名体系は、一九〇五年の国際植物学会議で採択された「国際植物命名規約」の第一九条で、近代植物学の出発点として崇められ、現行の基準として用いられるようになった。一八六〇年代以降、植物学者たちは、命名法を規格化しようとほぼ五年ごとに（戦争による中断を除いて）一堂に会していた。チャールズ・ダーウィンはこのような活動を重視し、植物とその専門家、そしてその地理的分布の地球規模のリストを作成するために、かなりの基金を遺贈した。ダーウィンのおかげで、ジョゼフ・フッカー卿の『キュー植物園索引』（一八八〇年代までに一トン以上の検索カード箱に達していた）が刊行された。[★024]

　こうした会合の最優先事項は、植物学の命名法に安定性を与えることであった。それぞれの植物が国際的に唯一の名称で確実に把握できるように、植物学者共有の原則や規則、法則を確立することである。一八六七年から一九〇五年までの間に、多くの解決法が考案された。一九〇五年には、学名出版の優先権などいくつかの名称を確立する基本的な原則について、植物学者たちの合意が成立した。リンネの『植物の種』（1753）と、そこに示されている六〇〇〇種の名称が、維管束植物すべてを対象とした植物命名法の出発点とされたのである。一七五三年以前に（たとえばプリュミエやファン・レーデ、メリアンによって）出版されたすべての著作は、植物命名の目的には無効であると宣告された。国内外で、土地の文化に強く根ざした博物学者の命名法は（後述）、リンネによるヨーロッパ中心の体系に取って代わられたのである。

　リンネの『植物の種』が出発点に選ばれたのは、二名法ゆえでも、新たな命名法のゆえでもなかった。スターンが説得力をもって論じるように、リンネの快挙は、先駆者たちの名前と方法を取り入れ、堅実に整然と広範囲にわたって、当時知られていた世界の植物相全体に適用したためであった。ある意味でリンネは、一人芝居の裁判を演じ、彼以前の植物学者たちから適当だと思われる名前を分類し編纂したのであった。しかしその過程の中で、彼は植物学の名づけの歴史において一度限りの最大の変化をもたらしたのである。古い名前に代えて、彼は適当と思われる新しい名前を造語した。ときには気まぐれに命名することもあった。二〇世紀の植物学者S・サヴェイジは、リンネのそうした強引な介入によって不幸となったケースがいくつもあると述べている。リンネがつけた古代ギリシアの名称によって、アメリカ産の植物が古代ギリシアで成長していたと植物学者が誤認してしまうこともあったという。[★025]

一八世紀の博物学者たちは、植物名に自分の名を残す栄光をかなり意識していた。ハンス・スローン卿は、西インド諸島への旅を準備しながら次のように述べている。「植物の最初の発見者になりたい、そしてまず自分の名前をつけたいと切望する男たちがいるようだ。だが私はむしろ、私が観察したものに注目した者がいるのかを確かめることに努めたい」。イギリスに戻ってからスローンは、「最初の発見者とその関係者を正しく評価するため」、ジャマイカの植物目録を一六九五年に発表した。[★026] この時代の植物学者は、しばしば巧妙な手を使って植物の叙述と適当な植物名を公表する最初の人物になった。彼らは名前をめぐって争い、特定の植物に選んでつけた名前で敵を侮辱することもあった。たとえばリンネは、非常に嫌われている雑草をジーゲスベッキアと名づけたが、これはリンネの性に基づく体系を辛らつに批判したヨハン・ジーゲスベックに当て付けたものだった。[★027]

すでに述べたように、近代の植物学者、古人類学者、動物学者は、命名とは政治的でもなく、たわいもないものだと表現することもある。たとえば一九八一年の『国際植物命名規約』の作成に携わった人びとは、「分類集団に名前をつける目的とは、その特徴や歴史を示すのではなく、その分類集団に言及する方法を提供し、分類学上の等級を示唆するものとすべきだ」と主張している。[★028] しかし二一世紀になっても、命名には何らかの政治的な配慮が忍び込む。かつて、ある古生物学者が私に告げたのは、新たに見つけた化石に妻の名をつけようとしたのだが、同僚に説得され、

（その化石が見つかった場所に敬意を表して）あるアフリカの名称をつけたということだ。この大陸で働いているアメリカ人およびヨーロッパ人との関係を円滑なものにするための配慮だった。

一九〇五年の規約が定めた優先権は、発表者（出版を意味する）であることが条件だった。すなわち、高い教育を受けたヨーロッパ人男性が、植物学の大義に黙して貢献する収集家や園芸家、情報提供者など、他の誰よりも抜きん出た存在であるという考えを補強するものだった。一九〇五年のウィーン会議でも、リンネが植物学の言語としてラテン語を選択したことは、アメリカの代表団から「恣意的かつ無礼」と抗議されたにもかかわらず、正当化された。★029 おもしろいことに、このような国際会議は（ラテン語でなく）フランス語で行われ、一九二四年にロンドンで開催された帝国植物学会議においてもそうだった。一九三五年以降ようやく英語がこのような会議の共通語となった。

あらゆる手段を尽くして、一九六〇年代の命名法学者たちは、地球外［宇宙空間］のタクソン［分類単位］の命名規約をつくった。博物学者たちは、地球外の化石に普遍的に有効な名称をつける出発点を一九六一年とすべきなのか一九六二年とすべきなのか、また、ラテン語がその原因究明に必要とされるべきかどうか、激しく争った。★030 もちろんこの規約は、まだこの領域では試されていない。

名づけることの困難

本書のいくつかの章で、私たちはメリアンのフロース・パウォーニス［オウコチョウ］という特定の花に注目し、中絶薬としての利用をめぐる文化的なポリティックスについて考えてきた。この花の歴史には、一七世紀末にさかんに行われた多文化的な命名慣行から、一八世紀に発展する命名の帝国主義にいたる変化が集約されていた。メリアンはフロース・パウォーニスをめぐる中絶論議をかなり意識していたのだが、この植物の命名と改名を取り巻く複雑なポリティックスについてはまったく気づかないでいた。

メリアンは女性の博物学者として稀有な存在であったが、収集の仕方は男性の博物学者とさして変わらなかった。同時代人のスローンのように、初めて見るエキゾチックな植物や昆虫について、「最良の情報」を地元の住人から集めるのに熱心であった。[★031]天文学者のペーター・コルプは、喜望峰でアフリカ人について書き記し、初期の民族学的報告を残したが、メリアンも、スリナムで数人のアメリカ・インディアンやアフリカ人奴隷と友情を深めることができた。彼らは、ガイドとしてメリアンが望む標本を入手し、ときに危険で通行不可能な地域へも連れて行ってくれた。メリアンはまた、当時一般的であった慣行に従い、原産地での呼称をそのまま使い、彼女が研究しようとしている動植物について現地の人びとが語ってくれた多くのことを記録した。『スリナムの昆虫の変態』の序文には、「私の植物の名称は、アメリカ先住民やインディアンが私に教えてくれたとおりのものである」と念を押している。[★032]

ますます多くのヨーロッパの博物学者がアフリカ、インド、中国、日本、アメリカ大陸へと冒険するにつれ、現地の人びとを頼り、彼らの知識を信頼することが肝要となった。それゆえに、航海者が植物の原産地名を直接書き写すことが多い状況で、メリアンがフロース・パウォーニスというラテン語名をつけたことは奇妙である。[★033]情報提供者たちの個人的な経験を鮮明かつ詳細に記録することが多かったメリアンが、なぜこの植物に関して、地元のアラワク族が用いていた名称や、移送されてきたアンゴラ人やギニア人が使う名称を報告しなかったのだろうか。

メリアンの公然たる目的と彼女の命名との間にある溝は、フロース・パウォーニスの歴史が単純なものではないことを示している。メリアンが現地のアメリカ名を記録しなかった理由の真相はわからないが、察するところ彼女は、この植物を西インド諸島原産とは思っていなかったのかもしれない。この植物の原産地はどこで、その種子が実際どのように伝わったのか、商人の船か奴隷船か、はたまた波風に流されたのかは、今もはっきりしていない（結論参照）。しかし植物の多くの過去の名称は、その植物の起源と地理的分布を知る鍵となりうることがある。メリアンは、アムステルダムの（当時の基準から言っても）豪華な植物園（薬草園）でこの熱帯樹木をすでに見ていたために、フロース・パウォーニスという名称をおそらく選んだのだろう。鮮やかな黄色の花を咲かせるこの植物には、ラテン語で表記された多くの東インド諸島の名称があり、その大半はクジャクを連想させた。ダンツィヒの商人で植物学者でもあったヤコブ・ブレイネは、インドネシアの島アンボンで、この豊かな樹木が「にわかに花咲いてクジャクの立派な冠毛の形になる……気品ある雄しべ」のためにクリスタ・パウォーニスと呼ばれていたと報告している。燃えるような赤色、黄色、オレンジ色のこの花はまた、フロース・インディクス・パウォーニーヌス（インドのクジャクの花）とも呼ばれていた。東インド諸島に住むオランダ人は、その植物を「クジャクのしっぽ」（*paauwen staarten*）と呼び、ポルトガル人はそれを「フォウラ・デ・パヴァン」と名づけた。あまり詩的ではないが、ときにラテン語でフルテックス・パウォーニーヌス、すなわち「クジャクのもじゃもじゃ頭」という名称でも知られていた。[★034]

メリアンは単に植民者の慣行に従って、彼女がすでに知っていた植物の名称を、新世界で発見したその植物、あるいは似たような植物に適用しただけだったのかもしれない。この場合、クジャクを連想させる東インド諸島の名称は、アムステルダムを経由して西インド諸島へと移動したということになろう。実際、こうしたことは稀ではなかった。マラバルとスリナムの両方の植民地を所有していたオランダ人は、マラバルで「体液を減少させる」ために利用できる（つまり発汗、利尿効果のある）植物をスリナムで見つけ、スリナムのオランダ人はこの植物を「マラバルの葉」と呼んだ。こうしたやり方は混乱を招くとジョルジュ＝ルイ・ルクレール・ビュフォン伯は不満を口にした。たとえばラマは、「ペルーのラクダ」と呼ばれていたのである。[★035]

しかしメリアンが、アメリカ先住民や移送されてきたアフリカ人奴隷によってこの植物がどのように呼ばれていたのかを記録しなかったのは、この植物にそのような名称がなかったことを示唆しているのかもしれない。あるいは少なくとも、スリナムのオランダ人農園主たちに広く知られているような名称がなかったのかもしれない。スローンは、オウコチョウか、あるいはそれに似た植物がバルバドスで生えているのを見つけ、メキシコのアステカ族の名称であるトラコキロコチトルと名づけた。今日、フロース・パウォーニスは、ナワ族の名称であるタバチンあるいはタバキンのスペイン語訳で呼ぶことが認められている。さらに限られた地域の話ではあるが、こうした名称のどれ一つとして、アラワク族、タイノ族、カリブ族の言語に直接起源をもつものはない。フランスの植物学者プペ＝デポルテは、サン・ドマングで用いられていた「カリベ族の」植物名を熱心に記録していたが、この植物を指すようなカリブの言葉はなく、フランス語名とラテン語名だけしかないと述べている。資料が欠けているため、メリアンの現地の情報提供者がこの植物名を知っていたかどうかはわからず、西アフリカから連れてこられた奴隷がオランダ人定住者からフロース・パウォーニスという名称を聞き知ったのかもしれない。さらにメリアンは、女奴隷たちがこの植物を用いているのを目にしたが、彼女たちがアフリカから連れてこられたときにこの植物のアフリカ名も一緒にもたらしたのかもしれない[★036]。

　オウコチョウは西インド諸島独自の名称をもってはいなかったが、マラバルと「セイロン」（スリランカ）では、現地名が明確につけられていた。ラテン語について貧弱な知識しかなかったメリアンは、アムステルダムに戻るとすぐ、友人でアムステルダム薬草園の園長カスパー・コメリンに依頼し、彼女がスリナムで精魂込めて描いた植物と昆虫を、ヨーロッパのギリシア・ローマの古典を中心とする学界に紹介するために、『変態』に参考文献をつけてもらった。フロース・パウォーニスに関する節でコメリンが加筆したのは、マラヤーラム語［インド南西部マラバル地方の言語］名をラテン語にしたチェッティ・マンダル（*tsjetti mandáru*）という用語であった。コメリンは、ファン・レーデの『インド・マラバル植物事典』からこの情報を引き出した。コメリンが引用したマラヤーラム語のチェッティ・マンダルに加えて、ファン・レーデと彼の調査団は、マラバルの植物名をアラビア語、ポルトガル語、オランダ語、「ブラーマン語」、コンカニー語［南インドで話されているインド＝イラン語派の言語］（tsiettia と表音表記）など、現地で用いられていた

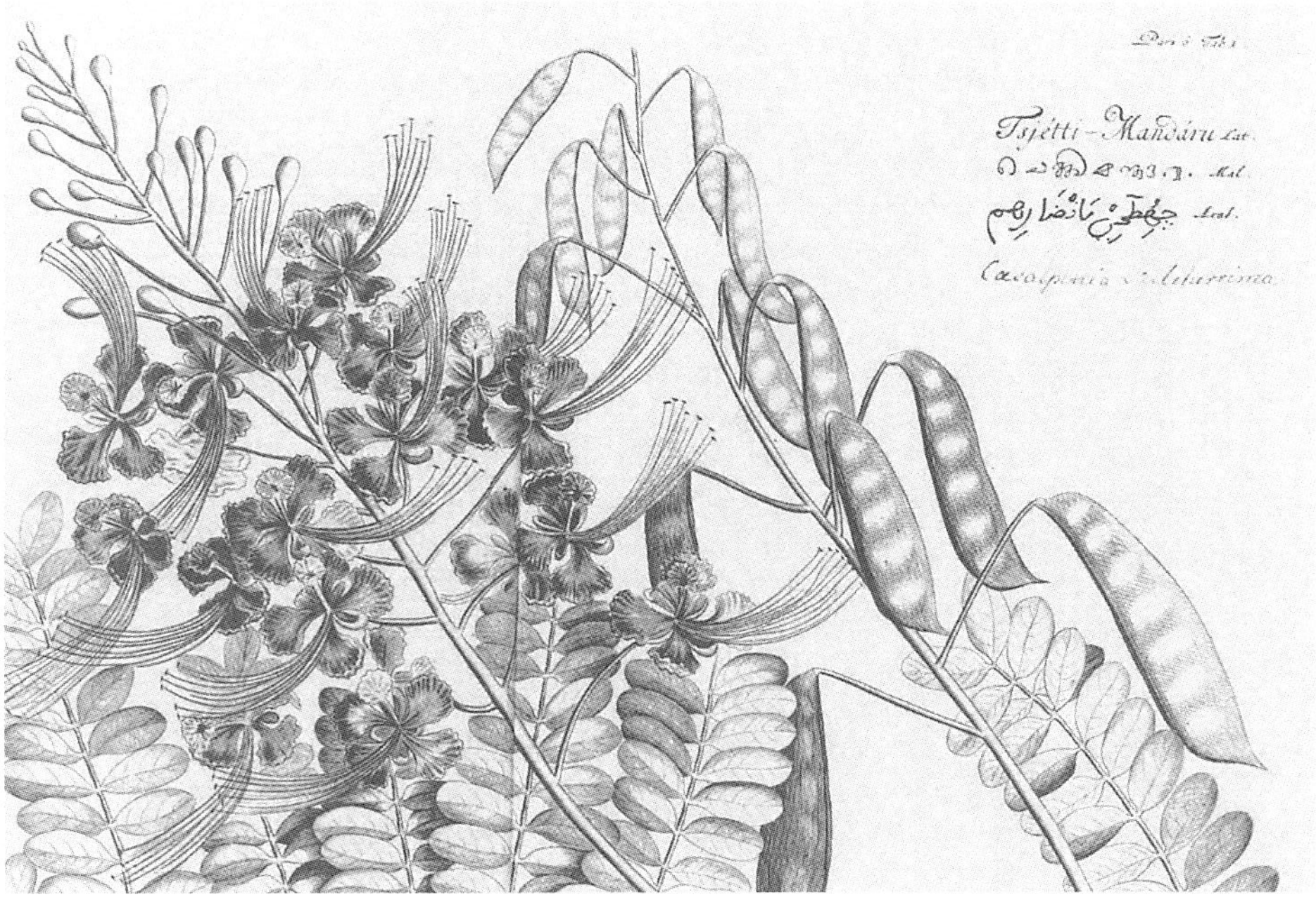

5–1 ❖ ヘンドリク・アドリアーン・ファン・レーデのチェッティ・マンダル。これは、メリアンが「フロース・パウォーニス」と呼んだ植物［オウコチョウ］のマラヤーラム語である。ファン・レーデはラテン語、マラヤーラム語、アラビア語で名前をつけた。ポインキアーナを指すと確認されている二つの植物名のうち、一つはチェザルピニア・プルケリッマであるが、ハーヴァード大学所蔵のこの著作には、鉛筆でこの名称が記されている。By permission of the Library of the Gray Herbarium Archives, Harvard University.

すべての言語で表示した。若い頃、オランダ東インド会社の医療事務官としてセイロンで働いたパウル・ヘルマンは、興味深い「セイロン語」(シンハラ語)の名称、モナラクディンビイアを報告している。★037 一八世紀後半には、ミシェル・アダンソンがメリアンのフロース・パウォーニスをアフリカで見つけ、現地の名称を用いてカメキア(*Kamechia*)と呼んだ(彼は第二巻で *Campecia* をそのように綴ることを説明した)。

しかし、新しい運命がメリアンのフロース・パウォーニスを待ち受けていた。一六九四年に、この燃えるような花は、トゥルヌフォールの抽象的な類型学(今日、その分類法はリンネの体系の重要な先駆をなすものとして広く認められている)の対象となったのである。トゥルヌフォールは、これを「赤い花をつけ、鞘状の種子をもつ樹木、低木」という二一綱五節に位置づけた。この時代に導入された多くの新しい枠組がそうであったように、トゥルヌフォールの分類は、植物の形態的な特徴(この場合、花冠と果実)に焦点を絞っていた。かつてヨーロッパ人の報告に重要な役割を果たしていたこの植物の東西インド諸島との結びつきは論じられなかった。

ヨーロッパ世界にメリアンのフロース・パウォーニス(ファン・レーデのチェッティ・マンダル、ヘルマンのモナラクディンビイア)が定着するなかで、トゥルヌフォールはポインキアーナ・プルケリッマというまったく新しい名称を考え出した。これは、熱冷ましにこの植物を用いたフランス領アンティル諸島の総督ポワンシーという彼の同国人を称えたものだった。トゥルヌフォールの名称は、この植物の効能や、東西インド諸島でのその植物の来歴、あるいはこの植物を利用した人、「発見した」人、ヨーロッパ人にこの植物の情報を提供した人よりも、何にもましてカリブのフランス領植民地支配を称えるものであった。リンネはトゥルヌフォールに従ってこの名称を承認し、この植物がインド諸島(東西の両方だと思われるが)で、土星の徴《しるし》の下で成長するとだけ加えた。一七九一年には、スワルツがこの植物をチェザルピニアという属(一六世紀のイタリア人植物学者、アンドレア・チェザルピーノにちなむ属名)に移し変えた。ポインキアーナという属に、この植物しかなかったからである。しかし種の概念が変わっていないので、リンネの名称はそのまま基本名となっている。今日の植物学者は、ポインキアーナ・プルケリッマとチェザルピニア・プルケリッマの両方を用いているが、フランス人は同国人を称えて、前者（ポインキアーナ）を好んで使っている。[★038]

留意すべきことはメリアンとファン・レーデの目的は医学的、経済的実用性のための収集であって、分類体系の確立ではなかったという点である。メリアンははっきりと植物の分類を拒絶していた。彼女は『変態』の中で、「さらに充分な説明が可能かもしれませんが、学者の意見が互いに競合し、世間がとても敏感になっていることから、ただ自分の観察だけを記録しました」と書いている。[★039] メリアンが植物に関心をもつ主な理由は、彼女の研究の焦点であるイモムシがその植物に生息し、それを食べているためだったからで、彼女は植物学者ではなかった。

メリアンのフロース・パウォーニスの物語は、植民地拡張の時代における名づけ行為の記録にもなっている。歴史家のジャン＝ピエール・クレマンの研究によると、スペイン王国の植物で一八世紀に名づけられた一七五の植物のうち、一一一が科学者の名前にちなんでつけられ（六五の植物が植物学者と博物学者、二五が挿絵画家、一六が内科医、五が天文学者やその他の学者であった）、二〇が文筆家、そして三八が要人（四つの植物が王室、一一が大臣、七が総督、六が修道院長、一〇がその他）にちなんでつけられたという。[★040] このような命名は容易になされたのではない。スペインの博物学者ゴメス・オルテガは、当時、マドリッド植物園の園長で、新しい属名の選択を唯一の目的とする会議を主宰していた。イポリト・ルイスとホセ・パボンは、ペルーとチリに赴いたスペイン遠征隊のことを記録し、一七九四年に『ペルーとチリの植物相』を出したが、それぞれの属名が個々人を称えて名づけられたと説明を加えた。歴史家のマウリシオ・オラルテは、この書物に現れる名称がスペインの政治史を簡潔に反映していることを立証している。一八一〇年までは、新世界の植物にスペインの植物学者の偉業を記念して名前がつけられており、一八一〇年以降、新世界の独立運動が始まると、クレオールの植物学者たちは、スペインに対抗してクレオールの植物学者を称える名称を新しい属名に採用した。[★041]

一九世紀に入っても、植物に不朽の名をとどめたがる名門の一族は後を絶たなかった。南アフリカに暮らした有名な植物画家のキャサリン・ソーンダースは、彼女が発見した新種に家族にちなんだ命名をしたがった。キュー植物園のジョゼフ・フッカーは、次のように述べて、オリヴァー教授にこの問題を委ねた。「夫君がキューの審議会のメンバーなので、彼女のことには目をつぶらねばなるまい。とにかく自分にちなんで名づけたい彼女の情熱。何とかなるかね？」結局、彼女と彼女の息子、そして義理の娘にちなんで植物の名前がつけられた。★042

例外——クアシアとキンコーナ

西インド諸島のアフリカ人奴隷、アラワク族、カリブ族など、ヨーロッパの植物学者以外の人びとが用いた植物名は、どの程度ヨーロッパの分類枠組の中へ入ってきたのだろうか。第1章で見たように、植物学者は孤立した放浪者ではなく、現代の実験室の管理者のごとく、大遠征隊の隊長、植物園の園長、植物標本室の室長であった。植物学者が海外で成功を収めるためには、資金提供者、船長、助手、挿絵画家、地元ガイド、荷物を運ぶ人夫が必要で、ヨーロッパで成功するには、園芸家、通信員、標本管理者、標本提供者が必要だった。しかしいざ植物の命名ということになると、植物学者を支えるこのような人びとは考慮されず、彼らよりはるかに名声あるヨーロッパの学識男性が選ばれたのである。★043

ただし、例外はあった。有名な植物の中には、リンネの眼鏡に適うとも思えない人物名がつけられたものもある。たとえば健胃剤として需要が高く、ヨーロッパに移入された樹木に、クアシア・アマラ［ニガキ］というエキゾチックな名称がつけられた。この植物は、スリナムの解放奴隷である「グラマン」（偉人《グレイトマン》）・クアシにちなんで名づけられた。リンネ自身の基準に従えば、クアシは植物学上の名声を受ける資格を欠く人物であった。クアシは病気の治療者で

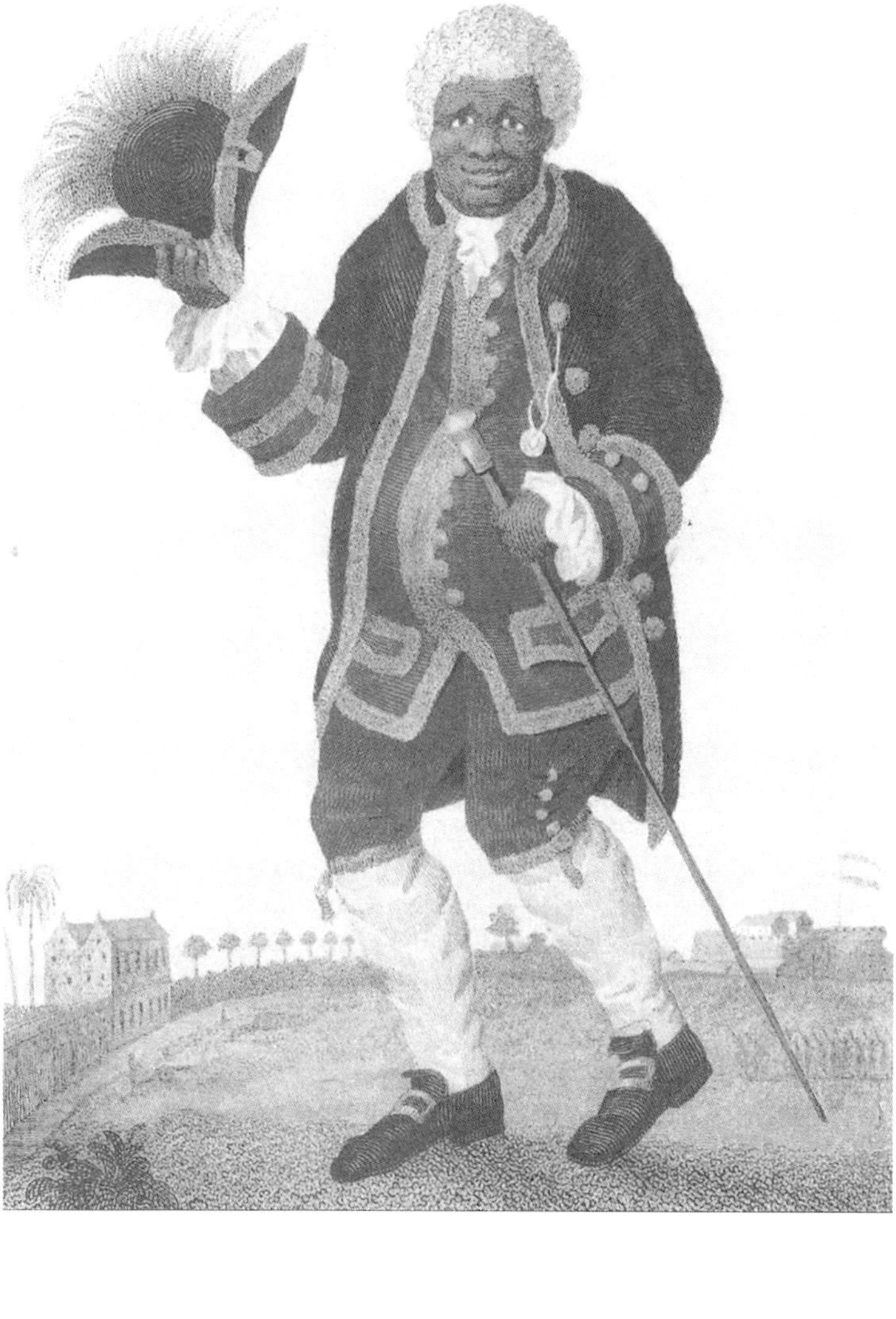

5-2 ❖ オレンジ公から贈られた金の勲章をつけ、ヨーロッパの衣服をまとったクアシ。啓蒙主義の時代に称賛された他の学識あるアフリカ人と同様に、クアシは、衣服、作法をはじめ多くの点でヨーロッパ世界に順応した。ウィリアム・ブレイク画。By permission of the Wellcome Library, London.

あって、厳密な意味で植物学者ではなかった。しかしリンネは、当時の植物学者と同様、かつて奴隷であった人物を英雄として褒め称え、この植物の医学的効用の第一発見者としてクアシに不朽の名声を与えたのである。一八世紀末に、フランスで「黒人友の会」〔一七八八年パリに設立。奴隷制や奴隷貿易の批判を行った〕が立ち上げられ、ヨーロッパ中で奴隷貿易終結の運動が起こると、元奴隷の名前を冠したこの植物は称えられるべき理想となり、多くの報告書がクアシア強壮剤の「紛れもない最初の発見者」としてクアシを祭り上げた。

しかし、この強壮剤がどのように発見されたのかを語る一八世紀のさまざまな記述をつなぎ合わせると、実際は、褒め称えられている治療の発見者はクアシではなかったということがわかる。せいぜいクアシは、すでに広く用いられていた治療薬に、ヨーロッパの学者の関心を向けさせた一仲介者にすぎなかった。ロンドンの医者で王立協会会員のウィリアム・ルイスは、この薬がどのように開発されたのか、その筋道をいくつか示している。ルイスによると、スリナムのアメリカ・インディアンが最初にクアシアをすばらしい強壮剤だと認め、この知識が何らかの方法で（その方法は語られていないのだが）当時奴隷であったクアシに伝わり、彼がこの植物の根を用いてスリナムの「致死的な熱病」に対する秘薬を開発したという。スリナムに何年も暮らした副官のジョン・ステッドマンは、これが一七三〇年頃だったと述べている。クアシの秘密を、リンネの弟子の一人であったダニエル・ロランダーがかなりの金額で買い取り、一七五六年にヨーロッパへ持ち帰った。治療薬の抽出ができるこの木の標本は、一七六一年に、スリナムのプランテーション経営者でスウェーデン人のカール・グスタフ・ダールベルクによってリンネに進呈された。リンネは直ちにこの植物を取り上げ、効能を説明し、挿絵をつけて学術論文を発表し、かくしてそれはヨーロッパの植物学に根を下ろした。興味深いのは、リンネがこの植物にクアシの名前をつけようとしたとき、ダールベルクがかなり狼狽したことである。というのも、彼は自分がこの名声に与れると思っていたからだ。[★044] 治療法の源《もと》とされるアメリカ・インディアンの名前をこの植物につけようとは、当時、誰一人として想像しなかった。

クアシアは、嘔吐を抑え、熱を下げる優れた効能が評価され、カリブでもヨーロッパでも人気の「苦味薬」となった。ヨーロッパの内科医の実験によって、樹皮の主な副作用（顕著なのは下痢）もなく、キナ皮と同じぐらい効能のある薬であることが示された。安全で効能があると考えられたクアシアは、煎じ液やエキス、錠剤として用いられ、さまざまなヨーロッパの『薬局方』に確固たる地位を築いた。エディンバラの内科医ウィリアム・カレンは、この苦味薬への熱狂ぶりは行き過ぎで、エキゾチックな薬にありがちな不健全な流行だと断じたが、それはごく少数の意見であった。★045

スリナムを拠点とする内科医たちは、クアシにこの薬の発見者という名誉が与えられたことに承服できなかった。一七六九年に実験主義者フィリッペ・フェルミンは、「この木は、ほぼスリナム全域で四〇年間知られている」と述べている。しかし軍人のステッドマンは、「グラマン・クアシー」（グレイトマン・クアシ）の肖像画を、「スリナムというより世界の傑物、黒人男性」として描いた。クアシは「努力」と「器用さ」、「発明の才」によって「奴隷身分から自由を獲得し」、治療術によって「かなり満足のいく生計」を営んだとステッドマンは記している。クアシは、ロコマンという魔術師として一般の奴隷たちの間で名声を高め、オビアスというお守り（ステッドマンに言わせれば、魚の骨や卵の殻などから成るガラクタ）をスリナムの自由身分のアフリカ人兵士に売ることで、かなりの財産を築いた。アフリカ人兵士は、この迷信の力で「ブルドッグのように」オランダ人のために戦うことができた。こうして「彼の懐は潤った」。これに加えてクアシは、苦味薬の発見という幸運を手に入れ、有名になったとステッドマンは言う。しかしクアシは、ステッドマンが判断するところ、「仕事嫌いで財産を食い潰すうすのろ」で、「とんでもない状況」に陥り、最後には不治の病のらい病に罹って、すべてを失ったという。★046

スリナムのユダヤ人内科医ダヴィド・ド・イサク・コーエン・ナシは、クアシが白人たちの信頼を得ていたと述べている。彼らは、主人を毒殺したプランテーションの奴隷を特定して起訴するなど、多くの案件でクアシに情報を求めたのである[★047]。クアシが植物学の命名法というヨーロッパの体系で不朽の名声を与えられたのは、彼の第一発見者としての評価もさることながら、オランダの植民者に兵士を供給し、自分の仲間である奴隷の反乱を鎮圧した功績によると推測できるかもしれない。

熱帯地域のヨーロッパ人にとって戦略上重要な植物であったキナ皮（キナノキ／キンコーナ・オフィキナーリス *Cinchona officinalis*）は、クアシアと並んで、植物学者ではない人物の名を冠したもう一つの例である。キニーネの原料であるキンコーナは、チンチョン（Chinchón）の第四代伯爵でスペイン総督のルイス・ヘロニモ・フェルナンデスの妻であったフランチスカ・フェルナンデス・デ・リベラにちなんでリンネがつけた名称である。一六三二年から一六三八年のある時期に、彼女はこの「奇跡的な治療薬」の効能に注目した。伯爵夫人は植物学者でもなく、勃興する科学の庇護者でもないので、そのような名誉を与えられる資格はないはずだった。リンネが一七四二年にこの学名を作り出したとき、伯爵夫人の名前の綴りをまちがえて非難されはしたが、自分の命を危険にさらして未知の抗マラリア剤を試したこの女性の行為を称え、不朽の名声を付与したことは広く支持されたのだった[★048]。メアリ・ウォートリ・モンタギュー夫人のように、この伯爵夫人は、ヨーロッパ社会にエキゾチックな薬を広めることに大いに貢献したのである。

もちろん、リンネがキンコーナという学名を作るについては、多くの選択肢があった。一七四二年までは、キナ皮はキンキナというケチュア語の名称で知られていた。シャルル＝マリー・ド・ラ・コンダミーヌは、リンネにこの植物の挿絵を送ったのだが、キンキナという名前が「ペルーの古代語」に由来するものの、リマの住人や他の地域の誰一人としてその意味を説明できないと報告している。困惑したラ・コンダミーヌは、一六一四年の「キンチョア語」の辞書を調べたが、キナーイという用語がもはや死語となっていることを発見した。ラ・コンダミーヌが嘆くように、その頃までにケチュア語は「大きく変化し、スペイン語と混合してしまった」のである。この用語は、インディアンの肩マントか肩掛けのようなものを表すスペイン語の単語に訳されたが、ラ・コンダミーヌは、これが樹木の「マント」のように剥がされた樹皮に由来するものとした。ケチュア語でも、とくに植物名には言葉の反復が見られるため、彼は、キンキナが「樹皮の樹皮」を意味していると考えるのが最も妥当であると結論づけた。ラ・コンダミーヌは、キンキナがペルーの香膏の木（後のミロキシロン・ペルフェルム）を表す現地の言葉であったこともあえて指摘した。この名称は、一五六五年という早い時期にヨーロッパ人に知られ、ときに本物のキニーネと（しばしば意図的に）混同して用いられた。[★049]

ラ・コンダミーヌに同行してペルーに向かったジョゼフ・ド・ジュシューは、この植物を表すヤラクッチュ・カラチュッチュという別のケチュア語の名称に言及している。ヤラは木を意味し、カラは樹皮、チュッチュはマラリア熱の悪寒を表している。この語はまた、スペイン語でカスカリーラという語で知られていた。英語では「ペルーのキナ皮」あるいは単に「キナ皮」として広く知られているが、キンキナはときに、チンチョン伯爵夫人にちなんで「伯爵夫人の粉薬」とも呼ばれ、またこれをヨーロッパに紹介することに尽力したジュシューにちなんで、「ジュシューの粉薬」と呼ばれることもあった。最終的には、この薬をローマの貧しい人びとに分け与えたデ・ルーゴ枢機卿にちなんで、プルヴィス・パトルム〔教皇の粉薬〕、あるいはプルヴィス・カルディナリス・ド・ルーゴ〔枢機卿の粉薬〕という名称で知られるようになった。キニーネがイエズス会士と密接に結びついていたために、プロテスタントの間には不信感が生じ、なかにはその使用を拒む者もいた。[★050] このように多くの選択の可能性があったわけだが、リンネはその中から伯爵夫人の名を選び、彼の分類の中で不朽の名声を与えた。

誰がキナ皮を発見し、ヨーロッパへ紹介したのかという物語は、多くの変形版や美化版が作られてきた。現在のエクアドルを広く旅したラ・コンダミーヌによると、インカ人は、スペイン人が到着するずっと以前からキンキナを知っていたが、征服者への並々ならぬ憎悪から「最も貴重で有効な」この治療薬を隠していたという。一四〇年余り、この秘密を守り抜いた後、彼ら（ラ・コンダミーヌ呼ぶところの）「博物学者たち」は、この治療法をヨーロッパ人に明らかにした。ジュシューが証言するには、マラカトス［現在のエクアドルに位置］の村を通り過ぎた一人のイエズス会士が熱で倒れ、これを哀れんだ「インディアンの酋長」が治療を施したときに、ヨーロッパ人はこの治療薬について学んだという。別の物語は、一人のスペイン人兵士がマラリアに倒れ、脱水状態で弱っているところ、たまたま口にした湖の水に何本かの倒木からキニーネがしみ出していて、治療薬を発見したという。★051

ラ・コンダミーヌの見解によると、キンキナはロハに暮らしていたインディアンとスペイン人も使っていたが、世界の他の地域ではまったく知られていなかった。これが変化したのは、一六三八年、チンチョン伯爵夫人がリマでひどい熱に罹ったときだった。内科医たちは、何も治療薬を見つけることができなかった。彼女の病気を耳にしたロハの一人の役人が、リマの総督にキナ皮をいくらか送った。この人物は、直ちに伯爵夫人の病床に召喚され、治療薬を処方し、服用量を調整した。ラ・コンダミーヌは、この薬が伯爵夫人に与えられる前に、「他の病人に何度か実験が行われ、成功を収めた」と淡々と述べている。この実験台になった人間が「身分の劣った患者」であったという話もあり、ローマのサント・スピリト聖堂に描かれたフレスコ画には、毒見のために一人のインディアンの使者がこの未知なる煎じ液を最初に飲まされたようすが描かれている。伯爵夫人はこの薬を服用し、良くなった。（ラ・コンダミーヌの説明によると）伯爵夫人は、回復するとすぐに大量のキナ皮を求め、（アドリアノープルのモンタギュー夫人のように）新世界に暮らすスペイン人定住者たちに広くこの治療薬を分け与えた。ステファニー・フェリシテ・ド・ジャンリス伯爵夫人は、一九世紀初頭にこの物語を小説にして発表し、チンチョン伯爵夫人お抱えの女中で、美しいインディアンの王女であったズマという女性をヒロインに仕立てた。ズマは、女主人が服用する前に、自らこの疑わしい粉薬を試し、命がけでこの治療薬を伯爵夫人に明らかにしたと描かれた。★052

リンネは、キンコーナという学名を作り出すことで、ヨーロッパの植民地支配を称え、ヨーロッパの血統をもつ女性の足元に栄誉の月桂樹の葉を添えた。彼はまた、この植物と原産地である南米との結びつきを切り捨て、最初にこの植物を把握し、ヨーロッパ人に教えたインカ人との関係も切り捨てた。一七八〇年代にキナ皮を用いて実験した内科医のトマス・スキートは、ケチュア語のキンキナという語を耳にすることはもはやめったにないと記している。[★053]

クアシとチンチョン伯爵夫人の事例を見ると、リンネが新世界と旧世界を結ぶ「知的パイプ」の役割を果たした人間を称えていることがわかる。クアシも伯爵夫人も、称えられるような薬を発見したわけではなかったが、両者ともヨーロッパへ薬を紹介するのに尽力した。優先権と発見は、科学的な命名法においてきわめて賛美されるものであるが、二人の事例はそれを曖昧にした。

リンネは、社会的に高い身分の女性にちなんで（以下に論じる他の場合と同様）何が何でもキンコーナと名づけようとしたが、その動機が何であったかははっきりしない。私は別の著作で〔『女性を弄ぶ博物学』第一章〕、自分の娘たちに「社交界のお人形」や学才をちらつかせる女性《ブルーストッキング》ではなく、愛情豊かで健康な主婦に成長してほしいと願ったリンネの保守性について論じたことがある。しかし歴史家のジアンナ・ポマータならば、女性の名前をこのように好むのは、リンネの卵子論（誕生する人間の存在は卵子の中で前もって形成されているという思想）と一致していると解釈するだろう。卵子論は、一七世紀に生殖に対する女性の貢献が再評価されたことから生じた。どちらの場合も、リンネが植物学の名声を高めるために良家の女性の地位を利用したことには変わりなく、これは近世の科学においてよく見られることであった。[★054]

リンネには、チンチョンの伝説の信憑性を疑う理由はなかった。しかし一九世紀に活躍したフンボルトや今日の歴史家たちは、これが作り話であったことを明らかにしている。チンチョン伯爵の日記では、妻の病気や奇跡的な治療には言及されておらず、当時、ペルーに暮らした他のヨーロッパ人たちが残した文書にも触れられていなかった。[★055]

私は、一八世紀の植物学の命名法において、不朽の名声を受けた解放奴隷は唯一クアシだけだと考えている。私の知る限り、数多くの学術的な植物名がネイティヴ・アメリカンの言語に由来しているにもかかわらず、そのような名誉に与ったアメリカ・インディアンは一人もいない。しかし何人かの「英雄的な」ヨーロッパ人女性は、植物学の命名法において称えられている。『植物学批評』の中でリンネは、ギリシア古典文学の女性に光を当て、スパルタ王メネラウスの妻であったヘレネにちなんでヘレニウム「ダンゴギク」、カリアの女王アルテミジアにちなんでアルテミシア「ニガヨモギ、健胃薬として用いられる」、カルケドン王アエネアスの妻アルテアにちなんでアルテア「タチアオイ、根は胃腸薬などに用いられる」と名づけた。リンネはチンチョン伯爵夫人に次いで、一八世紀の高貴な生まれでチャールズ二世のひ孫にあたるイギリス人女性、アン・モンソン夫人にちなんで南アフリカのゼラニウムの一種をモンソニアと名づけ、彼女に不朽の名声を与えた。アン夫人は、エキゾチックな地域で植物学研究をしようと考え、東インド会社の大佐と再婚したと思われる。一七七四年、カール・ツュンベリーが喜望峰から次のように報告している。「イギリスから到着したばかりのアン・モンソン夫人という女性は、夫に同行する目的のみならず……博物学に対する情熱を満たすため、うんざりするほど長時間の航海に耐えた」。ツュンベリーによると、彼女は六〇歳ぐらいで、とくに動物の熱心な収集家で、ラテン語を含む多くの言語に精通しており、「博物学の珍しい標本を集めて描く補佐役として、自前で画家を連れてきていた」★056。

リンネは、アン夫人の名前を植物名に拝借する許しを請い、一八世紀的な慇懃な言葉を散りばめて手紙を書いたが、リンネの伝記作家ウィルフリッド・ブラントが示唆するところ、この手紙は送られぬままであったかもしれない。「長い間、抑《こ》えがたい情熱を抑えてまいりましたが、もはや燃え立つのをとどめることができません。私が美しき女性の愛に胸を焦がすのは今回が初めてではありませんし、貴女のご主人様も、名誉を傷つけることがない限りお許し下さることでしょう。……私が知る限り、自然は貴女に匹敵するような女性を一度として創り出してきませんでした。貴女こそ女性たちの中でも不滅の逸材《フェニックス》です」。リンネは手紙の中に、イギリスでは誰一人として見たことがないと思われたアルストロメリア「別名：ユリズイセン」の種子、「珍しい本物の真珠」を忍ばせるつもりだった。続けてモンソニアに関して、「ですが万が一、貴女への私の愛が報われるという幸せを感じることができるのであれば、貴女に一つだけお願いがございます。私たちの愛の証として、小さな一人娘を貴女に捧げることをお許しください。その娘とは、小さなモンソニアでございます。この名をもって、貴女の名声は植物の王国で永久《とわ》に生き続けることでしょう」[★057]。

植物学研究の資質をもった女性は他にもいたが、近代植物学の父からこれほどの栄誉を授けられることはなかった。前述したように、リンネはメリアンの植物学に対する多くの貢献を認めず、グロスターの地所で広大な植物園を維持したボーフォート公爵夫人のメアリ・サマセットに対しても同様であった。ボーフォルティア「マートル、フトモモ科」は、一九世紀のロバート・ブラウンによって初めて属名に採用された。フィリベール・コメルソンは、航海の助手のジャンヌ・バレにちなんでバレティアという属名をつけたが、植物学者たちはこの名称を継承しなかった。今日のこの属名はトゥラエア(*Turraea*)である。コメルソンは、天文学者のニコル＝レーヌ・ルポートにペアウティア・コエレスティナを捧げたが、この名称もまた、まもなく捨てられた[★058]。

かくして一八世紀から一九世紀にかけて、スリナムの一人の解放奴隷と数名の良家の女性がリンネの体系において不朽の名声を授けられた。しかしこれらの事例は、名前の選択に燃える時代精神に闘いを挑むものではなかった。クアシとそれらの女性は、一八世紀の命名慣行において称えられた英雄的な個人主義と同じ部類に融合されていった。

リンネは、命名法の厳格な規則にもかかわらず、定着していた「野蛮な／異国の」名称を多く採用した。これらの名称は、単語が短く、ラテン語に訳されたときに魅力があり、ヨーロッパ人に発音が難しくない場合にのみ使われている点は強調されるべきであろう。私は先にダトゥラ「じゃがいも」の例を挙げたが「二六一頁参照」、他にもリンネが採用した非ヨーロッパ系の名称には、アルケミラ、アレカ、ベルベリス、コフェア、グアイアクム、トゥリパ、ユッカなどがある。リンネは、ファン・レーデの名称が「野蛮」であると軽蔑したにもかかわらず、ファン・レーデの一二の属名から、アヴェルホア、ビリンビ、エウフォルビア・ティルカリ、ピパー・ベトルなどマラヤーラム語の名称を残した。ラテン語が名づけ行為には優勢であったにもかかわらず（ラテン語名は、植物を系統立て、索引をつけるのに用いられた）、「テリンガ語」、「ベンガル語」、「ヒンドゥー語」、サンスクリット語、アラビア語、フランス語、スペイン語、オランダ語、カリブ語など多くの言語による名称が、別称として挙げられた。[★059]

リンネの規則がときに守られなかったという点も重要である。彼は、解剖学や動物学など他の分野ですでに使われていた用語の利用を痛烈に非難し、とりわけ「クリトリディス」(*Clitoridis*)という用語を批判したが、「クリトリア」(*Clitoria*)［チョウマメ属］という名称は、廃用にはならなかった。この花の名称は、ヴィクトリア時代初期の繊細な人びとにとって、それが過激な名称だと考えられるまではずっと用いられていた。[★060] 一八三〇年代、ミシェル＝エティエンヌ・デクールティルズは、「女性のあの器官［クリトリス］に酷似した花を咲かせる」植物に、「感じやすい《サンスィーブル》クリトール」というみだらな名称がつけられていると書いている。彼は、内科医のジャック＝ルイ・ノーシュ(Nauche)と、その節度ある性格（プドール）に不朽の名声を与えて、ナウチェア・プディカ(*Nauchea pudica*)という新しい名称を提案した。[★061]

もう一つの名づけ行為——ビュフォンとアダンソン

一八世紀、リンネの分類法は、まさにこの命名の問題をめぐって多くの強敵に遭遇した。リンネの分類法が近代分類学の基礎をなすことになるなど、当時は想像もできなかった。同時代の人びとによると、この時代の「分類への熱狂」はまさに「流行病のよう」だった。フランスのミシェル・アダンソンは、一七六三年に植物学に六五の独特の分類法があると数えている。イギリス人のロバート・ソーントンは、一七九九年に五二の異なった分類法を列挙している。リンネの分類法はスウェーデンとイギリスで優勢を占めていたが、大陸、とくにフランスとドイツでは、完全に受容されたわけではなかった。リンネの分類法は多くの分類法の中の一つであり、（前述したように）一九〇五年になってようやく近代植物学の「出発点」とみなされるようになったのである。★062

リンネの最大のライバルは、彼と同時代人でパリの王立植物園の園長ビュフォンであった。ビュフォンは概して分類を体系化することに反対で、とくにリンネの分類法は抽象的すぎて、嘆かわしいほど人為的すぎると嘲笑した。ビュフォンは、非常に好評を博した一七四九年の『博物誌』第一巻で、さまざまな分類法が雨後の筍のように作られ、独自の分類名をこしらえていると非難した。「正直なところ、方法としては単なる辞書と同じで、その中の分類名の配列がそれぞれの考えで作られた順番に従っているだけのことである。ゆえに、全部アルファベット順に並べるのと同じぐらい恣意的なのである」と述べている。博物学者たちの多くの方法は、まさに彼らの数だけ存在した「人為的な標示体系」であった。ビュフォンは、どの方法も自然そのものをとらえ切れてはいないことを強調した。「自然とは、感知できないほどの微妙な差異を生み出しながら進み続けており、厳格な綱、属、種によって完全かつ正確に表すことは不可能である」。それでもビュフォンは、このような方法の発見装置としての有益性は認めた。そうした方法は、相互理解を支える共通言語をつくり、手間を省き、記憶を支え、研究を補助し、動物や植物を正確に描写するという博物学者本来の「仕事」の目標を示すからである。「描写の厳密さ、細部の目新しさ、観察の鋭敏さを発見することほど、珍しいことはない」とビュフォンは述べている。★063

命名法に関してビュフォンは、特定の種に、知られているすべての名称を挙げるという伝統的なアプローチをとった。古代のアリストテレスとプリニウス、一六世紀の権威のゲスナー［1516–65 スイスの博物学者］、アルドロバンディ［1522–1605 イタリアの博物学者］、ブロン、そして同時代のジョン・レイ、リンネ、クライン、ブリソンがつけた名称を引用した。ビュフォンにとって同じように重要であったのは、ギリシア語、ラテン語、イタリア語、スペイン語、ポルトガル語、英語、ドイツ語、ポーランド語、デンマーク語、スウェーデン語、オランダ語、ロシア語、トルコ語、ペルシア語、「サボア地方の言葉」〔フランス南東部〕、古フランス語、グリソン語（ロマンシュ語）に「共通する」名称であった。新世界の動物相や植物相には、「インディアン語」、「メキシコ語」、「ブラジル語」の名称を、現地に暮らしているフランス人が使っていた名称（アメリカ先住民の名称を単にフランス語に訳したものが多かったのだが）と並べて示した。★064

ビュフォンは、エキゾチックな動植物を、旧世界の分類学に融合させようとするヨーロッパ人の行為に、反対していた。彼は、南米に見られるしま模様の毛皮をしたネコ科の動物をトラと呼ぶべきではないと忠告した。そのような行為は、実在しない動物の存在を想定することになる。下手な改名や借用だったり、ひどい応用をしたり、新たに創り出された名称というのは、自然の秩序を混乱させてしまう。リンネとは正反対に、ビュフォンは現地名の利用を擁護した。（ラテン語名を新たに作り出すのと反対に）現地の名称は、種の地理的分布を知る鍵となった。たとえばギリシア人とローマ人は、旧世界にいないバッファローを表す名称をもっていなかった。ビュフォンが指摘するように、「バッファロー」というエキゾチックな名称は、この動物の外国起源を示すのである。エキゾチックな名称のもう一つの利点は、異なった地域で見出される動物の関係の証拠となることだった。たとえばカイエンヌのカリアコウは、似たような名称ということから、ブラジルのクグアクやコウゴナコウ＝アパラであるかもしれないと推測できよう。パリの王立科学アカデミーのビュフォンの後継者であるフェリックス・ヴィクダジィも、なぜリンネが植物学の名称をギリシア語やラテン語の語根に制限したのかと問い、この論争に加わった。「異なる国の博物学者たち」によってつけられた植物の名称を用いるほうが好ましいではないかと、彼は問いただした。★065

リンネの二〇年後に生まれたミシェル・アダンソンもまた、リンネの人為的な体系を手厳しく批判した。彼によると、リンネの体系は雄性部分に過剰な注意を与え、結実部分〔雌しべ〕の数比に「不自然な」までに注目したものだという。アダンソンは、リンネが植物の分類学上の綱を決めるのに雄しべ（雄性部分）の数と相対比、位置を用い、植物の目を決めるのに雌しべ（雌性部分）の数と相対的位置を用いているという事実に言及したのである。リンネの分類学の

系統樹においては、自然における有機体の地位を決定する優先権は雄性部分にあり、目は綱の下に置かれた。★066

アダンソンはまた、リンネの命名法にも名称の大幅な改変にも批判的で、リンネが植物学と医学においてよく知られていた名称のほとんどを独断で変えてしまったと非難した。アダンソンは、リンネが植民地の植物を、伝統的な名称の一つであったシアリタではなく、愚かにもオックスフォード大学のジョン・ディレーニウスにちなんでディレニアと名づけたと断じた。彼は、バオバブの木にアダンソニアという名称をつけるのを拒み、「植物学者の虚栄心」は科学の進歩を遅らせる三つの原因の一つだと警告した。アダンソンは、すべての博物学の名称にイア、ウム、ウスの語尾を求めることは、リンネのラテン語運用法の無骨さを露《あらわ》にしており、「科学的な雰囲気」を命名法に添えたにすぎないと非難した。★067 またアダンソンは、トゥルヌフォール、ビュフォン、ラマルク、そしてもっと一般的に言えば、（リンネに対抗した）フランスの思想家たちと足並みをそろえて、科学的な仕事にラテン語を用いることを拒否し、自国のフランス語で発表することを選んだ。

アダンソンの挑戦は嘲笑を超え、まったく異なる命名の仕方を提案することになった。まず彼は、植物学者でない人びと、すなわち「内科医、薬剤師、医学的用途のために野原で薬草を収集する人」が重要な植物名を知っており、これを用いると円滑に相互に理解できることから、とくに経済的に重要な植物については伝統的な植物名を維持するよう論じた。★068 たとえばヤラッパ（四時の花［オシロイバナ］）は、リンネのミラビリスではなく元の名称で呼ばれるべきだとした。

アダンソンは、新しい植物の命名についても「フランス語、英語、ドイツ語、アフリカ語、アメリカ語、インディアン語」などいかなる言語であろうと、その語が長すぎなければ、現地に定着した名称を採用すべきだと力説した。彼はセネガルで植物研究のかたわら、ウォロフ語［セネガルの主要言語］を学び、名著『植物の科』（1763）でこの言語の植物名を数多く記録した。アダンソンは、実用性と民衆性を重んじた。たとえば、ファン・レーデの『マラバル植物事典』には、「ブラーマン語」とマラヤーラム語の同義語が示されることがあったが、一つを選ぶなら、短く、発音しやすい名称を選ぶようアダンソンは提案した。ヨーロッパの外へ一度も出たことがないリンネをとくに攻撃して、「もし独断的な著者たちが旅をしていたら、他の国々［アフリカ、アメリカ、インド］では、われわれが用いているヨーロッパ名が野蛮とされていることがわかっただろうに」とアダンソンは書いている。彼にしてみれば、真の自然の体系が確認されるまでは、命名法を最終決定できないのであり、それまで命名法は、単純で使い易いものでなければならなかった。アダンソンの包括的で、ヨーロッパ中心的ではない命名法は、ビュフォンのように、世界の多くの言語の名称を採用した人類の統一性と多様性という見方を示したのであった。★069

リンネはというと、ライバルの「自然」の体系を万物において最も不自然なるものだと書いて、アダンソンの修正を認めなかった。リンネの熱狂的な支持者たちは、アダンソンの区分を「混乱の分類（ファミリア［科］・コンフサルム）」と呼んだ。リンネはアブラハム・ベックに宛てた手紙の中で、自画自賛している。「アダンソン自身は経験がなく、彼がこれまでに書いたものはすべて私の仕事から収集してきているものだよ。私は、そのことを証明できるがね」★070。

なぜリンネの体系のほうがアダンソンのものより好まれたのだろうか。この場合、科学者個人の特異な性格と制度的なポリティックスが科学史を形成することになった。当初からリンネは、自分の遺産を意識的に管理し、たとえば「科学全体を新しい基礎に」置くものとして、自分の研究を賛美する植物学の歴史を書いていた。リンネはまた、自分の植物園とウプサラ大学における地位とで、広大な植物学の帝国を創り出した。彼自身はほとんど旅をしなかったが、ヨーロッパ中の博物学者と文通し、多くの学生（そのうち二三名が最終的に教授になった）に特命を与えて、アメリカ、アフリカ、インド、セイロン、ジャワ、日本、オーストラリアへと送り出した。リンネの息子は父親のような人物ではなかったが、それでも先代のリンネの研究を続け、父親の名声を確固たるものにした。かくしてリンネの方法論と命名法は後世に伝えられ、ことによると本来の価値以上に、社会に広まっていった。★071

対照的にアダンソンは、学術的な地位を是が非でも勝ち取ろうとはしなかった。フランスの学術組織の複雑に入り組んだ政治ゲームに負け、一八世紀のフランス植物学の中心であった王立植物園での地位を逃した。その結果、学生をほとんどもたず、文通する学者もほとんどいなかった。啓蒙主義の合理精神で、アダンソンは新しい植物学の命名法をもっと一般的な言語改革の中に組み込み、nommes［名称］をnomesと表し、Theophrastut［ギリシアの哲学者テオフラストス］をTeofrasteと短くするなど、流行遅れの二重文字や二重母音を一掃した。絶大な人気を博したビュフォンの『博物誌』とは異なり、アダンソンの書物は、合理化された散文体が災いして、広く読まれることはなかった。彼の一粒種の娘も植物学者として働いたが、この時代のほとんどの女性と同様、学術的な就職の道は閉ざされていた。★072

ヨーロッパの他の地域でもリンネは批判された。『アジア研究』という雑誌の創刊者であるウィリアム・ジョーンズ卿は、「教養ある良家の子女」にとってまったく無用な想像力を「刺激する」として、リンネの性に基づく分類体系に猛反対した。ジョーンズはまた、最初に記述した人物にちなんで植物名を決めるリンネの「幼稚な」行為を、完全に拒否すべきものとみなした。インドやアラビアの植物に対しては、リンネがつけたミチェリア（*Michelia*）［オガタマノキ］やロウソニア（*Lawsonia*）よりも、チャムパカ（*Champaca*）とかヒンナ（*Hinna*）という名称のほうがずっと上品であるし、はるかに適しているとした。

> スウェーデンの偉大な植物学者［リンネ］が、花に人名をつけてその名を恒久化することを博物学研究における唯一最高の報酬であるとみなし、植物学を奨励し魅力的なものにする手段としても、崇敬の念をもって続ける価値があると表明していることを考えると、心痛む。もっとも、彼は、どんなに高い名声も、慎重に与えられるべきで、歓心を買うためではなく、選ばれた花以外の記憶は、たとえ聖人であろうと恒久化すべきではないとは言っているが。

ジョーンズは、リンネの一五〇個の名称の一つにとくに異議を唱え、（バナナを指す）ムサという名称は、適切な由来があるわけではなく、この果物を表すアラビア語の単語をオランダ風に発音したにすぎないと説いた。アダンソンのようにジョーンズは、植物にはよく知られた（現地インディアンの）名称をつけるよう提案した。ただしインドに関しては、ジョーンズは「低俗な方言」に由来する名称よりも、サンスクリット語（インドのラテン語）を好んだ。★073

マドラスのイギリス人外科医であったホワイトロー・エーンズリーは、このような審美的な異議はさておき、実用的な点を指摘した。熱帯の国の樹木や低木にヨーロッパの植物学者が名づけた英語名は、まったく「不明瞭でなじみが薄い」ため、広く知られているインドの用語を使ったところ、現地の専門家たちが容易にその植物を入手できるようになったという。★074

アフリカや新世界の植民地においても、リンネに反対する声はあがっていた。聖職者にして植物学者のホセ・アントニオ・デ・アルサテ・イ・ラミレスのようなニュー・スペインのスペイン人クレオールは、リンネの体系が、植物の育つ場所、環境、開花時期、栽培に必要な土壌の特徴といった重要な情報をわかりにくくしていると不満を述べた。さらに、リンネの性に基づく体系によって、植物の用途など重要な特徴をとらえることができなくなっているという。もう一人、イル・ド・フランス［モーリシャス島］とカイエンヌで働いたジャン゠バティスト゠クリストフ・フセ゠オブレもまた、植物の原産地で用いられている名称の継承を擁護した。反リンネ熱が激化する一方のフランスでは、一七七二年、ルイ一五世が、王立植物園の改造を命じた。当時、植物園の教授であったアントワーヌ゠ロラン・ド・ジュシューは、自分と叔父ベルナールの「自然の体系」を用いて、植物園の植物を整理しなおし、その過程でオブレの植物名を多く採用した。★075

本節で紹介したような論争は、今日まったく忘れられてしまっている。近代の歩みは、植物の分類学と命名法において、ヨーロッパの言語と名称を優先させるリンネの原則を強固なものにした。一九〇五年にウィーンで開催された国際植物学会議は、植物の命名法の規約を、（リンネに従って）タクソンの名称を定める規則として優先権の原理を掲げたカンドル法に基づいて定めた。会議の名称に「国際」と標榜してほぼ五年に一度開催されるこの会議は、かなりヨーロッパ寄りで、ますます北米寄りの催事となっている。たとえば一九五九年の会議では、一一八名の指名代議員のうち、八名を除く全員がヨーロッパ、北米、オーストラリア、ソ連からの参加であった。古代からの植物学の伝統をもったインド、中国、アフリカ、中米、南米からの代表は不充分であった。さらに、こうした会議は圧倒的に男たちのイベントであった。たとえば一九五〇年代の会議では、分類学の部会メンバー一九名のうち女性科学者は、アムステルダムからの参加者で、葉巻をくゆらせるフェミニストのヨハンナ・ヴェステルデイクと、オーストラリアのアデレードから参加したコンスタンス・M・アードレイのわずか二名だけだった。同様に、これらの会議の議事録も、お決まりのごとく、英語、フランス語、ドイツ語、ときにスペイン語、ロシア語、あるいは開催年のホスト国の言語（たとえば日本語）などもあったが、世界の指導的言語で発表された。また開催地も、圧倒的に世界の一級都市であった（パリ［1900］、フィラデルフィア［1904］、ウィーン［1905］、ブリュッセル［1910］、ロンドン［1924］、イサカ［1926］、ケンブリッジ［1930］、アムステルダム［1935］、ストックホルム［1950］、パリ［1954］、モントリオール［1959］、エディンバラ［1964］、シアトル［1969］、レニングラード［1975］、シドニー［1981］、ベルリン［1987］、東京［1993］、セントルイス［1999］、ウィーン［2005］）。★076

一八世紀の植物の命名法は、植物を原産地の文化的拠点から引き離し、まず第一にヨーロッパ人が理解できる枠組の中に位置づける帝国の装置としてはたらいた。近代植物学の隆盛とともに、ヨーロッパ独自の命名法の体系が発達し、世界の植物相の多様な地理的、文化的固有性を吸収してしまった。

これまで見てきたように、一八世紀には、ヨーロッパの内部においても、リンネの命名法に反対する者たちがいた。アダンソンの分類法が植物学の出発点に選ばれていたなら、今日の命名法は、世界のさまざまな言語をもっと多く含んでいたかもしれない。しかし、帝国主義には多くの形態がある。アダンソンですら、セネガル、モーリシャス、ギアナの人びとが植物や動物をどのように分類したのかについては、ほとんど注意を払わなかった。現地にどのような分類体系や命名体系が存在していたのか、今日では知ることすら難しい。マラバル海岸の豊かな伝統は、ファン・レーデの『マラバル植物事典』に最も良く描かれていると言われているが、この地域をはじめ、非ヨーロッパの知の体系は、ヨーロッパのテキストの中で収集され、照合され、保存されていった。リチャード・グローヴによると、ファン・レーデのテキストは、「一七世紀の蓄積されたエズハヴァ［インド南部のケーララ州の地域］の植物学の知識を記録した唯一、信頼できる文書」である。たとえ植民地の命名体系を「ミイラ化する」危険があったとしても、アダンソンの開かれた命名法は、リンネの体系にはないグローバルな植物学の知を認めていたように思われる。[★077]

ケンブリッジ大学のS・M・ウォルターズの指摘によると、リンネを近代植物学の出発点としたことで、近代の分類法と命名法は、ヨーロッパの植物相に極度に集中するという付随的な結果をもたらしたという。リンネの『植物の種』（1753）に登場するおよそ三分の二の種が、ヨーロッパのものである。ウォルターズによると、リンネに入手可能であった世界の顕花植物の選択が、現行の植物分類学の多くの特徴を決定している。とくに、初期の分類学者が植物を都合の良い大きさのグループに分けて整理したがために、今日の植物の科の大きさは、そのタクソンがどれだけ長い時間をかけて確立されたかに比例していることをウォルターズは論証した。つまり、古い科ほど大きく、最近のものほど小さくなる傾向がある。[★078] 被子植物のそれぞれの科が比較的安定しているのは、分類学者がそれらの科を変更したがらない結果にすぎず、この特定のタクソンの境界線が本質的に正しいとする証拠とみなすべきではないという。ウィリアム・スターンは、「近代科学の起源は熱帯地域の外にあった。つまり当然のこととして熱帯地域の中に起源をもつことはできなかった」とおもしろい指摘をしている。スターンによると、リンネが分類学体系を開発することができたのは、博物学者としての経歴の早期に、スウェーデンのいくつかの教区とウプサラの粗末な植物園の植物についてしか知らなかったからこそなのだ。後の旅行者たちのように、熱帯地方の自然の多様性と複雑性に圧倒されることは、リンネにはなかった。★079

言葉を換えて言えば、分類法と命名法のリンネの体系について神聖視されるものは何一つない。ある意味で彼の体系は、有機的世界の普遍的キーボード配列「QWERTY」であり、その成功は、自然な優位性というより、たまたまそうなって普及したにすぎない。歴史においてはよくあることで、いったん物事が固定されると、別のやり方で考えることは難しくなる。そしてついには、物事がそもそも別様にもありえただろうということを忘れてしまうのである。

◉人口が多いと、植民地は強く豊かになる。
人口が乏しく減少するようでは、貧困と無気力につながる。——
ジャン＝バルテルミー・ダジール(1776)

◉古代から中絶は、……過剰人口を抑制するためのよく知られた方法だった。
しかし個々人の命が国家にとって重要になると、
国民の命を守ることが国家の最も重要な義務となった。——
フランツ・グットナー(1845)

結論

アグノトロジー

ヨーロッパ人は、あえて西インド諸島の中絶薬を知ろうとしなかった。ヨーロッパへ伝えられなかったのは誰の知識だったのか。アメリカ・インディアンの知識か。アフリカ人の知識か。アフリカの技術とアメリカ・インディアンの技術の折衷から創り出された混成《ハイブリッド》の知識か。海外からの中絶薬をヨーロッパ人が無視するようになり、ヨーロッパの医学の伝統において、人工妊娠中絶をしだいに非難するよう仕向けたのは何だったのか。

　無知にはさまざまな形がある。ここで私は、ギルドの秘密や軍事機密など、知識の秘匿を旨とするようなことには興味がない。あるいは、王の遠征隊が集めた新世界の知識を敵国に対して秘密にしたスペイン人や、ヨーロッパ人から自分の薬を隠し守ろうと秘密にした植民地奴隷をここで問題にするのではない。また、ヨーロッパの魔術や西インド諸島のオービア教など、価値なく危険とされた知識の弾圧によって生じる無知を論じるのでもない。私が興味をもつのは、一八世紀にさまざまな状況が相俟って、あるタイプの知識が他のタイプの知識を上回って奨励されていった様相である。資金調達力、地球規模の戦略、国家の政策、科学制度の構造、貿易の傾向、ジェンダーをめぐるポリティックスなど、こういったすべての要素が、自然のある部分については調査を推し進め、他の部分は調査対象から外したのであった。中絶薬の事例に入る前に、一八世紀の植物学に特有な二つの無知の事例について論じておきたい。★001

　イギリスの優れた植物学者ウィリアム・スターンは、一八世紀の分類学者の知識に、根本的な捩れが見られる点に注目している。近世ヨーロッパの分類学者にとって焦眉の課題は、ある大陸の植物が他の大陸の植物とどれほど似ているかということだった。たとえばジョン・レイは、ジャマイカ滞在中のハンス・スローン卿に、アメリカやヨーロッパと共通している植物種があるかを尋ね、ジャマイカ原産の植物について正確な情報を求めた。すでに見たように、スローン自身は、カリブ海地域のいたるところで植物相の大部分が均一なのは、(計画的であろうとなかろうと)植物が最初はタイノ族によって、それからスペイン人、オランダ人、イギリス人、アフリカ人奴隷によって、南米本土か他の場所からカリブ海諸島へと運ばれた結果であると考えた。熱帯地域の植物相が均一であるという印象をいっそう強めたのは、一七五三年以前にこの地域で植物採集を行ったヨーロッパ人が、せいぜい港町や海岸沿いで収集を行っていたからにほかならない。それらの地域は、二〇〇年以上にわたるヨーロッパ人の航海や貿易によって、植生がすっかり掻き乱されてしまっていたからである。たとえば、港で船積みを待つ袋詰めの産物にまぎれた土壌や雑草の種子が他の国へと輸送され、帰化してしまうこともあった。その結果、世界中の熱帯地域の港町が、同じ人里の植物相の受け入れ地となったのである。こうした経緯を知らない植物収集家が東インド諸島と西インド諸島で同じ植物を見つけると、それぞれの地域の原産植物だと断定してしまうだろう。分類学者たちは人為的にもたらされた均一性に惑わされて、熱帯の植物相が地域によってかなり多様であることに気づかなかったのである。★002

スターンはこうした観察から、ある特異なタイプの無知を指摘している。すなわち、熱帯の植物相の豊かな多様性に関する無知は、ヨーロッパという特有の文化の貿易ルートに沿って植物相の均一性が育まれたことに気づかなかったことが原因であった。この種の無知が、中絶薬をめぐる無知と明確に異なるのは、いったん誤りが判明すると、精力的にこれが正されたということだ。誤った科学的結論は、フンボルトやボンプラン、クック、バンクスの航海データが、熱帯の植物相のすばらしい多様性を明らかにしたとき、すぐに訂正された。ヨーロッパの植物学者と分類学者は、均一性という概念にとらわれることなく、新しい情報が入って来しだい訂正を認めた。

別の誤解が、一八世紀の輸送技術によって生み出された。たとえばフンボルトの時代には、植物(とくに小さい種類の植物)は、石材や鉱物よりもよく知られていた。植物は軽くて輸送が容易だからだ。なかでも、ヨーロッパへの長旅に耐えうる多肉植物や球根が好まれた。★003 船が大型化し、航行速度が増すにつれて、選択の範囲は広がっていった。

中絶薬をめぐる無知は、まったく異なる種類のものだった。中絶薬のアグノトロジー[一〇頁参照]を論じるにあたって、その知識が法令によって抑圧されることはめったになかったという点は踏まえておかなければならない。旅行指示書で、中絶薬の知識を集めないよう、植物探査者に警告していたわけではなかった。ヨーロッパの医療で、内科医はこの種の薬の使用を危険視することはあったが、彼らは別の中絶誘発技術をもっており、それを用いていた。たしかに多くの女性の命がこの知識にかかっていた。新しいエキゾチックな中絶薬は、一世紀以上にもわたって博物学者により幾度となく発見されていたが、中絶薬の知識は育まれなかった。上述の二つの例と違い、海外からの中絶技術の輸入は、文化的なさまざまな力に阻まれてヨーロッパの国境を越えることはなかった。知識が入手できるようになっても、歓迎されることはなかった。

すげなく拒絶されたのは誰の知識であったのだろう。知識の連鎖を特徴づけるものは何で、それがどこで断ち切られるのだろう。マリア・シビラ・メリアンは、アメリカ・インディアンとアフリカ人奴隷がオウコチョウ《ポインキアーナ》を中絶薬として用いていることを報告したが、この植物がカリブ海地域に固有のものか、それとも海岸に漂着したのか、商船か奴隷船に運ばれたのか、原産地はわかっていない。さらに、ポインキアーナを中絶薬として用いる知識が、どのように人から人へ、文化から文化へと伝播したのか、突き止める資料もない。しかし、スローンが航海した一六八七年にはジャマイカで、また一六九九年から一七〇一年にかけてメリアンが研究を行ったスリナムで、ポインキアーナが用いられていたことが確認されている。一七五〇年代には、グリフィス・ヒューズが、バルバドスで通経剤として利用されているのを観察している。サン・ドマングでは、早くも一六四〇〜五〇年代にポワンシーがこの植物の自生を確認しているし、デクールティルズの記録が残る一七九〇年代ともなるとこの植物は中絶薬として用いられていた。

なぜカリブ諸島にこの植物が存在し、中絶薬として用いられたのだろうか。これについて数多くのシナリオが可能だろう。一つの可能性は、この植物が図らずも伝わったというものである。ポインキアーナとして知られるようになったこの植物は、南赤道海流を北方へ逸らすに充分な洪水に乗って、ギアナ海岸やオリノコ河流域からカリブ諸島へと流れ着いたのかもしれない。植物や小動物がよくこの海流に乗って、ウィンドワード諸島［西インド諸島の中の群島」へと漂着したことが知られている。丈夫な鞘と種子のおかげで、海路での移動はそれほど困難ではなかっただろう。この属の種子は塩水に耐えることがわかっている。[★004]

あるいはこの植物は、家畜の飼料や栽培用に輸送された植物に付着した土から抜け落ちたのかもしれない。新たな地域への栽培植物の運搬は、人類の歴史に間断なく見られた。さまざまな種類の種子や植物は、商業や医療用として、あるいは食糧確保や人びとの好奇心のために輸送された。たとえばセイロンのオランダ人植物学者は、一七世紀はじめに（確実に到着するよう容器を分けて）標本の梱包荷物を、オランダのいくつかの植物園と東インド諸島へ送った。ヨーロッパ人は定住する場所に、主食の食糧の種子をどこにでも運んだ。（喜望峰、セント・ヘレナ島、モーリシャス島など）船舶に「食糧を補給する」停泊地においても、輸入されたヨーロッパの植物や家畜が貯蔵されていることが多かった。意図するしないにかかわらず、特別な花卉潅木ポインキアーナが広まる機会は、ありあまるほどあった。[★005]

もう一つのシナリオは、ポインキアーナがアフリカ起源の植物で（または東方貿易を経てすでにアフリカで帰化していたもので）、後にヨーロッパ人によってカリブ諸島へと運ばれたと想定するものである。一七世紀の航海者リチャード・リゴンは、この植物の種子をアフリカ西海岸のカーボヴェルデ諸島にあるサン・ティアゴから、西インド諸島のバルバドスへと運んだと報告している。しかし、一七世紀にカーボヴェルデが海上輸送の要衝で、貨物集散地であったことに留意するならば、リゴンがサン・ティアゴから運んだこの植物は、ヨーロッパ人の港がある他の場所からやってきた可能性もあるだろう。さらに言えば、リゴンがバルバドスへ種子を運ぶ一〇〇年以上前に、ポワンシーがイスパニョーラ島でポインキアーナを確認している。一八世紀の優れたイギリス人園芸家フィリップ・ミラーは、リゴンの報告を疑い、「故ヒューストゥン医師がどの入植地からもずいぶんと離れた森の中でこの植物を見つけているくらいだから、それがジャマイカで自生していることは確かだろう」と述べた。ヒューストゥンはまた、「ベラクルスとカンペチェ［メキシコ南東部の湾岸都市］で自生していること」を突き止め、「そこで赤色の花を咲かせるものと黄色の花をつける二つの変種を見つけた」★006。

あるいはまた、ポインキアーナがアフリカ原産で、そこから奴隷によってカリブ諸島へ運ばれたのかもしれない。たとえば、ジュディス・カーネイの『黒い米』では、アフリカ人は、米ばかりでなく米の栽培技術をもアフリカから新世界へともたらした事実が立証されている。貿易業者や奴隷は、食糧や医療のためにアフリカから農産品を持ち込むことがあった。たとえば、ジャマイカの植物学者でバース植物園の管理者であるトマス・ダンサーは、「ビッシー」（アフリカの果物）がスローンの時代以前に「黒人によって」ジャマイカに導入され、「アキー」（アフリカの別の果物）も、「ヒバートの船で運ばれた黒人によって」持ち込まれたと述べている★007。

中絶を長年実践してきたアフリカ人が、奴隷となって輸送されるとき、ポインキアーナの種子を持ち込んだとも考えられるが、可能性は薄い。ポインキアーナは西アフリカに生えているが、そこでは広く使用される中絶薬ではないからだ。あるいは、奴隷はかつて故郷で利用していた植物に似たものが、熱帯のカリブ諸島ですでに生えているのを見つけたのかもしれない。メリアンのオウコチョウに似た植物のカエサルピアセア・スワルツィア・マダガスカリエンシス（*Caesalpiniaceae swartzia madagascariensis*）［ジャケツイバラ科］は、現在、アフリカ西海岸に自生しており、その種子は、セネガルで（ザンビアでも）中絶薬としてよく知られている。女奴隷たちがどのようにしてスリナムやサン・ドマング、ジャマイカでポインキアーナを利用するようになろうとも、カリブの緊迫した性をめぐる経済関係に取り込まれる以前から、中絶薬を知っていたのは明らかである★008。

一九世紀のスイス人植物学者オーギュスタン＝ピラーム・ド・カンドルは、オウコチョウの起源はインドにあり、後にヨーロッパ人によってカリブ諸島へと運ばれたと、別の可能性を示唆した（一九九一年に出版された『セイロンの植物相』は、アメリカ大陸から南西アジアへもたらされたと正反対のことを論じている）。オウコチョウはインドとその周辺地域に繁茂しており、一六七〇年代という早い時期にオランダ領東インドからヨーロッパへ輸入された。メリアンはこの植物を東インドの一般的な呼称である「フロース・パウォーニス」と呼んでいることから、彼女がスリナムへ旅立つ以前にこの植物をアムステルダムで見た可能性は高い。オウコチョウが一七、一八世紀の東インド領で中絶薬として用いられていたとしても、この知識はヨーロッパへ伝えられなかったということになる。★009

最後のシナリオとして、この顕花植物をアメリカ熱帯地域原産とし、土着のアメリカ・インディアンが、この植物の中絶薬としての効能を知っていたと仮定できるかもしれない。すでに見たように、スペインの記録は、アメリカ・インディアンが［ヨーロッパとの］接触以前に中絶薬に慣れ親しんでいたことを明らかにしている。一七世紀までにポインキアーナは、カリブ諸島のいたるところで中絶薬として用いられていた。スリナムからフランス領アンティル諸島を通ってジャマイカにいたるまで広く使用されていたということは、この植物とその用途が、タイノ族やサラドイド民族の祖先に知られており、彼らが南米からカリブ諸島へ移住したさいに一緒に伝えられたと考えられる。一八世紀末にフンボルトは、オリノコ河流域で中絶薬（どの植物だったか同定していない）が広範に利用されている印象を記している。サラドイド民族は、今日の北東ベネズエラにあたる地域からまずギアナへと広がっていった。彼らがグレナダを発見するや、すぐに（少なくとも一世紀も要せずに）小アンティル諸島を通ってプエルト・リコ（この町がある大アンティル諸島には、紀元前四〇〇〇年頃に人類が居住していたことが証明されている）へと移動した。民族、知識、食料、習慣、儀式、技術のこうした敏速な移動は、この地域の植物の利用に類似性が見られる理由かもしれない。移送されたアフリカ人が、そのときにはポインキアーナという名で知られているこの植物の用途を、タイノ族に教えた可能性はあるが、タイノ族とアラワク族がこの用途を新参のアフリカ人に教えたとするほうがもっともらしく思われる。ダンサーは、ジャマイカのバース植物園で育つ「きわめて珍しい原産植物」の中にポインキアーナを挙げている。アーサー・ブロートンは、ジャマイカにあるヒントン・イースト個人所有の広大な植物園の目録を作ったが、彼もまたポインキアーナはカリブ諸島の原産だとしている。黄色の変種は、一七八二年にホンジュラスのシェイクスピアという人物によって

ジャマイカに導入されたという。[★010]

ポインキアーナは、西インド諸島で博物学者たちが同定した唯一の中絶薬ではなかった。エドワード・バンクロフトは、「ニンニク草」や「めんどり草」という名称でも知られていたアマゾン河流域原産のヤマゴボウの一種（*Petiveria alliacea*）に触れ、この植物の中絶誘発性が地元の人びとに知られていたと述べている。バンクロフトの報告は一八世紀半ばのものだが、そのときまでには、（中絶を含め）多くの用途に関する知識が、バンクロフトがギアナへ移動する前に働いていたバルバドスにも達していた。もとはと言えばアメリカ・インディアンの知識であったにもかかわらず、バンクロフトは、奴隷が中絶のためにこの植物を用いていると非難し、中絶が西インド諸島のプランテーション経営の破綻を招いているとみなした。いずれかの時点で女奴隷たちは、アラワク族（ギアナのほぼすべてのプランテーションにまだ居住していた）から、この植物を中絶薬に処方する仕方を学んでいた。バンクロフトらヨーロッパの内科医が土地のヤマゴボウの用途を知っていたにもかかわらず、植物探査を行った者は、この知識をヨーロッパに伝播させる価値があるとは考えなかった。[★011] ロンドン、パリ、ライデン、エディンバラの『薬局方』に記載されているヤマゴボウの項目には、中絶薬としての言及は一つもない。

バンクロフトはまた、「オクロ」あるいはオクラ（*Hibiscus esculentus*）というアフリカ原産の植物の中絶誘発性を指摘している。植物地理学者は、オクラの起源を、今日のエチオピアとエリトリア［アフリカ東部の国］の山岳地帯を含む地域にあったアビシニアの栽培植物センターにたどっている。オクラは、一六五八年以前のある時期にブラジルへ導入され、一六八〇年代にはスリナムでも知られていた。乾燥ができて輸送が容易なため、奴隷商人は積み荷の奴隷の食糧としてこの植物を新世界へと運び、奴隷たちもまた、海を渡るのにこれをしまい込んだのかもしれない。バンクロフトの報告によると、「中絶するつもりの」女奴隷は、「この鞘状の食べ物によって子宮頸管を滑らかに」できると考えていたようだ。彼女たちは、ヤマゴボウか、アメリカ熱帯地域の原産で、とくにブラジル原産がよく知られている

「感覚植物」（オジギソウ *Mimosa pudica*）を使って中絶を引き起こした。ここには、女奴隷たちが自分たちの医療技術を新世界へ移植し、アメリカ・インディアンから習得した治療法と工夫して組み合わせた事例が確認できる。女性は西アフリカで治療者として重要な役割を果たしており、彼女たちが自分の知識を新しい環境に適用したとしても何ら不思議ではない。西インド諸島で用いられたアフリカの中絶薬に加えて、ジャマイカの（広く利用されていた一六〇ほどの薬草のうち）約六〇の薬草が、アフリカで薬として利用されていたことがわかっている。その中にはジャマイカのセンナ、コラ［アオギリ科の常緑樹で実は強壮剤となった］も含まれていた。★012

第3章で見たように、サン・ドマングのフランス領では、デクールティルズが中絶薬として用いられていた現地の植物をいくつか同定している。彼がリンネ式に「アリストロキア・ビロバタ」（*Aristolochia bilobata*）と呼び、「馬蹄のつる植物」や「西インドのオランダ人のパイプ」という名前でも知られていた最初の植物は、アンティル諸島の内科医たちに処方されていたようだ。デクールティルズは、これを妊婦に与えてはならないと彼らに警告した。誕生草は、すでにヨーロッパ人によく知られており、西インド諸島のこの変種は誕生草のタクソンに融合された。デクールティルズはまた、中米原産のエーリンギュウム・フォエティドゥム（*Eryngium foetidum*; fitweed や「長いコリアンダー」などとも呼ばれていた）にも触れている。中米の起源であるにもかかわらず、この植物は、原産国の言語と無関係のギリシア・ラテン語名を負わされた。今日もスリナムでは熱、下痢、嘔吐、インフルエンザに用いられており、プエルト・リコではチップス用ソース（サルサ）の中に入れられている。ウェーローニカ・フルテスケンス（*Veronica frutescens*）は、奴隷女たちも用いており、カリブ族はクーガリと呼んでいた。アフリカ人女性は、アメリカ・インディアンからこの植物の用途を学んだと推測できるかもしれない。最後に、デクールティルズは、カリブ諸島で見られる別の刺激性通経剤（悪人の木を意味するフランス語とクレオール語で呼ばれる植物。一八八頁参照）にも触れている。ただし彼はこの植物にリンネ式の名称をつけなかった。★013

以上、中絶薬の知識が南米やアフリカからカリブ諸島へと流れ込んだことを確認できたが、この知識のヨーロッパへの流出は阻止された。新世界の中絶薬にとって、社会通念という貿易風は逆風となった。

デクールティルズの中絶薬の多くにはリンネ式の名称がつけられたが、どれ一つとして当時のヨーロッパの『薬局方』に記載されなかった。なぜこのようなことが起きたのだろうか。私が先に述べたように、エキゾチックな中絶薬の知識はあからさまに抑圧されはしなかった。ここでさらに踏み込んだ分析をするには、アグノトロジーがふさわしい。われわれが知らなければならないのは、このような知識が非難されるようになり、この知識の発展が妨げられる社会とはどのような構造だったのかということである。一八世紀の医療組織、植民地当局や政府は、有益な薬草を求めて西インド諸島で植物探査をする人びとが、エキゾチックな中絶薬の知識をヨーロッパへもたらすことを妨げた。

第4章で論じたように、ヨーロッパの医療関係者は中絶薬を断固として受け入れなかった。新しい実験薬に対する熱狂は、場合によっては人命救助にもなるこれらの薬にまで及ぶことはなかったのである。第3章で示したように、多くの婦人病と同様、中絶も産婆の領域であったとする根拠がある。内科医は治療に中絶薬を使っていたが、概して女性の命がきわめて危険なときに限られていた。内科医は、当時ヨーロッパで広範に行われていた中絶行為に対して、ほとんど経験がなかったように思われる。合法的であっても、中絶は決して安易に行えることではなく、道徳的な恐怖感がなくても、肉体的な危険が中絶を押し止めたのだ。内科医が科学的な産科学を発展させようとするとき、中絶の実践を含め、専門性にも健全性にも欠ける産婆術から距離を置こうとする傾向があった。一九世紀への転換期に、医学的な法規制が始まると、ヨーロッパ中の法律関係者は中絶（あるいは、フランス政府が呼ぶところの「人工流産[fausse-couche forcé]」）への規制を厳しくし、中絶薬に関する研究を不可能とまでは言わないにしても、困難にした。[★014]

これまで見てきたように、植民地事業は大部分が男性によって担われたものであった。プランテーション経営者も奴隷も、大半が男性であり、植民地行政官も博物学者も内科医もそうであった。科学的な発見の航海が植民地事業の一環として行われたことから、女性の命の問題に関心を寄せることはほとんどなかった。たしかに、フィリップ・ロンヴィリエ・ド・ポワンシーやヘンドリク・アドリアーン・ファン・レーデ・トート・ドラーケンステインのような植民地行政官は、貿易商やプランテーション経営者、貿易会社関係者の命を守る薬に関心をもっていたが、その中に女性はほとんど見られなかった。内科医はこうした理由から、熱帯で兵士や水兵、ヨーロッパ人入植者に役立つキニーネ、ヤラッパ、トコンのような薬を集め、実験もした。植民地事業の男性的な本質自体は、女性を対象とする治療法の収集を否認するものではなかった。すでに考察したように、この時代の体液に基づく医学は、依然として病気や治療の経過に及ぼす性差の影響を探ろうとしていた。近世を通じて、内科医たちは新しい治療法を女性に試験するようにしていた。

今にして思えば、ヨーロッパの大規模な植民地拡張は、［新しい薬草の発見から］多産抑止薬開発のお膳立てとなったのかもしれなかった。新世界の発見は、空前絶後の広範な植物の劇的大移動を引き起こした。植物は四方八方、あらゆる方向へと移動した。ヨーロッパ人との接触以前も以降も、タイノ族とカリブ族は、キャッサバ、トウモロコシ、ヤマイモ、バナナ、タバコ、オオバコ、パイナップル、綿、染料植物を、南米とカリブ諸島を結ぶルートで交易していた。奴隷たちは、米やアンゴラ豆など、アフリカから新世界へ数多くの植物を紹介した。リゴンは、乾燥すると「美味だった」大きな根っこをもつ植物（おそらくヤマイモだと思われる）の種子を「黒人《ニグロ》」が持ち込んだことを確認している。イギリス人は、カイコを育てるために極東からヴァージニアの植民地へ桑の木を移植し、メキシコ・ヤラッパとトコンをイギリス経由でバルバドスへと運んだ。ポルトガル人は、南米のトマトをリスボンの港からバルバドスへ伝えた。一六世紀から一七世紀にわたって、ヨーロッパ人は小麦、サトウキビ、インディゴ、コーヒーといった収益植物を東から西へと輸送し、トウモロコシ、ジャガイモ、サツマイモ、タバコ、キナ皮を西から東へと運んだ。一八世紀末までに、およそ一六〇〇の植物園を擁する大陸間《インターコンティネンタル》システムができあがり、世界中のヨーロッパの所有財産を結びつけた。マルティニク島の植物園がその典型で、ペルー、ヨーロッパ、日本、マダガスカル、エジプト、中国、インドネシア、スリナム、その他、遠方の地域から三六〇種もの植物を収容していた。[★015]

このような植物資源大開発の時代、政治上、ジェンダー上の優先権がちがっていれば、多産抑止薬が植物探査の対象になったかもしれなかった。そのような薬草は、タイノ族とともに南米からカリブ諸島へと難なく移送され、西アフリカ人とともに彼らの祖国からアンティル諸島へともたらされた。しかしここで、知識の連鎖が断ち切られたのである。新しい商品を求めてヨーロッパ全体が熱狂していたにもかかわらず、多産抑止薬がこれらの市場にあふれるようなことはなかった。

この時代に中絶薬や多産を調整するような薬を開発することは、まさに重商主義国家の利に反することになった。オランダ共和国、イギリス立憲君主国、フランス絶対君主国の指導者は、出産制限ではなく、人口増加政策を奨励した。重商主義政府は、農産物や商品を増産し、常備軍の兵隊となり、税金と地代を充分払う健康な人口を増やすことで、国富を増大させようとした。とくにフランスでは、カトリック聖職者やカトリック女性の独身制、ナントの勅令廃止後のプロテスタントの強制移住、戦争、家事奉公人の低い結婚率、農業の放置、世間一般の放蕩ぶりなどによる人口の衰退が懸念された。中絶、嬰児殺し、乳児死亡率はどれも高く、人間の命をまさに始まりから浪費するものと憂慮された。人口がますます国家の関心事となるにつれて、ニナ・ゲルバートが論じるように、「女性の身体は一種の国家財産と考えられるようになり、国家の諸権利の管理と利用の下に置かれ、社会の多産を確実にするよう期待された。既婚女性は、市民を産むという公的な機能を果たす道徳的な義務があり、愛国的な運命に従うべきだとみなされた」。当時の評論家は、子供を商品のように論じ、「国家の富、王国の栄光、帝国の中枢であり幸運」と称えた。このような風潮の中、女性は「人類という種を増やし、育てるよう」奨励されたのであった。[★016]

別言すれば、重商主義者たちは熱心な出産促進論者であった。たとえばイギリスの植物学者で内科医のネーミア・グルーは、「イギリスの富と力を十二分に増やす方法」に関する覚え書きをアン女王に提案し、イギリス経済の本質をなす四点として、国土、製造業、外国貿易、そして人口を挙げた。なかでも人口は、労働、陸海軍、市場に人を供給して国富を増大させるにはきわめて重要だとした。同じ頃、フランスのコルベールは、西インド諸島のフランス人人口を増やす手段を講じ、一六六八年には結婚資格年齢を下げ、男子一八歳、女子一四歳とするよう現地の総督に指示した。西インド諸島の人口が増えれば、「フランス西インド」会社はもとよりフランスにも増収をもたらすだろうとコルベールは会社の役員に言い含めた。[★017]

重商主義政府は、人口「増大」のため、内科医、植物学者、産婆の協力を求めた。経験主義的で公的使命をもつ内科医は、政府が資金提供する医療の警察としての任務を帯びて、国家の活力、兵力、富、繁栄を増大させるべく民衆の健康を増進した。貧困層や労働層の病的な状態や死亡数を減少させる取り組みがなされ、市立病院や産院が拡張され改善された。内科医はまた、天然痘の接種など民衆の健康を保つ方法を開発した。これは、一八〇三年まで「人口増加の最大要因」とみなされた。また、産婆を国家試験制にして、外科医団体の監視下で認可するなど、産婆制度の改善も行われた。フランスでは、アンジェリク・マルグリット・ル・ブルスィエ・デュ・クードレが王室政府に雇われ、フランス中の産婆を教育し、彼女が公共善《ビヤン・ピュブリック》と考える任務を仕込んだ。彼女の産婆術の手引書には、未来の「国家の臣民」、すなわち「神の目に適《かな》い、家族に役立ち、国家に必要な」子供を大切にすることで、産婆は国家に尽くすものだとくり返し説かれている。彼女が教材用に作らせた人体模型は、カリブのフランス植民地にまで届いていた。[★018]

植民地の内科医はまた、健康な国民を生み出すことが自分たちの使命の一つだと考えていた。多くの点で、「人口は植民地の繁栄、富、力を決定した」。サン・ドマングの王認可の内科医で、かつてカイエンヌで軍外科医を務めたジャン＝バルテルミー・ダジールは、「黒人《ニグロ》」の特殊な病気を治す最善策について書物を著し、このような感想を述べた。ダジールは、植民地の富がフランスへと還流する重商主義システムの輪郭を描きながら、「黒人なくして、栽培、生産、富もなし」として、植民地の豊かさとは第一に豊かな奴隷人口にあると主張した。★019

奴隷の健康を維持するのが内科医の仕事であれば、奴隷を安く賄《まかな》うのは植物学者の仕事であった。プランテーションの奴隷の食費を安くあげるため、安価な食料の導入に努めた最も好ましい事例は、一七九〇年代にジョゼフ・バンクス卿が西インド諸島への帰化に成功したポリネシアのパンノキである。バンクスと同僚のダニエル・ソランダーは、一七六九年にキャプテン・クックとタヒチへ向かう航海の折、この実り多い食品の利点に気づき、西インド諸島へのパンノキの導入をジョージ三世に進言した。一七八七年、国王はこの目的を成し遂げるため、悪名高いウィリアム・ブライ船長を派遣した。乗組員たちは、タヒチで六か月にわたって植物の収集と繁殖に明け暮れ、一〇〇〇本以上の苗木を積んで太平洋を西方へと向かった。「バウンティ〔望み〕号」は西インド諸島へたどり着くことはできなかったが、イギリス海軍本部は、最終的にジャマイカとセント・ビンセント島へパンノキをもたらすことに成功した。ミシェル＝ルネ・イリアール・ドーベルトゥイユは、一七七〇年代にサン・ドマングから別の安価で豊富な食べ物について報告している。彼は、西インド諸島へ移送された初期の奴隷が、アフリカの故郷から運んできた米とタピオカノキ（これはおいしいパンの原料となった）に注目し、これらを栽培すれば、奴隷一人が一日わずか二時間働けば、二〇人の奴隷を充分食べさせるだけの収穫ができると計算した。しかし、プランテーション経営者の立場から言うと、奴隷には島に自生する食べ物をあてがうほうが楽だった。バナナ、ライム、ジャガイモ、サツマイモがいたるところで育ち、ほとんど手もかからず、年間を通して収穫できた。イリアール・ドーベルトゥイユは、こうした二つの供給体制により、一万六〇〇〇カロー（約四万五〇〇〇エーカー）で二九万人の奴隷を賄えると見積もった。★020

植民地の内科医は出生数を増やし、乳児死亡率を下げる具体策を求められた。シャルル・アルトーはフランス植民地の産婆教育の必要性に関して、次のように述べている。「女性は、無知の犠牲になる自由などもってはならない。

これは国家の利益に反することである」。彼は、植民地の立法部が産婆を試験し認定し、王の任命する内科医と外科医がこれを積極的に監視することを奨励した。生殖に関する植民地の法律は、大半がヨーロッパから直接輸入されたものだった。一七一八年にフランス植民地は、妊娠の隠蔽と嬰児殺しに対する一五五六年／五七年のアンリ二世の法令を再び適用すると宣言した。「われらが王国に広く見られる、極悪この上ない犯罪を警告する必要がある。すなわち、不義およびその他の事情で妊娠した多くの女性が、邪な考えに説き伏せられて妊娠を隠し、秘密裡に出産し、赤ん坊に洗礼の秘蹟を施しもせず、窒息死させるか殺すか、さもなくば秘密の場所に投じたり、異端者らの地に埋めたりしている」と戒めている。この法令はさらに、「妊娠を隠し、幼児を窒息死させるか殺した女性は、このおぞましい犯罪をなくすために見せしめとして罰せられる。妊娠を隠し、赤ん坊が死んで発見された場合、たとえ死産だったと主張しても本人が殺したとみなされる」としている。この法令は、フランス植民地で一七五八年、一七六五年、一七八四年と発布された。いかなる産婆もいかなる外科医も、女性に秘密裡に出産させてはならなかった[★021]。

ヨーロッパの産婆は、長い間、教会や国家の工作員として出産を取り締まり、妊娠の隠蔽や不法行為を告発し、非嫡出子の父親の名前を明らかにする（これは女性に陣痛が起こったときに聞き出すことが多かった）責務を負っていた。植民地の医療組織もまた、嬰児殺しや中絶による奴隷の減少に歯止めをかけるため、産婆の協力を求めようとした。植民地の法律はすべての奴隷に妊娠を産婆に申告するよう求め、産婆はそのつど外科医に報告し、外科医はそれを登録するよう定められた。植民地の内科医は、プランテーションの産婆が女性の中絶や嬰児殺しに手を貸しており、責任があると考えていたので、妊婦が流産したり死産すると、奴隷の産婆は妊婦とともに厳しく罰せられた。産婆を教育し認可する計画には、産婆の忠誠心を掌握するねらいもあった。同時にプランテーション経営者は、女奴隷たちがもっと多くの子供を出産したくなるよう、ちょっとした装身具や食べ物、そして時間を与えた。

ヨーロッパでも植民地でも、国益のために多くの子供を保護しようと捨て子の収容施設が設立された。植民地の孤児院では、人種に基づく経済格差《エコノミックス》が子供の命運を左右した。たとえばマルティニクの法律には、すべての捨て子は白人婦人施療院《オピタル・デ・ダム・ブラーンシュ》へ収容すべきであると謳われていた。そこでは、王室の検察官の立ち会いのもと、王室の内科医と外科医によって、その子供が白人か有色か申告された。子供が白人と申告されれば、その旨、子供の洗礼証明書に記録された。子供の肌の色が疑わしければ、王の費用で一年間その施設で育てられ再び検査を受けた。子供が「有色」と判断されれば、子供の洗礼証明書にその旨記録され、王の利益のために売られることになる。子供が黒人と判断されて売られてしまい、しばらくしてその母親が現れ、子供を返して欲しいと要求した場合、あるいは母親によって子供が自由身分であることが立証された場合、母親は子供の世話にかかったすべての費用の支払いを請求された。[★022]

植民地の人口「増大」というヨーロッパ人の願望は、ときに国家の他の政策を無視することにもなった。イリアール・ドーベルトゥイユは、一六八五年のナントの勅令の廃止が、実際はほとんど効力をもたなかったと述べている。というのも、勅令廃止によって、プロテスタントはフランスの土地から追放され、ユダヤ人はフランス植民地の入植を禁じられたが、植民地には「あらゆる国の、あらゆる宗教の」人びとがいたからである。入植者が分別のある人間で、勤勉に働いていれば、生まれや宗教的信条を詮索する者はいなかった。万事が植民地に役立つように計算されていたとドーベルトゥイユは付言している。ウィリアム三世の統治期に、ジャマイカの評議会は、王にすべてのユダヤ人を島から追放するよう要請したが、彼らの勤勉さを認める王はその要請を聞き入れなかった。[★023]

このような風潮の中、貿易会社や科学アカデミー、政府など、植物探査を行った組織は、ヨーロッパの『薬局方』に多産抑止薬の情報を蓄積することにほとんど関心をもたなかった。アレクサンダー・フォン・フンボルトは、一九世紀転換期にペンを執って、ヨーロッパの男性科学者が新世界の避妊薬や中絶薬を収集しなかった事情やその理由を明らかにしている。フンボルトは、言葉の問題があって、特殊な薬草が避妊や中絶の目的にどのように用いられたかをうまく確認・理解することができず、イエズス会のジッリ司祭に協力を求めた。彼はオリノコ河沿岸に暮らす現地の人びとの懺悔《ざんげ》聴聞司祭を一五年間務め、既婚女性の秘密《イ・セグレティ・デレ・ドンネ》に精通していることを誇っていた。フンボルトは、アメリカ・インディアンが利用している中絶薬が安全であることに驚きを表し、「どのようにして子供に食べ物を与え、衣服をあてがい、養うべきかわからず、子供をもつことを恐れている」土地の若い母親たちに同情を示しながら、ヨーロッパにおけるこのような薬の必要性について論じた。しかし彼は、これらの効き目のある薬草に関する情報をヨーロッパへ伝えることを拒んだ。ヨーロッパ人が中絶薬に関して実用的な知識をもっていることを重々承知の上で（フンボルトは、サビナ、アロエ、シナモンとクローヴのエキス油を挙げている）、新世界の中絶薬と避妊薬をヨーロッパへ紹介すれば、「子供の四人に一人が、親に捨てられるためだけにこの世に生まれている都市の劣悪な風俗が」いっそうひどくなるだろうと懸念を示した。フンボルトはまた、これらの目新しい薬物が、繊細なヨーロッパ人の体質には効きすぎるのではないかと恐れた。いわく、「文明人の脆弱な体は、身体の諸系統が互いに独立した未開人の頑丈な体に比べて、刺激物や有毒な薬剤の使用に長時間耐えることは難しい」のであった。[★024]

さらに重要なのは、フンボルトがこのような医学的知識の収集に気が進まなかったのは、人口増加への重商主義的な関心によると自ら明言していることである。彼は、オリノコ河のインディアン人口の激減の原因を挙げ、天然痘については、それが猛威を振るったのは他民族であったとして、この原因から外した（フンボルトによると、この病気はこのような内陸遠隔地まで浸透していなかった）。代わりに彼が光を当てたのは、キリスト教伝道団に対するアメリカ・インディアンの「反感」、不健康な高温多湿の気候、彼らが受け入れた貧しい食事、手のつけられない子供の病気、そして最後だが軽んずべきでない要因として、自ら多産をコントロールする女性の実態であった。このような母親たちは薬草による避妊に精通していた。フンボルトは、ヨーロッパの知識人の間で避妊と中絶を論じることがタブーとなりつつあることを意識して、次のように結論した。「避妊と中絶は受け入れがたく、私はこれらの病理学上の詳細に踏み込むことが必要だと考えた。というのも、これらが人類の最も未開な状態においても高度な文明においても、人口の増加がほとんど認められない一因であることがわかったからである」[★025]。

要するに、中絶の実践は植民地闘争に深く組み込まれていた。一八世紀のヨーロッパとその植民地におけるジェンダー関係は、ヨーロッパ人が植物探査で中絶の情報を収集せず、カリブのそうした医療実践を理解しようとしないものであった。たとえばメリアンのオウコチョウは、植物学の歴史の変革と身体の歴史の変化の両方に関係していた。もっと一般的に言えば、科学の急速な発展の時代に、多産抑止薬に関するヨーロッパの知識は衰えていったのである。ジェンダー・ポリティックスは、特有の知識群ではなく、この場合、特有の無知群を明確に浮き彫りにした。ヨーロッパ人の間に見られた中絶のアグノトロジーは、植民地で収集された知識の欠如のためではなく、誰が女性の多産をコントロールすべきかをめぐって長引いた闘争の結果であった。代わって無知群が、ヨーロッパ女性の生にまつわる経験を形成するようになった。避妊薬や中絶薬を容易に入手できなくなり、生殖の自由、ひいては職業の自由が抑えられた。社会の上層や中層のヨーロッパ人女性の理想像は、女性を家庭の天使、ならびになすすべもなく自然に身を任せる多産の母として形づくられていった。オコウチョウの興味深い歴史が明らかにするのは、地球規模の国の政策、あるいは航海事業の後援者や貿易の傾向、はたまた現れつつある専門分野のヒエラルヒーや個人的な利害、専門家としての責務などに応じて、航海者が自然の恵みから知識を選択的に集めているさままであった。こうした経緯の中で、多くの有益な知識が失われてしまった。

ヨーロッパへ届かなかった知識は、それにもかかわらずカリブ諸島で生きていた。私は、ベリーズ、ジャマイカ、コスタリカ、マルティニク、グアドループ、ドミニカ、ドミニカ共和国などを旅行し、今日の中絶薬の使用について数多くの人びとに質問を試みた。コスタリカで私は、「誰でも」こうした治療薬を知っていて、今でも使用されているということをスペイン系の男性ガイドに教えてもらった。私たちがハイキングをした近くの村で、彼は私に、「ある

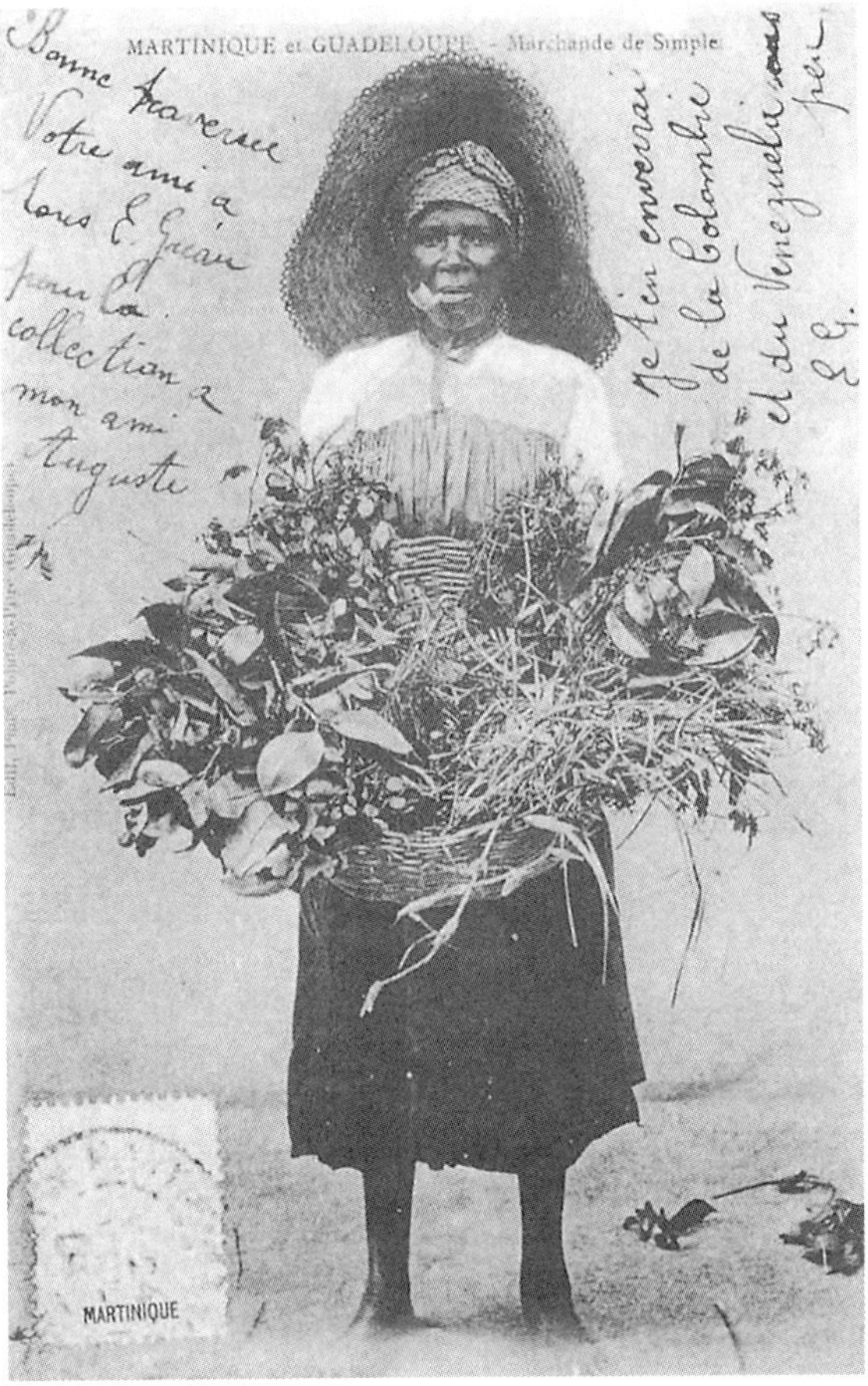

6-1 ❖ 薬草を売る商人。20世紀転換期のマルティニクの絵葉書。Musée de la Banane, Martinique.

小柄なお嬢さん」が最近、婚姻外の妊娠を中絶したと告げた。ドミニカでは、カリブ海地域に生き残った約三〇〇〇人のカリブ族の一人と、カリブの歴史と文化について二時間にわたって活気に満ちた会話をした。この女性は大変打ち解けた興味深い人で、彼女と心地良くすごしながら、私は最後に出産制限の話題を切り出した。彼女は答えようとしたが、私を一瞥して静かに言った。「でもそれは秘密なのよ」。私は答えを迫らなかった。彼女はしばらく考えた後、夫を呼び、一緒に裏口の階段に生えている植物を採ってきた。女性が妊娠を防ぐため、性行為の後、この植物で作ったお茶を飲み、それで体を洗うのだと教えてくれた。

ドミニカをさらに進み、この出会いから五マイルほど離れた所で、一人の無許可の田舎医者(彼は、自分を町で稼いでいる「やぶ医者」とは区別していた)が、私に三種類の中絶薬の名前を教えてくれた。そのうちの一つは、彼が「影のベニー」(*Eryngium foetidum*)[オオバコエンドロ／メキシカン・コリアンダー]と呼んでいたもので、一七九〇年代にデクールティルズが、サン・ドマングで積極的に利用されていた中絶薬と同定したものだった。ドミニカでは中絶が違法なので、薬草を利用するこの医者は、私が彼の名前を暴露しないかと心配していた。★026 彼は中絶について包み隠さず話してくれたが、アフリカ系のこの男性は、カリブ女性が私にくれた植物(私は実物を彼に見せた)には避妊薬としての効果はないとにべもなく否定した。こうした見解の違いをどのように解釈すればよいのか、私は釈然としなかった。

このような何気ない出会いの中に、植物探査を行ったヨーロッパ人とカリブ海諸島の人びととの一八世紀における出会いの亡霊を見る思いがした。ここには言葉の問題があった。カリブ族の女性と私は英語で会話したが(彼女の民族の言葉はドミニカでは絶滅しており、彼女はこれを蘇らせるプロジェクトを、スリナムのアラワク族と動かしていた)、それでも、同じ植物名を共有することはできなかった。現地に滞在して日も浅かったので、メリアンの花卉潅木を指す地元の呼称がわからず、カリブ族のこの女性がオウコチョウ(「バルバドスの誇り」、またはポインキアーナ・プルケリッマ)を知っているかどうかを尋ねることができなかった。言葉の問題の次に、カトリックの強いこの国で中絶が違法であることから、秘密が漏れることへの怖れがあった。なんら責めを負うことのない植物が、国家の政策という複雑に仕組まれた網で捕らえられてしまったために、出産制限と中絶の、なんと容易で安全で効果的な方法が、ヨーロッパとアメリカの女性たちから失われてしまったことか！

Robert Moray out of Virginia," *Philosophical Transactions of the Royal Society of London* 1(1665–1666), 201–202.　ジェイムズ・グレインジャーは、それぞれの領主は、イギリスから毎年、次の医薬品を送らせたはずだと記している。ゲンセイ[この昆虫の粉末からカンタリスを作る]、ビーバー、灰にした雄鹿の角、炭酸アンモニア水、クローバー、シナモン油、トコン、ヤラッパ、アヘン、ナツメグ、ルバーブ、ラベンダーエキス、ミョウバン、硝酸銀、粗製の水銀、昇汞、テレビン油、粉末石膏、ターナーの蝋膏、硫酸など(*Essay*, 95)。McClellan, *Colonialism and Science*, 148.

★016――Gelbart, *King's Midwife*, 91. ; Joseph Raulin, *De la conservation des enfans*, 3 vols.(Paris, 1768), vol. 1, "épitre au roi."

★017――グルーの引用は、Miller, *Adoption of Inoculation*, 226.　次も参照。Cole, *Colbert*, vol. 2, 41–45 ; Eli Heckscher, *Mercantilism*, 2 vols.(London : George Allen & Unwin, 1935), vol. 2, 160–161.

★018――Hilliard d'Auberteuil, *Considérations*, vol. 2, 50. ; Razzell, *Conquest*, viii に引用されている *Gentleman's Magazine* 参照。Le Boursier Du Coudray, *Abrégé*, ii, viii, 3, 13.

★019――Dazille, *Observations sur les maladies des negres*, vol. 1, 1–2.

★020――Mackay, *In the Wake of Cook*, 123–143. ; Hilliard d'Auberteuil, *Considérations*, vol. 2, 58.　カローという単位の面積換算については、McClellan, *Colonialism and Science*, xvii.

★021――Arthaud, *Observations*, 74, 78–79. ; Jacques Gelis, "Obstétrique et classes sociales en milieu urbain aux XVIIe et XVIIIe siècles : Évolution d'une pratique," *Histoire des sciences médicales* 14(1980) : 425–433, esp. 429.　法令の引用は、Médéric-Louis-Élie Moreau de Saint-Méry, *Loix & constitutions des colonies Françoises de l'Amérique sous le vent*, 6 vols.(Paris, 1784–1790), vol. 1, 4–6, ; vol. 4, 222–223, 837.

★022――*Second Supplément au Code de La Martinique* (Saint-Pierre, 1786), 357–358.

★023――Hilliard d'Auberteuil, *Considérations*, vol. 2, 52. ; Long, *History*, vol. 1, 570 ; vol. 2, 293.

★024――Humboldt(and Bonpland), *Personal Narrative*[＊], vol. 5, 28–32.　フランクもまた、女性が困窮を恐れて嬰児を殺していると報告した(*System*, vol. 2, 13)。

★025――Humboldt(and Bonpland), *Personal Narrative*[＊], vol. 5, 28–32.

★026――ドミニカ共和国で jobobán として知られる[マホガニーに似た]トリキリア属の樹木 *Trichilia hirta* の根は、今日も中絶薬として使われているという。リー・アン・ニューサムからの個人的情報。

ニューサムからの個人的情報。次も参照。Charles Gunn and John Dennis, *World Guide to Tropical Drift Seeds and Fruits* (New York : Quadrangle, 1976).

★005——Stearn, "Botanical Exploration," 193 ; Heniger, *Hendrik Adriaan van Reede tot Drakenstein*, 76–77.

★006——Ligon, *History*, 15 ; Miller, *Gardener's Dictionary*, s.v., *Poinciana* (*pulcherrima*).

★007——Judith Carney, *Black Rice : The African Origins of Rice Cultivation in the Americas* (Cambridge, Mass. : Harvard University Press, 2001). 多くのアフリカの食物は航海中の食料として奴隷船で運ばれた。ロングは、アフリカ貿易業者が、奴隷のみならず貴重な薬品を新世界へ運ぶことがあった点に注目している(*History*, vol. 1, 491)。ダンサーも「ユダヤ教国の人びと」がナツメヤシとパーム油をジャマイカに紹介したことに注目していた(*Catalogue of Plants*)。Broughton, "Hortus Eastensis."

★008——Edward Ayensu, *Medicinal Plants of West Africa* (Algonac, Mich. : Reference Publications, 1978) ; Maurice Iwu, *Handbook of African Medicinal Plants* (Boca Raton : CRC Press, 1993) ; Beb Oliver-Bever, *Medicinal Plants of Tropical West Africa* (Cambridge : Cambridge University Press, 1986). 当然、奴隷はアフリカのさまざまな地域から独自の習慣や医療の伝統をもってやってきた。スリナムにおける奴隷の起源については、Stedman, *Stedman's Surinam*, 96 ; フランス領西インド諸島については、Debien, *Esclaves*, 39–68. ; Hans Neuwinger, *African Ethnobotany* (London : Chapman & Hall, 1996), 321–324. バーバラ・ブッシュは以下の論文で、アフリカとカリブ海地域の双方の奴隷社会に連続性が認められると論じている。"Hard Labor : Women, Childbirth, and Resistance in British Caribbean Slave Societies," *More than Chattel*, ed. Gaspar and Hines, 193–217, esp. 204–206. ; Debien, *Esclaves*, 364–365.

★009——Augustin-Pyrame de Candolle, *Prodromus systematis naturalis regni vegetabilis*, 17 vols. (Paris, 1824–1873), vol. 2, 484 ; M. D. Dassanayake and F. R. Fosberg, eds., *Flora of Ceylon*, 8 vols. (New Delhi : Amerind Publishing Co., 1980–1994), vol. 7, 46–48. それは、オランダ領東インド諸島における中絶薬として今日知られるものである。John Watt and Maria Breyer-Brandwijk, *The Medicinal and Poisonous Plants of Southern and Eastern Africa* (Edinburgh : Livingstone, 1962), 564.

★010——Keegan, "The Caribbean," [＊], 1269–1271. ; Dancer, *Catalogue of Plants*. ; Broughton, "Hortus Eastensis," 481.

★011——Bancroft, *Essay*, 371–374.

★012——Ibid., 52–53, 371–372. ; Sheridan, *Doctors and Slaves*, 95.

★013——Descourtilz, *Flore pittoresque*, vol. 8, 279–284, 304–306, 317.

★014——Debien, *Esclaves*, 364.

★015——David Watts, *Man's Influence on the Vegetation of Barbados, 1627–1800* (Hull, Yorkshire : University of Hull Occasional Papers in Geography, 1966), 46. ; Hilliard d'Auberteuil, *Considérations*, vol 2, 50 ; Ligon, *History*, 99. ; "Of a Letter, sent lately to

★070———Nicolas, "Adanson, the Man," 57. ベックの引用は、Stafleu, "Adanson and the 'Familles des plantes,'" *Adanson*, ed. Lawrence, 176.

★071———Linnaeus, *Amoenitates academicae*, "Incrementa botanices," Jac. Bjuur. Wman., 1753. ; Linnaeus, *Species plantarum*, Stearn's intro., 11.

★072———アダンソンだけが人間の言語改革を試みたわけではなかった。ヴォルネイは、先人のライプニッツと同じく、現存する言語を、もっと筋の通った平易な文法に還元し、書き言葉を一般的に応用可能な体系にすることで平易化しようとした(Stagl, *History of Curiosity*, 288)。Nicolas, "Adanson, the Man," 102.

★073———Sir William Jones, "The Design of a Treatise on the Plants of India," *Asiatick Researches* 2(1807): 345–352(強調は原文のまま).

★074———Ainslie, *Materia Medica*, preface.

★075———Lafuente and Valverde, "Linnaean Botany and Spanish Imperial Biopolitics." ; Drayton, *Nature's Government*, 77 ; J. Fr. Michaud, *Biographie Universelle* (Graz : Akademische Druck, 1966), s.v. "Aublet."

★076———Frans Stafleu, "Fifty Years of International Biology," *Taxon* 20(Febr. 1971) : 141–151, esp. 146. ; Sydney Gould and Dorothy Noyce, *Authors of Plant Genera* (Saint Paul, Minn. : H. M. Smyth, 1965).

★077———Grove, *Green Imperialism*, 78, 89–90. ; Albert Memmi, *The Colonizer and the Colonized*, trans. Howard Greenfeld (New York : Orion Press, 1965), 98.

★078———ウォルターズは、(25種以上を擁す)大きな属は1800年以前に生じ、(6から25種の)中ぐらいの属は1800年から1850年に形成され、(2から5種の)小さな属は1850年から1900年に生まれたことを示す図表を挙げている("Shaping," 78)。次も参照。Cain, "Logic and Memory."

★079———Stearn, "Linnaeus's Acquaintance," 777.

結論———

★001———ロバート・プロクターは三つの無知の型を区別している。「生得的状態としての無知」(白紙の状態すなわち知識の欠落)、「失われた領域としての無知」(選択的に失われ抑圧された知識)、「積極的に創り出された無知」(「[喫煙の害については]不確かさがわれわれの結論です」というタバコ産業の場合のように意図的に創り出された無知)。Robert Proctor, "Agnotology : A Missing Term to Describe the Study of the 'Cultural Production of Ignorance,'" (manuscript). ; Engstrand, *Spanish Scientists*, 3.

★002———Stearn, "Linnaeus's Acquaintance."

★003———Mary Gunn and L. E. Codd, *Botanical Exploration of Southern Africa* (Cape Town : A. A. Balkema, 1981), 25.

★004———Rouse, *Tainos* [＊], 3–4. ペンシルヴェニア州立大学人類学部のリー・アン・

★052———La Condamine, "Sur l'arbre du quinquina." Stéphanie Félicité, Comtesse de Genlis, *Zuma : ou, La Découverte du quinquina* (Paris, 1818).

★053———Thomas Skeete, *Experiments and Observations on Quilled and Red Peruvian Bark* (London, 1786), 2.

★054———Schiebinger, *Nature's Body* [＊], chap. 1. ; Gianna Pomata, "Close-Ups and Long Shots : Combining Particular and General in Writing the Histories of Women and Men," *Geschlechtergeschichte und Allgemeine Geschichte*, ed. Hans Medick and Anne-Charlott Trepp (Göttingen : Wallstein, 1998), 101–124. ; Schiebinger, *Mind* [＊], chap. 2.

★055———Haggis, "Fundamental Errors."

★056———Thunberg, *Travels*, vol. 2, 132. 次も参照。Shteir, *Cultivating Women*, 48–50.

★057———リンネの引用は、Blunt, *Compleat Naturalist*, 224.

★058———Yves Laissus, "Catalogue des manuscrits de Philibert Commerson," *Revue d'histoire des sciences* 31 (1978) : 131–162 ; Monnier et al., *Commerson*, 99, 109–111.

★059———John Edward Smith, *A Grammar of Botany* (London, 1826), 51. ; C. Váczy, "Hortus Indicus Malabaricus and its Importance for Botanical Nomenclature," *Botany and History of Hortus Malabaricus*, ed. K. Manilal (Rotterdam : Balkema, 1980), 25–34, esp. 30–31. マニラルの集計では、今日用いられている植物名のうち、61の属名と78の種名がマラヤーラムの語源をもつ ("Malayalam Plant Names from Hortus Malabaricus in Modern Botanical Nomenclature," ibid., 70–76)。次を参照。William Roxburgh, *Plants of the Coast of Coromandel* (London, 1795–1819).

★060———Linnaeus, *Critica botanica*, no. 231.

★061———Descourtilz, *Flore pittoresque*, vol. 8, 334.

★062———Adanson, *Familles des plantes*, vol. 1, iii-cii. ; Robert Thornton, *A New Illustration of the Sexual System of Carolus von Linnaues* (London, 1799–1807).

★063———Georges-Louis Leclerc, Comte de Buffon, *L'Histoire naturelle, générale et particulière* (Paris, 1749–／『ビュフォンの博物誌』［全図譜］荒俣宏監修・ベカエール直美訳 工作舎1991), vol. 1, 23–25. 次を参照。Roger, *Buffon* [＊], 275–278. Buffon, *Histoire naturelle*, vol. 1, 8, 13–14, 16–18, 26.

★064———Roger, *Buffon* [＊], 275.

★065———Ibid., 275–278. ; Félix Vicq-d'Azyr, *Traité d'anatomie et de physiologie* (Paris, 1786), vol. 1, 47–48.

★066———Schiebinger, *Nature's Body* [＊], 13–18.

★067———Adanson, *Familles des plantes*, vol. 1, xl-xli, cxlix-clii, clxxiii-clxxiv.

★068———Ibid., clxxiii.

★069———Ibid., cxxiii, cxlix ; vol. 2, 318. ; Stafleu, "Adanson and the 'Familles des plantes,'" 187. ; Adanson, *Familles des plantes*, vol. 1, clxxi, clxxiii. ; Nicolas, "Adanson, the Man," 30.

Élémens, vol. 1, 491–492 ; vol. 3, plate 391. ; Carl Linnaeus, *Hortus Cliffortianus* (Amsterdam, 1737), 158. ; Swartz, *Observationes*, 166. リンネは、分類学に貢献した二大傑作の一つとしてファン・レーデの『植物事典』を評価した(もう一冊は、オックスフォードの植物学者ヨハン・ヤコブ・ディレニウスの *Hortus Elthamensis*)。このような称賛にもかかわらず、ファン・レーデの大著に盛り込まれた現地文化の豊かな知識は、ヨーロッパの学術的な植物学者には不評であった。 Carl Linnaeus, *Genera plantarum*, 5th ed. (Stockholm, 1754), xii.

★039———Merian, *Metamorphosis*, intro., 38.

★040———Jean-Pierre Clement, "Des noms de plantes," *Nouveau monde et renouveau de l'histoire naturelle*, ed. Marie-Cécile Bénassy-Berling, 3 vols. (Paris : Presses de la Sorbonne nouvelle, 1986–1994), vol. 2, 85–109.

★041———Olarte, *Remedies*, 116–118. ; Lopez Ruiz and José Pavón, *Florae Peruvianae et Chilensis* (Madrid, 1794).

★042———Donal McCracken, *Gardens of Empire : Botanical Institutions of the Victorian British Empire* (London : Leicester University Press, 1997), 160.

★043———D. J. Mabberley, "The Problem of 'Older' Names," *Improving the Stability of Names*, ed. Hawksworth, 123–134.

★044———Stedman, *Stedman's Surinam*, 301. Marcel Dorigny and Bernard Gainot, *La Société des amis des noirs, 1788–1799* (Paris : Unesco/Edicef, 1998). ; Linnaeus, *Amoenitates academicae*, s.v. "Carl Magnus Blom, *Lignum Quassiae*, 1763." リンネはベックに宛てた手紙に、ダールベルクが己の植物学的貢献を過大評価していると書いている (*Bref och skrifvelser af och till Carl von Linné utgifna af Upsala Universitet*, part V [Stockholm : Regia Academia Upsaliensis, 1911], 127)。ロランダーはスリナムに滞在中に発狂した(Koerner, *Linnaeus*, 86)。

★045———カレンの引用は、Woodville, *Medical Botany* [＊], vol. 2, 215–217. 次を参照。*Pharmacopoea Amstelodamensis Nova* (Amsterdam, 1792).

★046———Fermin, *Description générale*, vol.1, 212–213. ; Stedman, *Narrative*, 581–582.

★047———Nassy, *Essai historique*, 73.

★048———Linnaeus, *Amoenitates academicae*, s.v. "Cortice Peruviano," Pt. I Job. Christ. Pet Petersen, 1758. ; Clements Markham, *A Memoir of the Lady Ana de Osorio, Countess of Chinchon and Vice-Queen of Peru* (London, 1874) ; Haggis, "Fundamental Errors."

★049———La Condamine, "Sur l'arbre du quinquina," 336.

★050———Jussieu, *Description*. ; Jean-Étienne Montucla, *Recueil de pièces concernant l'inoculation de la petite vérole et propres à en prouver la sécurité et l'utilité* (Paris, 1756), 148.

★051———La Condamine, "Sur l'arbre du quinquina" ; Jussieu, *Description*. ; Jaramillo-Arango, *Conquest*, 34 ; Jarcho, *Quinine's Predecessor* ; Maehle, *Drugs on Trial*.

★023———Ibid., no. 236.

★024———John Briquet, *Règles internationales de la nomenclature botanique* (Jena : Fischer Verlag, 1906). ; Jackson, "New Index,"151.

★025———Stearn, "Background," 5. サヴェイジの引用は、Linnaeus, *Species plantarum*, Stearn's intro., 39–40. 次も参照。Aldo Pesante, "About the Use of Personal Names in Taxonomical Nomenclature," *Taxon* 10(1961) : 214–221.

★026———Sloane, *Voyage*, preface.

★027———Ronald King in Robert Thornton, *The Temple of Flora* (1799 ; Boston : New York Graphic Society, 1981／『フローラの神殿』荒俣宏編著　リブロポート1985), 9 ; Heinz Goerke, *Linnaeus*, trans. Denver Lindley (New York : Scribner, 1973), 108.

★028———E.G. Voss, ed. *International Code of Botanical Nomenclature* (Utrecht : Bohn, Scheltema, and Holkema, 1983), 1.

★029———Perry, "Nomenclatural Stability," 81.

★030———S. L. Van Landingham, "The Naming of Extraterrestrial Taxa" *Taxon* 12(1963) : 282.

★031———Sloane, *Voyage*, vol. 1, xlvi.

★032———Peter Kolb, *The Present State of the Cape of Good Hope*, trans. Guido Medley (London, 1731). ; Merian, *Metamorphosis*, intro. 38.

★033———ラテン語のこの用語は、オランダ語の初版とラテン語訳の両方で用いられた。

★034———Heniger, *Hendrik Adriaan van Reede*, 162 ; Breyne, *Exoticarum*, 61–64. ファン・レーデは、クリスタ・パウォーニスとチェッティ・マンダルを結びつけたが、コメリンは両者の微妙な異同に言及した。Wijnands, *The Botany of the Commelins*, 59.

★035———Fermin, *Description générale,* vol. 1, 218. ; Roger, *Buffon* (『大博物学者ビュフォン』ベカエール直美訳　工作舎1992), 275–278.

★036———Sloane, *Catalogus plantarum*, 149. トラコキロコチトルは、今日 *Calliandra anomala* [ベニゴウカン属の一種、ネムノキ属の近縁]と同定されている。 Pouppé-Desportes, *Historie des maladies*, vol. 3, 207.

★037———Merian, *Metamorphosis*, 図版45。Reede, *Hortus*, vol. 6, 1–2. この本は、カスパー・コメリンの叔父ヤンが、1678年から亡くなる1692年までに編集した。カスパー自身は別途、*Flora Malabarica sive Horti Malabarici Catalogus* (Leiden, 1696)として分析目録を準備し出版した。Hermann, *Horti academici*, 192. 次も参照。Dan Nicolson, C. Suresh, and K. Manilal, *An Interpretation of van Rheede's Hortus Malabaricus* (Königstein : Koeltz, 1988), 126. 『マラバル植物事典』に用いられたメモに関しては、Heniger, *Hendrik Adriaan van Reede*, 148–149.

★038———ポインキラーネ *Poincyllane* という名称は、デュ・テルトルによって記録され、その派生語はトゥルヌフォールによって体系的な植物学に組み込まれた。デュ・テルトルは、これをフランス領諸島の中で最も美しい花とみなした。この花は、「サン・マルタンの花」とも呼ばれた(*Histoire*, vol. 2, 154)。*Hortus Regius* (Paris, 1666), 3 ; Tournefort,

という。この点に関しては、Staffan Müller-Wille, *Botanik und weltweiter Handel : Zur Begründung eines natürlichen Systems der Pflanzen durch Carl von Linné (1707–1778)* (Berlin : VWB, 1999), chap. 5. また、Gordon McOuat, "Species, Rules and Meaning : The Politics of Language and the Ends of Definitions in 19th Century Natural History," *Studies in the History and Philosophy of Science* 27(1996): 473–519. ; Jackson, "New Index."

★010——Stearn, "Background," 5.　次も参照。Edward Lee Greene, *Landmarks of Botanical History* (Washington : Smithsonian, 1909) ; Linnaeus, *Critica botanica*, no. 256.

★011——Gerard, *Herbal*, 843–845. Christian Mentzelius' *Index nominum plantarum multilinguis* (Berlin, 1682).　次も参照。Jerry Stannard, "Botanical Nomenclature in Gersdorff's Feldtbüch der Wundartzney," *Science, Medicine, and Society in the Renaissance*, ed. Allen Debus (New York : Science History Publication, 1972), 87–103 ; Brian Ogilvie, "The Many Books of Nature : How Renaissance Naturalists Created and Responded to Information Overload," History of Science Society Meeting, Vancouver, 2000.

★012——McVaugh, *Botanical Results*, 19. 次も参照。Simon Varey, ed., *The Mexican Treasury : The Writings of Dr. Francisco Hernández* (Stanford : Stanford University Press, 2000). ; Rochefort, *Histoire naturelle*, 104–106. ; Charles Plumier, *Description des plantes de l'Amérique* (Paris, 1693). ; Reede, *Hortus*. ; Barrère, *Essai*. ; Pouppé-Desportes, *Historie des maladies*.

★013——Linnaeus, *Critica botanica*, vii-viii ; no. 218, 229.　メリアンについてリンネは次のように書いている。「昆虫に関して多くの博物学者が報告し姿かたちを描いても、名前をつけないとはばかばかしい。…スリナムの植物については、名称不在であるメリアンの報告よりも、『マラバル植物事典』の野蛮な名称のほうがましだ」。リンネのギリシア語とラテン語の起源へのこだわりは、「属名は…いかなる由来もよし…」とする近年の国際植物命名規約と対照的である。*International Code of Botanical Nomenclature*, ed. W. Greuter (Konigstein : Koeltz Scientific Books, 1988).

★014——Linnaeus, *Critica botanica*, no. 229 ; Stearn, *Botanical Latin*, 6–7.

★015——Linnaeus, *Critica botanica*, no. 241.

★016——Ibid., no. 240. ; Schiebinger, *Nature's Body* [＊], chap. 2.

★017——Linnaeus, *Critica botanica*, no. 238, 240.

★018——リンネの「優れた植物学者を褒め称える名称」一覧については、ibid. no. 238, 11を参照。いくつかの昆虫種に関するリンネの知識は、もっぱらメリアンの著作によっていた。Olof Swartz, *Flora Indiae Occidentalis*, 2 vols. (London, 1797–1806), s. v. "*Meriania purpurea*." ; Wettengl, "Maria Sibylla Merian," 13.

★019——Linnaeus, *Critica botanica*, no. 238.

★020——Ibid.

★021——Schiebinger, *Mind* [＊]. ; Linnaeus, *Critical botanica*, nos. 218, 229, 238.

★022——Ibid., nos. 237, 238.

of the London, Edinburgh, and Dublin Colleges (Edinburgh, 1815) ; William Barton, *Vegetable Materia Medica of the United States ; or Medical Botany*, 2 vols. (Philadelphia, 1817) ; *Codex medicamentarius, sive pharmacopoea gallic* (Paris, 1818) ; *Medical Botany : Or, History of Plants in the Materia Medica of the London, Edinburgh, & Dublin Pharmacopoeias* (London, 1821) ; *Pharmacopoeia Collegii Regalis Medicorum Londinensis* (London, 1836).

第5章――

★001――Linnaeus, *Critica botanica*, preface, no. 213.
★002――Stafleu, *Linnaeus* ; John Heller, *Studies in Linnaean Method and Nomenclature* (Frankfurt : Verlag Peter Lang, 1983) ; Tore Frängsmyr, ed., *Linnaeus : The Man and His Work* (Berkeley : University of California Press, 1983) ; G. Perry, "Nomenclatural Stability" ; Dirk Stemerding, *Plants, Animals, and Formulae : Natural History in the Light of Latour's Science in Action and Foucault's The Order of Things* (Enschede : School of Philosophy and Social Sciences, University of Twente, 1991) ; Schiebinger, *Nature's Body* [＊], chap. 1 ; Koerner, *Linnaeus*, chap. 2.
★003――Craton and Walvin, *Jamaican Plantation*, 148–149 ; Jerome Handler and JoAnn Jacoby, "Slave Names and Naming in Barbados, 1650–1830," *William and Mary Quarterly* 53 (1996) : 685–728 ; Trevor Burnard, "Slave Naming Patterns : Onomastics and the Taxonomy of Race in Eighteenth-Century Jamaica," *Journal of Interdisciplinary History* 31 (2001) : 325–346.
★004――Garrigus, "Redrawing the Color Line," 38.
★005――スワルツは、1790年代にポインキアーナをカエサルピニアの下位に再分類した。両方の名称は今日も使用されている(*Observationes*, 165–166)。
★006――ベックに宛てたリンネの手紙の引用は、Nicolas, "Adanson, the Man," *Adanson*, ed. Lawrence, 51.
★007――Humboldt (and Bonpland), *Personal Narrative* [＊], vol. 5, 208. Barrère, *Nouvelle Relation*, 39.
★008――Jorge Cañizares Esguerra, "Spanish America : From Baroque to Modern Colonial Science," *Science in the Eighteenth Century*, ed. Roy Porter, vol. 4 of the *Cambridge History of Science* (Cambridge : Cambridge University Press, 2003–04), 729 ; Lafuente and Valverde, "Linnaean Botany and Spanish Imperial Biopolitics."
★009――Michel Foucault, *The Order of Things : An Archaeology of the Human Sciences* (1966 ; New York : Vintage, 1973／『言葉と物』渡辺一民・佐々木明訳　新潮社 1974), 63–67.　フーコーは、「記号とは、意味するものと意味されるものとの純粋かつシンプルな結びつき(その結びつきは任意かもしれないし、そうでないかもしれない)である」

★096———Hélie, "De l'Action vénéneuse de la rue," 184–185.

★097———John Burns, *Observations on Abortion* (London, 1806), 59–65 ; Jean Romain, *Dissertation sur l'avortement ou fausse-couche* (Montpellier, 1819), 5–7.

★098———Ollivier d'Angers, "Mémoire et consultation médico–légale sur l'avortement provoqué," *Annales d'hygiène publique et de médecine légale* 22(1839) : 109–133. ; Tardieu, *Étude* (1864 ed.), 8. ; Hélie, "De l'Action vénéneuse de la rue," 217.

★099———Tardieu, *Étude*, avertissement. ナポレオン法典第317条は、本人の同意の有無に限らず、食べ物、薬、薬物治療、暴力や他の手段によって妊婦に中絶を誘発させる者は、禁固刑か強制労働で罰すべしと定めた。 Johann Andreae Murray, *Apparatus Medicaminum*, 6 vols.(Göttingen, 1793). ; Brande, *Dictionary*, 470–471. ; Hélie, "De l'Action vénéneuse de la rue," 183.

★100———ヨハン・ペーター・フランクなどは、すでに18世紀半ばに、この概念の廃止を擁護した(*System*, vol. 2, 84–122)。 Günter Jerouschek, "Zur Geschichte des Abtreibungsverbots," *Unter anderen Umständen : Zur Geschichte der Abtreibung*, ed. Gisela Staupe and Lisa Vieth (Dresden : Deutsches Hygiene-Museum, 1993), 11–26. ; Burton, "Human Rights," 427–438. ; *Encyclopaedia Britannica*, 11 th ed.(1910), s.v. "abortion." 1861年の「人身に対する犯罪法」(58節)によって、中絶を不法に引き起こす者は本人も含めて、関係者が終身刑を伴う重罪に処せられた。Riddle, *Eve's Herbs*, 209, 224.

★101———Ersch and Gruber, *Encyclopädie*, s.v. "*Abtreibung*."

★102———Adelon et al., eds., *Dictionaire*, vol. 2, s.v. "avortement," 502–503.

★103———W. S. Glyn-Jones, *The Law Relating to Poisons and Pharmacy* (London : Butterworth, 1909), 172.

★104———Cotte, *Considérations médico-légales*, 3–4. ; Shorter, *Women's Bodies* [＊], 209. ; *Plantes medicinales et phytotherapie* 23(1989) : 186–192.

★105———Tanfer Emin, "Technological Change in Pregnancy Termination, 1850–1980," SUNY Stoney Brook, Dep. of History, manuscript.

★106———次を参照。*Pharmacopoea Amstelredamensis* (Amsterdam, 1651) ; *Pharmacopoea Leidensis* (Leiden, 1718) ; *Pharmacopoeia Collegii Regalis Medicorum Londinensis* (London, 1721) ; *Pharmacopoeia Collegii Regii Medicorum Edinburgensis* (Edinburgh, 1722) ; Peter Shaw, *The Dispensatory of the Royal College of Physicians in Edinburgh* (London, 1727) ; *The Dispensatory of the Royal College of Physicians in London*, 2 nd ed.(London, 1727) ; *Pharmacopoea Amstelredamensis* (Amsterdam, 1731) ; *Codex Medicamentarius, seu Pharmacopoea Parisisensis* (Paris, 1732) ; *Pharmacopoeia Augustana renovata* (Augustae, 1734) ; *The British Dispensatory* (London, 1747) ; *Codex Medicamentarius, seu Pharmacopoea Parisiensis* (Frankfurt am Main, 1760) ; *Pharmacopoeia Collegii Regalis Medicorum Londinensis* (Paris, 1788) ; *Pharmacopoea Amstelodamensis Nova* (Amsterdam, 1792) ; *Pharmacopoea Austriaco-Provincialis* (Milan, 1794) ; John Thomson, *The Pharmacopoeias*

★082——通経剤に関しては、Jussieu, *Traité*, 339–356. ; Monardes, *Joyfull Newes*, 13–14. ; Guenter Risse, "Medicine in New Spain," *Medicine in the New World*, ed. Ronald Numbers (Knoxville: University of Tennessee Press, 1987), 12–63.; Sloane, *Voyage: Sesamum veterum* (vol. 1, 161), vanilla (vol. 1, 180), a certain pepper (vol. 1, 242), *Lobus echinatus* (vol. 2, 41), and aloe (vol. 2, 379). ; Alibert, *Nouveaux élémens*, vol. 3, 69. ; *Mémoire sur les plantes médicinales de Saint-Dominigue,* Ms. 1120, Bibliothèque centrale, MNHN, Paris. ; Woodville, *Medical Botany* [*], vol. 1, 22 ; Ainslie, *Materia medica*, 4 ; *Pharmacopoeia Collegii Regalis Medicorum Londinensis* (London, 1836).

★083——William Buchan, *Domestic Medicine : or, the Family Physician* (Philadelphia, 1774), 393 ; Etienne Geoffroy, *A Treatise on Foreign Vegetables* (London, 1749), 81.

★084——Freind, *Emmenologia*, 68–69, 73.

★085——Ibid., 179–184.

★086——Ibid., 190–195.

★087——Ibid., 128–131. フレンドは彼女に四種類の異なった通経剤の処方箋を提示した。

★088——Ibid., 143–145.

★089——Cullen, *Treatise*, vol. 2, 365–366, 566–587. ; John O'Donnell, "Cullen's Influence on American Medicine," *William Cullen and the Eighteenth Century Medical World*, ed. A. Doig, J. P. S. Ferguson, I. A. Milne, and R. Passmore (Edinburgh : Edinburgh University Press, 1993), 234–251, esp. 241.

★090——Francis Home, *Clinical Experiments, Histories, and Dissections* (London, 1782), 410–421. また、Woodville, *Medical Botany* [*], vol. 2, 256–258.

★091——William Lewis, *An Experimental History of the Materia Medica* (London, 1784), 548 ; Monro, *Treatise*, vol. 3, 243 ; Henry Beasley, *The Book of Prescriptions* (London, 1856), 441.

★092——D'Alembert and Diderot, eds., *Encyclopédie*, s.v. "savine." ; Adelon et al., eds., *Dictionaire*, vol. 2, s.v. "avortement," 489. ; Ryan, *Manual*, 154 ; Löseke, *Materia medica*, 387–388.

★093——Zedler, *Universal Lexicon*, s.v. "*Sadebaum*." ; Cullen, *Treatise*, vol. 1, 161. ; Brande, *Dictionary*, 357. また、Anthony Todd Thomson, *The London Dispensatory* (London, 1815), 251–252 ; *Medical Botany : Or, History of Plants in the Materia Medica of the London, Edinburgh, & Dublin Pharmacopoeias* (London, 1821), 100. ; Alibert, *Nouveaux élémens*, vol. 3, 71–72. スメリーの引用は、Cotte, *Considérations médico-légales*.

★094——Astruc, *Traité*, vol. 5, 326–327. ; Tardieu, *Étude*, 2.

★095——Frank, *System*, vol. 2, 64–67. ; Gabriel-François Venel, *Précis de matière médicale*, 2 vols. (Paris, 1787), vol. 1, 299. ; Philippe Vicat, *Matière médicale tirée de Halleri*, 2 vols. (Bern, 1776), vol. 2, 282–284.

Cowen, "Colonial Laws Pertaining to Pharmacy," *American Pharmaceutical Association* 23(1934) : 1236–1243. ; [Chandler], *Frauds Detected*, 1–2, 5–11.

★071———Cowen, *Pharmacopoeias*, 5. ; Monro, *Treatise*, vol. 2, 444–446 ; Joseph Pitton de Tournefort, *Materia Medica : or, a Description of Simple Medicines Generally us'd in Physick* (London, 1708) ; Georg Ernst Stahl, *Materia medica* (Dresden, 1744) ; James, *Modern Practice of Physic*, summarizing the work of Van Swieten, Hoffman, Boerhaave ; Andry, *Matière médicale* ; Löseke, *Materia medica*. ; Griffith Hughes, *The Natural History of Barbados* (London, 1750), 201. ; Long, *History*, vol. 3, 815–816. ; Descourtilz, *Guide sanitaire*, 166.

★072———Chevalier, *Lettres*, 111–117.

★073———*Memoir of the Late William Wright, M.D*. (Edinburgh, 1828), 85, 183, 270.

★074———Sloane, *Voyage*, vol., 1, xx.

★075———*Registres du Comite de Librairie* (March 1763), vol. 1, 122.

★076———Jürgen Schlumbohm, "'The Pregnant Women are Here for the Sake of the Teaching Institution' : The Lying-In Hospital of Göttingen University, 1751–1830," *Social History of Medicine* 14(2001): 59–78.

★077———Antoine Arnault, *Existe-t-il des agents emménagogues* ? (Paris, 1844). 今日の女性は、出産コントロール用ピル、避妊注射、子宮摘出や他の薬物、医療措置で、人生のさまざまな段階を調整している。月経調節剤には、それぞれいくつかの用途(たとえば出産コントロール用のピルは妊娠と同様に出血を調整し、子宮摘出は過剰出血を止めるばかりか、がんの治療にも役立つ)があるため、内科医はどれだけ多くの女性が月経調節剤を服用しているのかわからない。Gianna Pomata, "Menstruating Men : Similarity and Difference of the Sexes in Early Modern Medicine," *Generation and Degeneration : Tropes of Reproduction in Literature and History from Antiquity through Early Modern Europe*, ed. Valeria Finucci and Kevin Brownlee (Durham : Duke University Press, 2001), 109–152. ; Dancer, *Medical Assistant*, 263 ; Monardes, *Joyfull Newes*, 13–14.

★078———Descourtilz, *Flore pittoresque*, vol. 8, 276. ; This "long train of evils," from Descourtilz, *Flore*, vol. 8, 276 ; J. B. Chomel, *Abrégé de l'histoire des plantes usuelles*, 3 vols. (Paris, 1738), vol. 1, 146 ; Freind, *Emmenologia*, 78. ; Jussieu, *Traité*, 339–356 ; Smellie, *Encyclopedia Britannica*, s.v. "emmenagogues."

★079———Angus McLaren, *Reproductive Rituals : The Perception of Fertility in England from the Sixteenth Century to the Nineteenth Century* (London : Methuen, 1984/『性の儀礼』荻野美穂訳　人文書院1989), 102–106. ; Riddle, *Contraception* and *Eve's Herbs* ; Shorter, *Women's Bodies* [＊].

★080———D'Alembert and Diderot, eds., *Encyclopédie*, s.v. "emmenagogue" ; Zedler, *Universal Lexicon*, s.v. "emmenagoga" ; Carl Linnaeus, *Materia medica* (Leipzig, 1782), 225–226, 248. また、Hermann, *Materia medica* and Gerard's *Herbal*.

★081———Dionis, *Traité*, 419.

★059———[Monro, ed.], *Letters*, 8, 23–24, 65.

★060———Ibid., 13, 17, 25. ミードは、子供の大半は、西インド諸島の奴隷でさえも5歳になるまで種痘を受けなかったと述べている(*Works*, vol. 2, 146)。セント・キッツ島の内科医であるジェイムズ・グレインジャーは、1761年に、ようやく歯が生えそろう頃の自分の娘に思い切って種痘を施してみた。John Nichols, *Illustrations of the Literary History*, 8 vols.(London, 1858), vol. 7, 277.

★061———Dimsdale, *Present Method*, 21–22. ; *Memoir of the Late William Wright, M. D.*(Edinburgh, 1828), 340–341.

★062———[Monro, ed.], *Letters*, 11, 54–56.

★063———Ibid., 46, 67–69.

★064———奴隷の産婆に関しては、Moreau de Saint-Méry, *Description*, vol. 1, 22 ; Robert Thomas, surgeon in the islands of Saint Christopher and Nevis, testimony in *House of Commons*, ed. Lambert, vol. 71, 248. ビームの引用は、Bush, *Slave Women*, 139.

★065———Michael Craton, *Searching for the Invisible Man* (Cambridge, Mass. : Harvard University Press, 1978), 218, 259–264.

★066———1756年5月22日、アンティグアの医学博士トマス・フレイザーからロンドンのモンロ医師に宛てた第四書簡。[Monro, ed.], *Letters*, 110, 106–107.

★067———Wagstaffe, *A Letter to Dr. Freind.*

★068———黒人と白人の身体の交換可能性という論点については拙稿参照。Londa Schiebinger, "Human Experimentation in the Eighteenth Century : Natural Boundaries and Valid Testing," *The Moral Authority of Nature*, ed. Lorraine Daston and Fernando Vidal(Chicago : University of Chicago Press, 2003). ; Thomson, *Treatise*, 3.

★069———Sloane, *Voyage*, vol. 1, x. ステッドマンの引用は、Bush, *Slave Women*, 142 ; Bancroft, *Essay*, 371–372 ; Descourtilz, *Flore pittoresque*, vol. 8, 284, 306, and 317 ; James, *Medicinal Dictionary*, s.v., "abortus" ; Horatio Wood, *A Treatise on Therapeutics* (London, 1874), 537 ; Riddle, *Eve's Herbs*, 231.

★070———たとえば、*Pharmacopoea Londinensis*(1618) ; *Pharmacopoea Amstelredamensis, senatus Auctoritate munita, & recognita*(1636) ; *Codex Medicamentarius Parisiensis*(1638). 1618年5月のロンドンの薬局方は、たとえば調剤の種類に応じて712の複合医薬品を収めていた。薬草水、煎じ薬、舐剤、薬用ドロップ、軟膏などである。また、この薬局方には、根、葉、樹脂、松やに、動物性器官、塩、金属などのタイプに応じて分類された680の薬草も含まれていた。M. P. Earles, *The London Pharmacopoeia Perfected* (London : Chameleon Press, 1985), 13, 15 ; George Urdang, "Pharmacopoeias as Witnesses of World History," *Journal of the History of Medicine and Allied Sciences* 1(1946) : 46–70 ; John Abraham, *Science, Politics, and the Pharmaceutical Industry : Controversy and Bias in Drug Regulation* (New York : Saint Martin's, 1995), 38 ; Georges Dillemann, "Les Remèdes secrets et la réglemention de la pharmacopée Française," *Revue d'histoire de la pharmacie* 23(1976) : 37–48 ; David

★044——Thomas Fowler, *Medical Reports of the Effects of Tobacco* (London, 1785), 72–79.

★045——Philippe Pinel, *The Clinical Training of Doctors*, ed. and trans. Dora Weiner (1793 ; Baltimore : Johns Hopkins University Press, 1980), 78–79.

★046——Fanny Burney, *Selected Letters and Journals*, ed. Joyce Hemlow (Oxford : Oxford University Press, 1986).

★047——Störck, *Essay*, case III. 興味深いことにこの時代、乳がんの大きさは鳥の卵で表現された。イギリス女性は今なお、ときに「鳥」に譬えられ、18世紀において女性の身体の均整を表象するのに、大きな骨盤と細長い首が特徴的なダチョウが用いられていた。Schiebinger, *Mind* [＊], chap. 7.

★048——Störck, *Essay*, case XI, 49–52.

★049——Guy, *Practical Observations*, xiii, 36–39. がん治療薬としてのベラドンナについては、James, *Modern Practice of Physics* ; M. Marteau, "Observation sur la guérison d'un cancer à la mammelle," *Journal de médecine, chirurgie, pharmacie* 14 (1761) : 11–27.

★050——La Condamine, *History*, 15–16, 28.

★051——Kay Dickersin and Yuan-I Min, "Publication Bias : The Problem that Won't Go Away," *Annals New York Academy of Sciences* 703 (1993) : 135–148. ; Guy, *Practical Observations*, 6.

★052——Cope, *Cheselden*, 24–25. ; Leake, *Lectures*, preface. 人体解剖模型に関しては、Gelbart, *King's Midwife*.

★053——*The Jamaica Physical Journal* 1 (1834) : 1. 19世紀には、ダンサーやトムソンのようなジャマイカの内科医は、ジャマイカで医学論文を出版した。1765年以降、イギリス領西インド諸島出身の学生は、ときにフィラデルフィア・カレッジ(後のペンシルヴェニア大学)の医学部で学んだ。K. R. Hill and I. S. Parboosingh, "The First Medical School of the British West Indies and the First Medical School of America," *West Indian Medical Journal* 1 (1951) : 21–25. サン・ドマングのフィラデルフィア・サークルは、医学を含む科学の全分野を研究した。このサークルが出した初期の出版物のうち、特筆すべきは天然鉱水の治療的使用に関するものである。

★054——Thomson, *Treatise*, 151–156.

★055——クゥイアは、1768年に700名、1774年に146名に接種した。1773年にも行ったが、人数を記録しなかった(Monro, ed., *Letters*, 8, 64)。

★056——Sheridan, *Doctors and Slaves*, 66, 254–255 ; Heinz Goerke, "The Life and Scientific Works of Dr. John Quier," *West Indian Medical Journal* 5 (1956) : 23–27.

★057——Sheridan, *Doctors and Slaves*, 252.

★058——[Monro, ed.], *Letters*, 43, 56. 兵士は、自ら選択するのではなく、命令によって種痘を施されたもう一つの集団であった(Paul Kopperman, "The British Army in North America and the West Indies, 1755–1783," manuscript)。

★037——Sigrun Engelen, "Die Einführung der Radix Ipecacuanha in Europa" (Ph.D. Diss., Universität Düsseldorf, Institut für Geschichte der Medizin, 1967), 38–46. ; Monro, *Treatise*, vol.3, 201. ; Charles Talbot, "America and the European Drug Trade," *First Images of America : The Impact of the New World on the Old*, ed. Fredi Chiappelli, 2 vols. (Berkeley : University of California Press, 1976), vol. 2, 833–851, esp. 840. ; Lafuente, "Enlightenment in an Imperial Context,"161–162. 次も参照。Risse, "Transcending Cultural Barriers." ; John Hume, "An Account of the True Bilious, or Yellow Fever," in *Letters*, [Monro, ed.], 195–264. ; Pierre Pluchon, ed., *Histoire des médecins et pharmaciens de marine et des colonies* (Toulouse : Privat, 1985) ; McClellan, *Colonialism and Science*, 92–94, 128–129, 133–134.

★038——Donald Hopkins, *Princes and Peasants : Smallpox in History* (Chicago : University of Chicago Press, 1983), 82, 224–225.

★039——Schiebinger, *Has Feminism Changed Science* ? [＊], chap. 6.

★040——Brockliss and Jones, *Medical World*, 411. ; Wagstaffe, *Letter to Dr. Freind*, 4. すでに17世紀に、軍病院は大衆向けの医学処置や薬を開発するのに利用されており、個々人の体質に合わせた調剤というガレノス的な細やかさはなかったと、ハロルド・クックは重要な指摘をしている("Practical Medicine and the British Armed Forces after the 'Glorious Revolution,'" *Medical History* 34 [1990] : 1–26)。ウィリアム・バイナムも同様に、歴史家は古代と近世世界に少なくとも三つの治療術の型があることを区別しなければならないと主張している。一つ目は富裕層向けの穏やかで高度に個別化された診断と治療術、二つ目は貧しい自由人向けの迅速で「大胆な」治療、三つ目はとくに古代世界における奴隷向けの大衆市場用の治療であった("Reflections on the History of Human Experimentation," *The Use of Human Beings in Research*, ed. Stuart Spicker et al. [Dordrecht : Kluwer, 1988], 29–46, esp. 32)。

★041——誰がニューゲート刑務所の実験を指揮したのかは不明。ここでは、スローンの"An Account of Inoculation," 517 に従った。リチャード・ミードも、この実験が「陛下の命令により、王家と臣民の双方のために」行われたと報告している(*Works*, vol. 2, 145)。Emanuel Timonius, "An Account, or History, of Procuring the Small Pox by Incision, or Inoculation," *Philosophical Transactions of the Royal Society of London* 29 (1714) : 72–82, esp. 72. 医学実験の対象は男性という考えが広く浸透しているため、多くの歴史家はニューゲートの囚人を男性 6 人と報告して、男女同数の実験が計画されていたという事実を完全に見逃している。

★042——James Parsons, *A Description of the Human Urinary Bladder* (London, 1742) ; Jean-Dominique-Luc Ambialet, *Essai sur l'usage et l'abus du quinquina* (Montpellier, 1801), 31.; "Some New Experiments of Injecting Medicated Liquors into Veins," *Philosophical Transactions of the Royal Society of London* 30 (1667) : 564–565. ; Lowthrop, *Philosophical Transactions*, vol. 3, 234.

★043——Lowthrop, *Philosophical Transactions*, vol.3, 234.

Geschichte 9(1990): 7–19.; Brockliss and Jones, *Medical World*, 730–782.

★025——Paula Findlen, "Controlling the Experiment: Rhetoric, Court Patronage and the Experimental Method of Francesco Redi," *History of Science* 31(1993): 35–64.

★026——Miller, *Adoption of Inoculation*, 226; *Gentleman's Magazine* cited in Razzell, *Conquest*, viii.; Charles-Marie de La Condamine, *Memoires pour servir à l'histoire de l'inoculation* (Paris, 1768), 71.; Arthaud, *Memoire*, 11.

★027——Mary Fissell, "Innocent and Honorable Bribes: Medical Manners in Eighteenth-Century Britain," *The Codification of Medical Morality*, ed. Robert Baker, Dorothy Porter, and Roy Porter (Dordrecht: Kluwer, 1993), 19–46. また、Gianna Pomata, *Contracting a Cure: Patients, Healers, and the Law in Early Modern Bologna* (Baltimore: Johns Hopkins University Press, 1998).

★028——Dimsdale, *Present Method*, 4.

★029——Withering, *Foxglove*, 3–4.

★030——Hildebrandt, *Versuch*, 77.; Rolf Winau, "Vom kasuistischen Behandlungsversuch zum kontrollierten klinischen Versuch," *Versuche mit Menschen in Medizin, Humanwissenschaft und Politik*, ed. Hanfried Helmchen and Rolf Winau (Berlin: Walter de Gruyter, 1986), 83–107.; Denis Dodart, *Mémoires pour servir à l'histoire des plantes* (Paris, 1676), 10.; Christian Wolff, *Disputatio philosophica de moralitate anatomes circa animalia viva occupatae* (Leipzig, 1709), 28–40.

★031——Maupertuis, *Lettre*, section 11, "Utilités du supplice des criminels."

★032——Francis Bacon, *Sylva sylvarum* (Leiden, 1648), book iv, experiment 400. クロード・ベルナールの報告によると、16世紀にトスカナ大公国は、ピサ大学解剖学の教授で後にパドヴァ大学で教鞭をとったガブリエロ・ファロピウスに死刑囚を与え、自由に殺しても解剖してもよいという許可を下したという。ファロピウスは、この男にアヘンをやりすぎて殺してしまった。「ムードンの射手」として知られた別の死刑囚は、腎切開にうまく耐え、赦免された。*Introduction*[＊], 100.

★033——J.-B. Denis, *Lettre écrite à Monsieur de Montmort*...(Paris, 1667); Farr, "The First," 160.

★034——Maupertuis, *Lettre*. ヒルデブラントは、16世紀後半に死刑囚を実験台にして、猛毒のキンポウゲであるトリカブト属の研究報告をまとめた(*Versuch*, 77)。Bynum, "Reflections," 32.; Maitland, *Account*, 8.; Andrew, *Practice*, vii. アントン・フォン・シュテルクも、種痘は、自然の天然痘と異なり、顔にあばたを残さないので、「女性」*beau sexe* に「好都合だ」と述べている(*Traité*, 111)。

★035——次を参照。Nicholas Orme and Margaret Webster, *The English Hospital: 1070–1570* (New Haven: Yale University Press, 1995).; John Leake, *An Account of the Westminster New Lying-in Hospital* (London, 1765), 1. また、Amit Rai, *Rule of Sympathy: Sentiment, Race, and Power, 1750–1850* (New York: Palgrave, 2002), 33.

★036——Risse, *Hospital Life*, 21–22.; Brockliss and Jones, *Medical World*, 673–700.

ても意識は残り痛みを感じると主張した。Maehle, "Ethical Discourse."

★015———Johann Friedrich Gmelin, *Allgemeine Geschichte der Gifte*, 3 vols.(Leipzig, 1776), vol. 1, 34.

★016———Julia Douthwaite, *The Wild Girl, Natural Man, and the Monster : Dangerous Experiments in the Age of Enlightenment* (Chicago : University of Chicago Press, 2002), 72. ; Stuart Strickland, "The Ideology of Self-Knowledge and the Practice of Self-Experimentation,"(Max-Planck-Institut für Wissenschaftsgeschichte, preprint 65, 1997), 25.

★017———Albrecht von Haller, "Abhandlung über die Wirkung des Opiums auf den menschlichen Körper," *Berner Beiträge zur Geschichte der Medizin und der Naturwissenschaften* 19(1962) : 3–31. ; Simon Schaffer, "Self Evidence," *Critical Inquiry* 18 (1992) : 327–362, esp. 336.

★018———Boylston, *Historical Account*, vi. これは現代にも引き継がれている。1973年ダグラス・ブラック卿は、「もし病人の枕元で、同じことを自分にも試してみたが何一つ悪くなることはなかったと言えれば、研究のためのボランティアはずっと得やすい。そしてもし自ら最初にやってみるなら、治療の不具合を取り除くまたとない機会となろう」と述べている。Lawrence Altman, *Who Goes First : The Story of Self-Experimentation in Medicine* (New York : Random House, 1987), 12.

★019———Rolf Winau, "Experimentelle Pharmakologie und Toxikologie im 18. Jahrhundert" (Mainz, Habil. Schrift, 1971). ; Störck, *Essay*, 12–14.

★020———Thomson, *Treatise*, 145–146.

★021———Hérissant, "Experiments," 79.

★022———Bourgeois, "Instructions," 119. アラシア・タルボットは、1655年に1720の「処方箋と実験」を掲載した本を出版したが、治験報告はない(*Natura Exenterata*)。マリー・ド・モプ・フケは、彼女自身が主張しているように、実験に基づく処方箋を出版したもう一人の人物だった(*Recueil de receptes choisies* [Villefranche, 1675])。Lynette Hunter, "Women and Domestic Medicine : Lady Experimenters, 1570–1620," *Women, Science and Medicine*, ed. Hunter and Hutton, 89–107. ; [Anon.], *A Sovereign Remedy for the Dropsy* (London, 1783).

★023———Maehle, *Drugs on Trial* ; Brockliss and Jones, *Medical World*. ライアンは、医学校で倫理というものが「まったくないがしろにされている」と不満をこぼしている。内科医たちは「相互に負っている義務、ないし公共に負っている義務に対して微塵も触れることなく、医学の神秘について」教わっていた(*Manual*, 37–38)。*Lettres à M. Moreau contre l'utilité de la transfusion* (Paris, 1667).

★024———Hildebrandt, *Versuch*, 85. ; Risse, *Hospital Life*, 5. 次も参照。Guy, *Practical Observations*, xii ; Susan Lawrence, *Charitable Knowledge : Hospital Pupils and Practitioners in Eighteenth-Century London* (Cambridge:Cambridge University Press, 1996), 237 ; Johanna Geyer-Kordesch, "Medizinische Fallbeschreibungen und ihre Bedeutung in der Wissensreform des 17. und 18. Jahrhunderts," *Medizin, Gesellschaft und*

木に成長したが、最初の寒波の到来で枯れた(*Histoire*, vol. 2, 154)。Hermann Boerhaave, *Index alter plantarum quae in Horto Academico Lugduno-Batavo* (Leiden, 1720), part 2, 57 ; Breyne, *Exoticarum*, 61–64 ; Wijnands, *The Botany of the Commelins*, 59 ; Carl Linnaeus, *Hortus Upsaliensis, exhibens plantas exoticas* (Horto Upsaliensis Academiae, Stockholm, 1748), vol. 1, 101.

★003——Miller, *Gardeners Dictionary*, s. v. "Poinciana (Pulcherrima)."

★004——Hermann Boerhaave, *Historia plantarum quae in Horto Academico Lugduni-Batavorum crescunt cum earum characteribus, & medicinalibus virtutibus* (Rome, 1727), 488–489. ブールハーフェは、古代・近代医学の必携本として役立つよう『薬物誌』(ロンドン1741)を著したが、その中で彼はオウコチョウに触れなかった。書簡は、彼がメリアンの著作に精通していたことを示している。*Boerhaave's Correspondence*, ed. G. A. Lindeboom (Leiden : Brill, 1962), part 1, 78. ; Hermann Boerhaave, *Traité de la vertu des médicamens*, trans. M.. de Vaux (Paris, 1729), 391. ; *Catalogue des plantes du Jardin de Mrs. les apoticaires de Paris* (Paris, 1759). ; Charles Alston, *Index plantarum, praecipue officinalium, quae in Horto Medico Edinburgensi* (Edinburgh, 1740) ; Alston, *Lectures*.

★005——Dancer, *Medical Assistant*, 380 ; [Bourgeois], *Voyages*, 465.

★006——Woodville, *Medical Botany* [＊], vol.1,vii ; Thomson, *Treatise*, 144 ; Cullen, *Treatise*, vol. 1, vi ; Alston, *Lectures*, vol. 1, 2.

★007——Bernard, *Introduction* (『実験医学序説』三浦岱栄訳　岩波書店1970), 101 ; Maehle, *Drugs on Trial* ; Jean Astruc, *Doutes sur l'inoculation de la petite verole* (Paris, 1756) ; Hildebrandt, *Versuch*, 86.

★008——Störck, *Essay*, 12–13.

★009——Felice Fontana, *Traité sur le vénin de la vipère, sur les poisons Americains, sur le laurier-cerise et sur quelques autres poisons végétaux* (Florence, 1781) ; Melvin Earles, "The Experimental Investigation of Viper Venom," *Annals of Science* 16 (1960) : 255–269. ; Roger French, *Dissection and Vivisection in the European Renaissance* (Aldershot : Ashgate, 1999), 207. 次も参照。Maehle, "Ethical Discourse," 218, 225.

★010——Fermin, *Description générale,* vol. 1, 70.

★011——La Condamine, *Relation abrégée*, 208–210. 次も参照。Wolfgang-Hagen Hein, "The History of Curare Research," *Botanical Drugs of the Americas in the Old and New Worlds*, ed. Wolfgang-Hagen Hein (Stuttgart : Wissenschaftliche Verlagsgesellschaft, 1984), 43–49.

★012——Condamine, *Relation abrégée*, 208–210.

★013——Hérissant, "Experiments," 77–78.

★014——Ibid. 1890年代のクロロホルムの開発以前および以後でさえ、クラーレが動物実験の麻酔に用いられた。この時代の生体解剖反対論者は、動物は動くことができなく

Domingue (Paris, 1776), 55.　これは、周知のテーマだった。Williamson, *Medical...Observations*, vol. 2, 200. ; Campet, *Traité*, 58–59 ; Hilliard d'Auberteuil, *Considérations*, vol. 2, 66. ; [Collins], *Practical Rules*, 157.　また、[Anon.], *Negro Slavery ; or, a View of some of the more Prominent Features of that State of Society* (London, 1823), 75–76.「主人に嫌がらせをし、また他の弁解できない野蛮な理由のために、奴隷が中絶をしているという意見が聞かれるほど、中絶は[ジャマイカでは]頻繁に見られた」。

★086———[Anon.], *Histoire des désastres*, 89–90.

★087———Jean-Barthélemy Dazille, *Observations sur le tétenos* (Paris, 1788), 216–217. ; Dazille, *Observations sur les maladies des negres*, vol. 2, 75–77. ; Michel-Étienne Descourtilz, *Voyages d'un naturaliste*, 3 vols. (Paris, 1809), vol. 3, 119.

★088———22.1.1788 Sieur Tourtain au Comte de la Luzerne, AN, Col. F 3 90, fol. 237,　以下より引用。Gautier, *Soeurs*, 114. 次も参照。Debien, *Esclaves*, 365.

★089———Jackson testimony in *House of Commons*, ed. Lambert, vol. 82, 58.　ジャクソンの考察はフランス領の諸島にもあてはまった。次も参照。Cauna, "L'État sanitaire des esclaves," 21. ; Stephen Fuller, *Two Reports from the Committee of the Honourable House of Assembly of Jamaica* (London, 1789).

★090———Médéric-Louis-Élie Moreau de Saint-Méry, *Description topographique, physique, civile politique et historique de la partie française de l'isle Saint-Domingue*, 3 vols. (1797 ; Paris : Librairie Larose, 1958), vol. 1, 61. ; Klepp, "Lost, Hidden, Obstructed," 101. ; Thomson, *Treatise*, 113.

★091———Bernard Moitt, "Slave Women and Resistance in the French Caribbean," *More than Chattel*, ed. Gaspar and Hine, 245.

第 4 章———

★001———Long, *History*, vol. 3, 852–853.　これは、彼の「輸出や国内での利用と消費に適したこの島の植物性産品等一覧」の一部である。

★002———[Denis Joncquet], *Hortus Regius* (Paris 1666), 3 ; *Traitté des plantes par Bohin Fasius et celles du Jardin Royal, leurs vertu et leurs qualities* (1694), Ms. 1906, Bibliothèque centrale, Muséum national d'histoire naturelle (MNHN), Paris ; *Catalogus plantarum [Horti Regii Parisiensis]* (1766), 228 ; René Desfontaines, *Catalogus plantarum Horti Regii Parisiensis*, 3 rd ed. (Paris, 1829), 303 ; Bernard de Jussieu, *Hortus Regius Parisiensis ordine alphabetico, conscriptus 1728*, Ms. 1364, Bibliothèque centrale, MNHN, Paris, 194 ; "Catalogue des plantes apportées en France par le capitaine de vaisseau Milius commandant le Lys," Ms. 305, Bibliothèque centrale, MNHN, Paris.　ポワンシーと同様、ジャン＝バティスト・デュ・テルトルも、フランスでポインキアーナを育てようとした。アンティル諸島から持ち帰った種子は「指の高さ」ほどの小さな

★079——Sheridan, *Doctors and Slaves*, 224 ; McClellan, *Colonialism and Science*, 53. ; David Geggus, "Une Famille de La Rochelle et ses Plantations de Saint-Domingue," *France in the New World*, ed. David Buisseret (East Lansing : Michigan State University Press, 1998), 119–138, esp. 127. ; Hilliard d'Auberteuil, *Considérations*, vol. 1, 65 ; [Collins], *Practical Rules*, 151. ; Grainger, *Essay*, 5. ; Beckford, *Remarks*, 26. 類似するものとして、奴隷を治療する費用は、奴隷を取り替える費用よりも不利だと算定された。1646年のヴァージニア法の序文には、医療的配慮は不確実で、ときに有害な結果をもたらすにもかかわらず、奴隷や奉公人を取り替える費用よりもずっと高くつくため、プランテーション経営者は、奴隷を死なせるほうが人道的で経済的だとみなしていると記されている。Cowen, "Colonial Laws."

★080——奴隷貿易が危うくなった1780年代と90年代には、奴隷の母親が「人口増加を助長するため」報奨物を与えられるようになった。こうした方策は、ついに島の法律にも組み入れられた。マルティニクでは、1786年の法律で、妊娠した奴隷女に労働を軽減させるよう規定された。(Geneviève Leti, *Santé et société esclavagiste à la Martinique* [Paris : Editions L'Harmattan, 1998], 116). ジャマイカでは、奴隷の母親と産婆で等しく分配するよう、奴隷主が監督者に3ポンド支払うよう1792年の法律で規定された(これは1827年に廃止された)。Henrice Altink, "Representations of Slave Women in Discourses of Slavery and Abolition, 1780–1838" (Ph.D. diss., University of Hull, 2002), chap. 1. ; Stedman, *Stedman's Surinam*, 272–273 ; Aublet, *Histoire*, vol. 2, 120 ; Thomas Norbury Kerby, native of Antigua, testimony concerning the slave trade 1790 in *House of Commons*, vol. 72, 303. ; Marietta Morrissey, *Slave Women in the New World : Gender Stratification in the Caribbean* (Lawrence : University Press of Kansas, 1989), 101–102.

★081——ワーシー・パークのプランテーションの帳簿記録は、Craton and Walvin, *Jamaican Plantation*, 134 から引用した。Blackburn, *New World Slavery*, 291 ; Gautier, *Soeurs*, 122–123 ; Geggus, "Slave and Free Colored Women," 267.

★082——Thomas testimony in *House of Commons*, ed. Lambert, vol. 71, 252. 1798年から1812年にかけてジャマイカで内科医を務めたジョン・ウィリアムソンも、中絶が奴隷の間で「広く見られ」「頻繁」であるとコメントした(*Medical...Observations*, vol. 1, 198, 200)。 [Collins], *Practical Rules*, 153. 1777年から1783年までアンティグアで内科医を務めたアデールも似たような観察を行っている(*Unanswerable Arguments*, 121)。M. Cassan, *Considérations sur les rapports qui doivent existe entre les colonies et les métropoles* (Paris, 1790), 125–127. 次も参照。Ward, *British West Indian Slavery*, 165–189 ; Bush, *Slave Women*, chap. 7.

★083——Arthaud, *Observations*, 75 ; Debien, *Esclaves*, 363–366 ; Cauna, "L'État sanitaire des esclaves," 52 ; Ramsay, *Essay*, 90.

★084——Thomson, *Treatise*, 111. ; Long, *History*, vol. 2, 433. また、Sheridan, *Doctors and Slaves*, 224–245.

★085——[Le Père Nicolson], *Essai sur l'histoire naturelle de l'isle de Saint-*

Slavery : Thomas Thistlewood in Jamaica, 1750–1786 (London : Macmillan, 1989).

★071———Monique Pouliquen, "Introduction," Leblond *Voyage*, 5–19 ; Pouliquen, ed., *Voyages*, 39 ; Monique Pouliquen, "Que sont devenus les manuscrits de Jean-Baptiste Leblond?" *G.H.C. Bulletin* 79 (1996) : 1532–1535.

★072———Barbara Bush, "White 'Ladies', Coloured 'Favourites' and Black 'Wenches' : Some Considerations on Sex, Race and Class Factors in Social Relations in White Creole Society in the British Caribbean," *Slavery and Abolition* 2 (1981) : 244–262, esp. 249 ; Hazel Carby, *Reconstructing Womanhood : The Emergence of the Afro-American Woman Novelist* (New York : Oxford University Press, 1987), 20–39 ; Evelyn Brooks Higginbotham, "African-American Women's History and the Metalanguage of Race," *Signs : Journal of Women in Culture and Society* 17 (1992) : 251–274, esp. 262–266 ; Nussbaum, *Torrid Zones*. Sloane, *Voyage*, vol. 1, 248–249. 薬を扱う博物学者たちの大半がこの時代に論じているように、*Caraguata-acanga* には多くの用途があった。「熱や治療の苦痛」にも良いとみなされ、ワインを作ったり、口内炎を治すのにも良いとされた。次も参照。Long, *History*, vol. 3, 738. *Bromelia pinguin* は、1955年のジャマイカにおいてもまだ中絶薬として用いられていた。G. Asprey and Phyllis Thornton, "Medicinal Plants of Jamaica," *West Indian Medical Journal* 4 (1955) : 68–82, 145–168.

★073———Long, *History*, vol. 2, 436. ; [Schaw], *Journal*, 112–113. ; [Edward Trelawny], *An Essay Concerning Slavery, etc.* (London, 1746), 35–36. 西インド諸島でも、ヨーロッパ人は、現地の人びとが中絶を行っていると報告していた。17世紀初頭、初代オランダ総督であるピーテル・ボートは、モルッカ諸島やアンボンにこれ以上オランダ人女性を送ってはならないと忠告した。というのも、彼女たちはふしだらでどうしようもない生活をし、「我が国民の大いなる恥」となるからだった。その代わり、彼はオランダ人男性が現地の女性と結婚することを弁護した。もっとも、ムスリムの女性は、クリスチャンの男性との間にできた赤ん坊を故意に堕ろしてしまうため勧めなかった。Boxer, *The Dutch Seaborne Empire*, 216.

★074———McClellan, *Colonialism and Science*, 59.

★075———Bancroft, *Essay*, 371–372.

★076———Descourtilz, *Flore pittoresque*, vol. 8, 284.

★077———Ibid., 306, 317.

★078———Stedman, *Stedman's Surinam*, 22, 148. ; Jackson testimony from 1791 in *House of Commons*, ed. Lambert, vol. 82, 54–55. ; Susan Socolow, "Economic Roles of the Free Women of Color of Cap Français," *More than Chattel*, ed. Gaspar and Hine, 279–297, esp. 288. サン・ドマングの住民は、おおよそ三つのグループに分けられた。第一は、直接ヨーロッパからやって来るヨーロッパ人、あるいはこの島で生まれたヨーロッパ人、第二は、解放されたアフリカ人や「ムラート、メスティソ、クワドルーン」を含め、自由身分の有色人、第三は、18世紀後半に45万人を数えた奴隷で、第一と第二のグループを合わせても、その七倍以上の数であった。

に締め出されている。彼女たちは、私が述べたように、近親者や友人によって促され、このような称賛に値する暮らしをするのだが、(可能でも)自分たちの後に続かない者たちを売春婦だと言って憚らない」。スリナムにおけるこのような慣行においては、次を参照。Ann Stoler, *Capitalism and Confrontation in Sumatra's Plantation Belt, 1870–1979* (New Haven : Yale University Press, 1985).

★062———Stedman, *Stedman's Surinam*, 186. ; Dr. Jackson's testimony in *House of Commons*, ed. Lambert, vol. 82, 56. ; Thunberg, *Travels*, vol. 1, 137–138, 303. ; Geggus, "Slave and Free Colored Women," 265.

★063———Labat, *Nouveau voyage* [＊], vol. 2, 126.

★064———Ibid., 122–126, 128 ; Gautier, *Soeurs*, 31 ; Beckles, *Centering Woman*, 27–32 ; Garrigus, "Redrawing the Color Line," 29. 1685年の『黒人法典』は、自由身分の男が奴隷と結婚する場合、女は解放され、その子は自由身分として生まれると規定していた。しかし、ヨーロッパ系の自由身分男性は、奴隷妾とめったに結婚しなかった。結婚したとしても、(ほとんど強要されることはなかったが)重い罰金をこうむることとなった。Sue Peabody, "Négresse, Mulâtrese, Citoyenne : Gender and Emancipation in the French Caribbean, 1650–1848," *Gender and Emancipation in the Atlantic World*, ed. Pamela Scully and Diana Paton (Raleigh : Duke University Press, 2004).

★065———Labat, *Nouveau voyage* [＊], vol. 2, 128–132 ; Beckles, *Centering Woman*, 74.

★066———Stedman, *Stedman's Surinam*, 133. ; Goslinga, *The Dutch in the Caribbean*, 357–379.

★067———Goslinga, *The Dutch in the Caribbean*, 358.

★068———この後すぐにムノンヴィルは、彼の後をつけていた一人の男に近づき、声をかけた。スパイだと思ったのだが、この男は彼との性愛を求めていることがわかった。ムノンヴィルが察するように、この紳士は「すべてが最も美しい色で塗られている」宮廷で王子の友 *l'ami du prince* と呼ばれている者にほかならなかった。Thiery de Menonville, *Traité*, vol. 1, 69–70, 128.

★069———David de Isaac Cohen Nassy, *Historical Essay on the Colony of Surinam*, trans. Simon Cohen (1788 ; Cincinnati, American Jewish Archives, 1974), 41. ; Goslinga, *The Dutch in the Caribbean*, 376. ; Bancroft, *Essay*, 375.

★070———Aublet, "Observations sur le traitment des négres," Manuscript NHB 452, published as "Observations sur les négres esclaves" *Histoire*, vol. 2, 111 ff. ; Laissus, "Voyageurs naturalistes," 316 ; Direction des Archives de France, ed. *Voyage*, 64 ; *Nouvelle biographie universelle*, (Paris, 1852–1866), s.v. "Aublet" ; "Extrait d'un manuscript de Robert Paul Lamonon, deposé à la Bibliothéque nationale," *Magasin Encyclopédique*, ed. A. L. Millin 12 (1802) : 365–367. 次も参照。Trevor Burnard, "The Sexual Life of an Eighteenth-Century Jamaican Slave Overseer," *Sex and Sexuality in Early America*, ed. Merril Smith (New York : New York University Press, 1998), 163–189 ; Douglas Hall, *In Miserable* ginia Gould, "Urban Slavery-Urban Freedom," *More than Chattel*, ed. Gaspar and Hine, 298–314, esp. 306. また、Goslinga, *The Dutch in the Caribbean and in the Guianas*, 529. ジャマイカのウィリアム・ベックフォードは、老齢の奴隷を養わずにすむように解放する奴隷主に抗議した(*Remarks*, 23, 96)。

★056———Rouse, *Taino*［＊］, 145, 151, 158；C. R. Boxer, *Women in Iberian Expansion Overseas, 1415–1815* (New York：Oxford University Press, 1975), 35–36.

★057———Craton and Walvin, *A Jamaican Plantation*, 14–19.；Gautier, *Soeurs*, 31, 33.；Moitt, *Women and Slavery*, 10.；Blackburn, *New World Slavery*, 291.；Du Tertre, *Histoire*, vol. 2, 455. 奇妙なことに、植民地における多くのヨーロッパ人女性は、未婚か寡婦であった。サン・ドマングに居住したフランス人女性の半数だけが結婚していた。これら未婚の女性は、ステッドマンが述べている活気あふれる寡婦であったかもしれない。女性たちは節度ある暮らしをし、健康そのものであった。「私は、長生きをして夫を次々と四人ももった妻を多く知っているが、妻を次々と二人娶った夫についてはまったく聞いたことがない」(*Stedman's Surinam*, 22)；Goslinga, *The Dutch in the Caribbean*, 279；McClellan, *Colonialism and Science*, 56–57. ロングは、1673年にジャマイカの町で暮らしているヨーロッパ人人口に触れている(*History*, vol. 1, 376)。Direction des Archives de France, ed., *Voyage*, 47–50.；Trevor Burnard, "European Migration to Jamaica, 1655–1780," *The William and Mary Quarterly* 53(1996)：769–796.

★058———B.W. Higman, *Slave Populations of the British Caribbean, 1807–1834* (Baltimore：John Hopkins University Press, 1984), 100, 115–119；Geggus, "Slave and Free Colored Women," 259–260；Moitt, *Women and Slavery*, 12–30；Gautier, *Soeurs*, 33；Beckles, *Centering Woman*, 3, 7.

★059———McClellan, *Colonialism and Science*, 57；Cauna, "L'État sanitaire des esclaves," 50. 次も参照。Trevor Burnard, "'The Countrie Continues Sicklie'：White Mortality in Jamaica, 1655–1780," *Social History of Medicine* 12(1999)：45–72.；Ramsay, *Essay*, 83.

★060———Ward, *British West Indian Slavery*, 176.

★061———Stedman, *Stedman's Surinam*, xxx, 20. ステッドマンの言葉は、詳細に引用しておく価値がある。「私はここでの慣習を記さねばならないが、まじめなヨーロッパのご婦人たちはきっと目くじらを立てることだろう。だが、これは、この地方で暮らす独身男性にとっては、必要かつありふれたことなのである。こうした紳士はほぼ全員が、身の回りの世話をする女奴隷(大半がクレオール)を抱えており、ヨーロッパ人がこの国で頻繁に病に伏せると、親身になって看病し(彼女たちはたいてい優秀な看護師であった)、夜更かしをいさめ、編み物や針仕事もこなす。これらの娘は、インディアンかムラートか黒人で、当然ヨーロッパ人と暮らしていることを誇りにしている。彼女たちは愛情豊かに仕え、神聖かつ厳粛な結婚の絆で結ばれた多くの美しい貴婦人たちの面目を潰すほどに、まるで法律上の夫に対するがごとく誠実である。とはいえ奴隷であるため、結婚できず、法律上、申し分なく有利になるようなキリスト教の特権や儀式からも完全リンネの引用は、Brondegaard, "Sadebaum," 340, 344.
★039——Woodville, *Medical Botany* [＊], vol. 2, 256. ; Zedler, *Universal Lexicon*, s.v. "*Sadebaum*." ; Riddle, *Eve's Herbs*, 54.
★040——Professor Klose zu Breslau, "Vermischte Bemerkungen aus dem Gebiet der practischen Medicin," *Journal der practischen Heilkunde* (1820) : 3–18, esp. 5–6.
★041——引用は、Lewin, *Fruchtabtreibung*, 328. ; Brondegaard, "Sadebaum," 341, 342.
★042——Stofft, "Avortement criminel." G.-R. Le Febvre de Saint-Ildephont and L.-A. de Cézan, ed., *État de médicine, chirurgie et pharmacie en Europe pour l'année 1776, présenté au Roi* (Paris, 1776), 231.　マクラレンは、捨て子施設に捨てられた概数を示している。1670年から1862年にかけて、ルーアンでは65,000件以上、同時期のパリでは毎年 4,000 件以上であった(*History*, 162)。Diderot and d'Alembert, eds., *Encyclopédie*, s.v. "fausse-couche."
★043——Smith, *Wealth* [＊], vol. 1, 88.
★044——Diderot and d'Alembert, eds., *Encyclopédie*, s.v. "fausse-couche."
★045——Bancroft, *Essay*, 371–372.
★046——Bartolome de Las Casas, *Historia de las Indias*, 3 vols. (Mexico : Fondo de Cultura Económica, 1951 (『インディアス史』全５巻　長南実訳　岩波書店 1981–92), vol. 2, 206. ; Girolamo Benzoni, *La Historia del Mundo Nuovo* (1572 ; Caracas : Academia Nacional de la Historia, 1967), 94.
★047——Humboldt (and Bonpland), *Personal Narrative* [＊], vol. 5, 28–32. ; N. Y. Sandwith, "Humboldt and Bonpland's Itinerary in Venezuela," *Humboldt*, ed. Stearn, 69–79.
★048——Humboldt (and Bonpland), *Personal Narrative* [＊], vol. 5, 31–32. ; Thomas Jefferson, *Notes on the State of Virginia*, ed. Thomas Abernethy (New York : Harper and Row, 1964／『ヴァジニア覚え書』中屋健一訳　岩波文庫1972), 58.
★049——Labat, *Nouveau voyage* (抄訳『仏領アンティル諸島滞在記』佐野泰雄訳　岩波書店 2003), vol. 2, 122, 126.
★050——Craton, *Searching*, 87.
★051——Fuller, *New Act of Assembly*, vi.
★052——Stedman, *Stedman's Surinam*, 136.
★053——歴史家のバーバラ・ブッシュは、このような反乱における女たちの役割を論じている(*Slave Women*, 65–73)。Stedman, *Stedman's Surinam*, 130, 266.　使われた毒は、マデイラ島のキビ汁、セイヨウキョウチクトウ、リラの種子などであった。Hilliard d'Auberteuil, *Considérations*, vol. 2, 139.
★054——Stedman, *Stedman's Surinam*, 272. リゴンの引用は、Bush, *Slave Women*, 121.
★055——Du Tertre, *Histoire*, vol. 2, 505. ; Long, *History*, vol. 2, 440.　少なくとも、ニュー・オリンズのフランス人居住区では、女奴隷が男奴隷ほど高価ではなく、白人に対する脅威も感じられなかったので、男奴隷よりも自由であることが多かった。L.Vir-

絶薬を与えるのは産婆だと考えた。もし身分の高い女性が結果的に死ぬようなことがあるとすれば、産婆にとって致命的な影響があると述べている(*Traité*, 419)。

★034――Rublack, "The Public Body."

★035――Hermann, *Materia medica*, 130–131, 214–216, 279–281, index. ; Carl Linnaeus, *Materia medica* (Amsterdam, 1749).

★036――ボッカチオについては、Leibrock-Plehn, *Hexenkrauter*, 163. から引用。これらの手段には、熟していないブドウ汁とヘンルーダもあったかもしれない。Mme. Claude Gauvard, *"De Grace especial" : Crime, état et société en France à la fin du Moyen Age*, 2 vols. (Paris : Publications de la Sorbonne, 1991), vol. 1, 316–317. ; Ben Jonson, *Epicoene, or, The Silent Woman* (London, 1620/『エピシーンまたの名無口な妻』岡崎京子訳 早稲田大学出版部1990/『もの言わぬ女』柴田稔彦訳 国書刊行会1991) 58–62.; Donatien-Alphonse-François, marquis de Sade, *The Bedroom Philosopher* (Paris : Olympia Press, 1957/『閨房哲学』澁澤龍彦訳 河出書房新社1992), 53.

★037――Mary Wollstonecraft, *The Wrongs of Woman* (1798 ; Oxford : Oxford University Press, 1976/『女性の虐待あるいはマライア』川津雅江訳 あぽろん社1997), 109. ダニエル・デフォーのモル・フランダーズは、出産の後、子供から自由になるために産婆を利用した(*Moll Flanders*, ed. James Sutherland [Cambridge, Mass. : Riverside Press, 1959], 148–150/『モル・フランダーズ』上下 伊沢龍雄訳 岩波文庫 1968)。Lewin, *Fruchtabtreibung*, 377. 外科的な中絶は、19世紀には広がっていった。エリザ・ウィルソンという32歳の女性の中絶と死の物語は、世間をあっと驚かせた。彼女は、堕胎を施してくれるドライデン夫人という女性に4シリング支払い、ドライデンは道具を使って2度手術した。効果が見られないとわかると、ウィルソンはさらに、「上流階級のご婦人たち」が同じような理由で頻繁に訪れると近所でも評判のスペンサー・リンフィールド夫人という女性に2ポンド10シリングを支払った。この試みが命取りとなり、ウィルソンは亡くなった。*Full Account of the Extraordinary Death of Eliza Wilson, by Mrs. Linfield, Midwife at Walworth, Caused by Abortion* (London, 1845). ; Löseke, *Materia medica*, 387–388. (豚やネズミを対象にした)最新のテストによると、サビナはときに命を奪うことになるが、中絶誘発効果がある。N. Page et al., "Teratological Evaluation of *Juniperus sabina* Essential Oil in Mice," *Planta Medica* 55 (1989) : 144–146 ; Brondegaard, "Sadebaum," 335.

★038――ショーターは、ヨーロッパで最もよく用いられた中絶薬を四つ挙げている。すなわち、メグサハッカ、セイジ、タイム、ローズマリーで、次いで麦角、ヘンルーダ、サビナも用いられていた。*Women's Bodies* [*], 183. しかし管見によれば、サビナが最も頻繁に利用されていた。J. H. Dickson and W. W. Gauld, "Mark Jameson's Physic Plants : A Sixteenth Century Garden for Gynaecology in Glasgow?" *Scottish Medical Journal* 32 (1987) : 60–62. ; Monica Green, "Constantius Africanus and the Conflict between Religion and Science," *The Human Embryo*, ed. G. R. Dustan (Exeter : University of Exeter Press, 1990), 47–69 ; Woodville, *Medical Botany* [*], vol. 2, 256 ; Riddle, *Contraception*, 160.

Ages and Renaissance (Aldershot, Hampshire : Ashgate, 1999). ; Nicholas Culpeper, *Pharmacopoeia Londinensis : or, The London Dispensatory* (London, 1669), 36. ; Gerard, *Herbal* , s.v. "Of Savin." 「月経 the flowers in women を引き起こすため」の処方を収めた草本誌もある。これについては、Lucile Newman, "Ophelia's Herbal," *Economic Botany* 33 (1979) : 227–232.

★028———たとえば、Jean Donnison, *Midwives and Medical Men : A History of Inter-Professional Rivals and Women's Rights* (London : Heinemann, 1977) ; Riddle, *Contraception* ; Hilary Marland, ed., *The Art of Midwifery : Early Modern Midwives in Europe* (London : Routledge, 1993) ; Gelbart, *King's Midwife* ; Evenden, *Midwives*.

★029———Alexander Hamilton, *A Treatise of Midwifery* (Edinburgh, 1785). 処方箋は、Beryl Rowland, *Medieval Woman's Guide to Health : The First English Gynecological Handbook* (Kent, Ohio : Kent State University Press, 1981), 97. ; Talbot, *Natura Exenterata*, 193–194.

★030———Bourgeois, "Instructions," 120. *Statuts et Reiglemens ordonnez pour toutes les matronnes, ou saiges femmes* (Paris, 1587), 6 ; Wendy Perkins, *Midwifery and Medicine in Early Modern France : Louise Bourgeois* (Exeter : University of Exeter Press, 1996), 4. ジェイムズ・エイヴリングは、イギリスの産婆に対するこのような禁止令を1567年のものから記録している(*English Midwives* [1872 ; London : Elliott, 1967])。次も参照。Evenden, *Midwives*, 205–208. 1650年に出されたストラスブールの法令は、産婆による中絶誘発を禁じた。Shorter, *Women's Bodies* [＊], 189. ; Rublack, "The Public Body," 68.

★031———Louise Bourgeois, *Recueil de secrets* (Paris, 1710), 84–87. ; Bourgeois, "Instructions," 121. ; Nicholas Culpeper, *A Directory for Midwives* (London, 1760), 61. シャープが妊婦に避けるよう勧めた植物の一つは、中絶誘発作用のある高山植物のヘビの根 *Eryngium alpinum* だった。Riddle, *Eve's Herbs*, 154. ; Leibrock-Plehn, *Hexenkräuter*, 157. ジーゲムントについては、Waltrund Pulz, "Gewaltsame Hilfe? Die Arbeit der Hebammen im Spiegel eines Gerichtskonflikts (1680–1685)," *Rituale der Geburt*, ed. J. Schlumbohm, B. Duden, J. Gélis, and P. Veit (München : Beck Verlag, 1998). ; Le Boursier Du Coudray, *Abrégé*, 44–51. 産婆が主として中絶を引き受けていたという証拠は、19世紀になって初めて存在する。1851年から1865年にかけてフランスで堕胎罪で訴えられた1,145名のうち、4分の3が女性で、その大多数が産婆であった。1846年から1850年までに訴えられた100名のうち、37名が産婆、9名が内科医、1名が薬剤師兼薬草販売者、2名が「やぶ医者」、そして2名が既婚女性であった。Tardieu, *Étude*, 12, 22.

★032———Gelbart, *King's Midwife*, 27–28 ; Stofft, "Avortement criminel," 76. ; Jürgen Schlumbohm, "'The Pregnant Women Are Here for the Sake of the Teaching Institution,'" *Social History of Medicine* 14 (2001) : 59–78, esp. 66.

★033———*Lettres de Gui Patin*, ed. J. H. Reveillé-Parise, 3 vols. (Paris, 1846), vol. 3, 225–226. ; Stofft, "Avortement criminal," 79. パリの外科医長ピエール・ディオニも、女性に中

sches Hygiene-Museum, 1993), 11–26. 教会法については、Riddle, *Eve's Herbs*, 131, 158 から引用した。コモン・ローについては、John Keown, *Abortion, Doctors and the Law* (Cambridge : Cambridge University Press, 1988), 4–5, 173 n 39 から引用した。 William Blackstone, *Commentaries on the Laws of England* , 4 vols. (Oxford, 1765), vol. 1, 129–130 ; François André Isambert, ed., *Recueil général des anciennes lois Françaises*, 29 vols. (Paris, 1821–1833), s.v. "infanticide" ; "grossesse." ; Adelon et al., eds., *Dictionaire*, vol. 2, s.v. "avortement," 495–496 ; Burton, "Human Rights," 431. フランス植民地の法典は、場所や人や財産の違いで地元の慣習に配慮する場合を除き、フランス本国と同じであった。これはフランスの地方にもあてはまった。 *Code de la Martinique* (Saint Pierre, 1767), preface.

★019———Frank, *System*, vol. 2, 61. ; Stukenbrock, *Abtreibung*, 20.

★020———Mauriceau, *Traité*, 191–192. また、Frank, *System*, vol. 2, 84–122 ; Tardieu's *Étude*. モリソーについては、James, *Medicinal Dictionary*, s.v. "abortus, or aborsus." から引用。

★021———Duden, *Disembodying Women* (『胎児へのまなざし』田村雲供訳 阿吽社 1993), 79–82.

★022———Dancer, *Medical Assistant*, 267. 妊娠の兆候については、Albrecht von Haller, *Vorlesungen über die gerichtliche Arzneiwissenschaft*, 2 vols. (Bern, 1782), vol. 1, 52–61 で論じられている。中絶薬については、Frank, *System* の第 2 巻で論じられている。また、Gottlieb Budaeus, *Miscellanea medico-chirurgia, practica et forensia* (Leipzig, 1732–1737) ; William Cummin, *The Proofs of Infanticide Considered* (London, 1836) ; Tardieu, *Étude*. Freind, *Emmenologia*, 5–7. ; Smellie, *Encyclopedia Britannica*, s.v. "midwifery."

★023———*Encyclopedia Britannica*, 11 th ed. (New York : Encyclopaedia Britannica, 1910), s.v. "medical jurisprudence."

★024———Stofft, "Avortement criminal," 79. ; Adelon et al., *Dictionaire*, vol. 2, s.v. "avortement," 497.

★025———Diderot and d'Alembert, eds., *Encyclopédie*, s.v. "fausse-couche." ; Mauriceau, *Traité*, 191–192.

★026———Norman Himes, *Medical History of Contraception* (Baltimore : Williams and Wilkins, 1936/『受胎調節の歴史』古沢嘉夫訳 河出書房新社1957/『避妊の歴史』現代性科学研究会訳 美学館1981) ; Noonan, *Contraception*.;Lewin, *Fruchtabtreibung*; Leibrock-Plehn, *Hexenkräuter*. ; McLaren, *History*. ; Shorter, *Women's Bodies* [*] ; Riddle, *Contraception* and *Eve's Herbs*. ; Gunnar Heinsohn and Otto Steiger, *Die Vernichtung der Weisen Frauen* (Herbstein : März, 1985). ; Rublack, "The Public Body," 65.

★027———Riddle, *Contraception* ; Riddle, *Eve's Herbs* ; Leibrock-Plehn, *Hexenkräuter*. 薬草に関しては、Wilfrid Blunt and Sandra Raphael, *The Illustrated Herbal* (New York : Thames and Hudson, 1979) ; Jerry Stannard, *Herbs and Herbalism in the Middle

médecine [Paris, 1762], vol. 3, 30)。
★011———Zvi Loker,"Professionnels medicaux dans la colonie de Saint Domingue au XVIIIème siècle," *Revue de la société haïtienne d'histoire, de géographie et de géologie* 39 (1981): 5 – 33. *Almanach historique de Saint Domingue* ([Cap-François, 1779], 111)には、ベヒトという人物が、王認可の内科医で「植民地の産科医」として挙げられている。女性の産婆は、この年鑑には挙げられなかった。*Affiches américaines* (7 August 1769), no. 31, 266. ; Arthaud, *Observations*, 78. ; "Quaker Records : 'At a Meeting of the Midwives in Barbadoes II.XII.1677,'" *Journal of the Barbados Museum and Historical Society* 24 (1957) : 133–134.
★012———Riddle, *Eve's Herbs*, 11, 180–181 ; *The Case of Mary Katherine Cadière, against the Jesuite Father John Baptist Girard* (London, 1731), 13. また、Rublack, "The Public Body," 62. ; Mauriceau, *Traité*, 191–192. ; Sloane, *Voyage*, vol. 1, 13.
★013———Schiebinger, *Has Feminism Changed Science* ? (『ジェンダーは科学を変える!?』小川眞里子・東川佐枝美・外山浩明訳　工作舎2002)
★014———*Oxford English Dictionary*, s.v. "aborted." 次も参照。Schiebinger, *Nature's Body* [＊], chap. 2.
★015———Mauriceau, *Traité*, 187. これが、産婆アンジェリク・マルグリット・ル・ブルスィエール・デュ・クードレの流産*fausse-couche* 理解であった(*Abrégé*, 44)。『医科学事典』*Dictionaire des sciences médicales* の「流産」*fausse-couche* という項目の執筆者であるシャルル＝クレティヤン＝アンリ・マルクも、この用語を「偽りの妊娠」*fausse-grossesse* から起こる事柄に関係させている(Adelon et al., eds., *Dictionaire*, vol. 14, s.v. "fausse-couche")。James, *Medicinal Dictionary*, vol. 1, s.v. "abortus, or aborsus." ; Boord, *Breviarie of Health*, 7. ; Smellie, *Encyclopedia Britannica*, s.v. "midwifery."
★016———Burton, "Human Rights," 427–428. グリムの*Deutsches Wörterbuch* (1854)には、「流産」*Fehlgeburt* の項目に、「中絶」*abortus* や「流産」*fausse-couche* が挙げられている。流産をめぐる細かい相違については、Ersch and Gruber, *Encyclopädie*, s.v. "Fehlgebären." ; Zedler, *Universal Lexicon*, s.v. "Abortus," "Abtreiben."
★017———*Oxford English Dictionary*, s.v. "abortion." ; Owsei Temkin and Lilian Temkin, eds., *Ancient Medicine : Selected Papers of Ludwig Edelstein* (Baltimore : Johns Hopkins Press, 1967), 9, 13 ; Zedler, *Universal Lexicon*, s.v. "Abortus" ; Adelon et al. eds., *Dictionaire*, vol. 2, s.v. "avortement," 492–494. また、Chauncey Leake, ed., *Percival's Medical Ethics* (Baltimore : Williams and Wilkins, 1927), 134–135.
★018———Stukenbrock, *Abtreibung*, 19–20. 次も参照。Robert Jütte, ed., *Geschichte der Abtreibung : Von der Antike bis zur Gegenwart* (München : C. H. Beck, 1993) ; Sibylla Flügge, *Hebammen und heilkundige Frauen : Recht und Rechtswirklichkeit im 15. und 16. Jahrhundert* (Frankfurt am Main : Stroemfeld Verlag, 1998) ; Günter Jerouschek, "Zur Geschichte des Abtreibungsverbot," *Unter anderen Umständen : Zur Geschichte der Abtreibung*, ed. Gisela Staupe and Lisa Vieth (Dresden : Deut-

の"flowers", "flours", "fleurs"は、英語やフランス語で広く月経を意味する言葉でもあった。スローンによると、「仮病を装う人間」は他に「白人、黒人両方の」奉公人であった。Shorter, *Women's Bodies*（『女の体の歴史』池上千寿子・太田英樹訳　勁草書房 1992), 181. また、McLaren, *History*, 160. シャルル＝ルイ＝フランソワ・アンドリも、女性が妊娠していないことを確かめてから通経剤を処方するよう内科医に警告した。体面を保とうとする若い女性たちは、あまりに頻繁に医者を欺き、人間の弱さを隠すために恐ろしい犯罪に手を染めていると記している（*Matière médicale*, vol. 2, 22）。ディムズデイルは、次のように述べている。「妊婦だとわかっている女性には一度も種痘を施したことはないが、妊娠を隠している者には、接種してやっている。彼女たちは、起こりはしないある出来事、すなわち流産を望んでいたようだ」（*Present Method*, 21–22）。Rublack, "The Public Body," 64.

★008———James, *Medicinal Dictionary*, vol. 1, s.v. "abortus, or aborsus."　次も参照。Adrian Wilson, in "William Hunter and the Varieties of Man-Midwifery," *William Hunter and the Eighteenth-Century Medical World*, ed. W. F. Bynum and Roy Porter（Cambridge : Cambridge University Press, 1985), 343–369, esp. 350–351. ; Sloane, *Voyage*, vol.1, cxlvii. また、Shorter, *Women's Bodies*［＊], 190. Ersch and Gruber, *Encyclopädie*, s.v. "Abtreibung."

★009———Riddle, *Contraception* ; Riddle, *Eve's Herbs* ; Shorter, *Women's Bodies*［＊]. スーザン・クレップも同じように考えている。彼女の論文 "Lost, Hidden, Obstructed," 71–73 を参照。19世紀のJ・トムゼンは、こうした知識が「女性の生命という秘密の領域」に属するもので、「賢女たち」weise Frauen を通じて受け継がれてきたとみなしている（"Ein Fall von Abtreibung der Leibesfrucht", *Vierteljahrsschrift für gerichtliche und öffentliche Medicin* 1 [1864] : 315–328, esp. 316）。しかしモニカ・グリーンは、中世ヨーロッパには、女性の健康管理がもっぱら女性だけに任されたわけではなかったと論じている（*Women's Healthcare in the Medieval West* [Aldershot, Hamp. : Ashgate, 2000]）。Dazille, *Observations sur les maladies des negres*, vol.2, 56 ; Williamson, *Medical...Observations*, vol. 2, 206–207.　次も参照。Sheridan, *Doctors and Slaves*, 95, 268–291 ; Moitt, *Women and Slavery*, 63–68 ; Karol Weaver, "The Enslaved Healers of Eighteenth-Century Saint Domingue," *Bulletin of the History of Medicine* 76（2002）: 429–460.　これに加え大規模なプランテーションでは、小屋の看護人がおり、乳幼児のためだけの看護人もいた。ジャマイカとアンティグアでは、プランテーションの病院も主として「年老いた黒人女」によって日々営まれ、ヨーロッパの男性内科医がこれを監督していた。Renny, *History*, 179 ; Adair, *Unanswerable Arguments*, 118. ; Paul Brodwin, *Medicine and Morality in Haiti : The Contest for Healing Power*（Cambridge : Cambridge University Press, 1996), 28–32.

★010———Dancer, *Medical Assistant*, 200. ; Fermin, *Traité des maladies*, 13, 98–100.

ヨーロッパでも、女性はある特定の男性医療者の妻に病状を伝えるように促された（Jacques Barbeu du Bourg, *Gazette d'Épidaure, ou Recueil de nouvelles de*

★076———Wagstaffe, *A Letter to Dr. Freind.*; Boylston, *Historical Account*.
★077———Lord Wharncliffe, ed. *The Letters and Works of Lady Mary Wortley Montagu*, 2 vols.(London, 1893), vol. 1, 309, 352–353.; British Library, Manuscripts collection, Add. 34327, folio 7.

第3章———

★001———Goslinga, *The Dutch in the Caribbean and in the Guianas*, 268.
★002———Hilliard d'Auberteuil, *Considérations*, 65.
★003———James, *Medicinal Dictionary*, vol. 3, s.v. "Poinciana". カエサルピニア・プルケリッマは、ノーマン・ファーンスワースの広範な研究において中絶薬と通経剤として挙げられている。"Potential Value of Plants as Sources of New Antifertility Agents I," *Journal of Pharmaceutical Sciences* 64(1975): 535–598, esp. 565. そこでは、葉と種子が中絶薬として注目されている。R. Casey, "Alleged Anti-Fertility Plants of India," *Indian Journal of Medical Science* 14(1960): 590–600, esp. 593.; Julia Morton, *Atlas of Medicinal Plants of Middle America* (Springfield, Ill.: Charles Thomas, 1981), 284–285; John Watt and Maria Breyer-Brandwijk, *The Medicinal and Poisonous Plants of Southern and Eastern Africa* (Edinburgh: Livingstone, 1962), 564–565; Walter Lewis and Memory Elvin-Lewis, *Medical Botany: Plants Affecting Man's Health* (New York: John Wiley, 1977/『臨床医学と薬用植物』大塚恭男・丁宗鉄訳 エンタプライズ 1985), 42.
★004———Merian, *Metamorphosis*, 図版45のコメント。Sloane, *Voyage*, vol. 2, 49–50. スローンは、本文に付けた補遺でメリアンの本を引用している(*Voyage*, vol. 2, 384)。メリアンの本の出版は1705年。スローンの本は第1巻が1707年、第2巻が1725年に出版された。Descourtilz, *Flore pittoresque*, vol. 1, 27–30. この植物は子宮収縮を誘発する。
★005———Tournefort, *Élémens*, vol. 1, 491–492; vol. 3, plate 391. 次も参照。Du Tertre, *Histoire*, vol. 1, 125–126.; Chevalier, *Lettres*, 111.; Descourtilz, *Flore pittoresque*, vol. 1, 27–30. デクールティルズに関しては、Leon Rulx, "Descourtilz," *Conjonction* 39(1952): 40–48.
★006———Stedman, *Stedman's Surinam*, 26, 271–272. ゴスリンガはスリナムにおけるこうした処罰の一部を詳述している。1741年、2人の奴隷がそれぞれ片足を失い、1765年には3本の足が切断され、1本の腱が切られた。1772年には2本の腱が切られ、3本の足が切断された。1765年から1787年にかけて少なくとも16人の黒人が足を切断された(*The Dutch in the Caribbean and the Guianas*, 382, 399)。*Le Code noir* (Paris, 1685), article 38; Long, *History*, vol. 2, 440; Sloane, *Voyage*, vol. 1, lvii.; Dalling's testimony in *House of Commons*, ed. Lambert, vol. 72, 433.
★007———Sloane, *Voyage*, vol. 1, lvii, cxliii; vol. 2, 50. "flour"という語によって、この植物を美しい花垣にできることをスローンが示していたとも考えられる。しかし女性たち

ments and Observations on Mrs. Stephen's Medicines for dissolving the Stone (London, 1740) ; James Parsons, *A Description of the Human Urinary Bladder...to which are added Animadversions on Lithontriptic Medicines, particularly those of Mrs. Stephens* (London, 1742) ; Arthur Viseltear, "Joanna Stephens and the Eighteenth Century Lithontripics : A Misplaced Chapter in the History of Therapeutics," *Bulletin of the History of Medicine* 42 (1968) : 199–220 ; Maehle, *Drugs on Trial* , chap.2. この時代、政府が「公益」のために有用な治療法の秘密を買うのはよくあることだった。Brockliss and Jones, *Medical World* , 622–623. ; Cope, *Cheselden* , 24–25.

★060——David Hartley, *A Supplement to a Pamphlet Entitled, A View of the Present Evidence for and against Mrs. Stephen's Medicines* (London, 1739) , 37–38.

★061——Ibid., 49–51.

★062——Ibid., 39–40, 52.

★063——Woodville, *Medical Botany* (『ハーブとスパイス』福屋正修・山中雅也解説 八坂書房1990) , vol. 1, 139.

★064——Withering, *Foxglove* , 2–10. ; Cox, "The Ethnobotanical Approach," 26.

★065——Schiebinger, *Mind* [*], 237–238. ; Koerner, "Women and Utility," 250–251.

★066——John Douglas, *A Short Account of the State of Midwifery in London, Westminster* (London, 1736) , 19.

★067——Margaret Pelling, "Thoroughly Resented? Older Women and the Medical Role in Early Modern London," *Women, Science and Medicine* , ed. Hunter and Hutton, 63–88, esp. 67, 72. ; Blair, *Pharmaco-Botanologia* . ; J. Burnby, "The Herb Women of the London Markets," *Pharmaceutical Historian* 13 (1983) : 5–6.

★068——ただし、Genevieve Miller, "Putting Lady Mary in Her Place." *Bulletin of the History of Medicine* 55 (1981) : 3–16.

★069——Miller, *Adoption of Inoculation* , 63 n 57.

★070——Ibid., 55–63.

★071——Emanuel Timonius, "An Account, or History, of Procuring the Small Pox by Incision, or Inoculation," *Philosophical Transactions of the Royal Society of London* 29 (1714): 72–82 ; Sloane, "An Account of Inoculation." ; Miller, *Adoption of Inoculation* , 76–79.

★072——John Andrew, *The Practice of Inoculation Impartially Considered* (Exeter, 1765) , vii.

★073——Anita Desai, intro., *The Turkish Embassy Letters* by Lady Mary Wortley Montagu (London : Virago, 1994) , xv. ; Maitland, *Account* , 7–8.

★074——Condamine, *History* , 9. ; Miller, *Adoption of Inoculation* , 60.

★075——Schiebinger, *Nature's Body* [*], 126–134. ; La Condamine, *History* , 3, 9, 10–12. サン・ドマングのシャルル・アルトーは、種痘は、専制政治によって美貌に高い値がつけられた地域風土において発見されたとした (*Memoire* , 8)。

★045———[Bourgeois], *Voyages*, 487. ; Fermin, *Description générale*, vol. 1, 209.

★046———Thiery de Menonville, *Traité*, vol. 1, 14. ; Sloane, *Voyages*, vol. 1, liv-lv.

★047———Edward Ives, *Voyage from England to India, in the Year 1756* (London, 1773), 462.

★048———William Eamon, *Science and the Secrets of Nature : Books of Secrets in Medieval and Early Modern Culture* (Princeton : Princeton University Press, 1994), 4–5.

★049———Jaramillo-Arango, *Conquest*, 79.

★050———Thunberg, *Travels*, vol. 2, 286. ; Nicolas, "Adanson et le mouvement colonial," 440. ; Smith, *Wealth* (『国富論』全４冊　水田洋他訳 岩波書店2000／01), vol. 1, 69.; Guerra, "Drugs from the Indies, " 29.　新薬の開発には約12年を要した。メルク社の推定では、有効とされる物質１万あたり動物実験にかけられるのは20程度であり、さらに人体実験となるとその半数、米国食品医薬品局の承認を得て販売に漕ぎ着けるのはわずか一つという。Robert Pear, "Research Cost for New Drugs Said to Soar," *New York Times* (1 December 2001)：C 1, 14. ; Chadwick and Marsh, eds., *Ethnobotany*, 21, 42, 88.

★051———Koerner, "Women and Utility," 251. ; Mackay, *In the Wake of Cook*, 15. ; R. G. Latham, ed., *The Works of Thomas Sydenham*, 2 vols. (London : Sydenham Society, 1848–1850), vol. 1, 82.

★052———Lowthrop, *Philosophical Transactions*, vol. 3, 252–255.

★053———Ibid.　止血薬の開発に関する後のエピソードについては、Harold Cook, "Sir John Colbatch and Augustan Medicine," *Annals of Science* 47 (1990) : 475–505.

★054———Sloane, *Account*, 1. ; British Library, Manuscripts Collection, Medical Receipts Seventeenth Century, Sloane. 3998 ff. l–34, 50–58, 60 b–75.

★055———Sloane, *Account*, 5.

★056———Ibid., 13–14.

★057———S. W. Zwicker, *Breviarium apodemicum methodice concinnatum* (Danzig, 1638), cited in Stagl, *History of Curiosity*, 78. ; Margaret Hannay, "'How I These Studies Prize' : The Countess of Pembroke and Elizabethan Science," *Women, Science and Medicine*, eds. Hunter and Hutton, 109–113 , 67–76.

★058———Schiebinger, *Mind* [＊], ; Charles de l'Escluse, *Rariorum aliquot Stirpium, per Pannoniam, Austriam, et vicinas...Historia* (Antwerp, 1583), 345 ; 次も参照。Jerry Stannard, "Classici and Rustici in Clusius' Stirp. Pannon. Hist. (1583)," *Festschrift anlässlich der 400 jährigen Widerkehr der wissenschaftlichen Tätigkeit von Carolus Clusius (Charles de l'Escluse) im pannonischen Raum*, ed. Stefan Aumüller (Eisenstadt : Burgenländischen Landesarchiv Sonderheft V, 1973), 253–269.　シデナムの引用は、De Beer, *Sir Hans Sloane*, 25.

★059———彼女の治療法は、"Mrs. Stephen's Cure for the Stone," *London Gazette* June 16, 1739, np に発表された。次も参照。Stephen Hales, *An Account of Some Experi-*

貿易業者のやり方を目こぼしせざるを得なかった」。Merian, *Metamorphosis*, 図版45のコメント。7, 13, 25の図版も参照。

★025———Barker, Hulme and Iversen, eds., *Colonial Discourse*, 7.

★026———Bancroft, *Essay*, 3.

★027———Pierre Pelleprat, *Introduction a la langue des Galibis* (Paris, 1655), 3 ; 次も参照。Pimentel, "The Iberian Vision," 26. La Condamine, "Sur l'arbre du quinquina,"340. ; La Condamine, *Relation abrégée d'un voyage* (Paris, 1745), 53–55. ; Humboldt (and Bonpland), *Personal Narrative* [＊], vol.3, 301–303.

★028———Humboldt (and Bonpland), *Personal Narrative* [＊], vol. 5, 431.

★029———Leblond, *Voyage*, 138.

★030———引用は、Blackburn, *New World Slavery*, 281.

★031———Campet, *Traité*, 55.

★032———Rochefort, *Histoire naturelle*, 449.

★033———Risse, "Transcending Cultural Barriers," 32 ; 次も参照。Estes, "The European Reception," 12; George Foster, *Hippocrates' Latin American Legacy* (Langhorne, Penn.: Gordon and Breach, 1994). ; Spary, *Utopia's Garden*, 87 ; さらに、Anthony Pagden, *European Encounters with the New World* (New Haven : Yale, 1993), 21.

★034———Jerome Handler, "Slave Medicine and Obeah in Barbados, ca. 1650 to 1834," *New West Indies* 74 (2000) : 57–90.　さらに、Renny, *History of Jamaica*, 171.

★035———Thomson, *Treatise*, 9–10.

★036———Moseley, *A Treatise on Sugar*, 190–205.

★037———Jerome Handler and Kenneth Bilby, "On the Early Use and Origin of the Term 'Obeah' in Barbados and the Anglophone Caribbean," *Slavery and Abolition* 22 (2001) : 87–100 ; Fuller, *New Act of Assembly*, xl.

★038———Humboldt (and Bonpland), *Personal Narrative* [＊], vol. 5, 256.

★039———Ibid., 132. ; La Condamine, *Relation abrégée*, 74–75.

★040———La Condamine, *Relation abrégée*, 74–75.

★041———Humboldt (and Bonpland), *Personal Narrative* [＊], vol.5, 132.　1660年、フランスとイギリスは、セント・ビンセント島をカリブ族の居住地として保証した。1700年、マルティニクの総督がセント・ビンセントを二つに分割し、一つを「赤いカリブ族」に、もう一つを「黒いカリブ族」(マルーン・アフリカ人の末裔)に割り当てた。Pouliquen, "Introduction," in Leblond, *Voyage*, 11. ; *Code de la Martinique* (Saint Pierre, 1767), 457–458. ; Sloane, *Voyage*, vol.1, xviii.

★042———[Bourgeois], *Voyages*, 487. ; Fermin, *Traité des maladies*, preface.

★043———Grainger, *Essay*, 70.

★044———Monardes, *Joyfull Newes*, vol.1, 136–137 ; Estes, "The European Reception," 10. ; Alonso de Ovalle, "An Historical Relation of the Kingdom of Chile," *A General Collection*, ed. Pinkerton, vol. 14, 38. ; La Condamine, "Sur l'arbre du quinquina,"329.

植物にラテン語、フランス語、「インディアン語」の名称を与えたが、その一覧表を「薬局方」とは呼ばなかった。(*Essai*).

★010———Pouppé-Desportes, *Histoire des maladies*, vol. 3, 59.

★011———[Bourgeois], *Voyages*, 67. [Anon.], *Histoire des désastres*, 47. フランス国立図書館は、この本が1795年に出版され、著者はミシェル＝エティエンヌ・デクールティルズだとしているが、彼は1799年までサン・ドマングへ出かけたことはなかった。

★012———Craton, *Searching*, 54. ; Stedman, *Stedman's Surinam*, 63.

★013———[Bourgeois], *Voyages*, 458, 470. 奴隷の医術を高く評価した他の人物については、Grainger, *Essay* and Sheridan, *Doctors and Slaves*, 80–82.

★014———Judith Carney, "African Traditional Plant Knowledge in the Circum-Caribbean Region," *Journal of Ethnobiology* 23(2003) : 167–185. ; [Bourgeois], *Voyages*, 470.

★015———[Bourgeois], *Voyages*, 468, 470.

★016———De Beer, *Sloane*, 41–42. ナイトの引用は、Sheridan, *Doctors and Slaves*, 81.

★017———Descourtilz, *Flore pittoresque*, vol. 1, 16–17. ; Adelon et al., eds. *Dictionaire*, vol. 14, s.v. "femme," 654.

★018———Barrère, *Nouvelle relation*, 204. 彼は年間2,000リーブル受け取っていた。Nassy, *Essai historique*, 64. 次も参照。Goslinga, *The Dutch in the Caribbean and in the Guianas*, 359–360 ; Robert Cohen, *Jews in Another Environment : Surinam in the Second Half of the Eighteenth Century* (Leiden : Brill, 1991). ; Lacroix, *Figures de savants*, vol. 3, 31–35. ; Sloane, *Voyages*, vol. 1, xiii-xiv.

★019———La Condamine, "Sur l'arbre du quinquina,"330. 動物が薬草で傷を治す伝承に関しては、L. A. J. R. Houwen, "'Creature, Heal Thyself' : Self-Healing Animals in the *Hortus sanitatis*,"(ドイツのボッフム・ルール大学英文科における講義、未出版).

★020———Pouppé-Desportes, *Histoire des maladies*, vol.3, 81. ; Long, *History*, vol. 2, 380. ; James, *Medicinal Dictionary*, vol. 1, preface.

★021———Long, *History*, vol. 2, 381.

★022———Tzvetan Todorov, *The Conquest of America : The Question of the Other*, trans. Richard Howard(New York : Harper & Row, 1984／『他者の記号学』及川馥・大谷尚文・菊地良夫訳 法政大学出版局1986) ; Stephen Greenblatt , *Marvelous Possessions : The Wonder of the New World* (Chicago : University of Chicago Press, 1991／『驚異と占有』荒木正純訳 みすず書房1994) ; Latour, *Science in Action* [＊], chap.6; Anke te Heesen, "Accounting for the Natural World," *Colonial Botany*, ed. Schiebinger and Swan. ; Spary, *Utopia's Garden*, 84.

★023———Pratt, *Imperial Eyes*, 6–7.

★024———Long, *History*, vol. 2, 287 ; Thunberg, *Travels*, vol. 1, 73–75. ツュンベリーはこれらの行為について次のように記している。「なぜならその会社は人手不足だし、充分な支払いができるわけでもなかったので、人手を確保するためには人身売買で悪名高い

★006———Sloane, *Voyage*, vol. 1, preface ; Sloane, *Catalogus plantarum.* ; Merian, *Metamorphosis*, 図版45のコメント。
★007———Keegan, "The Caribbean,"(『ケンブリッジ世界の食物史大百科事典』第2巻　石毛直道ほか監訳 朝倉書店2004)1262. ; Barrera, "Local Herbs,"166–167.
★008———1710年10月29日にトマス・ウォールダックはジェイムズ・ペティヴァー宛に次のように記している。「スペイン人自身の報告によると、彼らは数年の間に、[解読不可能]の地で120万人、イスパニョーラ島で300万人、ニュー・スペインで600万人、ジャマイカで60万人の[インディアン]を壊滅させた」(British Library, Manuscripts Collection, Sloane 2302)。コロンブスがイスパニョーラ島に着いたときのタイノ族の現地住民推定数は、歴史家によって6万人から400万人まで幅があり、100万人というのが通説である。スペインのある国勢調査によると、1514年までに26,000人ほどしか残らなかった。1518年には18,000人、1542年には2,000人と減っていった。Noble David Cook, *Born to Die : Disease and New World Conquest, 1492–1650* (Cambridge : Cambridge University Press, 1998), 23–24. 1524年までにタイノ族は、独立した民族としては存在しなくなっていた。Rouse, *Tainos*(『タイノ人』杉野目康子訳 法政大学出版局2004)169 ; David Henige, "On the Contact Population of Hispaniola : History as Higher Mathematics," *Hispanic American Historical Review* 58(1978) : 217–237.

カリブ海という名称は、スペイン人が16世紀に最初に到着したとき主に小アンティル諸島に暮らしていた好戦的なカリブ族のインディアンにちなんでつけたものである。スペイン人は、当初、イスパニョーラ島、キューバ、ジャマイカ、プエルト・リコに住むタイノ族と接していたのにカリブの名を選んだ。これらの島々に暮らすインディアンにはもともと特別な名称はなく、自分たちがアイランド・カリブ[小アンティル諸島のインディオのこと]ではないことをコロンブスに示すために、「善良」とか「高貴」を意味するタイノという言葉を用いたため、スペイン人は彼らをタイノ族と呼ぶようになった。アーヴィング・ラウスの指摘によれば、スペイン人は攻撃的な先住民であれば、「カリブ族と呼ぶ傾向があり、タイノ族がスペイン人の残虐行為に抵抗するようになると、彼らもまたカリブ族とみなされた(*Tainos*[＊], 5, 23, 155)。ピーター・ヒュームによると、アラワクという語(タイノは南米アラワク語族の傘下にある)は、1540年、フライ・グレゴリオ・バテラによる造語で、土地の人びとは自分たちのことをカリブあるいはカリナと称していた。さらに、初期のヨーロッパ人定住者が描いたカリブ海地域の民族分布図自体が、植民地化の産物であって、ヨーロッパ人はアメリカ・インディアンがしない区別をし、アメリカ・インディアンはヨーロッパ人がしない区別をしていた(*Colonial Encounters*[＊], 60, 67)。次も参照。Henri Stehlé, "Évolution de la connaissance botanique et biologique aux antilles françaises," *Comptes rendues du congrès des Sociétés Savantes* 1(1966) : 275–290, esp. 281. また、David Watts, *The West Indies : Patterns of Development, Culture and Environmental Change since 1492* (Cambridge : Cambridge University Press, 1987).
★009———Pouppé-Desportes, *Histoire des maladies*, vol. 3, 59.　ピエール・バレルも、

★101———"Letter of M. De La Condamine, written in 1773, to M. *** ; giving an account of the fate of those astronomers who participated in the requisite operations for the measurement of the earth, begun in 1735," ibid., vol. 14, 257–258.
★102———Thiery de Menonville, *Traité*, vol .1, 147. ; Adanson, *Voyage*, 336. ; Duval, *King's Garden*, 77.
★103———Risse, "Transcending Cultural Barriers, " 32.

第 2 章———

★001———Long, *History*, vol. 1, 6.
★002———Nicolas Culpeper, *A Physicall Directory* (London, 1649), "To the Reader" A 1. ; Pierre-Henri-Hippolyte Bodard, *Cours de botanique médicale comparée*, 2 vols. (Paris, 1810), vol. 1, xviii, xxx. ; Eli Heckscher, *Mercantilism*, 2 vols., trans. Mendel Shapiro (London : George Allen and Unwin, 1935) ; Robert Ekelund and Robert Tollison, *Politicized Economies : Monarchy, Monopoly, and Mercantilism* (College Station : Texas A&M University Press, 1997).
★003———[Bourgeois], *Voyages*, 460. ロングは、ジャマイカからイングランドに輸入された商用植物と医用植物について、1770年代にイギリスが受け取った関税のリストを作った。砂糖(この医療効果についてロングは詳細に論じている)、ラム酒、オールスパイス、ショウガ、綿、コーヒー、インディゴ、サゴヤシの澱粉、マホガニー、アロエ、カシア桂皮、ユソウボク、ウィンテルの樹皮[ウィンテル船長にちなんで名づけられた強壮剤、壊血病の特効剤]、ヤラッパ、サルサ[ユリ科の薬用植物]、タマリンド[実は清涼飲料・薬用・調味用]、バニラ、カカオ(*History*, vol.1, 590)。Descourtilz, *Flore pittoresque*, vol. 1, 41.
★004———[Bourgeois], *Voyages*, 459 ; 次も参照。Long, *History*, vol. 2, 590. フェルミンの推定によると、大西洋横断の航海によって薬草の効能の 4 分の 3 は失われたとされる(*Description générale*, vol. 1, 83–84)。
★005———Drayton, *Nature's Government*, 92. ; Barrera, "Local Herbs,"174. ; Harold Cook, "Global Economies and Local Knowledge," *Colonial Botany*, ed. Schiebinger and Swan ; グローヴは、レーデが単なる「情報」以上のもの、ないしは、かなり大雑把なデータ以上のものを収集し、レーデの本の分類体系がエズハヴァの「知識」すなわち体系的思考に頼っていたと主張している(*Green Imperialism*, 78, 89–90)。Mark Harrison, "Medicine and Orientalism : Perspectives on Europe's Encounters with Indian Medical Systems," *Health, Medicine and Empire : Perspectives on Colonial India*, ed. Biswamony Pati and Mark Harrison (New Delhi : Orient Longman, 2001), 37–87. 情報と知識の区別については、Peter Burke, *A Social History of Knowledge from Gutenberg to Diderot* (Cambridge : Polity Press, 2000/『知識の社会史』井上弘幸・城戸淳訳 新曜社2004), 11.

★086———Humboldt (and Bonpland), *Personal Narrative* [＊], vol. 5, 389. ; Gunnar Broberg, "*Homo sapiens* : Linnaeus's Classification of Man," *Linnaeus : The Man and His Work*, ed. Tore Frängsmyr (Berkeley : University of California Press, 1983), 185–186. ; Seymour Phillips, "The Outer World of the European Middle Ages," *Implicit Understandings*, ed. Stuart Schwartz (Cambridge : Cambridge University Press, 1994), 23–63 ; Anthony Grafton, *New Worlds, Ancients Texts* (Cambridge, Mass. : Harvard University Press, 1992).

★087———La Condamine, *Relation abrégée*, 111, 52, 106. ; Josine Blok, *The Early Amazons* (Leiden : E.J. Brill, 1995).

★088———La Condamine, *Relation abrégée*, 104, 111.

★089———Ibid., 103–109.

★090———Ibid., 105–108.

★091———Humboldt (and Bonpland), *Personal Narrative* [＊], vol. 5, 387–394.

★092———Ibid. Sir Everard Ferdinand Im Thurn, *Among the Indians of Guiana* (London, 1883), 385.

★093———Mary Terrall, "Gendered Spaces, Gendered Audiences : Inside and Outside the Paris Academy of Sciences," *Configurations* 3 (1995) : 207–232, esp. 219–223. 火山学者をはじめとする今日の科学者は、「勇敢で向こう見ずな行為」を認めている (William Rose, "Volcanic Irony," *Nature* 411 [2001] : 21)。Spary, *Utopia's Garden*, 83–84. ; Linnaeus, *Critica Botanica*, no. 238.

★094———Humboldt, *Vues des Cordilleres*, 図版5のコメント。

★095———La Condamine, *Relation abrégée*, 25.

★096———Adanson, *Voyage*, 131.

★097———1702年10月8日メリアンがヨハン・フォルカマーに宛てた手紙。Trew-Bibliothek, Brief-Sammlung Ms. 1834, Merian no. 1, Universitätsbibliothek Erlangen. 再録は、Rücker, *Merian*, 22. ; [Schaw], *Journal*, 19–78.

★098———"Letter to M. De la Condamine from M. Godin des Odonais," *A General Collection*, ed. Pinkerton, vol 14, 256–269.

★099———Philip Curtin, "The White Man's Grave : Image and Reality, 1780–1850," *Journal of British Studies* 1 (1961) : 94–110. ; Thunberg, *Travels*, vol. 2, 280. 次も参照。Boxer, *The Dutch Seaborne Empire*, 243 ; Philip Curtin, *Disease and Empire : The Health of European Troops in the Conquest of Africa* (Cambridge : Cambridge University Press, 1998), 3–4. ; Thunberg, *Travels*, vol. 1, 99. ; Trapham, *Discourse*, 70. ; Trevor Burnard, "'The Countrie Continues Sicklie' : White Mortality in Jamaica, 1655–1780," *Social History of Medicine* 12 (1999) : 45–72. ; Humboldt (and Bonpland), *Personal Narrative* [＊], vol. 5, 244–245.

★100———Richard Hakluyt, "A Short and Brief Narration of the Navigation made...to the Islands...called New France," *A General Collection*, ed. Pinkerton, vol.12, 659–660.

erner, *Linnaeus*, chap. 5.

★073———Drayton, *Nature's Government*, Part I. ; Stearn, ed., *Humboldt*.

★074———Sörlin, "Ordering the World for Europe,"64.

★075———Sloane, *Catalogus plantarum*. ; Dandy, *Sloane Herbarium* ; MacGregor, "The Life," 22–24, 28 ; Cannon, "Botanical Collections."

★076———Aublet, *Histoire*, 104.

★077———Schiebinger, *Mind* [＊], chap. 2. これについては例外があり、たとえばポートランド公爵夫人マーガレット・キャベンディッシュ・ベンティンクは、バッキンガムシャーのバルストロードに広大な植物園を有していた。次も参照。David Allen, *The Naturalist in Britain* (1976 ; Princeton : Princeton University Press, 1994／『ナチュラリストの誕生』阿部治訳 平凡社1990), 24–25.

★078———"Lists of Plants in the Garden at Badminton, chiefly made by Mary Somerset" and "Lists of Seeds and Plants Belonging to Mary Somerset," British Library, Manuscripts Collection, Sloane 3343, 4070–4072. ボーフォート公爵夫人の植物園に関する最も充実した歴史叙述は、次の優れた論文である。Douglas Chambers, "'Storys of Plants' : The Assemblying of Mary Capel Somerset's Botanical Collection at Badminton," *Journal of the History of Collections* 9 (1997) : 49–60. 19世紀にこの一族のある女性が、バドミントン競技を考案した(コートの広さはバドミントン家の玄関ホールから定められた)。Cottesloe and Hunt, *The Duchess of Beaufort's Flowers*, 10. ; Sir Hans Sloane's Collection, Natural History Museum, London, H.S. 131–142. シェラードの引用は、Phyllis Edwards, "Sir Hans Sloane and His Curious Friends," *History in the Service of Systematics*, ed. Alwyne Wheeler and James Price (London : Society for the Bibliography of Natural History, 1981), 27–35, esp. 30. 次も参照。Dandy, ed., *Sloane Herbarium*, 209–215.

★079———Cottesloe and Hunt, *The Duchess of Beaufort's Flowers*, 19. ; William Aiton, *Hortus Kewensis* (London, 1789).

★080———Sir Hans Sloane's Collection, Natural History Museum, London, H.S. 66. 引用は、Dandy, *Sloane Herbarium*, 210. この女性についてはそれ以上不明。

★081———Cottesloe and Hunt, *The Duchess of Beaufort's Flowers*, 16.

★082———Segal, "Merian as a Flower Painter," 79–82.

★083———1703年6月4日にメリアンがペティヴァーに宛てた手紙は、British Library, Manuscripts Collection, Sloane 4063, f. 201 ; Sloane 4067, f. 51 ; 同じ手紙は、1704年4月にフランス語でメリアンからペティヴァーに送付されている。Sloane 4064, f. 5. ペティヴァーによって要約・編纂された「スリナムの昆虫の歴史」は、British Library, Manuscripts Collection, Sloane 3339, ff. 153–160 b.

★084———1705年4月27日にメリアンがペティヴァーに宛てた手紙。British Library, Manuscripts Collection, Sloane 4064, f. 70 ; 英訳は、Sloane 3321, f. 176.

★085———1705年4月27日にメリアンがペティヴァーに宛てた手紙。British Library, Manuscripts Collection, Sloane 3321, f. 176.

in Opening the Medical Profession to Women (1895 ; New York : Schocken, 1977), vii. ; Laissus, "Voyageurs naturalistes," 316.

★058———ヨハン・ラインホルト・フォルスターによるブーガンヴィルの航海記の英訳。Bougainville, *A Voyage Round the World* (London, 1772), 300. ; Monnier et al., *Commerson*, 99, 109–111.

★059———Taillemite, *Bougainville*, vol. 1, 443. ; Pycior Slack, and Abir-Am, eds., *Creative Couples*.

★060———Laissus,"Voyageurs naturalistes,"316 ; Jean Chaïa,"Jean-Baptiste Patris : Medecin Botaniste a Cayenne," *95e Congrès national des sociétés savantes* 2 (1970) : 189–197.

★061———Lafuente, "Enlightenment in an Imperial Context," 161. ラフエンテは、「クレオール」という語を、(アメリカ生まれのアフリカ人を排除して)アメリカ大陸で生まれたヨーロッパ人に限定して用いている。

★062———McClellan, *Colonialism and Science*, Part III ; Drayton, *Nature's Government*, 64–65 ; Nassy, *Essai*, 164. フィラデルフィア・サークルの会員には、ル・アーヴル[フランス北西部の港湾都市]出身のルマソン・ル・ゴルフ嬢という女性がいた(Pluchon, "Le Cercle des philadelphes," 168)。*Mémoires du cercle des philadelphes* 1 (1788). この雑誌は一巻しか出版されなかったようである。

★063———Jacques Michel, "La Guyane sous l'Ancien Régime," *G.H.C*. 18 (1990) : 178.

★064———Aublet, *Histoire*, preface.

★065———Ibid.

★066———Louis Malleret, ed., *Un Manuscrit inedit de Pierre Poivre : Les Mémoires d'un voyageur* (Paris : Publications de l'Ecole Française d'Extréme-Orient, 1968). また、Emma Spary, "Of Nutmegs and Botanists : The Colonial Cultivation of Botanical Identity," *Colonial Botany*, ed. Schiebinger and Swan. Balick and Cox, *Plants, People, and Culture*, 135.

★067———Chaïa , "A Propos de Fusée-Aublet."

★068———Aublet, *Histoire*, preface. ; Henri Froidevaux, "Les Recherches scientifiques de Fusée Aublet a la Guyane Française," *Bulletin de géographie historique et descriptive* (1897) : 425–469. ; Mark Plotkin, Brian Boom, and Malorye Allison, *The Ethnobotany of Aublet's Histoire des plantes de la Guiane Françoise*, 1775 (St. Louis : Missouri Botanical Garden, 1991).

★069———Aublet, *Histoire*, preface.

★070———Chaïa, "A Propos de Fusée-Aublet," 61–62.

★071———Blunt, *Compleat Naturalist*, 117. ; Latour, *Science in Action* [＊], chap. 6.

★072———Marie-Noëlle Bourguet, "Voyage et histoire naturelle (fin XVIIème siècle - début XIXème siècle),"*Le Muséum au premier siècle de son histoire*, ed. Claude Blanchaert, Claudine Cohen, Pietro Corsi, Jean-Louis Fischer (Paris : Muséum National du Histoire naturelle, 1997), 163–196, esp. 177. 次も参照。Daubenton, *Histoire naturelle*, viii. ; Ko-

★042——Merson, "Bio-prospecting," *Nature and Empire*, ed. MacLeod, 284. 次も参照。Kerry ten Kate and Sarah Laird, *The Commercial Use of Biodiversity : Access to Genetic Resources and Benefit-Sharing* (London : Earthscan, 1999).

★043——Duval, *King's Garden*, 12, 18.

★044——Patrice Bret, "Le Réseau des jardins coloniaux : Hypolite Nectoux (1759–1836) et la botanique tropicale, de la mer des Caraïbes aux bords du Nil," *Les naturalistes français*, ed. Laissus, 185–216, esp. 187. ; Leblond, *Voyage* ; Lacroix, *Figures de savants*, vol. 3, 78.

★045——John Woodward, *Brief Instructions for Making Observations in all Parts of the World*, ed. V. A. Eyles (1696 ; London : Society for the Bibliography of Natural History, 1973), 12–13. ; Joseph Banks, *The Endeavour Journal of Joseph Banks* (1768–1771), ed. J.P. Sandford, 2 vols. (Sydney : State Library of New South Wales, 1998), vol. 1, 157–158 ; Drayton, *Nature's Government*, 67.

★046——Taillemite, *Bougainville*, vol. 1, 349. フランス国立文書館監督総官であるエティエンヌ・タイユミットは、ブーガンヴィルの航海と関連して四編の航海報告(ブーガンヴィル、フェシュ、ド・ロシュフォール、ド・ヴェルサイユ)を発表した。

★047——Ibid., vol. 1, 350. コメルソンの引用は、manuscript reproduced in Monnier et al., *Commerson*, 99. 1689年4月15日の法令(第4編第3章第15条)。1765年3月25日の法令第163条は、1689年の法令の再認。Taillemite, *Bougainville*, vol. 1, 90.に再録。

★048——Monnier et al., *Commerson*, 97.

★049——Guillot, "La vraie 'Bougainvillée,'" 38.

★050——コメルソン、フェシュ、ブーガンヴィルの話は、Taillemite, *Bougainville*, vol.1, 349 ; vol. 2, 101, 237–241, 485 に再録。

★051——Ibid., vol. 2, 238.

★052——Ibid., vol. 1, 349, vol. 2, 240. 次も参照。Denis Diderot, *Supplément au voyage de Bougainville* (『ブーガンヴィル航海記補遺』浜田泰佑訳 岩波書店1953), ed. Gilbert Chinard (Paris : Droz, 1935), 131–132.

★053——Taillemite, *Bougainville*, vol. 1, 349–350.

★054——Ibid., vol. 1, 349 ; vol. 2, 241.

★055——Ibid., vol. 2, 101.

★056——Ibid., vol. 1, 89, 349.

★057——Lizabeth Paravisini-Gebert, "Cross-Dressing on the Margins of Empire," *Women at Sea*, ed. Lizabeth Paravisini-Gebert and Ivette Romero-Cesareo (New York : Palgrave, 2001), 59–98 ; Catalina de Erauso, *Lieutenant Nun : Memoir of a Basque Transvestite in the New World*, trans. Michele Stepto and Gabriel Stepto (Boston : Beacon Press, 1996) ; Brigitte Eriksson, "A Lesbian Execution in Germany, 1721 : The Trial Records," *Journal of Homosexuality* (1980–1981) : 27–40. ; Sophie Germain, *Oeuvres philosophiques*, ed. Hippolyte Stupuy (Paris, 1896), 271. ; Kenneth Manning, "The Complexion of Science," *Technology Review* (Nov./Dec.1991) : 63. ; Elizabeth Blackwell, *Pioneer Work sects from America* (Madras, 1791), 18–19.

★022———Merian, *Metamorphosis*, 図版52のコメント。次も参照。Sörlin, "Ordering the World for Europe," 52 ; Merian to Petiver, 27 April, British Library, Manuscripts Collection, Sloane 4064, f. 70 ; English translation Sloane 3321, f. 176.

★023———Merian, *Metamorphosis*,"An den Leser," 図版4, 5, 10, 11, 21, 27, 32, 36, 42, 44, 48, 49, 59のコメント。Davis, *Women on the Margins* [＊], 177.

★024———Merian, *Metamorphosis*, "An den Leser," 図版35のコメント。また、1702年10月8日のフォルカマー宛のメリアンの手紙(Rücker, *Merian*, 22–23)。

★025———Stewart Mims, *Colbert's West India Policy* (New Haven : Yale University Press, 1912), 81. ; Cole, *Colbert*, vol. 2, 1–55.

★026———James E. McClellan III and François Regourd, "The Colonial Machine : French Science and Colonization in the Ancien Régime," *Nature and Empire*, ed. MacLeod, 31–50, esp. 32 ; Gascoigne, *Science in the Service of Empire* ; Drayton, *Nature's Government*, 66–67.

★027———医学部の反対によって、この勅令の署名は1635年まで延期された。Stroup, *A Company of Scientists*, 169–179 ; Spary, *Utopia's Garden*.

★028———Duval, *King's Garden*, 12, 19, 45, 48. ; Joseph Pitton de Tournefort, *Relation d'un voyage du Levant*, 2 vols. (Paris, 1717).

★029———Duval, *King's Garden*, 36–37.

★030———La Condamine, "Sur l'arbre du quinquina," 326 ; *Colloque International "La Condamine"* (Mexico : IPGH, 1987). ; La Condamine, *Relation abrégée*, 26–27. 次も参照。Roger Hahn, *The Anatomy of a Scientific Institution : The Paris Academy of Science* 1666–1803 (Berkeley : University of California Press, 1971).

★031———Thiery de Menonville, *Traité*, civ. ; Mackay, *In the Wake of Cook*, 182. ; McClellan, *Colonialism and Science*, 152–156.

★032———Jeremy Baskes, *Indians, Merchants, and Markets* (Stanford : Stanford University Press, 2000), 9–15.

★033———Thiery de Menonville, *Traité*, vol. 1, 5–6, 43.

★034———Ibid., 59–60.

★035———Ibid., 61.

★036———Ibid., vol. 2, 39–40, 44–46.

★037———Ibid., vol. 1, 137–138, 144–145, 184, 190–191.

★038———Ibid., 208–209.

★039———Ibid., xcvi, civ. *Affiches américaines* 3 (1780), supplement. ; McClellan, *Colonialism and Science*, 154 ; Pluchon, "Le Cercle des philadelphes."

★040———Mackay, *In the Wake of Cook*, 182 ; Koerner, *Linnaeus*, 150 ; Rushika Hage, *Cochineal* (Minneapolis : James Ford Bell Library, 2000).

★041———Thiery de Menonville, *Traité*, vol. 1, civ, 260. 強調は筆者による。

★008———[Thomas Birch], "Memoirs relating to the Life of Sir Hans Sloane, formerly President of the Royal Society," British Library, Manuscripts Collection, Add. 4241, 25. ; De Beer, *Sloane*, 101 ; MacGregor, "The Life," 15, 23.

★009———Sloane, *Voyage*, vol. 1, preface.

★010———Ibid., preface, xlvi.

★011———Ibid., preface.

★012———Thunberg, *Travels*, vol. 2, 132. ; Maria Riddell, *Voyages to the Madeira, and Leeward Caribbean Isles with Sketches of the Natural History of these Islands* (Edinburgh, 1792), preface.

★013———次も参照。T. E. Bowdich and Sarah Bowdich, *Excursions in Madeira and Porto Santo* (London, 1825). また、D. J. Mabberley, "Robert Brown of the British Museum : Some Ramifications," Alwyne Wheeler and James Price, eds., *History in the Service of Systematics* (London : Society for the Bibliography of Natural History, 1981), 101–109,esp. 103–104 ; Pycior, Slack, and Abir–Am, eds., *Creative Couples*. 19世紀の女性旅行者については、たとえば、Shteir, *Cultivating Women* ; Susan Morgan, *Place Matters : Gendered Geography in Victorian Women's Travel Books about Southeast Asia* (New Brunswick : Rutgers University Press, 1996).

★014———Trapham, *Discourse*, 5. ; [Bourgeois], *Voyages*, 438. ; Thunberg, *Voyages*, vol. 2, 281.

★015———Johann Blumenbach, *On the Natural Varieties of Mankind* (1795) trans. Thomas Bendyshe (1865 ; New York : Bergman, 1969), 212 n 2. ブルーメンバッハは、文化の中で長く流布してきた概念を体系化した。Pouppé-Desportes, *Histoire des maladies*, vol. 1, 57. ; Marie de Rabutin-Chantal, marquise de Sévigné, *Correspondance*, ed. Roger Duchêne (Paris : Gallimard, 1972), vol. 1, 370.

★016———Davis, *Women on the Margins* (『境界を生きた女たち』長谷川まゆ帆・坂本宏・北原恵訳 平凡社2001), 169–171.

★017———中欧出身の若者の中には、飢饉で故郷を離れ、職を求めて活気ある港町に出てきて誘拐され、商船で働くため船出させられてしまう者もいた。Pimentel, "The Iberian Vision," 23.

★018———ザンドラートの引用は、Elisabeth Rücker, "Maria Sibylla Merian," *Fränkische Lebensbilder* 1 (1967) : 225 ; Schiebinger, *Mind* (『科学史から消された女性たち』小川眞里子・藤岡伸子・家田貴子訳 工作舎1992), 26–27, chap. 3 ; Davis, *Women on the Margins* [＊] ; Wettengl, "Maria Sibylla Merian" ; Segal, "Merian as a Flower Painter," 84. ; Archive nationales, Paris, AJ XV 510, no. 331.

★019———Merian, *Metamorphosis*, "An den Leser."

★020———Rücker, *Merian* 17, 19, and 21 ; Segal, "Merian as a Flower Painter," 86 ; Wettengl, "Maria Sibylla Merian," 18.

★021———James Anderson, *Correspondence for the Introduction of Cochineal In-*

★039——Louis Montrose, "The Work of Gender in the Discourse of Discovery," *Representations* 33 (1991) : 1–41, esp.8. ; De Beer, *Sir Hans Sloane*, 38–41 ; Sloane, *Voyage*, vol. 1, v ; Goslinga, *The Dutch in the Caribbean and in the Guianas*, 268.

★040——McNeill, "Latin," 755.

★041——Olarte, "Remedies," 116. 次も参照。Engstrand, *Spanish Scientists*.

★042——Tarcisco Filgueiras, "In Defense of Latin for Describing New Taxa," *Taxon* 46 (1997) : 747–749.

★043——McNeill, "Latin," 755.

★044——[Schaw], *Journal*, 27–28, 31, 50. ; Sloane, *Voyage*, vol. 2, 346. ; Thiery de Menonville, *Traité*. ; F. Richard de Tussac, *Flore des Antilles*, 4 vols. (Paris, 1808–1827), vol. 1, 9–10.

★045——Aublet, *Histoire*, vol. 1, xvii.

第1章——

★001——Stafleu, *Linnaeus*, 145. リンネの引用は、Koerner, *Linnaeus*, 115.

★002——Lafuente and Valverde, "Linnaean Botany."

★003——旅する聖職者に関しては、P. Fournier, *Voyages et decouvertes scientifiques des missionnaires naturalistes français* (Paris : Paul Lechevalier, 1932). イエズス会の博物学者に関しては、Steven Harris, "Long-Distance Corporations, Big Sciences, and the Geography of Knowledge," *Configurations* 6 (1998) : 269–304. この変化は、ピエール・バレルがギアナで王認可の植物学者に任命されたときにうかがえる。当初、カイエンヌで病院を経営できる聖職者が求められたが該当者がなく、バレルが任命された。彼は内科医としてではなく、植物学者として雇われると主張し、無料で兵士を診察することを拒み、一回につき一丁のピストルを要求した。Lacroix, *Figures de savants*, vol. 3, 31–35, esp. 32.

★004——De Beer, *Sloane*, chap. 1. ; Stagl, *History of Curiosity*, 85. ; Koerner, *Linnaeus*, 56.

★005——レイとリスターの引用は、De Beer, *Sloane*, 26–28. 男爵以上の身分の者は、通常課せられる人物評価なしで王立協会の会員になることができた。

★006——De Beer, *Sloane*, 30–31. ; Marcua Rediker, *Between the Devil and the Deep Blue Sea : Merchant Seamen, Pirates, and the Anglo-American Maritime World, 1700–1750* (Cambridge : Cambridge University Press, 1987), 124. ; Reede, *Hortus* ; Heniger, *Hendrik Adriaan van Reede*, 269. ; Cannon, "Botanical Collections," esp. 141 ; Grainger, *Essay*, iv ; Moseley, *A Treatise on Sugar*. 次も参照。Walvin, *Fruits of Empire*.

★007——De Beer, *Sloane*, 32–42.

503. ; Humboldt (and Bonpland), *Personal Narrative* (エンゲルハルト・ヴァイグル編『新大陸赤道地方紀行』上中下　大野英二郎・荒木善太訳 岩波書店2001–2003), vol. 5, 209.

★027———Blair, *Pharmaco-Botanologia*, v. ネイティヴ・アメリカンや、アフリカ人などの第三世界の人びとの知識は、「真実の」「普遍的な」科学と区別するため、今日、不当にも「土着の知識」と表現されることが多い。加えて、「土着の」という語が「第三世界」の同義語としてのみ用いられると、広範囲に及ぶ文化的に多様な知識や慣行は同質化されてしまう。「土着の」という形容は、ある土地に固有のという単純な意味である。ヨーロッパ人も、非ヨーロッパ人と同じように土着の知識をもっていたし、今もなおもっているのである。Achoka Awori, "Indigenous Knowledge, Myth or Reality? " *Resources : Journal of Sustainable Development in Africa* 2 (1991) : 1 ; Peter Meehan, "Science, Ethnoscience, and Agricultural Knowledge-Utilization," *Indigenous Knowledge Systems and Development*, ed. David Brokensha, D. Warren, and Oswald Werner (Washington, D. C. : University Press of America, 1980), 379. 次も参照。Alexandra Cooper, "Inventing the Indigenous ; Local Knowledge and Natural History," (Ph.D. diss., Harvard University, 1998).

★028———[Schaw], *Journal*, 114.

★029———Varro Tyler, "Natural Products and Medicine," *Medicinal Resources of the Tropical Forest*, ed. Michael Balick, Elaine Elisabetshy, and Sarah Laird (New York : Columbia University Press, 1996), 3–10, esp. 7.

★030———Merson, "Bio-prospecting," *Nature and Empire*, ed. MacLeod.

★031———Cox, "The Ethnobotanical Approach." ; J. W. Harshberger, "The Purposes of Ethno-Botany," *Botanical Gazette* 21 (1896) : 146–154.

★032———Environmental Policy Studies Workshop, 1999, School of International and Public Affairs, *Access to Genetic Resource* (New York : Columbia University School of International and Public Affairs, Environment Policy Studies, Working Paper #4, 1999), 3–16, 18–23.

★033———1494年6月、トルデシリャス条約により、境界線が10度、西方に移され、ブラジルにおけるポルトガルの利権が認められた。Walvin, *Fruits of Empire*, 2–7.

★034———ジェンダーと人種に関しては、Schiebinger, *Nature's Body* [＊] ; Kathleen Wilson, *The Island Race : Englishness, Empire and Gender in the Eighteenth Century* (London : Routledge, 2003) ; Felicity Nussbaum, *The Limits of the Human : Fictions of Anomaly, Race, and Gender in the Long Eighteenth Century* (Cambridge : Cambridge University Press, 2003).

★035———Seneca, cited in Noonan, *Contraception*, 27 n 33. ; Lewin, *Fruchtabtreibung*. ; Boord, *Breviarie of Health*, 7.　次も参照。Astruc, *Traité*, vol. 5, 326–327.

★036———カリブの女奴隷たちの抵抗と生き残るための戦略については、Jenny Sharpe, *Ghosts of Slavery : A Literary Archaeology of Black Women's Lives* (Minneapolis : University of Minnesota Press, 2003), xiv-xxiii.

★037———Maehle, *Drugs on Trial*.

★038———Freind, *Emmenologia*, 68–69, 73. ; Sloane, *Voyage*, vol. 1, cxliii.

Training of Doctors, ed. Dora Weiner (1793 ; Baltimore : Johns Hopkins University Press, 1980).

★015———Koerner, *Linnaeus*, 121.

★016———De Beer, *Sloane*, 72–73. 1672年に一人のアメリカ人内科医がミルクチョコレートについてスローンよりも早く言及しているが、イギリスでこの飲み物を最初に広めたのはスローンである。彼は、ジャマイカからレシピを持ち帰り、薬剤師に売って「ハンス・スローン卿のミルクチョコレート」として商品化させた。ホット・チョコレートは、1885年までキャドベリー社が製造した。

★017———マドリッドの植物園園長の引用は、Olarte, "Remedies," 46.; Diderot and d'Alembert, eds., *Encyclopédie*, s.v. "Amérique."

★018———Thunberg, *Travels*, vol. 1, ix. 「スパイス」(この語は、あらゆる調味料、医薬品、香水、染料を指している)の探求が貿易航路を開いたとゲルラは論じている("Drugs from the Indies")。18世紀までに、植物は貿易ルートに沿って探索されるようになった。Adanson, *Voyage*, 318. ; Stroup, *Company of Scientists*; Mackay, "Agents of Empire," 39.

★019———Aublet, "Observations sur la culture du café," bound with Benjamin Moseley, *Traité sur les propriétés et les effets du café* (Paris, 1786), 100–104. 次も参照。Jean Tarrade, *Le Commerce colonial de la Franceá la fin de l'Ancien Régime*, 2 vols. (Paris : Presses universitaires de France, 1972), vol.1, 34.

★020———MacKay, "Agents of Empire," 38–57. ; Latour, *Science in Action* (『科学が作られているとき』川崎勝・高田紀代志訳 産業図書1999), chap. 6.; Long, *History*, vol. 2, 590.; Daniel Headrick, *The Tools of Empire* (New York : Oxford University Press, 1981/『帝国の手先』原田勝正・多田博一・老川慶喜訳 日本経済評論社1989).

★021———McClellan, *Colonialism and Science*, 148. ; Duval, *King's Garden*, 69, 99. MacKay, *In the Wake of Cook*, 17.

★022———McClellan, *Colonialism and Science*, 63 ; Hulme, *Colonial Encounters* (『征服の修辞学』岩尾龍太郎・正木恒夫・本橋哲也訳 法政大学出版局1995), 4; Philip Curtin, *The Rise and Fall of the Plantation Complex* (Cambridge : Cambridge University Press, 1990). ; Lafuente and Valverde, "Linnaean Botany" ; Jorge Cañizares-Esguerra, *How to Write the History of the New World. : Histories, Epistemologies, and Identities in the Eighteenth-Century Atlantic World* (Stanford : Stanford University Press, 2001).

★023———*Petit Robert*, s.v. "Botaniste" ; *Oxford English Dictionary*, s.v. "Botany."

★024———兵士と水兵の死亡率については、Francisco Guerra, "The Influence of Disease on Race, Logistics and Colonization in the Antilles," *Biological Consequences of European Expansion*, 1450–1800,ed. Kenneth Kiple and Stephen Beck (Aldershot : Ashgate, 1997), 161–173, esp. 164–167.

★025———Thunberg, *Travels*, vol. 1, viii. ; Aublet, *Histoire*, vol. 1, xvii ; Daubenton, *Histoire naturelle*, x.

★026———Trapham, *Discourse*, 28, 30. ; Ligon, *History*, 2, 99. ; [Bourgeois], *Voyages*,

★008———Henry Hobhouse, *Seeds of Change : Five Plants that Transformed Mankind* (London : Sidgwick & Jackson, 1985／『歴史を変えた種』阿部三樹夫・森仁史訳 パーソナルメディア1987) ; Clifford Foust, *Rhubarb:The Wondrous Drug* (Princeton: Princeton University Press, 1992) ; Jarcho, *Quinine's Predecessor* ; Larry Zuckerman, *The Potato : How the Humble Spud Rescued the Western World* (Boston : Faber and Faber, 1998／『じゃがいもが世界を救った』関口篤訳 青土社2003); Susan Terrio, *Crafting the Culture and History of French Chocolate* (Berkeley : University of California Press, 2000) ; Henry Hobhouse, *Seeds of Wealth : Four Plants that made Men Rich* (London : Macmillan, 2003).

★009———Miller, *Gardener's Dictionary*, s. v. "Poinciana (pulcherrima)."

★010———Stearn, "Botanical Exploration," 175. 植物学の歴史の多くは、分類学の勃興として叙述されてきた。たとえば、Julius von Sachs, *Geschichte der Botanik vom XVI. Jahrhundert bis* 1860 (München, 1875) ; Edward Lee Greene, *Landmarks of Botanical History*, 2 vols. (Washington, D.C. : Smithsonian Institution, 1909).

★011———Daubenton, *Histoire naturelle*, ix. ; Haggis, "Fundamental Errors" ; Jaramillo-Arango, *Conquest* ; John Dixon Hunt, ed., *The Dutch Garden in the Seventeenth Century* (Washington, D. C. : Dumbarton Oaks, 1990). ; Harold J. Cook, " The Cutting Edge of a Revolution? Medicine and Natural History near the Shores of the North Sea," *Renaissance and Revolution : Humanists, Scholars, Craftsmen and Natural Philosophers in Early Modern Europe*, ed. J. Field and F. James (Cambridge : Cambridge University Press, 1993), 45–61 ; Steven Harris, "Long-Distance Corporations, Big Sciences, and the Geography of Knowledge," *Configurations* 6 (1998) : 269–304.

★012———Theodor Fries, ed. *Bref och skrifvelser*, 9 vols. (Stockholm : Aktiebolaget Ljus, 1907–1922), I, vol. 8, 27 ; cited in Koerner, *Linnaeus*, 104. ジャマイカの内科医であるトマス・ダンサーは、植民地の植物園が単にカレッジや大学の付属施設のようなものではなく、海辺で加工を行う町では商人階級も含むあらゆる啓蒙知識人が一般的に関心を向けるものだ」と記述した (*Some Observations*, 3–4)。Bourguet and Bonneuil, ed., *Revue*, 14. ; Jacob Bigelow, *American Medical Botany, Being a Collection of the Native Medicinal Plants of the United States* (Boston, 1817–1820), vii. ; Gascoigne, *Science in the Service of Empire* ; Drayton, *Nature's Government* ; Spary, *Utopia's Garden* ; Olarte, "Remedies for the Empire" ; François Regourd, "Sciences et colonisation sous l'ancien régime : Le Cas de la Guyane et des Antilles Françaises" (Ph. D. Thesis : Université de Bordeaux 3, 2000).

★013———Smellie, ed., *Encyclopaedia Britannica*, s.v. "Botany." ; Diderot and d'Alembert, eds., *Encyclopédie*, s.v. "Botanique." Nicolas, "Adanson et le mouvement colonial," 447.

★014———Stearn in Linnaeus, *Species plantarum*, 68. 次も参照。Koerner, *Linnaeus*, 6–7, 43, 48–49. 医学と植物学の密接な関係については、Philippe Pinel, *The Clinical*

原注

［＊］：原注に邦訳既出
一部、邦訳を参照させていただいた

序章

★001———Merian, *Metamorphosis*（「スリナム産昆虫の変態」『アラマタ図像館 6 「花蝶」』荒俣宏編著 小学館1999 に図版のみ所収。オウコチョウの図は80頁参照），図版45のコメント。

★002———Guillot, "La vraie 'Bougainvillée'." Shteir, *Cultivating Women*.

★003———個々の著作に加え、次を参照。John MacKenzie, ed., *Imperialism and the Natural World* (Manchester : University of Manchester, 1990) ; N. Jardine, J. Secord, E. Spary, eds., *Cultures of Natural History : From Curiosity to Crisis* (Cambridge : Cambridge University Press, 1995) ; Yves Laissus, ed., *Les Naturalistes français en Amérique de Sud* (Paris : Édition du CTHS, 1995) ; Tony Rice, *Voyages : Three Centuries of Natural History Exploration* (London : Museum of Natural History, 2000).

★004———Robert Proctor, *Cancer Wars : How Politics Shapes What We Know and Don't Know About Cancer* (New York : Basic Books, 1995／『がんをつくる社会』平澤正夫訳 共同通信社2000), 8； Robert Proctor, "Agnotology : A Missing Term to Describe the Study of the 'Cultural Production of Ignorance,'" (manuscript).

★005———次も参照。Steven Shapin and Simon Schaffer, *Leviathan and the Air-Pump : Hobbes, Boyle, and the Experimental Life* (Princeton : Princeton University Press, 1985) ; Thomas Laqueur, *Making Sex : Body and Gender from the Greeks to Freud* (Cambridge, Mass. : Harvard University Press, 1990／『セックスの発明』高井宏子・細谷等訳 工作舎1998) ; Schiebinger, *Nature's Body*（『女性を弄ぶ博物学』小川眞里子・財部香枝訳 工作舎1996) ; Nelly Oudshoorn, *Beyond the Natural Body : An Archeology of Sex Hormones* (New York : Routledge, 1994) ; Mario Biagioli, ed., *The Science Studies Reader* (New York : Routledge, 1999).

★006———Pratt, *Imperial Eyes*, 6. ; Balick and Cox, *Plants, People, and Culture*, 29–30.

★007———Crosby, *Columbian Exchange* ; Lucile Brockway, "Plant Science and Colonial Expansion : The Botanical Chess Game," *Seeds and Sovereignty : The Use and Control of Plant Resources*, ed. Jack Kloppenburg, Jr. (Durham : Duke University Press, 1988), 49–66 ; Sidney Mintz, *Sweetness and Power : The Place of Sugar in Modern History* (New York: Viking, 1985／『甘さと権力』川北稔・和田光弘訳 平凡社1988). ; Guerra, "Drugs from the Indies." Mackay, *In the Wake of Cook*, 123–143.

Williamson, John. *Medical and Miscellaneous Observations, Relative to the West India Islands*. 2 vols. Edinburgh, 1817.

Withering, William. *An Account of the Foxglove, and Some of its Medical Uses*. Birmingham : 1785.

Woodville, William. *Medical Botany*. 3 vols. London, 1790.（『ハーブとスパイス：ウッドヴィル「メディカル・ボタニー」』福屋正修・山中雅也解説　八坂書房1990）

Zedler, Johann Heinrich. *Grosses vollständiges Universal Lexicon aller Wissenschaften und Künste*. Halle and Leipzig, 1732–1754.

Störck, Anton von. *An Essay on the Medicinal Nature of Hemlock*. London, 1760.

_________. *Traité de l'inoculation de la petite vérole*. Vienna, 1771.

Stroup, Alice. *A Company of Scientists : Botany, Patronage, and Community at the Seventeenth-Century Parisian Royal Academy of Sciences*. Berkeley : University of California Press, 1990.

Stukenbrock, Karin. *Abtreibung im ländlichen Raum Schleswig-Holsteins im 18. Jahrhundert*. Neumünster : K. Wachholtz Verlag, 1993.

Swartz, Olof. *Observationes botanicae quibus plantae Indiae Occidentalis*. Erlangen, 1791.

Taillemite, Étienne. *Bougainville et ses compagnons autour du monde, 1766–1769*. 2 vols. Paris : Imprimerie nationale, 1977.

Talbot, Alathea. *Natura Exenterata : or Nature Unbowelled by the most Exquisite Anatomizers of Her*. London, 1655.

Tardieu, Ambroise. *Étude médico-légale sur l'avortement*, 3rd ed. Paris, 1868.

Thiery de Menonville, Nicolas Joseph. *Traité de la culture du nopal et de l'éducation de la cochenille dans les colonies Françaises de l'Amérique*. Cap-Français, 1787.

Thomson, James. *A Treatise on the Diseases of Negroes, as they occur in the Island of Jamaica : with Observations on the Country Remedies*. Jamaica, 1820.

Thunberg, Carl. *Travels in Europe, Africa and Asia, performed between the years 1770 and 1779*. 4 vols. London, 1795.

Tournefort, Joseph Pitton de. *Élémens de botanique, ou, Méthode pour connaître les plantes*. 6 vols. Paris, 1694.

Trapham, Thomas. *A Discourse of the State of Health in the Island of Jamaica*. London, 1679.

Wagstaffe, William. *A Letter to Dr. Freind : Shewing the Danger and Uncertainty of Inoculating the Small Pox*. London, 1722.

Walters, S. M. "The Shaping of Angiosperm Taxonomy." *New Phytologist* 60 (1961) : 74–84.

Walvin, James. *Fruits of Empire : Exotic Produce and British Taste, 1660–1800*. New York : New York University Press, 1997.

Ward, J. R. *British West Indian Slavery, 1750–1834 : A Process of Amelioration*. New York : Oxford University Press, 1988.

Wettengl, Kurt, ed. *Maria Sibylla Merian (1647–1717) : Artist and Naturalist*. Ostfildern : G. Hatje, 1998.

_________. "Maria Sibylla Merian : Artist and Naturalist between Frankfurt and Surinam." *Merian*, ed. Wettengl, 13–36.

Wijnands, D. O. *The Botany of the Commelins*. Rotterdam : Balkema, 1983.

_________. *A Voyage to the Islands Madera, Barbados, Nieves, St. Christophers, and Jamaica ; with Natural History, etc.* . 2 vols. London, 1707–1725.
_________. *An Account of a Most Efficacious Medicine for Soreness, Weakness, and Several Other Distempers of the Eyes*. London, 1745.
_________. "An Account of Inoculation," *Philosophical Transactions of the Royal Society of London* 49 (1756) : 516–20.
Smellie, William, ed. *Encyclopedia Britannica*. Edinburgh, 1771.
Smith, Adam. *An Inquiry into the Nature and Causes of the Wealth of Nations*, ed. Edwin Cannan. 1776 ; Chicago : University of Chicago Press, 1976. (『国富論』全 4 冊 水田洋・杉山忠平・大河内一男訳　岩波書店2000－01)
Smith, Pamela H., and Paula Findlen, eds. *Merchants and Marvels : Commerce, Science, and Art in Early Modern Europe*. New York : Routledge, 2002.
Sörlin, Sverker. "Ordering the World for Europe : Science as Intelligence and Information as Seen from the Northern Periphery." *Nature and Empire*, ed. MacLeod, 51–69.
Spary, Emma. *Utopia's Garden : French Natural History from Old Regime to Revolution*. Chicago : University of Chicago Press, 2000.
Stafleu, Frans. *Linnaeus and the Linnaeans : The Spreading of Their Ideas in Systematic Botany, 1735–1789*. Utrecht : A. Oosthoek's Uitgeversmaatschappij, 1971.
_________. "Adanson and the 'Familles des plantes,'" *Adanson*, ed. Lawrence, 123–259.
Stagl, Justin. *A History of Curiosity : The Theory of Travel 1550–1800*. Chur, Switzerland : Harwood Academic Publishers, 1995.
Stearn, William Thomas. "Botanical Exploration to the Time of Linnaeus," *Proceedings of the Linnean Society of London* 169 (1958) : 173–196.
_________. "The Background of Linnaeus's Contributions to the Nomenclature and Methods of Systematic Biology." *Systematic Zoology* 8 (1959) : 4–22.
_________. *Botanical Latin : History, Grammar, Syntax, Terminology, and Vocabulary*. Newton Abbot, Devon : David and Charles, 1992.
_________, ed. *Humboldt, Bonpland, Kunth and Tropical American Botany*. Lehre : J. Cramer Verlag, 1968.
_________. "Carl Linnaeus's Acquaintance with Tropical Plants." *Taxon* 37 (1988) : 776–781.
Stedman, John Gabriel. *Narrative of a Five years' Expedition against the Revolted Negroes of Surinam*. London, 1796.
_________. *Stedman's Surinam : Life in an Eighteenth-Century Slave Society*, eds. Richard Price and Sally Price. Baltimore : Johns Hopkins Press, 1992.
Stofft, Henri. "Un Avortement criminel en 1660." *Histoire des sciences medicales* 20 (1986) : 67–85.

る自然観と科学・文化誌』ベカエール直美訳　工作舎1992）

Rouse, Irving. *The Taino : Rise and Decline of the People who Greeted Columbus*. New Haven : Yale University Press, 1992.（『タイノ人：コロンブスが出会ったカリブの民』杉野目康子訳　法政大学出版局2004）

Rublack, Ulinka. "The Public Body : Policing Abortion in Early Modern Germany." *Gender Relations in German History : Power, Agency, and Experience from the Sixteenth to the Twentieth Century*, eds. Lynn Abrams and Elizabeth Harvey, 57–78. London : University of London Press, 1996.

Rücker, Elisabeth. *Maria Sibylla Merian, 1647–1717*. Nürnberg : Germanisches Nationalmuseum, 1967.

Ryan, Michael. *A Manual of Medical Jurisprudence*. London, 1831.

[Schaw, Janet]. *Journal of a Lady of Quality : Being a Narrative of a Journey from Scotland to the West Indies, North Carolina, and Portugal, in the years 1774 to 1776*, ed. Evangeline Andrews. New Haven : Yale University Press, 1922.

Schiebinger, Londa. *The Mind Has No Sex? Women in the Origins of Modern Science*. Cambridge, Mass. : Harvard University Press, 1989.（『科学史から消された女性たち：アカデミー下の知と創造性』小川眞里子・藤岡伸子・家田貴子訳　工作舎1992）

__________. *Nature's Body : Gender and the Making of Modern Science*. Boston : Beacon Press, 1993.（『女性を弄ぶ博物学：リンネはなぜ乳房にこだわったのか』小川眞里子・財部香枝訳　工作舎1996）

__________. *Has Feminism Changed Science?* Cambridge, Mass. : Harvard University Press, 1999.（『ジェンダーは科学を変える!?』小川眞里子・東川佐枝美・外山浩明訳　工作舎2002）

__________ and Claudia Swan, eds. *Colonial Botany : Science, Commerce, and Politics in the Early Modern World*. Philadelphia : University of Pennsylvania Press, 2004.

Segal, Sam. "Maria Sibylla Merian as a Flower Painter," *Merian*, ed. Wettengl, 68–87.

Sheridan, Richard B. *Doctors and Slaves : A Medical and Demographic History of Slavery in the British West Indies, 1680–1834*. Cambridge : Cambridge University Press, 1985.

Shorter, Edward. *Women's Bodies : A Social History of Women's Encounter with Health, Ill-Health, and Medicine*. New Brunswick : Transaction, 1991.（『女の体の歴史』池上千寿子・太田英樹訳　勁草書房1992）

Shteir, Ann. *Cultivating Women, Cultivating Science : Flora's Daughters and Botany in England 1760–1860*. Baltimore : Johns Hopkins University Press, 1996.

Sloane, Hans. *Catalogus plantarum quae in Insula Jamaica*. London, 1696.

Botanical Expeditions to the New World." Ph.D. Diss., History of Science and Technology, Imperial College, London, 1993.

Perry, G. "Nomenclatural Stability and the Botanical Code : A Historical Review." *Improving the Stability of Names*, ed. Hawksworth, 79–93.

Pimentel, Juan. "The Iberian Vision : Science and Empire in the Framework of a Universal Monarchy, 1500–1800." *Nature and Empire*, ed. MacLeod, 17–30.

Pinkerton, John, trans. and ed. *A General Collection of the Best and Most Interesting Voyages and Travels*. 17 vols. London, 1808–1814.

Pluchon, Pierre. "Le Cercle des philadelphes du Cap-Français à Saint-Domingue : Seule académie colonial de l'ancien régime." *Mondes et Cultures* 45 (1985) : 157–191.

Pouliquen, Monique, ed. *Les voyages de Jean-Baptiste Leblond : Médecin naturaliste du Roi aux Antilles, en Amérique Espagnole et en Guyane, de 1767 à 1802*. Paris : Editions du C.T.H.S., 2001.

Pouppé-Desportes, Jean-Baptiste-René. *Histoire des maladies de Saint Domingue*. 3 vols. Paris, 1770.

Pratt, Mary Louise. *Imperial Eyes : Travel Writing and Transculturation*. London : Routledge, 1992.

Pycior, Helena, Nancy Slack, and Pnina Abir-Am, eds. *Creative Couples in the Sciences*. New Brunswick : Rutgers University Press, 1996.

Ramsay, James. *An Essay on the Treatment and Conversion of African Slaves in the British Sugar Colonies*. London, 1784.

Razzell, Peter. *The Conquest of Smallpox : The Impact of Inoculation on Smallpox Mortality in Eighteenth-Century Britain*. Firle : Caliban Books, 1977.

Reede tot Drakestein, Hendrik Adriaan van. *Hortus Indicus Malabaricus*. 12 vols. Amsterdam, 1678–1693.

Renny, Robert. *An History of Jamaica*. London, 1807.

Riddle, John M. *Contraception and Abortion from the Ancient World to the Renaissance*. Cambridge, Mass. : Harvard University Press, 1992.

__________. *Eve's Herbs : A History of Contraception and Abortion in the West*. Cambridge, Mass. : Harvard University Press, 1997.

Risse, Guenter. "Transcending Cultural Barriers : The European Reception of Medicinal Plants from the Americas." *Botanical Drugs*. ed. Hein, 31–42.

__________. *Hospital Life in Enlightenment Scotland : Care and Teaching at the Royal Infirmary of Edinburgh*. Cambridge : Cambridge University Press, 1986.

Rochefort, Charles de. *Histoire naturelle et morale des Iles Antilles de l'Amérique*. Rotterdam, 1665.

Roger, Jacques. *Buffon : A Life in Natural History*. Trans. Sarah Bonnefoi. Ithaca : Cornell University Press, 1997.（『大博物学者ビュフォン：18世紀フランスの変貌す

Merson, John. "Bio-prospecting or Bio-piracy : Intellectual Property Rights and Biodiversity in a Colonial and Postcolonial Context." *Nature and Empire*, ed. MacLeod, 282–296.

Miller, David Philip, and Peter Reill, eds. *Visions of Empire : Voyages, Botany, and Representations of Nature*. Cambridge : Cambridge University Press, 1996.

Miller, Genevieve. *The Adoption of Inoculation from Smallpox in England and France*. Philadelphia : University of Pennsylvania Press, 1957.

Miller, Philip. *The Gardener's Dictionary*. London, 1768.

Moitt, Bernard. *Women and Slavery in the French Antilles, 1635–1848*. Bloomington : Indiana University Press, 2001.

Monardes, Nicolás. *Joyfull Newes out of the Newe Founde Worlde*. 2 vols. Trans. John Frampton. 1577 ; London : Constable, 1925.

Monnier Jeannine, Jean-Claude Jolinon, Anne Lavondes, and Pierre Elouard. *Philibert Commerson : Le Découvreu de Bougainvillier*. Châtillon-sur-Chalaronne : Association Saint-Guignefort, 1993.

Monro, Donald. *A Treatise on Medical and Pharmaceutical Chemistry, and the Materia Medica*. 3 vols. London, 1788.

__________, ed. *Letters and Essays . . . by Different Practitioners*. London, 1778.

Moreau de Saint-Méry, Médéric Louis Elie. *Loix et constitutions des colonies françoises de l'Amérique sous le vent*. 6 vols. Paris, 1784–1790.

__________. *Description topographique, physique, civile, politique et historique de la partie française de l'isle Saint-Domingue*. 2 vols. Philadelphia, 1797–1798.

Morton, Julia. *Atlas of Medicinal Plants of Middle American : Bahamas to Yucatan.* Springfield, IL : Charles Thomas, 1981.

Moseley, Benjamin. *A Treatise on Sugar : With Miscellaneous Medical Observations*. London, 1800.

Nassy, David de Isaac Cohen. *Essai historique sur la colonie de Surinam*. Paramaribo, 1788.

Nicolas, Jean-Paul, "Adanson, the Man." *Adanson*, ed. Lawrence, 1–122.

__________. "Adanson et le mouvement colonial." *Adanson*, ed. Lawrence, 393–451.

Noonan, John Thomas Jr. *Contraception : A History of its Treatment by the Catholic Theologians and Canonists*. Cambridge, Mass. : Belknap Press of Harvard University Press, 1986.

Nussbaum, Felicity. *Torrid Zones : Maternity, Sexuality, and Empire in Eighteenth-Century English Narratives*. Baltimore : Johns Hopkins University Press, 1995.

Olarte, Mauricio Nieto. "Remedies for the Empire : The Eighteenth Century Spanish

auserlesenen Arzneymitteln. 4 th ed. Berlin, 1773.
Long, Edward. *The History of Jamaica*. 3 vols. London : 1774.
Lowthrop, John. *The Philosophical Transactions and Collections, to the End of the Year 1700*. 3 vols. London, 1722.
MacGregor, Arthur, ed. *Sir Hans Sloane : Collector, Scientist, Antiquary, Founding Father of the British Museum*. London : British Museum, 1994.
__________. "The Life, Character and Career of Sir Hans Sloane." *Sloane*, ed. MacGregor, 11–44.
MacKay, David. *In the Wake of Cook : Exploration, Science, and Empire, 1780–1801*. London. Croom Helm, 1985.
__________, "Agents of Empire : The Banksian Collectors and Evaluation of New Land." *Visions of Empire*, ed. Miller and Reill, 38–57.
MacLeod, Roy, ed., *Nature and Empire : Science and the Colonial Enterprise*. Special issue of *Osiris* 15 (2000).
Maehle, Andreas-Holger. *Drugs on Trial : Experimental Pharmacology and Therapeutic Innovation in the Eighteenth Century*. Amsterdam : Rodopi, 1999.
__________, "The Ethical Discourse on Animal Experimentation, 1650–1900." *Doctors and Ethics : The Earlier Historical Setting of Professional Ethics*, ed. Andrew Wear, Johanna Geyer-Kordesch, and Roger French, 203–251. Amsterdam : Rodopi, 1993.
Maitland, Charles. *Mr. Maitland's Account of Inoculating the Small Pox*. London, 1722.
Maupertuis, Pierre-Louis Moreau de. *Lettre sur le progrès des sciences*. Dresden, 1752.
Mauriceau, François. *Traité des maladies des femmes grosses*, 4th ed. Paris : 1694.
McClellan, James III. *Colonialism and Science : Saint Domingue in the Old Regime*. Baltimore : Johns Hopkins University Press, 1992.
McLaren, Angus. *A History of Contraception : From Antiquity to the Present Day*. Oxford : B. Blackwell, 1990.
McNeill, J. "Latin, the Renaissance Lingua Franca, and English, the 20th Century Language of Science : Their Role in Biotaxonomy." *Taxon* 46 (1997) : 751–757.
McVaugh, Rogers. *Botanical Results of the Sessé and Mociño Expedition : 1787–1830*. Pittsburgh : Hunt Institute for Botanical Documentation, Carnegie Mellon University, 2000.
Mead, Richard. *The Medical Works*. 3 vols. Edinburgh, 1763.
Merian, Maria Sibylla. *Metamorphosis insectorum Surinamensium*, ed. Helmut Deckert. 1705 ; Leipzig : Insel Verlag, 1975.（「スリナム産昆虫の変態」『アラマタ図像館 6「花蝶」』荒俣宏編著　小学館1999 に図版のみ所収）

Méridionale. Paris, 1745.

__________. *A Discourse on Inoculation, Read before the Royal Academy of Science at Paris, the 24 th of April 1754*. Trans. Matthew Maty. London, 1755.

__________. "Sur l'arbe du quinquina" (28 Mai 1737) *Histoire mémoires de l'Académie Royale des Sciences* (Amsterdam, 1706–1755) : 319–346.

Lacroix, Alfred. *Figures de savants*. 4 vols. Paris : Gauthier-Villars, 1932–1938.

Lafuente, Antonio. "Enlightenment in an Imperial Context : Local Science in the Late-Eighteenth-Century Hispanic World." *Nature and Empire*, ed. MacLeod, 155–173.

__________ and Nuria Valverde, "Linnaean Botany and Spanish Imperial Biopolitics," *Colonial Botany*, ed. Schiebinger and Swan.

Laissus, Yves, ed. *Les Naturalistes français en Amérique de Sud*. Paris : Édition du CTHS, 1995.

__________. "Les Voyageurs naturalistes du Jardin du Roi et du Muséum d'Histoire Naturelle." *Revue d'histoire des sciences* 34 (1981) : 259–317.

Lambert, Sheila, ed. *House of Commons Sessional Papers of the Eighteenth Century*. 147 vols. Wilmington, Delaware : Scholarly Resources, 1975.

Latour, Bruno. *Science in Action : How to Follow Scientists and Engineers through Society*. Cambridge, Mass. : Harvard University Press, 1987. (『科学が作られているとき：人類学的考察』川崎勝・高田紀代志訳　産業図書1999)

Lawrence, George, ed. *Adanson : The Bicentennial of Michel Adanson's "Familles des plantes"*. Pittsburgh : The Hunt Botanical Library, 1963.

Leblond, Jean-Baptiste. *Voyage aux Antilles : d'île en île, de la Martinque à Trinidad 1767–1773*. Paris : Editions Karthala, 2000.

Le Boursier du Coudray, Angélique Marguerite. *Abrégé de l'art des accouchemens*. Paris, 1777.

Leibrock-Plehn, Larissa. *Hexenkräuter oder Arznei : Die Abtreibungsmittel im 16. und 17. Jahrhundert*. Stuttgart : Wissenschaftliche Verlagsgesellschaft, 1992.

Lewin, Louis. *Die Fruchtabtreibung durch Gifte und andere Mittel : Ein Handbuch für Ärzte, Juristen, Politiker, Nationalökonomen*. Berlin : Georg Stilke, 1925.

Ligon, Richard. *A True and Exact History of the Island of Barbados*. London, 1657.

Linnaeus, Carl. *Critica botanica*. Leiden, 1737.

__________. *Amoenitates academicae*. Leiden, 1749–1790.

__________. *Species Plantarum*. 1753 ; London : Ray Society, 1957, with introduction by William Stearn.

__________. *The "Critica Botanica" of Linnaeus*. Trans. Arthur Hort and M. L. Green. London : Ray Society, 1938.

Löseke, Johann Ludwig Leberecht. *Materia Medica, oder Abhandlung von den*

française de Saint-Domingue. Paris, 1776.

Hulme, Peter. *Colonial Encounters : Europe and the Native Caribbean, 1492–1797*. London : Methuen, 1986.（『征服の修辞学：ヨーロッパとカリブ海先住民，1492－1797年』岩尾龍太郎・正木恒夫・本橋哲也訳　法政大学出版局1995）

Humboldt, Alexander von. *Vues des Cordillères, et monumens des peuples indigènes de l'Amérique*. Paris, 1810.

__________（and Aimé Bonpland）. *Personal Narrative of Travels to the Equinoctial Regions of the New Continent, during the Years 1799–1804*. Trans. Helen Williams. 7 vols. London, 1814–1829.（エンゲルハルト・ヴァイグル編『新大陸赤道地方紀行』上中下　大野英二郎・荒木善太訳　岩波書店2001－2003）

Hunter, Lynette, and Sarah Hutton, eds. *Women, Science and Medicine, 1500–1700*. Stroud, Gloucestershire : Sutton, 1997.

Jackson, B. D. "The New Index of Plant Names." *Journal of Botany* 25（1887）: 66–71, 150–151.

James, Robert. *A Medicinal Dictionary*. 3 vols. London, 1743–1745.

__________. *The Modern Practice of Physics*. London, 1746.

Jaramillo-Arango, Jaime. *The Conquest of Malaria*. London : Heinemann, 1950.

Jarcho, Saul. *Quinine's Predecessor : Francesco Tori and the Early History of Cinchona*. Baltimore : Johns Hopkins University Press, 1993.

Jussieu, Antoine de. *Traité des vertus des plantes*. Nancy, 1771.

Jussieu, Joseph de. *Description de l'arbe à quinquina*. 1737 ; Paris : Société du Traitment des Quinquinas, 1936.

Keegan, William. "The Caribbean, Inclusion Northern South American and Lowland Central America : Early History." *The Cambridge World History of Food*. 2 vols. Ed. Kenneth Kiple and Kriemhild Coneè Ornelas, vol. 2, 1260–1278. Cambridge : Cambridge University Press, 2000.（『ケンブリッジ世界の食物史大百科事典』全５冊　石毛直道ほか監訳　朝倉書店2004）

Klepp, Susan. "Lost, Hidden, Obstructed, and Repressed : Contraceptive and Abortive Technology in the Early Delaware Valley." *Early American Technology*, ed. Judith A. McGaw, 68–113. Chapel Hill : University of North Carolina Press, 1994.

Koerner, Lisbet. *Linnaeus : Nature and Nation*. Cambridge, Mass. : Harvard University Press, 1999.

__________. "Women and Utility in Enlightenment Science." *Configurations* 3（1995）: 233–255.

Labat, Jean-Baptiste. *Nouveau voyage aux isles de l'Amérique*. 6 vols. Paris, 1722.（抄訳『仏領アンティル諸島滞在記』佐野泰雄訳　岩波書店2003）

La Condamine, Charles-Marie de. *The History of Inoculation*. New Haven, 1773.

__________. *Relation abrégée d'un voyage fait dans l'interieur de L'Amérique* ed. Gaspar and Hine, 259–260.

Gelbart, Nina. *The King's Midwife : A History and Mystery of Madame du Coudray*. Berkeley : University of California Press, 1998.

Gerard, John. *The Herbal or Generall Historie of Plantes*. London, 1597.

Goslinga, Cornelis Christiaan. *The Dutch in the Caribbean and in the Guianas, 1680–1791*. Assen : Van Gorcum, 1985.

Grainger, James. *An Essay on the More Common West-India Diseases*. Edinburgh, 1802.

Grove, Richard. *Green Imperialism : Colonial Expansion, Tropical Island Edens and the Origins of Environmentalism, 1600–1860*. Cambridge : Cambridge University Press, 1995.

Guerra, Francisco. "Drugs from the Indies and the Political Economy of the Sixteenth Century." *Analecta Medico-Historica* 1 (1966) : 29–54.

Guillot, Renée-Paule. "La vraie 'Bougainvillée' : La première femme qui fit le tour du monde." *Historama* 1 (1984) : 36–40.

Guy, Richard. *Practical Observations on Cancers and Disorders of the Breast*. London, 1762.

Haggis, A.W. "Fundamental Errors in the Early History of Cinchona." *Bulletin of the History of Medicine* 10 (1941) : 417–459.

Hartley, David. *A Supplement to a Pamphlet Intitled, "A view of the Present Evidence for and against Mrs. Stephen's Medicines for Dissolving the Stone*." London, 1740.

Hawksworth, D. L. ed. *Improving the Stability of Names : Needs and Options*. Königstein : Koeltz, 1991.

Hein, Wolfgang-Hagen, ed. *Botanical Drugs of the Americas in the Old and New Worlds*. Stuttgart : Wissenschaftliche Verlagsgesellschaft, 1984.

Hélie, Théodore. "De l'Action vénéneuse de la rue." *Annales d'hygiène publique et de médecine légale* 20 (1836) : 180–219.

Heniger, J. *Hendrik Adriaan van Reede tot Drakenstein and Hortus Malabaricus*. Rotterdam : A.A. Balkema, 1986.

Hérissant, M. "Experiments Made on a Great Number of Living Animals, with the Poison of Lamas, and of Ticunas." *Philosophical Transactions of the Royal Society of London* 47 (1751–1752) : 75–92.

Hermann, Paul. *Horti academici Lugduno-Batavi catalogus*. Leiden, 1687.

__________. *Materia medica*. London, 1727.

Hildebrandt, Georg Friedrich. *Versuch einer philosophischen Pharmakologie*. Braunschweig, 1786.

Hilliard d'Auberteuil, Michel-René. *Considérations sur l'état présent de la colonie*

Direction des Archives de France, ed. *Voyage aux iles d'Amérique*. Paris : Archives Nationales, 1992.

Drayton, Richard. *Nature's Government : Science, Imperial Britain, and the 'Improvement' of the World*. New Haven : Yale University Press, 2000.

Duden, Barbara. *Disembodying Women : Perspectives on Pregnancy and the Unborn*. Ttrans. Lee Hoinacki. Cambridge, Mass. : Harvard University Press, 1993. (『胎児へのまなざし：生命イデオロギーを読み解く』田村雲供訳　阿吽社1993)

Du Tertre, Jean Baptiste. *Histoire générale des Ant-isles*. 4 vols. Paris, 1667–1671.

Duval, Marguerite. *The King's Garden*. Trans. Annette Tomarken and Claudine Cowen. Charlottesville : University Press of Virginia, 1982.

Engstrand, Iris. *Spanish Scientists in the New World : The Eighteenth-Century Expeditions*. Seattle : University of Washington Press, 1981.

Ersch, J. S., and J. G. Gruber. *Allgemeine Encyclopädie der Wissenschaften und Künste*. Leipzig, 1818.

Estes, J. Worth. "The European Reception of the First Drugs from the New World." *Pharmacy in History* 37 (1995) : 3–23.

Evenden, Doreen. *The Midwives of Seventeenth-Century London*. Cambridge : Cambridge University Press, 2000.

Fermin, Philippe. *Traité des maladies les plus fréquentes à Surinam et des remèdes les plus propres à les guérir*. Amsterdam, 1765.

__________. *Description générale, historique, géographique et physique de la colonie de Surinam*. 2 vols. Amsterdam, 1769.

Florkin, Marcel, ed. *Materia Medica in the Sixteenth Century*. Oxford : Pergamon Press, 1966.

Frank, Johann Peter. *System einer vollständigen medicinischen Polizey*. 4 vols. Mannheim, 1780–1790.

Freind, John. *Emmenologia*. Trans. Thomas Dale. London, 1729.

Fuller, Stephen. *The New Act of Assembly of the Island of Jamaica*. London, 1789.

Garrigus, John D. "Redrawing the Color Line : Gender and the Social Construction of Race in Pre-Revolutionary Haiti." *Journal of Caribbean History* 30 1–2 (1996) : 28–50.

Gascoigne, John. *Science in the Service of Empire : Joseph Banks, the British State and the Uses of Science in the Age of Revolution*. Cambridge : Cambridge University Press, 1998.

Gaspar, David, and Darlene Hine, eds. *More than Chattel : Black Women and Slavery in the Americas*. Bloomington : Indiana University Press, 1996.

Gautier, Arlette. *Les Soeurs de solitude : La Condition féminine dans l'esclavage aux Antilles du XVIIe au XIXe siècle*. Paris : Éditions Caribéennes, 1985.

Geggus, David. "Slave and Free Colored Women in Saint Domingue." *More than Chattel*,

1618–1847. Aldershot : Ashgate, 2001.

Cox, Paul Alan. "The Ethnobotanical Approach to Drug Discovery." *Ethnobotany*, ed. Chadwick and Marsh, 25–41.

Craton, Michael. *Searching for the Invisible Man : Slaves and Plantation Life in Jamaica*. Cambridge, Mass., Harvard University Press, 1978.

__________ and James Walvin. *A Jamaican Plantation : The History of Worthy Park, 1670–1970*. Toronto : University of Toronto Press, 1970.

Crosby, Alfred W. *The Columbian Exchange : Biological and Cultural Consequences of 1492* Westport, Conn. : Greenwood Pub. Co., 1972.

Cullen, William. *A Treatise of the Materia Medica*. 2 vols. Edinburgh, 1789.

Dancer, Thomas. *Catalogue of Plants, Exotic and Indigenous, in the Botanical Garden, Jamaica*. St. Jago de la Vega, Jamaica, 1792.

__________. *The Medical Assistant ; or Jamaica Practice of Physic : Designed Chiefly for the Use of Families and Plantations*. Kingston, 1801.

__________. *Some Observations Respecting the Botanical Garden*. Jamaica, 1804.

Dandy, J. E., ed. *The Sloane Herbarium*. London : British Museum, 1958.

Daubenton, Louis-Jean-Marie. *Histoire naturelle des animaux*. Vol. 1 of the *Encyclopédie méthodique*. Paris, 1782.

Davis, Natalie Zemon. *Women on the Margins : Three Seventeenth-Century Lives*. Cambridge, Mass. : Harvard University Press, 1995.（『境界を生きた女たち：ユダヤ商人グリックル、修道女受肉のマリ、博物画家メーリアン』長谷川まゆ帆・坂本宏・北原恵訳　平凡社2001）

Dazille, Jean-Barthélemy. *Observations sur les maladies des negres*. 2 vols. 1776 ; Paris, 1792.

De Beer, Gavin, Sir. *Sir Hans Sloane and the British Museum*. 1953 ; New York : Arno Press, 1975.

Debien, Gabriel. *Les Esclaves aux Antilles françaises, XVIIe–XVIIIe siècle*. Basse-Terre : Société d'histoire de la Guadeloupe, 1974.

Descourtilz, Michel-Étienne. *Flore pittoresque et médicale des Antilles, ou Histoire naturelle des plantes usuelles des colonies Française, Anglaises, Espagnoles et Portugaise*. 8 vols. Paris, 1833.

__________. *Guide sanitaire des voyageurs aux colonies, ou Conseils hygiéniques*. Paris, 1816.

Diderot, Denis, and Jean Le Rond d'Alembert, eds. *Encyclopédie : ou Dictionnaire raisonné des sciences, des arts et des métiers*. Paris, 1751–1776.

Dimsdale, Thomas. *The Present Method of Inoculating for the Small Pox*. London, 1779.

Dionis, Pierre. *Traité general des accouchemens*. Paris, 1718.

Hinton East, Esq., in the Mountains of Liguanea, Island of Jamaica." *The History, Civil and Commercial, of the British West Indies*, Bryan Edwards. 2 vols. London, 1794, appendix to vol. 1.

Burton, June. "Human Rights Issues Affecting Women in Napoleonic Legal Medicine Textbooks." *History of European Ideas* 8 (1987) : 427–434.

Bush, Barbara. *Slave Women in Caribbean Society, 1650–1832*. Bloomington : Indiana University Press, 1990.

Bynum, William, "Reflections on the History of Human Experimentation." *The Use of Human Beings in Research*, ed. Stuart Spicker, Ilai Alon, Andre de Vries, and H. Tristram Engelhardt, Jr., 29–46. Dordrecht : Kluwer, 1988.

Cain, A. J. "Logic and Memory in Linnaeus's System of Taxonomy." *Proceedings of the Linnean Society of London* 169 (1958) : 144–163.

Campet, Pierre. *Traité pratique des maladies graves*. Paris, 1802.

Cannon, John. "Botanical Collections." *Sloane*, ed. MacGregor, 135–149.

Cauna, Jacques. "L'État sanitaire des esclaves sur une grand sucrerie (Habitation Fleuriau de Bellevue, 1777–1788)." *Revue Société Haitienne d'histoire et de geographie* 42 (1984) : 18–78.

Chadwick, Derek, and Joan Marsh, eds. *Ethnobotany and the Search for New Drugs*. Chichester : J. Wiley, 1994.

Chaia, Jean. "A Propos de Fusée-Aublet : Apothicaire-Botaniste à Cayenne en 1762–1764." *90ᵉ Congrès des sociétés savantes* 3 (1965) : 59–62.

[Chandler, John]. *Frauds Detected : or, Considerations Offered to the Public shewing the Necessity of some more Effectual Provision against Deceits, Difference, and Incertainties in Drugs and Compositions of Medicines*. London, 1748.

Chevalier, Jean Damien. *Lettres à M de Jean* Paris, 1752.

Cole, Charles Woolsey. *Colbert and a Century of French Mercantilism*. 2 vols. New York : Columbia University Press, 1939.

[Collins, Dr.] *Practical Rules for the Management and Medical Treatment of Negro Slaves in the Sugar Colonies*. London, 1803.

Cope, Zachary. *William Cheselden, 1688–1752*. Edinburgh : Livingstone, 1953.

Cotte, E.-N. *Considérations médico-légales sur les causes de l'avortement prétendu criminel*. Aix, 1833.

Cottesloe, Gloria, and Doris Hunt. *The Duchess of Beaufort's Flowers*. Exeter : Webb & Bower, 1983.

Cowen, David. "Colonial Laws Pertaining to Pharmacy." *American Pharmaceutical Association* 23 (1937) : 1236–1243.

__________. *Pharmacopoeias and Related Literature in Britain and America,*

_________. *Nouvelle relation de la France équinoxiale*. Paris, 1743.
Beckford, William. *Remarks upon the Situation of Negroes in Jamaica*. London, 1788.
Beckles, Hilary McD. *Centering Woman : Gender Discourses in Caribbean Slave Society*. Kingston : I. Randle, 1999.
Bernard, Claude. *An Introduction to the Study of Experimental Medicine*. Trans. Henry Greene 1865 ; New York : Dover, 1957. (『実験医学序説』三浦岱栄訳　岩波書店1970)
Blackburn, Robin. *The Making of New World Slavery : From the Baroque to the Modern, 1492–1800*. London : Verso, 1997.
Blair, Patrick. *Pharmaco-Botanologia : or, An Alphabetical and Classical Dissertation on the British Indigenous and Garden Plants of the New London Dispensory*. London, 1723–1728.
Blunt, Wilfrid. *The Compleat Naturalist : A Life of Linnaeus*. London : William Collins Sons & Co., 1971.
Bodard, Pierre-Henri-Hippolyte. *Cours de botanique médicale comparée*. 2 vols. Paris, 1810.
Boord, Andrew. *The Breviarie of Health : Wherin doth folow, Remedies*. London, 1598.
Bourgeois, Louise. "Instructions . . . to her Daughter," *The Compleat Midwife's Practice*, by T.C., I.D., M.S., and T.B. London, 1656.
[Bourgeois, Nicolas-Louis]. *Voyages intéressans dans différentes colonies Françaises, Espagnoles, Anglaises, etc.* London, 1788.
Bourguet, Marie-Noëlle, and Christophe Bonneuil, ed., "*De L'Inventaire du monde à la mise en valeur du globe. Botanique et colonization*." Special issue of *Revue française d'histoire d'outre-mer* 86 (1999).
Boxer, C. R. *The Dutch Seaborne Empire : 1600–1800*. New York : Knopf, 1965.
Boylston, Zabdiel. *An Historical Account of the Small-Pox Inoculated in New England upon all sorts of persons, Whites, Blacks, and of all Ages and Constitutions*. London, 1726.
Brande, William Thomas. *Dictionary of Materia Medica and Practical Pharmacy*. London, 1839.
Breyne, Jakob. *Exoticarum aliarumque minus cognitarium plantarum centuria prima*. Danzig, 1678.
Brockliss, Laurence, and Colin Jones. *The Medical World of Early Modern France*. Oxford : Clarendon Press, 1997.
Brondegaard, V. J. "Der Sadebaum als Abortivum." *Sudhoffs Archiv für Geschichte der Medizin und der Naturwissenschaften* 48 (1964) : 331–351.
Broughton, Arthur. "Hortus Eastensis : A Catalogue of Exotic Plants, in the Garden of

参考文献

Adair, James Makittrick. *Unanswerable Arguments against the Abolition of the Slave Trade*. London, [1790].

Adanson, Michel. *Familles des plantes*. 2 vols. Paris, 1763.

__________. *A Voyage to Senegal*. London, 1759.

Adelon, Nicolas Philibert, et al., eds. *Dictionaire des sciences médicales*. 60 vols. Paris, 1812–1822.

Ainslie, Whitelaw. *Materia Medica of Hindoostan, and Artisan's and Agriculturist's Nomenclature*. Madras, 1813.

Aiton, William. *Hortus Kewensis*. London, 1789.

Alibert, Jean-Louis-Marie. *Nouveaux élémens de thérapeutique et de matière médicale*. 3 vols. Paris, 1826.

Ainslie, Whitelaw. *Materia Medica of Hindoostan, and Artisan's and Agriculturist's Nomenclature*. Madras, 1813.

Alston, Charles. *Lectures on Materia Medica*. 2 vols. London, 1770.

Andry, Charles-Louis-François. *Matière médicale extraite des meilleurs auteurs*. 3 vols. Paris, 1770.

[Anon.]. *Histoire des désastres de Saint-Domingue*. Paris, 1795.

Aristotle, *History of Animals*, ed. and trans. D. M. Balme. Cambridge, Mass. : Harvard University Press, 1991.（『動物誌』上下　島崎三郎訳　岩波書店1998－1999）

Astruc, Jean. *Traité des maladies des femmes*. 6 vols. Paris, 1761–1765.

Arthaud, Charles. *Memoire sur l'inoculation de la petite vérole*. Cap-Français, 1774.

__________. *Observations sur le lois*. Cap-Français, 1791.

Aublet, Jean-Baptiste-Christophe. *Histoire des plantes de la Guiane Françoise, rengées, suivant la méthode sexuelle*. 4 vols. London and Paris, 1775.

Balick, Michael, and Paul Alan Cox. *Plants, People, and Culture : The Science of Ethnobotany*. New York : Scientific American Library, 1996.

Bancroft, Edward. *An Essay on the Natural History of Guiana in South America*. London, 1769.

Barker, Francis, Peter Hulme, and Margaret Iversen, eds. *Colonial Discourse, Postcolonial Theory*. Manchester : Manchester University Press, 1994.

Barrera, Antonio. "Local Herbs, Global Medicines : Commerce, Knowledge, and Commodities in Spanish America." *Merchants and Marvels*, ed. Smith and Findlen, 163–181.

Barrère, Pierre. *Essai sur l'histoire naturelle de la France Equinoxiale*. Paris, 1741.

マ

ミラー　Miller, Philip　12, 14, 201, 301
メイトランド　Maitland, Charles　136, 138, 140, 211–12, 215, 219
メリアン　Merian, Maria Sibylla　8–12, 31, 38, 41, 47–53, 70, 76, 80–81, 86–87, 96, 98, 105, 115, 141, 144–48, 151, 153, 175–76, 193–94, 201–02, 234, 251, 261, 263–64, 267–75, 300, 302, 314, 316, 324*, 334*, 346*, 353–54*, 357*
モーズリー　Moseley, Benjamin　43, 120–21
モナルデス　Monardes, Nicolás　123, 239
モニンクス　Moninckx, Jan　51
モニンクス　Moninckx, Maria　51
モーペルテュイ　Maupertuis, Pierre-Louis Moreau de　101–02, 104, 113, 214–15
モリス　Morris, William　230
モリソー　Mauriceau, François　150, 153, 155, 158–59, 343*
モロー・ド・サン・メリー　Moreau de Saint Méry, Médéric-Louis-Elie　75, 196
モンソン夫人　Monson, Lady Ann　47, 284
モンタギュー夫人　Montagu, Lady Mary Wortley　135–41, 215, 280
モンロ　Monro, Donald　212, 217, 228–29, 329*

ラ

ライト　Wright, William　236
ラ・カーイユ　La Caille, Nicolas Louis de　99
ラ・コンダミーヌ　La Condamine, Charles-Marie de　57–58, 82, 88–90, 95, 99, 112, 115–16, 122, 124, 136–39, 205–06, 209, 280–82
ラージー　Razi, al-　204
ラトゥール　Latour, Bruno　20, 82, 113
ラ・ブロス　La Brosse, Guy de　54–55
ラマルク　Lamarck, Jean-Baptiste　289
ラングリー　Langley, Elizabeth　47
リーク　Leake, John　224
リゴン　Ligon, Richard　24, 301, 307
リッチモンド　Richmond, Thomas　68
リード（女海賊）　Read, Mary　73
リドル　Riddell, Maria Woodley　48
リンネ　Linnaeus, Carl　14–18, 21, 32–33, 38, 41, 43, 65, 81–84, 88, 94, 118, 127, 167, 201, 235, 239, 253–69, 276, 278–95, 322*, 324–25*, 359*
ルイス　Lewis, William　278
ルージリー　Rugeley, Luke　129
ルブロン　Leblond, Jean-Baptiste　67–68, 83, 117, 186
レイ　Ray, John　41–42, 100, 287, 298, 359*
レーウェンフック　Leeuwenhoek, Antoni van 159
レーデ・トート・ドラーケンステイン　Reede tot Drakenstein, Hendrik Adriaan van　43, 104, 261, 264, 267, 272–75, 285, 289, 294, 307, 322–23*, 352*
レディ　Redi, Francesco　211–12
ロシュフォール　Rochefort, Charles de　19, 109, 118, 260, 356*
ロンヴィリエ→ポワンシー
ロング　Long, Edward　20, 102, 113–14, 177, 186–87, 193, 200, 234, 319*, 352*

ワ

ワグスタッフ　Wagstaffe, William　140, 231

ハ

バウディッチ　Bowdich, Sarah　48, 74
バスポルト　Basseporte, Madeleine　51
パタン　Patin, Guy　158–59, 166, 171
パトリ　Patris, Jean-Baptiste　74
ハラー　Haller, Albrecht von　207, 246
パラケルスス　Paracelsus　204, 218
バレ　Baret (Barret), Jeanne　10, 40, 47, 68–74, 285
バレル　Barrère, Pierre　111, 257, 261, 351*, 359*
ハーロウ Harlow, James　83
バンクス　Banks, Sir Joseph　16, 21, 51, 68, 81–82, 127, 299, 310
バンクロフト　Bancroft, Edward　115, 172, 185, 187, 232, 304
ヒポクラテス　Hippocrates　157, 162, 188, 213, 263
ビーム　Beame, Henry　230, 329*
ヒュー　Hughes, Reverend Griffith　234
ビュフォン　Buffon, Georges-Louis Leclerc, comte de　21, 54, 80–81, 271, 287–90
ファウラー　Fowler, Thomas　220–21
フイエ　Feuillée, Louis　41
フェシュ　Fesche, Charles-Félix-Pierre　71, 356*
フェルナンデス(チンチョン伯爵夫人) Fernandez de Ribera, Francisca　280–84
フェルミン　Fermin, Philippe　123–24, 152, 205, 279, 352*
ブーガンヴィル　Bougainville, Louis-Antoine　47, 68–74, 355–56*
ブーゲ　Bouguer, Pierre　57, 99
フーコー　Foucault, Michel　258, 325*
ブキャン　Buchan, William　240
フッカー　Hooker, Sir Joseph　267, 276
プペ＝デポルテ　Poupé-Desportes, Jean-Baptiste-René　49, 76–77, 106, 108, 112, 115, 189, 261, 272
ブラウン　Brown, Robert　285
プラトン　Platon　157
フランク　Frank, Johann Peter　246, 318*, 326*
プリニウス　Plinius　88, 105, 162, 170, 263, 287
プリュミエ　Plumier, Charles　41, 56, 82, 260–63, 267
ブルジョワ　Bourgeois, Louise　164–65, 210
ブルジョワ　Bourgeois, Nicolas-Louis　25, 49, 76, 102–03, 110, 123–24
ブールハーフェ　Boerhaave, Herman　81, 150, 201–02, 243, 334*
ブルーメンバッハ　Blumenbach, Johann　49, 139, 358*
ブレア　Blair, Patrick　25, 135
ブレイネ　Breyne, Jakob　83, 201, 271
フレシネ　Freycinet, Rose Marie Pinon de　73
フレンド　Friend, John　31, 238, 241–42, 327*
プロクター　Proctor, Robert　10, 320*
ブロック　Block, Agnes　51, 86
ブロン　Belon, Pierre　67, 287
プワーヴル　Poivre, Pierre　67, 78, 80
フンボルト　Humboldt, Alexander von　25, 50, 76, 82, 88–95, 98, 115–17, 122, 173–75, 257, 283, 299, 303, 312–13
ベーコン　Bacon, Francis　215, 251
ペティヴァー　Petiver, James　83, 86–87, 148, 351*, 354*
ベルナール　Bernard, Claude　203, 332*
ヘルマン　Hermann, Paul　43, 81, 83, 167, 264, 274
ボーアン　Bauhin, Caspar　254, 259, 264
ボイルストン　Boylston, Zabdiel　140, 208
ボダール　Bodard, Pierre-Henri-Hippolyte　102
ボッカチオ　Boccaccio, Giovanni　168, 341*
ボード　Boord, Andrew　30
ボニー(女海賊)　Bonny, Anne　73
ホープ　Hope, John　236, 240
ボーフォート公爵夫人　Beaufort, Mary Capel Somerset, Duchess　44, 81–86, 285, 354*
ホーム　Home, Francis　243–44
ポワンシー　Poincy, Philippe de Lonvilliers, chevalier de　119, 147, 200, 257, 274, 300–01, 307, 335*
ボンティウス　Bontius, Jacobus　43, 78
ボンプラン　Bonpland, Aimé　51, 82, 94, 299

シェラード　Sherard, William　83, 85, 94
シスルウッド　Thistlewood, Thomas　185
シデナム　Sydenham, Thomas　127, 131, 348*
シーナ（アヴィケンナ）　Sina, Ibn　153, 162, 169
ジュシュー　Jussieu, Antoine de　41, 54, 77, 81, 118, 238
ジュシュー　Jussieu, Antoine-Laurent de　292
ジュシュー　Jussieu, Bernard de　41, 81, 292
ジュシュー　Jussieu, Christophe de　77
ジュシュー　Jussieu, Joseph de　41, 57, 82, 99–100, 240, 281
シュテルク　Störck, Anton von　204, 208, 216, 221–24, 332*
ショウ　Schaw, Janet　34, 96, 187
ジョクール　Jaucourt, Louis de　171–72
ジョーンズ　Jones, Hugh　43
ジョーンズ　Jones, Sir William　291–92
ジョンソン　Jonson, Ben　168
ジョンソン　Johnson, Thomas　134–35
スウィーテン　Swieten, Gerard van　205, 216, 222–23
スティーヴンズ　Stephens, Joanna　131–32
ステッドマン　Stedman, John　108, 110, 148, 176, 180–81, 189, 191, 278–79, 339*
スミス　Smith, Adam　126, 171
スメリー　Smellie, William　155, 245, 327*
スローン　Slone, Sir Hans　16–17, 23, 31, 34, 38, 40–47, 53, 76–77, 83–86, 98, 100, 102, 105, 112, 124, 128–30, 134, 136, 146–53, 175, 186–87, 211, 236, 239–40, 264, 266, 268, 271, 298, 300, 302, 331*, 345–46*, 361*
スワルツ　Swartz, Olof　264, 274, 325*
ソーントン　Thornton, Robert　286

タ

ダーウィン　Darwin, Charles　267
ダジール　Dazille, Jean-Barthélemy　194, 297, 309–10
ダランベール　D'Alembert, Jean Le Rond　15, 17, 155, 171, 239, 244
タルデュー　Tardieu, Ambroise　246, 248
タルボー　Talbor, Sir Robert　126
タルボット夫人　Talbot, Lady Alathea　164, 210, 333*
ダンサー　Dancer, Thomas　152, 302–03, 319*, 330*, 362*
チェゼルデン　Cheselden, William　131, 224
チンチョン伯爵夫人→フェルナンデス
ツュンベリー　Thunberg, Carl　18, 43, 49, 97, 114, 126, 182, 284, 350*
ティエリー・ド・ムノンヴィル　Thiery de Menonville, Nicolas-Joseph　34, 58–67, 82–83, 99–100, 124, 184–85, 338*
ディオスコリデス　Dioscorides　105, 162, 169, 188, 203, 263
ディオニ　Dionis, Pierre　239, 342*
ディドロ　Diderot, Denis　15, 17, 155, 171, 239, 244
ディムズデイル　Dimsdale, Thomas　213, 227, 229, 345*
ティモニ　Timoni, Emanuele　136
デーヴィス　Davis, Natalie Zemon　53
テオフラストス　Theophrastus　162, 263
デクールティルズ　Descourtilz, Michel-Étienne　103, 111, 146–48, 153, 188–89, 195, 232, 234, 240, 286, 300, 305–06, 316, 350*
デュジェ　Dugée, Charlotte　74
デュ・テルトル　Du Tertre, Jean-Baptiste　41, 107, 177–78, 201, 323*, 335*
トゥアン　Thouin, André　113, 264
トゥサック　Tussac, Richard de　34
トゥルヌフォール　Tournefort, Joseph Pitton de　41, 54, 56, 83, 94, 263–64, 266, 274, 289, 323*
ドダール　Dodart, Denis　214
ドニ　Denis, Jean　210, 215
ドーバントン　Daubenton, Louis-Jean-Marie　13–15, 24
トマス　Thomas, Robert　192
トムソン　Thomson, James　75–76, 120, 192, 199, 203, 209, 225–26, 232, 236
トラパム　Trapham, Thomas　24, 49

ナ

ナシ　Nassy, David de Isaac Cohen　111–12, 279
ニコルソン神父　Nicolson, Father　193

人名索引

*印は原注内

ア

アイヴス　Ives, Edward　125
アヴィケンナ→シーナ
アストリュック　Astruc, Jean　223, 246
アダンソン　Adanson, Michel　15, 18, 81, 95, 99, 126, 257, 288–92, 294, 320*
アリストテレス　Aristoteles　157–58, 287
アリベール　Alibert, Jean-Louis-Marie　240, 245
アルトー　Arthaud, Charles　37, 76, 152, 212, 310, 347*
イム・トゥルン　Im Thurn, Sir Everard Ferdinand　92
イリアール・ドーベルトゥイユ　Hilliard d'Auberteuil, Michel-René　190, 193, 310, 312
インクラ　Incra, Manuel　11
ヴィカ　Vicat, Philippe　246
ヴィクダジィ　Vic-d'Azyr, Félix　288
ウィザリング　Withering, William　133, 213–14
ウィルソン　Wilson, Edward O.　27
ヴェサリウス　Vesalius, Andreas　204
ヴォルフ　Wolff, Christian Sigismund　214
ウッドヴィル　Woodville, William　43, 240
ウルストンクラフト　Wollstonecraft, Mary　168–69
ヴワゾン　Voison, Cathérinne　171
エイトン　Aiton, William　85
エリ　Hélie, Théodore　248
エルナンデス　Hernández, Francisco　201, 217, 239, 260, 264
オビエド・イ・バルデス　Oviedo y Valdés, Gonzalo Fernández de　91
オブレ　Aublet, Jean-Baptiste-Christophe Fusée　24, 34, 38, 77–81, 185–86, 191, 292
オールストン　Alston, Charles　202
オルテガ　Ortega, Gomez　33, 275

カ

ガイ　Guy, Richard　223–24
カニング夫人　Canning, Lady Charlotte　10
カルペパー　Culpeper, Nicholas　165
カルム　Kalm, Pehr　14
ガレノス　Galenos　105, 162, 169, 188, 218, 228, 331*
カレン　Cullen, William　243, 245, 279, 322*
カンドル　Candolle, Alphonse de　255, 293
カンドル　Candolle, Augustin-Pyrame de　302
カンペ　Campet, Pierre　117, 193
キュヴィエ　Cuvier, Georges　254
クアシ　Quassi, Graman　276–80, 283
クゥイア　Quier, John　76, 196, 212, 226–32, 330*
クック　Cook, James　68, 299, 310
クードレ　Coudray, Angélique Marguerte Le Boursier du　165, 309, 344*
グメーリン　Gmelin, Johann Friedrich　206
グルー　Grew, Nehemiah　309
クルジウス　Clusius, Carolus　131
グレインジャー　Grainger, James　123
ゲラード　Gerard, John　162, 260
ケンペル　Kaempfer, Engelbert　43
ゴダン　Godin, Louis　57, 99
ゴダン・デゾドネ　Godin des Odonais, Jean　96–97
ゴダン・デゾドネ夫人　Godin des Odonais, Isabelle de Grandmaison　96–97
コメルソン　Commerson, Philibert　10, 40, 47, 51, 68–74, 285, 356*
コルベール　Colbert, Jean-Baptiste　22, 54, 57, 309
コロンブス　Columbus, Christopher　11, 32, 91, 105, 177, 351*

サ

サド　Sade, Marquis de　168
サムソン　Samson, Elisabeth　184
ジェイムズ　James, Robert　113, 155
ジェイムソン　Jameson, Mark　169
ジェファソン　Jefferson, Thomas　174

解題　抹殺された知識へのまなざし

弓削尚子

シービンガーの名前は、私がドイツに留学していた一九九〇年代半ばに、当地で指導を受けていた歴史家や科学史家からはじめて耳にした。研究テーマとして突き詰めてみたい問題を語ると、決まって「シービンガーを読まなければね」というアドバイスを受けたのである。シービンガーは、一八世紀ヨーロッパの知識人が国境を越えて活躍した「学者の共和国」を縦横無尽に切り裁き、スケールの大きさと鋭いジェンダー分析でドイツでも注目されていた。

一八世紀、啓蒙主義の時代は、男女の性差に関する解剖学的言説が生まれ、性の二元論に基づく近代市民社会のジェンダー秩序が準備される時代であった。シービンガーは、当時の「知識人」たちが、こうしたジェンダー秩序の旗振り役として、性差に関する「科学的」言説を積極的に増幅したことを指摘し、女性たちが家庭に繋ぎとめられるだけでなく、知の創造と知の営みからも排除されていった様相を鮮やかに描き出した。ジェンダーの問題には科学史的アプローチが必要不可欠だと感じていた私は、シービンガーの著作をむさぼるように読み、歴史家の卵として開眼した思いをもったものである。

＊

さて、今回シービンガーが着目したのは、カリブ海地域を中心にくり広げられた「植民地科学 Colonial Science」と呼ばれる分野である。シービンガーの関心が啓蒙主義期のヨーロッパから、カリブの植民地世界へと移ったのは、時流に適ったものであるように思われる。シービンガーの最初の著作*The Mind has No Sex?*（邦訳『科学史から消された女性たち』）が出された一九八〇年代後半には、I・ウォーラーステインの世界システム論が注目されて久しく、シドニー・ミンツの『甘さと権力：砂糖が語る近代史』などが話題となっていた。しかし、ヨーロッパ史研究者が「大西洋の向こう岸」にたどり着くには、根強いヨーロッパ中心史観もあって、まだまだ難航していた。やがて一九九〇年代に入って世界の冷戦構造が崩れ、国民国家の形成とその功罪に関する歴史的関心が高まると、帝国意識の国民への涵養もさかんに考察されるようになり、帝国を支えた植民地が歴史研究の表舞台に浮上した。とりわけ、コロンブス以降ヨーロッパ列強の植民勢力がぶつかり合い、その縮図ともなったカリブ海地域は、ヨーロッパ史研究の中でもますます脚光を浴びるようになった。

知の歴史においても、植民地主義と西洋近代科学の問題に踏み込んで論じられるようになった。フーコーをはじめとしたポスト構造主義者たちは、ヨーロッパ啓蒙主義への批判を研ぎ澄ませたが、そこにサイードなどのポスト・コロニアルの思潮が合流して、近代ヨーロッパの知のシステムが植民地主義的な支配の思考と深く絡み合っていることが明らかにされてきた。グローバルな視野で真理の追究をもくろむ西洋近代科学において、知識の所有は「支配」を意味した。そして、その「知識の所有者」とは、「白人＝男性＝植民者」以外の何者でもないという指摘もされるようになった。

ヨーロッパとカリブとは、宗主国と植民地、文明と野蛮、文化と自然という枠組でとらえられ、同時に科学の主体とその対象でもあった。これらの二項対立的な関係が、それぞれ男女の権力構造とアナロジーをなしていることから、植民地科学は、本来ジェンダーの分析的視座を抜きにしては語ることはできない。シービンガーの今回の研究は、こうした文脈の上に位置づけられるものである。

本書のキーワードを一つ挙げるとすれば、それは「選択」であろう。当時のヨーロッパ人は、植民地支配の中でヨーロッパに利益をもたらすものを選択した。「植物は経済なり」と言われるように、砂糖、タバコ、コーヒーといったヨーロッパの経済システムの「中核」に利益をもたらすものが選択された。知識においても同じである。ヨーロッパの博物学者は、先住民や奴隷の植物利用の方法を吸収し、あるいは強奪し、ヨーロッパの知識(科学)に利益をもたらすものを選択した。シービンガーは問う。ヨーロッパに利益をもたらすか否かのこうした選択が、ジェンダー・ニュートラルなものだと言えようか、と。

「ヨーロッパの利益」には、女性が自ら生殖をコントロールし、それを支えるものは含まれていなかった。「旅する博物学者」は、人口増加を望む国家を後ろ盾に、奴隷女性や先住民女性が有していた中絶薬の知識をヨーロッパに上陸させなかった。ヨーロッパ人女性にとって利益となる知へのアクセスが、(男性)博物学者によって断ち切られたのである。シービンガーはこれを「無知の創造」と呼ぶ。ある文化的・政治的文脈によって「抹殺された知識」を研究する方法である「アグノトロジー」を採用し、歴史の中に無知の創造を突き止める。ここに、本書最大の魅力があることは言うまでもない。

ジェンダーの権力構造は、網の目のように社会に張りめぐらされている。植民地科学においてもそれを検証する必要があることを、シービンガーはわれわれに説いている。ヨーロッパの女性にとっては、ヨーロッパとカリブの関係と、ヨーロッパ内における男女の関係という二重の権力構造が、「無知の創造」を生み出したのであった。黄胡蝶《オウコチョウ》というたった一つの植物の背景に、このような物語を描いてみせるシービンガーの手腕は実に冴えている。

しかし、万が一、カリブの女性たちの中絶薬の知識が、博物学者の防波堤を越えてヨーロッパに上陸し、ヨーロッパの女性たちに届いたとしたらどうなっていただろうか。お茶の水女子大学で開催されたシービンガーの講演会でも述べたが、ヨーロッパ女性をめぐる二重の権力構造が解かれない限り、事態は何も変わらなかったように思われる。

帝国意識が普及し涵養される時代、ヨーロッパ女性が男性植民者と意識を共有し、「文明化された者」として優位に立つとしたら、果たして彼女たちはカリブの女性たちの「知」を受け入れることはできたであろうか。非理性的なものとして蔑み、野蛮な知として切り捨てはしなかっただろうか。近代科学の領域に活動の場をもたないヨーロッパ女性には、中絶薬を「科学的に」検証する手立てはなく、男性科学者によるお墨付きとしての「医学的根拠」に頼らざるをえなかった。その女性たちが出産コントロールという悲願を、カリブの「姉妹たち」と分かち合うことができたであろうか。ヨーロッパ／カリブの分断か、女性としての連帯か。帝国の時代におけるヨーロッパを批判的に振り返るわれわれは、分断の重みに思いを馳せざるをえない。

＊

ヨーロッパ中心史観からの脱却を心がけていたとはいえ、カリブ海地域は私にとって遠く遥かなる未踏の地であり、本書の翻訳にあたり、その地理的感覚の欠如に悩まされた。さまざまな地図を参照し、この地域に関する先行研究にはずいぶん助けられた。また、カリブのフランス語圏に造詣の深い立花英裕先生をはじめ同僚の先生方には、言語の表記を中心にお世話になった。この場を借りてお礼を申し上げたい。

それにしても、East and West Indies という表現に出くわすたびに、西洋の植民地意識の残影を見る思いがした。東南アジアとカリブをまとめるコンパクトな表現を、われわれは知らない。その意識を伝えるためにも、本書では「東西インド諸島」というぎこちない訳語をあえて用いた。

私の遅々とした歩みは共訳者の小川先生に大変ご迷惑をおかけしたが、つねに寛大に接してくださり、楽しい議論をさせていただいたことには感謝の言葉もない。翻訳を通じて、シービンガーと小川先生というすばらしい先達に学び、お二人の研究への情熱と並々ならぬエネルギーに触れたことも代え難い喜びである。

末筆ながら、私の恩師であり、シービンガー招聘にご尽力なさったお茶の水女子大学の舘かおる先生に心から謝意を呈すしだいである。

二〇〇七年一月　名古屋にて

訳者あとがき

小川眞里子

本書『植物と帝国』は、ロンダ・シービンガー著 *Plants and Empire: Colonial Bioprospecting in the Atlantic World*, Harvard University Press, 2004 の全訳である。彼女の著作の翻訳はこれで四作目を数え、嬉しいことに「ロンダのファンです」とおっしゃってくださる方にも、ときに出会うようになった。今回一緒に翻訳の作業を進めてくださった弓削尚子さんも、そうした大ファンの一人として共訳を申し出てくださったのである。

本書の翻訳作業は、二〇〇四年の冬に始まったと言えるだろう。その年の暮れに、お茶の水女子大学の二一世紀ＣＯＥプログラムのＣ１及びＣ２プロジェクトが中心となって彼女を招聘することになり、同プログラムの事業推進者である舘かおる先生のご尽力で、セミナーと講演会が開催された。講演の内容はまさしく本書のダイジェストという形をとり、コメンテーターに原ひろ子先生、荻野美穂先生、上野直子さん、弓削尚子さん、伊藤憲二さんをお迎えして、たいへんに充実したディスカッションが繰り広げられた（『F-GENSジャーナル』No. 3 に紹介記事）。

ロンダは夫ロバートとともに来日し、お茶大以外に（鈴木晃仁先生のお世話で）慶應義塾大学や（村上陽一郎先生のお世話で）国際基督教大学でも講演を行い、その温かい人柄と明瞭な語り口で好評を博した。ロバート・プロクター教授の受け入れ先としては東京大学の廣野喜幸先生が招聘の労をとられ、そのお陰で夫妻を同時に招くことができたことは大変に喜ばしく、この場をお借りしてお礼を申し上げたい。ロンダとロバートは、その年に長年研究・教育に従事してきたペンシルヴェニア州立大学を離れ、夫妻同時に名門スタンフォード大学に移るという快挙を成し遂げたばかりであった。ロンダは歴史学の教授であるとともに同大学の女性とジェンダー研究所の所長も兼務して、ますます意欲的なようすであった。

さて年明けから本書の翻訳に取り掛かったのであるが、限られた時間の講演からは想像することもできない豊かな内容に圧倒され続ける結果となった。本書が出版後間もなく三つもの国際的な賞（アメリカ歴史学会大西洋世界史賞、フランス植民地歴史学会Heggoy賞、また本書を成す個別の論文に対してアメリカ医学史協会薬学史Estes賞）を受賞したのもなるほどと頷ける内容である。それは、「女性と中絶」という問題へのロンダ自身のきわめて早い時期からの深い関心に負う部分が少なくないからであろう。

この問題への彼女の関心の萌芽は、すでに彼女の最初の著作（邦訳『科学史から消された女性たち』）から認められる。著作の前半で彼女は、マーガレット・キャベンディッシュ、エミリ・デュ・シャトレ、マリア・シビラ・メリアン、マリア・ヴィンケルマンら時代も境遇も異なる女性たちの科学研究に対する情熱を描き出したのであるが、本書の中心人物の一人とも言えるメリアンの叙述では、すでに中絶のための植物について論じている。この植物は、メリアンの仕事とは直接には関係しないのであるが、ロンダは女奴隷が自らの運命に絶望して子供を中絶しているようすに心を動かされたようである。

続く彼女の第二作（邦訳『女性を弄ぶ博物学』）は、主として一八世紀の男性博物学者のジェンダー・バイアスをコミカルな味わいをもって描き出したものであるが、最終章において、その書で論じられてきた男性博物学者に対比して、西洋の主流となる博物学の形成には関与しなかった女性たちや周辺に位置する男性が紹介されている。彼女はその著書で「もし、マリア・メリアンのような女性が分類学にも携わり、動植物誌に関する土着の知識の収集を主張するラ・コンダミーヌの着眼が普及していたら、ヨーロッパ人の自然観は異なっていたかもしれない」と論じ、また「ヨーロッパでは社会的慣行や制度がある種の知識の発達を抑制し、産婆の消滅は避妊の伝統的な知識に対する弔いの鐘のようであった」と論じて、本書のモチーフを充分に示していた。知識の抹消の問題については、アグノトロジーというロバートの創造した新概念を援用して、今回の新著では認識論的な形で議論が深められ、夫妻の知的連携プレーたるやみごとなものだ。

さらに第三作目（邦訳『ジェンダーは科学を変える!?』）は、およそそれまでの歴史的著作とは異なり現代の女性科学者の問題をテーマにしたものであるが、それにもかかわらず彼女は「女性の土着の知識」という節をリーキング・パイプラインや科学文化を論じた第二章に忍び込ませている。やや違和感を覚えるこの挿入節は、今にして思えば彼女がずっと本書のテーマを追求し続けていた証だったのである。

このように本書のテーマは、科学とジェンダーを扱う歴史家として、彼女が職業的使命をかけて臨んだ仕事といっても過言でない。これまで彼女は著作の扉に献辞をつけ、それぞれ夫、二人の息子、両親に捧げてきている。しかし、本書は一転して女性一般への連帯の献辞となっている。ただし、ここで言う「人びと」には少数ながら男性も含まれていることを付け加えておこう。こうした彼女の連帯感は、本書最終章の彼女自身によるカリブ諸島への旅に感動的な形で集約されている。

本書の翻訳も大詰めを迎える頃、トヨタ財団と科研費の助成を受けて「アジアにおける女性と科学・技術のネットワーク」に関する国際ワークショップを開催することができた（二〇〇六年九月）。中国、台湾、インド、韓国、インドネシアからの研究者九名が参加してくださって、国内研究者合わせても二〇人ほどのこじんまりした会で、かなり突っ込んだ議論ができたのは大きな収穫であった。テーマとは別に機会を捉えて、幾人かのアジアの研究者に中絶誘発作用のある薬草について聞いてみた。とりわけインドネシアのヘルマワチさんは同国における女性による薬草栽培のことを紹介されたので、そうした効能をもつ薬草について尋ねてみたが、「耳にしたことがない」との返事であった。

また私たちのワークショップの翌週、国際基督教大学のジェンダー研究センターでも「アジアの身体」と銘打って国際ワークショップが開催され、多彩なプログラムが展開された。所長の田中和子先生のご好意でお招きにあずかり、ディスカッションに参加させていただいた。こちらはまさしくアジア女性の身体の問題をテーマとしており、出産コントロールは重要な問題であり、ベトナム、台湾、インド、タイ、マレーシアからの参加者に中絶のための薬草について、ディスカッションの場で問いかけてみた。どの国の参加者も内陸の山岳民族などごく一部には継承されているかもしれないが、都会では聞かないとの返事であった。ロンダが危惧していたように、長い伝統の中で女性が編み出した中絶の知識はアジアでも闇に葬り去られる事態になっていることを痛感させられる出来事であった。

私が中絶の問題に関心をもつきっかけになったのは、カナダの女性グループが製作したドキュメンタリーフィルム『中絶：北と南の女たち』によってである。一九八〇年代にそのビデオを入手して、世界の女性たちが置かれている状況を初めて映像で知り心底驚いた。望まない妊娠の中絶手術を受けるために、まるで罪人であるがごとく人目を忍んでロンドンへ向かう未婚のアイルランド人女性、不法な中絶が発覚して刑務所送りになり、乳児や幼児をかかえたまま刑務所暮らしをする多くのペルー人女性たち。

当時学生にそのビデオを見せると、ほとんどの女子学生が涙していたことを思い起こす。そしてその一方で彼女たちはアイルランド人女性のあまりの無知さに一様に呆れているようすでもあった。私も中絶が好ましいとはけっして考えないが、学生たちには「性行為や妊娠について一切の情報が閉ざされている社会」を想像して欲しいと思った。妊娠や避妊に関する適切な知識が与えられることが大前提であろう。

ところがキリスト教社会ではそもそも避妊が認められてこなかったのである。中絶の禁止についてはやや心を動かされることがあっても、避妊の禁止には納得し難い部分があるのではないだろうか。この事実を明確に示してくれたのは、映画『主婦マリーがしたこと』であった。子供はかわいいにちがいないが、八人、九人もの子供を出産してもなお妊娠し続ける己の身体を恨めしく思う女性がいても不思議ではないだろう。妊娠出産は数をこなせば安産になるというものではなく、毎回が一つまちがえば落命の危険を孕んでいるものであるし、手のかかる多くの子供を抱えたまま出産をくり返すのは大変である。

映画の中に登場する一人の敬虔な女性が、打ち続く出産の果てに「自分が牝牛になったような気がする」と述懐するくだりは象徴的である。どの女性もそれぞれに一度限りの人生で、出産子育て以外にもやってみたいことがあったとしても誰が責められようか。それでいてキャリアをめざす多くの女性は、出産や育児もけっして捨てているわけではない。出生率の低下に歯止めをかけることを願うなら、女性をもはや出産育児だけに繋ぎ止めることが不可能であるという現実に目を向けなければならないだろう。本書で論じられる女奴隷への期待が、私たちの置かれている状況にあまりに重なって、しばし時の隔たりを忘れてしまう。

今日、妊娠というのはまことに複雑な問題を抱えるようになった。まさに「出来るのも悩み、出来ないのも悩み」である。出来る側の悩みには、中絶ではなく安全で確実な避妊の手立てが提供されるべきである。出来ない側の悩みについては、ここで私が一言で述べることは到底できない。ただし近年の生殖技術の発達が、女性に恩恵をもたらすばかりのものではないことも見据えておく必要があろう。

本書の魅力を語るのにあまりに中絶薬のことばかり並べては、本書の価値の全体を見失いかねないので一言補足しておきたい。二〇〇七年は本書の中心的人物の一人であるカール・リンネの生誕三〇〇年に当たる。ロンダは『女性を弄ぶ博物学』において、リンネの博物学的知識に潜むジェンダー・バイアスについてみごとに抉り出しているが、本書の第5章はその文脈での続編をなすものと言える。すべての動植物を属名と種小名による二名法でもって分類する体系は、非常に合理的なシステムであろうと多くの方は想像されるかもしれない。しかしその来歴が人間的な欲望にまみれたものであることを知れば、読者は驚かれるにちがいない。

本書はまさしく植物と帝国をテーマとした壮大な物語であり、南の植物資源を我が物とするために産業スパイさながらの暗躍をみせる北側と、圧倒的な力の差の中で秘密の保持に努める南側との攻防は、スリリングな展開を見せてくれる。奴隷に対する残虐の限りは、読むに耐えないほどであるが、著者は冷静に描き出して怯むところがない。

著者ロンダとのお付き合いも、まったくの偶然の出会いからかれこれ一六年になり、研究者としても一人の女性としても実に尊敬すべき彼女の生き方に魅せられつつ、この間に年下の彼女から学ばせてもらったことは計り知れない。研究者としてこのような幸運な出会いに感謝するばかりである。縁あって彼女の四冊目の著作も、大野誠さん、塚原東吾さんをはじめ多くの方々のお力添えをいただいてこうして日本の皆さんにご紹介できることは、この上ない喜びである。

本書もこれまでと同じように十川治江さんの編集者としてのご尽力に負うところが少なくない。とりわけ翻訳作業も半ばにかかる二〇〇六年初頭に突然降りかかってきた災厄では、当事者として矢面にたって頑張ってくださったことにも併せて感謝したい。『科学史から消された女性たち』に関係するその事件では、それぞれの本の誕生に精魂傾けて取り組んできた彼女の出版に対する姿勢を鮮明にすることになり、残念なことにそれゆえの不当な批判を受けることにもなった。まだ「科学とジェンダー」などというテーマに誰も見向きもしない時代に知恵を絞って世に出した『科学史から消された女性たち』という果実を、食べごろになったところでそっくり我が物として知らぬ顔は許せない。それなのに手軽な啓蒙書を駆逐しようとは何事ぞとばかり、事情をよく知らぬ人たちからは逆に非難される始末。重苦しい数か月を経て最終的な和解の場に出向いたあと、初夏を思わせる陽射しの中、大塚界隈の長い坂道を十川さんと二人歩きながら、翻訳を急がなくてはと心に誓ったことを思い出す。「科学とジェンダー」というとっつきにくいテーマについて少しでも理解を深めてもらうには、少し長くても一流の執筆者によるこのような研究書の読める環境がきわめて重要だ。女性科学者・技術者支援についてはようやく滑り出したが、思想的な背景にまで人々の関心が向けられるには未だ道遠しの観である。本書がそのお役にたってくれることを祈るばかりである。

長々と書きつらねたあとがきにもう一言加えることをお許しいただきたい。昨年末、喪中欠礼のお葉書で知ることになった恩師木村陽二郎先生の訃報には声も出なかった。本書で扱われるフランスの博物学者の多くは、日本ではまず木村先生のご研究を通して広く知られるようになったものである。翻訳の過程で先生のことを想いながら、幾つかのご著書を読み返したし、昨年のびっしり書き込まれたお元気そうな賀状から、健康を回復された先生と分類学とは異なる切り口でお話しする機会を信じ楽しみにしていた。その機会が失われてしまった今、心から先生のご冥福をお祈りしたい。

二〇〇七年　一月

●著訳者紹介

ロンダ・シービンガー　Londa SCHIEBINGER

長らくペンシルヴェニア州立大学歴史学教授を務めたあと、二〇〇四年よりスタンフォード大学科学史教授および同大学「女性とジェンダー」研究所所長。邦訳著書に『科学史から消された女性たち』(小川眞里子＋藤岡伸子＋家田貴子　工作舎 1992)、『女性を弄ぶ博物学』(小川眞里子＋財部香枝　工作舎 1996)、『ジェンダーは科学を変える!?』(小川眞里子＋東川佐枝美＋外山浩明　工作舎 2002)。現在は、一八世紀大西洋世界における人体実験についての本を構想中。

英文ウィキペディア→http : //en.wikipedia.org/wiki/Londa_Schiebinger

小川眞里子　Mariko OGAWA

東京大学大学院理学研究科科学史科学基礎論修士課程修了。同大学院人文科学研究科比較文学比較文化博士課程中退。三重大学教授。単著『フェミニズムと科学／技術』(岩波書店 2001)、『甦るダーウィン』(岩波書店 2003)。共著 *Bakteriologie und Moderne* (Suhrkamp 2007)。共訳書は右記のほか、シェパード『ヴェールをとる科学』(小川眞里子＋服部範子＋小田敦子　誠信書房 1997)、ボウラー『環境科学の歴史』Ⅰ・Ⅱ(小川眞里子＋財部香枝＋桒原康子＋森脇靖子　朝倉書店 2002)、リュープザーメン＝ヴァイクマン他『科学技術とジェンダー』(小川眞里子＋飯島亜衣　明石書店 2004)など。

弓削尚子　Naoko YUGE

お茶の水女子大学人間文化研究科博士課程単位取得退学、博士(人文科学)。専攻、ドイツ史、ジェンダー史。現在、早稲田大学法学部准教授。

主要著書論文：『啓蒙の世紀と文明観』(山川出版社 2004)、「西洋近代の性秩序と法的規範」(共著『家族・ジェンダーと法』成文堂 2003)、「啓蒙主義がつくる男と女」(木村靖二編『ドイツの歴史』有斐閣 2000)、"Das 'wilde' und das 'zivilisierte' Geschlechterverhältnis?", *L'Homme*, Wien 13–2, 2000.

植物と帝国

発行日――二〇〇七年五月一〇日
著者――ロンダ・シービンガー
翻訳――小川眞里子＋弓削尚子
エディトリアル・デザイン――宮城安総＋松村美由起
印刷・製本――株式会新栄堂
発行者――十川治江
発行――工作舎　editorial corporation for human becoming
〒104-0052　東京都中央区月島 1-14-7-4F
phone : 03-3533-7051　fax : 03-3533-7054
URL : http : //www.kousakusha.co.jp
e-mail : saturn@kousakusha.co.jp
ISBN 978-4-87502-401-9